Ulrike Beckrath-Wilking, Marlene Biberacher,
Volker Dittmar, Regina Wolf-Schmid

Traumafachberatung, Traumatherapie & Traumapädagogik

Ein Handbuch für Psychotraumatologie im beratenden, therapeutischen & pädagogischen Kontext

www.junfermann.de

blogweise.junfermann.de

www.facebook.com/junfermann

twitter.com/junfermann

www.youtube.com/user/Junfermann

www.instagram.com/junfermannverlag

ULRIKE BECKRATH-WILKING, MARLENE BIBERACHER,
VOLKER DITTMAR, REGINA WOLF-SCHMID

TRAUMAFACHBERATUNG, TRAUMATHERAPIE & TRAUMAPÄDAGOGIK

EIN HANDBUCH FÜR PSYCHOTRAUMATOLOGIE IM BERATENDEN, THERAPEUTISCHEN & PÄDAGOGISCHEN KONTEXT

Junfermann Verlag
Paderborn
2013

Coverbild © Marlene Biberacher (Mai)

Covergestaltung / Reihenentwurf Junfermann Druck & Service GmbH & Co. KG,
Paderborn

Satz Peter Marwitz, Kiel (etherial.de)

Bibliografische Information der Deutschen Bibliothek

Die Deutsche Bibliothek verzeichnet diese Publikation in der Deutschen Nationalbibliografie; detaillierte bibliografische Daten sind im Internet über http://dnb.ddb.de abrufbar.

MIX
Papier | Fördert gute Waldnutzung
FSC
www.fsc.org
FSC® C013205

ISBN 978-3-87387-899-0

Dieses Buch erscheint parallel als E-Book
ISBN 978-3-87387-900-3 (EPUB), 978-3-95571-208-2 (PDF), 978-3-95571-205-1 (EPUB für Kindle).

Für Greta und Marlene, Viola, Lucia, Max, Joshua und Jolanda und alle großen und kleinen – und alle Inneren – Kinder dieser Welt.
Möge euer Weg in die Zukunft von leuchtenden Glückspunkten und lächelnden Sternen begleitet sein …

Inhalt

Dank

Dieses Buch wäre nicht entstanden ohne die mentale Unterstützung und mancherlei Verzicht von unseren Familien und Partnern, denen wir dafür besonders danken.

Wir danken auch unseren zahlreichen Klientinnen und Patienten, die uns mit ihrer Bereitschaft, sich auch auf Neues einzulassen, über viele Jahre ermöglichten, mit ihnen und von ihnen zu lernen – und uns dabei mit ihrem Mut, ihrer Kreativität und Tapferkeit oft tief berührten.

Besonderer Dank an die vielen Teilnehmer unserer Traumafachberater-Curricula, die uns viele Fragen stellten und mit kreativen Ideen bereicherten.

Wir können leider nicht alle namentlich nennen, denen wir uns zu Dank verpflichtet fühlen.

Ulrike Beckrath-Wilking dankt ihrem Exteam, das mit ihr den Aufbruch in die Traumatherapie wagte, viel umzulernen bereit war und zu engagierten empathischen Helfern und Helferinnen für so viele traumatisierte Menschen wurde. Ein besonderer Dank gilt Sepp Baumgartner, Judith Mauser und Petra Sadowski.

Und ein ebenso herzlicher Dank an Freunde und Kolleginnen, die Teile der Entwürfe kritisch gelesen haben, besonders an Angela Thalmaier, Rudolf Müller-Schwefe, Elke Schallehn-Melchert, Ursula Stahlbusch, Constanze Wilking, Christa Geppert.

Marlene Biberacher dankt dem Kollegium des Evangelischen Beratungsdienstes für Frauen, besonders Renate Frey, die vielfach Traumaberatung und Pädagogik in der Einrichtung fördert und unterstützt. Astrid Wagner, Eva von Kummant und Sarah Göhr, die im betreuten Wohnen für junge Frauen Traumaberatung und -pädagogik im bewegten Alltag mit den Klientinnen umsetzen und ihnen so Raum zum Wachsen eröffnen. Für ihr geduldiges Lesen und Diskutieren Dank an Beate Krauß, Christa Zinnecker, Sabine Kistler und Barbara Klonowski.

Volker Dittmars Dank geht an Pia Reiser und Gitte Fischbach, ohne deren Mut, Neugier, Tatkraft und auch Leidensbereitschaft der Aufbau der tagesklinischen Traumatherapiegruppe nie gelungen wäre. Großer Dank ebenso an Sebastian Grimm für sorgfältiges Lesen und geduldiges Kommentieren der Manuskripte.

Regina Wolf-Schmid dankt dem Team der ARCHE e.V. in München, speziell Michael Werner, das sich vor vielen Jahren des Themas Trauma angenommen und als eine der ersten Einrichtungen Beratungsangebote für traumatisierte Menschen geschaffen hat, und der Leitung und dem Team der Clinica Holistica Engiadina für die Unterstützung und Integration der traumatherapeutischen Arbeit. Herzlicher Dank an Angela Thalmaier für die anregende Unterstützung.

Besonders dankbar sind wir unseren Lehrerinnen und Lehrern, mit denen wir zusammenarbeiten und von denen wir lernen durften. Wir alle wurden sowohl von Luise Reddemann wie auch von Michaela Huber entscheidend beeinflusst, die Arbeit mit traumatisierten Klienten zu beginnen und in unsere Arbeitsbereiche zu integrieren. Michaela Huber ist für uns eine wichtige Schatztruhe voller Wissen, Herzenswärme und Wertschätzung, sie hat uns zu diesem Buch ermutigt, und wir danken ihr sehr für ihr anrührend warmherziges Vorwort.

Der entscheidende Anstoß kam für Ulrike Beckrath-Wilking von Luise Reddemann, nach deren PITT-Kursen sie eine Hospitation in ihrer damaligen Klinik endgültig überzeugte, das Konzept der von ihr oberärztlich geleiteten Psychotherapiestation in ein traumatherapeutisches umzuwandeln. In jahrelanger Zusammenarbeit und Assistenz in ihren Kursen hat sie aus ihrem reichen Fundus viel gelernt.

Volker Dittmar wurde durch die PITT-Ausbildung bei Luise Reddemann bestärkt, ein traumatherapeutisches Spezialangebot an der psychiatrischen Tagesklinik in Regensburg aufzubauen. Auch er konnte in langjähriger Assistenz in ihren Kursen von ihrem Wissen und ihrem Können profitieren.

Ein weiterer wissensreicher und unterstützender Mentor, dem wir dankbar sind, war und ist uns Arne Hofmann (Ulrike Beckrath-Wilking und Regina Wolf-Schmid).

Viele Fortbildungen und Kontakte haben uns zudem bereichert: Wir danken u.a. Suzette Boon, Woltemade Hartman, Helga Mattheß, Ellert Nijenhuis und Wolfgang Wöller.

Herzlichen Dank auch an den Junfermann Verlag, besonders an Heike Carstensen und den Verlagsleiter Stephan Dietrich, für deren freundliche Sorgfalt und die gute Zusammenarbeit! Und ebenso herzlich danken wir Dunja Reulein, die als Lektorin unser Rohmanuskript aufpoliert hat.

Vorwort

„Traumata können jeden treffen. Auswirkungen und Langzeitfolgen hängen von vielfältigen Faktoren ab, u.a. von der überwältigenden Wucht und von der individuellen Widerstandskraft (Resilienz) – aber auch davon, ob mitfühlende Menschen helfend und tröstend lange genug und taktvoll zur Seite stehen." So beginnt die Einleitung der Autorinnen und Autoren dieses Buches. Und der letzte Halbsatz davon enthält vielleicht den entscheidenden Hinweis darauf, warum Sie dieses Buch unbedingt lesen sollten: Viel, sehr viel, hängt beim Heilungsprozess nach überwältigenden Ereignissen davon ab, ob da jemand ist, der oder die auf freundliche, solide Weise – also respektvoll und wertschätzend und in angemessener Nähe bzw. Distanz – diesen Prozess begleitet. Dieser begleitende Hilfeprozess soll kompetent geschehen, denn es geht nicht ums Händchenhalten, auch wenn es wichtig sein kann, einem traumatisierten Kind, Jugendlichen oder Erwachsenen auch einmal die Hand zu halten. Aber worauf kommt es dann an?

Bei aller Fachkompetenz vor allem mitfühlend da zu sein, schreiben die Autorinnen und Autoren. Mitfühlend und helfend, tröstend und taktvoll, und das lange genug. Ein solcher Satz kann mich begeistern, wo liest man so etwas schon? Dass es dauert, von Verlusten und bodenlosem Entsetzen, von vielleicht jahrelangen Misshandlungen und Vergewaltigungen, von Vertreibung und Folter zu heilen, ist eine Botschaft, die Entscheider in politischen Gremien und Krankenkassen z.B. leider oft überhaupt nicht gerne hören. Kurzkontakte, Kriseninterventionen, ein paar Sitzungen Traumatherapie – dann soll es das aber auch gewesen sein. In Wirklichkeit dauert es sogar oft sehr lange, bis ein traumatisierter Mensch das Gefühl hat, „es" hinter sich zu haben. Auch wenn die Betroffenen vielleicht ganz unterschiedliche Arten haben zu genesen. Manche schütteln sich ein paar Mal und können sich dann erfreulicheren Dingen zuwenden, ohne immer wieder Nackenschläge zu erleiden, zusammenzubrechen, sich in Süchten zu verlieren oder von schrecklichem Wiedererleben gequält zu werden. Andere jedoch haben das Gefühl, als gebe es keinen Ausweg aus dem Tal der Tränen und der Verzweiflung. Das kann man ihnen dann aber nicht als individuelle Schuld anlasten, sondern es liegt daran, wie gut ihr gesamter, auch sozialer Organismus – also ihr Gehirn, ihr Körper und ihr soziales Umfeld, zu dem auch professionelle Menschen gehören – mit der seelisch erschütternden Erfahrung umgehen kann. Die wenigsten traumatisierten Menschen, die ich kenne, lassen sich hängen oder versuchen, aus der erlittenen Unbill Kapital zu schlagen. Die meisten sind ungeheuer tapfer. Und viele finden Wege aus dem Überwältigtsein, die kreativ, aufbauend, stärkend, ablenkend, tröstend, versorgend und heilsam sind.

Letztlich lernen wir alle von uns selbst und gegenseitig unter uns Kollegen enorm viel, aber noch mehr von unseren Schutzbefohlenen, den Schülern, Klientinnen bzw. Patienten. In diesem Band finden Sie so viel Wissen über traumatisierte Menschen und was ihnen helfen könnte, versammelt aus den Bereichen Pädagogik, Beratung und Psychotherapie, dass Sie immer wieder darin schmökern, nachlesen, sich darin vertiefen können. Die drei Autorinnen und derAutor sind Praktiker, das merkt man dem Buch an, glücklicherweise! Sie verstehen etwas von den Urgründen von Verzweiflung und Not, in denen sich Menschen befinden können – und ebenso haben sie ein Herz und viel Bedenkenswertes für die Kolleginnen, die wissen wollen, wie kompetente Hilfe wirklich aussehen kann, und die selbst auf sich achten wollen, damit sie nicht ausbrennen. Alle vier Autoren sind auch Lehrende. Sie bieten ein erprobtes Curriculum an im Bereich Traumaberatung und -pädagogik, in dem sie das Beste aus den Wissensgebieten der Traumapsychotherapie und Traumaforschung vermitteln – auf dass es nicht nur hier und da einzelne Psychotherapeutinnen gibt, die ihre Unterstützung anbieten können wie einen Tropfen auf dem heißen Stein. Sondern es sollen viele Profis, die hauptberuflich mit Menschen arbeiten, möglichst viel Kompetenz erwerben. Diese kann reichen vom einfachen „Ach ja, das habe ich auch schon mal gehört, ich helfe Ihnen gern, Unterstützung zu finden" bis zu den zahlreichen Möglichkeiten an den unterschiedlichen Arbeitsplätzen, den seelisch erschütterten Menschen selbst weiterzuhelfen.

Denn genau daran mangelt es bis heute: An dem Zutrauen, dem Wissen, der Geduld und der Handlungsfähigkeit vieler Lehrerinnen, Sozialpädagogen, Mitarbeiterinnen von Jugend- und anderen Ämtern – um nur einige Berufsfelder zu nennen –, sich mit von Gewalt oder Schicksalsschlägen schwer getroffenen Kindern, Jugendlichen oder Erwachsenen so einzulassen, dass sich die Betroffenen sicher, gut aufgehoben und verlässlich in ihrer Not begleitet und unterstützt fühlen könnten. Die Abwehr ist groß: „Das kann ich nicht", „Das soll ich auch noch leisten – nein!", „Was mache ich, wenn der/die immer mehr von mir will?" sind nur einige der Bedenken, die viele Profis haben, sich mit traumatisierten Menschen zu beschäftigen. Andere Vorbehalte betreffen die eigene Psychohygiene: „Das verkrafte ich nicht", „Ich habe selbst kleine Kinder", „Ich kann dann bestimmt nicht mehr schlafen" etc. Je mehr Furcht und Abwehr bei Professionellen im Sozial- und Gesundheitswesen vorhanden sind, desto eher werden traumatisierte Menschen abgewimmelt, entmutigt, sich Hilfe zu holen, abgewiesen, entwertet, beschuldigt und anderweitig schlecht behandelt.

Dieses Buch ist eine einzige Ermutigung: Doch, trauen Sie sich ruhig mehr zu, liebe Kolleginnen und Kollegen. Sie sind doch in Ihren helfenden Beruf gegangen, weil Sie Menschen unterstützen und fördern möchten und weil Sie über die Fähigkeit zu Empathie, also zu Mitgefühl, verfügen. Nun kommen immer mehr Menschen mit

Ihnen in Kontakt, die schon einmal etwas von dem Wort „Trauma“ gehört haben. Menschen, die gezielt nach Hilfe suchen, weil sie selbst sich nicht allein helfen können. Sie brauchen jemanden an ihrer Seite, um sich letztlich dann größtenteils selbst am eigenen Schopf aus dem Sumpf ziehen zu können. Sie brauchen – Sie. Ja, traumatisierte Menschen können anstrengend sein. Es geht ihnen oft, und manchen immer wieder und über lange Zeit, überhaupt nicht gut. Sie sind auch nicht immer gleich dankbar, sondern es dauert, bis sie bemerken, dass Ihr Verhalten – sicher, verlässlich, ruhig und (meist) wissend, was Sie tun, an ihrer Seite stehend – ihnen wirklich und merklich weiterhilft. Die meisten traumatisierten Menschen, denen ich im Laufe meines Lebens begegnet bin, waren allerdings außerordentlich dankbar, und zwar auf eine berührende Weise. Immer dann nämlich, wenn sie erst auf der Beziehung zu mir „herumgehüpft“ waren („Die wird mich doch auch verlassen, das kommt bestimmt noch!“ – „Wenn ich ihr jetzt aber meine wirklich böse Seite zeige, dann jagt sie mich bestimmt davon!“ – „Wenn ich ihr sage, was mein tiefstes Geheimnis ist, kann sie mich gewiss nicht mehr leiden“ etc.) und erlebten, dass ich einfach nicht zu „vertreiben“ war, sondern ausgehalten habe und geblieben bin –, dann wurde so gut wie immer ein Punkt erreicht, an dem sie begannen, sich ganz allmählich so weit zu entspannen, dass sie Vertrauen – ein sehr zartes Pflänzchen, besonders bei Gewaltüberlebenden! – entwickeln konnten. Und aus der Erfahrung, verlässlich begleitet und unterstützt zu werden, sozusagen „in guten und in schlechten Tagen“, wuchs in ihnen mehr und mehr die Fähigkeit, sich selbst mehr zuzutrauen, ihre kleinen, verzagten, „hässlichen“, „bösen“, „gemeinen“ Seiten anzuschauen, ihre Abgründe auszuloten und dafür zu sorgen, dass sie nicht weiter verletzt wurden. Dann kamen auch ihre kreativen Seiten immer stärker zum Zug: ihr Humor, ihre Klugheit (so viele Klientinnen sind ja in vielen Bereichen viel klüger als ihre professionellen Begleiter, und es wird ihnen guttun, das auch – nicht nur heimlich! – bemerken zu dürfen!), ihre Wertschätzung für die vielen Überlebensstrategien, die sie schon entwickelt haben, und das Verändern von destruktiven in konstruktive Bewältigungsmuster. Es freut mich immer ganz besonders, wenn gegen Ende einer solchen abenteuerlichen und intensiven professionellen Beziehungsarbeit die Erkenntnis der Klienten und Klientinnen steht: „Eigentlich habe ich das selbst gemacht, das hat sich alles von allein so gut entwickelt“, wenn neben dem Gefühl, dass da etwas organisch gewachsen ist, eine tiefe Freude über und Dankbarkeit für diese gemeinsame Arbeit entsteht und damit auch für alles das, was sie da unterwegs „bekommen“ haben. Apropos bekommen: Kann es überhaupt etwas Schöneres auf der Welt geben für eine „Menschenarbeiterin“, als zu spüren: „Das, was ich da mache, ist zutiefst sinnvoll – und es wirkt!“? Also: Lesen Sie dieses Buch. Schmökern Sie darin, bleiben Sie irgendwo hängen, denken Sie darüber nach, probieren Sie etwas aus, nehmen Sie es wieder zur Hand, gehen Sie in Fortbildungen, holen Sie sich Supervision, lesen Sie wieder mal hier und da nach –

und leben Sie einfach mit diesem Buch. Es wird Ihnen guttun. Ach ja – und empfehlen Sie es weiter, damit es viele Leser und Leserinnen findet, denn genau das ist diesem Buch zutiefst zu wünschen.

Gordola/Tessin, im Mai 2012 **Michaela Huber**

Einleitung

Keine Katze mit sieben Leben,
keine Eidechse und kein Seestern,
denen das verlorene Glied nachwächst,
kein zerschnittener Wurm
ist so zäh wie der Mensch,
den man in die Sonne
von Liebe und Hoffnung legt.
Mit den Brandmalen auf seinem Körper
und den Narben der Wunden
verblasst ihm die Angst.
Sein entlaubter Freudenbaum
treibt neue Knospen,
selbst die Rinde des Vertrauens
wächst langsam nach.

(aus dem Gedicht „Wen es trifft" von Hilde Domin)

Traumata können jeden treffen. Auswirkungen und Langzeitfolgen hängen von vielfältigen Faktoren ab, u.a. von der überwältigenden Wucht und von der individuellen Widerstandskraft (Resilienz) – aber auch davon, ob mitfühlende Menschen helfend und tröstend lange genug und taktvoll zur Seite stehen.

Menschen, die schon in ihrer Kindheit anhaltende Traumatisierung erlebten, brauchen oft mehr, als wir in herkömmlichen Ausbildungen als Psychotherapeuten, Pflegepersonal, Sozialpädagoginnen und in anderen helfenden Berufen gelernt haben. Ihr Leid – und oft die Hilflosigkeit der Helfer – machten klar, dass keine Therapiemethode für sich allein ausreichend war, und ließen nach neuen Wegen suchen. So, wie zur Heilung von Traumafolgen die dissoziiert gespeicherten Fragmente von Traumata wieder zusammengefügt werden müssen, so ist dazu auch eine Integration verschiedener Therapie- und Hilfsansätze erforderlich. Inzwischen gibt es dank vieler kreativer Therapeuten, Helfer und Forscherinnen eine Fülle hilfreicher traumaspezifischer Literatur und Therapieansätze und viele traumaspezifische Fortbildungen – meist jedoch nur für approbierte Therapeutinnen. Letztlich sind all die kreativen neuen Ansätze auch auf dem Boden der enormen Ressourcen und kreativen Bewältigungskräfte der Betroffenen entstanden, deren Selbstheilungspotenzial damit in den Fokus rückt und gewürdigt wird.

Wir erlebten als langjährig mit traumatisierten Klientinnen arbeitende Therapeuten und Sozialpädagoginnen, wie hilfreich traumaspezifisches Wissen, Haltung und Vorgehen sind – und wie gut dies für *alle* helfenden Berufsgruppen und Einrichtungen wäre, die mit komplex traumatisierten Kindern, Jugendlichen und Erwachsenen zu tun haben. Dies betrifft alle psychiatrischen Stationen – nicht ausschließlich Spezialstationen. Ebenso organmedizinische Stationen und Praxen und sozialpsychiatrische Einrichtungen, Einrichtungen der Jugendhilfe, der Wohnungslosenhilfe, der Behindertenhilfe, Beratungsstellen, die Justiz, JVAs usw. Und auch viele Berufsgruppen wie Gesundheits- und Krankenpflegerinnen, Sozialarbeiterinnen/-pädagogen, Lehrerinnen, Seelsorger, Hebammen usw. Diese Liste ließe sich in Bereiche ausweiten, an die wir momentan noch gar nicht denken. Durch Teilnehmerinnen unserer Fortbildungen werden wir immer wieder auf neue Berufsfelder aufmerksam, für die traumazentriertes Wissen hilfreich ist.

Wir begannen deshalb vor Jahren, unser Wissen und unsere langjährige Erfahrung in Kursen weiterzugeben, und bieten – neben weiteren traumaspezifischen Fortbildungen und Supervision – ein von der DeGPT und BAG/TP zertifiziertes Curriculum „Traumafachberatung und Traumapädagogik“ für therapeutische wie nichttherapeutische helfende Berufsgruppen an (www.trauma-institut.net).

Dieses Buch soll ein umfassendes Handbuch zu Theorie und Praxis sein. Es soll für Therapeuten, Beraterinnen und Pädagogen für ihre professionelle Haltung und ihre Interventionsangebote und damit für ihre Klientinnen, die unter den Folgen von Traumata leiden, hilfreich sein. Da man nur verstehen und verändern kann, worüber man etwas weiß – „die Brille bestimmt, was wir sehen können“ –, erschien uns auch ein umfassender aktueller Überblick zu theoretischen Hintergründen wichtig. Dieser kann natürlich nie vollständig sein. Vielleicht sieht manches in zehn Jahren durch eine neue Brille wieder ganz anders aus. Wir haben an Theorie ausgewählt, was uns als Verständnisgrundlage für die praktische Arbeit wichtig erschien, zumal es für Beraterinnen dazu noch keine umfassende Literatur gibt.

Das Buch soll sowohl eine Zusammenfassung der wichtigsten traumaspezifischen Themen wie Traumafolgen und -diagnostik, Neurobiologie, dissoziative Störungen, Phasen der Traumatherapie und Behandlungsmethoden bieten als auch eine praxisnahe Hilfe sein für stabilisierende traumaspezifische Arbeit in den verschiedenen beratenden und therapeutischen Kontexten.

Viele Menschen – und damit auch wir Helferinnen und Helfer – haben seelische Verletzungen erlebt. Ideale Eltern gibt es nicht. Denn auch sie hatten ihre Geschichte und waren einst Kinder, deren Seele – auch unbeabsichtigt und schicksalhaft – verletzt wurde, sodass sie sich vor diesem Schmerz schützen mussten und vielleicht für den ihrer Kinder nicht mehr offen genug sein konnten. Auch wir machen aus Überforderung, Erschöpfung und manchmal aus Unwissenheit und Unachtsamkeit Fehler. Aber es ist ein großer Unterschied, ob Bezugspersonen sich zugleich liebevoll fürsorglich bemühen, unbeabsichtigte Verletzungen bedauern und die Verantwortung klar übernehmen. Ob also ein Kind zugleich auch liebevoll betreut und getröstet wird – oder aber ob es gravierend vernachlässigt, geschlagen oder sexuell übergriffig behandelt wurde, ihm selbst auch noch die Schuld daran eingeredet wurde und es damit „mutterseelenallein" war – wie viele unserer Klientinnen und Klienten. Auch dies hat oft eine generationenübergreifende Dynamik. Viele Helfer haben mit dysfunktionalen Familien zu tun, in denen sich eine solche transgenerationale Traumaweitergabe folgenschwer auswirkt.

Zunehmend kommen Klientinnen aus Krisengebieten, haben Hunger, Mangel, Krieg und Flucht erlebt. Sie kommen aus Kulturen, deren Regeln und Gesetze bei uns nicht gelten und die wir oft nicht leicht verstehen können. Auch hier sind spezifisches und traumasensibles Wissen und Vorgehen notwendig.

In der Kindheit komplex traumatisierte Menschen haben oft sehr destruktive Botschaften aufgenommen, unter deren Bann sie noch als Erwachsene stehen. Statt als kostbares Geschenk erleben sie sich als ungewollte Last und schuldig, als müssten sie ihre Existenzberechtigung erst verdienen. Als heilsames „Gegengift" ist eine beharrlich lösungs- und ressourcenorientierte Sicht wichtig, ein Zutrauen und eine Haltung, dass die Klienten selbst alle notwendigen Selbstheilungskräfte in sich tragen, diese „nur" geduldig gesucht, gewürdigt und reaktiviert werden müssen. Durch Üben kann auch neurobiologisch ein Gegengewicht aufgebaut werden zu den „Traumanetzwerken", die viel leichter – nämlich durch Triggerreize reflexhaft – aktiviert werden. Entlastendes Wissen und Üben hilft den Betroffenen sehr. Vor allem aber muss es eingebettet sein in ein heilsames beratendes oder therapeutisches Beziehungsangebot. Und das stellt hohe Anforderungen an die Helfer. Ohne entsprechende Ausbildung und Supervision trägt die Wucht der traumaassoziierten Gefühle und Probleme sonst leicht zum Entgleisen oder gar Scheitern der Hilfsmaßnahme und oft – wenn auch unbeabsichtigt – zu einer Retraumatisierung bei.

Hier war Luise Reddemann eine unermüdliche Vorkämpferin, die mit der Psychodynamisch-Imaginativen Traumatherapie (PITT) den Boden bereitete für die psychodynamische Traumatherapie im deutschsprachigen Raum, später bestärkt von den Ergebnissen der „Positiven Psychologie" und durch neurobiologische Forschungsergebnisse.

Als eine der erfahrensten und profiliertesten Pionierinnen der Traumatherapie ist Michaela Huber bekannt, die sich sehr engagiert, humorvoll und unerschrocken für Menschen mit komplexen posttraumatischen und schweren dissoziativen Störungen therapeutisch wie auch politisch einsetzt. Ihre Bücher zu Traumafolgen und -behandlung (Huber 2003a, 2003b) sind für Traumatherapeuten heute Standardliteratur. Sie brachte bereits 1995 mit dem Buch *Multiple Persönlichkeiten* ihr umfassendes Wissen zu Hintergründen, Umgang und Behandlung von Menschen mit schweren dissoziativen Störungen nach extremen Gewalterfahrungen in der Kindheit ins öffentliche und therapeutische Bewusstsein.

Luise Reddemann und Michaela Huber haben uns „angesteckt" und für die Traumatherapie begeistert. Wir verdanken ihnen zudem viel wertschätzende Unterstützung.

Viele weitere erfahrene und bekannte Traumatherapeutinnen entwickelten kreativ eigene Strategien auf der Basis der jeweils neuen wissenschaftlichen und klinischen Erkenntnisse und der bereits andernorts entwickelten und bewährten Ansätze. Die Entwicklung schreitet rasant voran, gute Ideen sprießen wie Frühlingsblumen oft vielerorts gleichzeitig, wenn die Zeit reif dafür ist. So ist es gar nicht mehr möglich, die heute anerkannten traumatherapeutischen Grundsätze jeweils nur einem bestimmten Autor zuzuordnen.

Einen Paradigmenwechsel in der Psychotherapie scheint aktuell das Prinzip „Achtsamkeit" – ursprünglich aus der buddhistischen Tradition – zu bewirken. In der Traumatherapie ist es unentbehrlich und wurde von Anfang an integriert. Erst der beobachtende Abstand ermöglicht Distanzierung von überflutenden Traumainhalten und eine schonende Traumakonfrontation. Es geht aber um viel mehr als Abstand. Achtsamkeit kann ermöglichen, ein Fundament an Selbstfürsorge und Halt in sich selbst aufzubauen oder wiederzuentdecken und „trotz allem" wieder eine Wahl zu haben – und vielleicht sogar inneren Frieden zu finden.

Heute weiß man – wir glauben in unserer wissenschaftsgläubigen Welt etwas ja oft erst, wenn es durch wissenschaftliche Studien belegt wurde –, dass sich z.B. durch langjährige Meditationspraxis präfrontale Hirnareale strukturell verändern, die mehr Gelassenheit, Abstand und Mitgefühl ermöglichen. Achtsamkeitsbasierte Techniken sind sowohl die Basis vieler hilfreicher traumatherapeutischer Übungen und der Reorientierung in der Gegenwart bei dissoziativen Störungen als auch zentrale Elemente z.B. in der DBT (Dialektisch-Behaviorale Therapie nach M. Linehan) oder der MBSR (Mindfulness Based Stress Reduction nach Jon Kabat-Zinn).

Doch berichten auch in ihrer Kindheit schwer traumatisierte Klientinnen, die keine oder kaum Beziehungserfahrungen von Fürsorge und Trost erlebten und erinnerten, nie meditierten und nicht religiös waren oder erzogen wurden, bisweilen von einer spontan in sich selbst entwickelten imaginativen Welt, in der sie diese tiefere Ebene von Halt und Eingebundensein in etwas Höherem erlebten, „aus dem man nicht herausfallen kann". Vielleicht entsprechen diese Kräfte dem kollektiven Unbewussten und archetypischen Weisheiten. Vielleicht haben wir sie deshalb in uns, wenn auch mitunter tief verborgen, weil wir alle irgendwann die Erfahrung von Eingebettetsein und Geborgenheit gemacht haben, zumindest im Sinne des Einnistens in der Gebärmutter und des Genährtwerdens durch die Plazenta (Hüther & Krens, 2005; Reddemann, 2004a, 6. Auflage 2011). Vielleicht wird das alles auch irgendwann messbare wissenschaftliche Erkenntnis sein. Auf jeden Fall ist es wunderbar, dass Menschenkinder in sich Selbstheilungskräfte haben, die dem bewussten Ich oft nicht verfügbar waren und dennoch in der Not rettend auftauchten.

Heilung geschieht nicht durch uns Therapeutinnen und Berater, wir helfen allenfalls, einen inneren Prozess wieder anzustoßen, damit etwas in der Kindheit Vernachlässigtes nachreifen kann und das, was unter der Wucht des Traumas als Selbstschutz auseinandergerissen wurde, wieder „heile wachsen" kann (Huber, 2011). Das achtsame Pendeln zwischen Ressourcen und Traumanetzwerken fördert dieses heilsame Verknüpfen und wird heute als die Basis der Traumaintegration verstanden.

Zurück zu diesem Buch:

Die Verbreitung traumaspezifischen Wissens und Fertigkeiten in den helfenden Berufsgruppen ist uns schon seit Jahren ein zentrales Anliegen. In unseren Kursen waren die Teilnehmerinnen immer wieder dankbar für ausreichende theoretische „Unterfütterung", aber auch für viele praxisnahe Tipps, Übungsmöglichkeiten – und für Wiederholungen. Das Buch gibt daher zum einen eine Zusammenfassung der aktuellen Theorien der Psychotraumatologie, zum anderen war uns aber besonders wichtig, dass es als Handbuch viel praxisnahes Wissen zu traumaspezifischen Behandlungs- und Beratungsthemen vermittelt.

Dieses Buch wäre aber nie entstanden ohne die fruchtbaren Diskussionen und den Erfahrungsaustausch mit den vielen Kursteilnehmern, ihre Fragen und Anregungen, ihre vielfältigen beruflichen und persönlichen Hintergründe sowie unser aller Bereitschaft, unser Wissen und Handeln immer wieder neu infrage zu stellen.

Die einzelnen Kapitel sollen auch jedes für sich lesbar sein, deshalb wiederholt und überlappt sich manches: Die Wiederholung kann zugleich dem besseren Verständnis komplexer Inhalte wie dem „Einmassieren" bzw. Aufbau neuer Lernnetzwerke dienen.

Das Kapitel über PITT findet sich – abgeschlossen lesbar – im Buchteil D: Traumaspezifische Behandlungsverfahren. Die Inhalte besonders der Stabilisierungsphase und der Ego-State-Arbeit können Sie aber ausführlicher auch in den jeweiligen Kapiteln finden. Ebenso überlappen sich naturgemäß die Kapitel über Ego-State-Arbeit mit der Beschreibung der Behandlung dissoziativer Störungen und der Theorie der Strukturellen Dissoziation inhaltlich weitgehend.

Das Buch wurde von klinischen Praktikerinnen für Praktiker geschrieben, aber wir wünschen uns, dass auch Klientinnen und Laien es lesen und davon profitieren.

Wir haben uns entschieden, den Genderaspekt zu berücksichtigen, indem wir gelegentlich beide Formen, im Wesentlichen jedoch im Wechsel die männliche und weibliche Form benutzen.

Wir haben uns bemüht, Literaturquellen so sorgfältig wie möglich zu zitieren, aber da wir vieles schon seit Jahren in unseren Fortbildungen vorgetragen und inzwischen von so vielen Seiten aus bedacht haben, ist die genaue Quelle allen Wissens, das in dieses Buch einfloss, nicht mehr immer nachzuvollziehen. Wir bitten dafür um Nachsicht.

„Jetzt weiß ich, dass es einen guten Sinn hatte, dass sich mein Licht in so viele Splitter aufteilte, und ich bin allem in mir dankbar, weil es mir damit zu überleben half und dabei, dass mein Kern trotz allem immer heil geblieben ist."

(Zitat einer Überlebenden gegen Ende einer langen Traumatherapie)

A.
THEORETISCHE GRUNDLAGEN DER PSYCHOTRAUMATOLOGIE

1. Geschichte der Psychotraumatologie

Die Betrachtung psychischer Traumata hat in ihrer Bedeutung im Laufe der Geschichte immer wieder zu- und abgenommen. Schon vor vielen Tausend Jahren haben Menschen gewusst, dass die Konfrontation mit überwältigendem Schrecken zu störenden Erinnerungen, Erregungszuständen oder Vermeidung führen kann. Psychiatrie und Psychologie hatten dagegen lange Zeit sehr unterschiedliche Ansichten darüber, welchen Einfluss dramatische Lebensereignisse auf die Physis und Psyche des Menschen haben können. Frühe Aufzeichnungen von Großbränden oder Kutschenunfällen berichteten von Reaktionen, die man heute der posttraumatischen Belastungsstörung zuordnen würde. Zu Anfang der Diskussionen über Traumata standen die Fragen: „Ist das Trauma organischen oder psychischen Ursprungs?" und „Sind die Folgen eine Simulation oder echt?"

Mit fortschreitender Industrialisierung wurde die Eisenbahn zu einem immer bedeutsameren Transportmittel. In der Folge kam es zu mehreren schweren Unfällen mit zahlreichen Toten und Verletzten. 1867 wurde Eric Erichsen, ein berühmter englischer Chirurg, zum Erstbeschreiber der posttraumatischen Belastungsstörung. Die mit dem „Railway Spine Syndrome" verbundenen Symptome wie Angst, Schlafstörungen, Albträume, Konzentrations- und Gedächtnisstörungen sowie eine Vielzahl somatischer Erscheinungen erklärte er als Folge einer Rückenmarksschädigung durch die unfallbedingte Erschütterung. In Deutschland war 1884 die gesetzliche Unfallversicherung eingeführt worden, und erste Patienten wurden als Unfallopfer begutachtet. Zwei Jahre später schrieb der deutsche Neurologe Hermann Oppenheim in seiner Habilitationsschrift über die Bedeutung des Schrecks für die Nervenkrankheiten, in der das seelische Erleben als auslösendes Moment von Traumafolgestörungen anerkannt wurde. Oppenheim benutzte als Erster den Begriff „traumatische Neurose" (Oppenheim, 1889). Sein Konzept stieß jedoch auf große Ablehnung, da er die Entschädigungspflicht bei Unfällen anerkannte.

Die Beschäftigung mit Kindesmisshandlung und sexualisierter Gewalt gegen Kinder begann in Frankreich. Ambroise Tardieu, Professor für Rechtsmedizin an der Pariser Universität, belegte in seinem Werk, dass in Frankreich zwischen den Jahren 1858 und 1869 11.576 Menschen wegen Vergewaltigung oder versuchter Vergewaltigung angeklagt worden waren, davon nicht weniger als 9125 wegen solcher Delikte an Kindern, fast immer Mädchen (Tardieu, 1878). Zugleich entstand eine intensive Diskussion, inwieweit die Aussagen junger Mädchen glaubhaft oder erlogen seien. Man nahm an, diese Kinder hätten ihre Eltern fälschlicherweise des Inzests beschuldigt. Ähnliche Reaktionen traten auf, als die ersten systematischen Untersuchungen der Beziehung zwischen Trauma und psychiatrischer Erkrankung an der „Salpetrière" in Paris durchgeführt wurden. Der Neurologe Jean-Martin Charcot beschrieb als Erster, dass hysterische Anfälle dissoziative Zustände, also das Ergebnis erlebter unerträglicher Erlebnisse, darstellten. Dadurch wurde Pierre Janet inspiriert, das Phänomen der Dissoziation für die Bewältigung traumatischer Erfahrungen zu untersuchen (Janet, 1889). Sein wichtigster Verdienst war zu erklären, wie traumatische Erfahrungen als abgespaltene Anteile der Persönlichkeit im Unterbewusstsein überdauern, sich dem Bewusstsein über lange Jahre entziehen und zu Auslösern für spätere Erkrankungen werden können. Seine heute wieder sehr aktuellen Theorien gerieten jedoch jahrzehntelang in Vergessenheit. Andere Forscher richteten ihre Aufmerksamkeit auf die Rolle der Suggestibilität bei der Hysterie, sodass bald ein größeres Interesse an der Behandlung der Simulation bestand als an der Linderung der traumatischen Erinnerungen der Patienten. Stattdessen kam es zu einer Umwertung der Aussagen von Frauen, die über früheren sexuellen Missbrauch berichtet hatten, und es wurde behauptet, es handele sich um eine „Pseudologia phantastica auf hysterisch-degenerativer Grundlage", um eine kindliche Lügensucht oder um „genitale Halluzinationen".

Auch Sigmund Freud hatte Charcot zu einem Studienaufenthalt in Paris besucht und war mit dessen Sichtweisen und Behandlungsformen der Hysterie konfrontiert worden. Zurück in Wien begann Freud zusammen mit Josef Breuer seine Studien zur Entstehungsgeschichte hysterischer Störungen. 1896 hielt er einen Vortrag „Zur Ätiologie der Hysterie", in dem er die Hysterie als Folge sexueller Traumatisierungen verstand: „Ich stelle also die Behauptung auf, zugrunde jedes Falles von Hysterie befinden sich – durch die analytische Arbeit reproduzierbar trotz des Dezennien umfassenden Zeitintervalls – ein oder mehrere Erlebnisse von vorzeitiger sexueller Erfahrung, die der frühesten Jugend angehören" (Freud, 1952). Die Reaktion der Kollegenschaft war jedoch vernichtend und führte rasch zu Freuds fachlicher und gesellschaftlicher Ächtung, sodass er bereits ein Jahr später seine Aussage widerrief und die Ausarbeitung seiner Theorien zur infantilen Sexualentwicklung und zum Ödipuskomplex begann. Die Folge war, dass den Aussagen missbrauchter Mädchen und Frauen nicht mehr geglaubt wurde und schließlich Karl Abraham 1907 schreiben konnte: „… dass in einer großen Anzahl von Fällen das Erleiden des sexuellen Traumas vom Unbewussten des Kindes gewollt wird, dass wir darin eine Form infantiler Sexualbetätigung zu erblicken haben" (Abraham, 1907, S. 166). Damit war schließlich das Opfer zur Täterin geworden, und es dauerte noch viele Jahrzehnte, bis das Trauma des sexuellen Kindesmissbrauchs sowohl in der psychoanalytischen Vereinigung wie auch gesamtgesellschaftlich anders betrachtet werden konnte.

Der Erste Weltkrieg brachte eine neue Form der traumatischen Neurose hervor, die als Granatenschock („shell shock") oder Schützengrabenneurose bezeichnet wurde. Der Stellungskrieg im Schützengraben, bei dem die Soldaten kaum Möglichkeiten zu Kampf oder Flucht hatten, war schließlich prädestinierend für die Entwicklung von Traumata. Nachdem jedoch bereits bei der Behandlung der Hysterie mehr die Behandlung der Simulation im Vordergrund stand, geriet auch die Behandlung von Kriegs-Syndromen eher zu einem Kampf gegen die Simulation. Aus dem Krieg heimgekehrte traumatisierte Patienten wurden als Rentenneurotiker abqualifiziert. Man behauptete, bei Kriegsneurosen handele es sich um „abnorme Reaktionen minderwertiger oder vorbelasteter Personen". Man bezeichnete Unfallneurosen als „Wunschreaktionen ohne Krankheitswert", und die erkrankten Soldaten galten als moralische Invaliden, als konstitutionell minderwertig oder als Feiglinge. Die gesellschaftliche und medizinische Reaktion auf die Schrecken des Krieges war also eindeutig verleugnend.

Neue Impulse zur Beschäftigung mit Traumafolgen kamen bereits während des Zweiten Weltkriegs aus Amerika. Abram Kardiner fasste die Ergebnisse der Arbeit mit Kriegsveteranen schon 1941 im Buch *The Traumatic Neuroses of War* zusammen. Er interpretierte die Folgen der Kriegsneurosen als eine Überforderung der individuellen Anpassungsfähigkeit an die Kriegserfahrungen. So kam es zu einer Wiederauferstehung des Konzepts der traumatischen Neurose. In den USA wurden mehrere Konferenzen und Symposien zur Erforschung der Folgen des Holocaust sowie des Atombombenabwurfs über Japan ausgerichtet, und es zeigte sich, welche erstaunlichen Ähnlichkeiten in der Psychopathologie zwischen den Holocaust-Opfern und den Opfern des Atombombenabwurfs von Hiroshima bestanden. Dadurch festigte sich immer mehr die Überzeugung, dass massive seelische Traumatisierungen zu deutlichen und oft anhaltenden Symptombildungen sowie Persönlichkeitsveränderungen führen. In Deutschland wurde, auch aus finanziellen Gründen wegen des Wiedergutmachungsgesetzes, über viele Jahre hinweg die Haltung vertreten, dass konstitutionell gesunde und normale Menschen jede psychische Belastung verkraften können, ohne dadurch dauerhaft geschädigt zu werden. So konnte Kurt Schneider, auf den über mehrere Jahrzehnte wesentliche Sichtweisen psychischer Erkrankungen zurückgingen, formulieren, dass schwere seelische Erschütterungen und Belastungen zwar vorübergehend abnorme Erlebnisreaktionen hervorrufen, die aber einige Zeit nach dem Vorfall der Belastung abklängen. Hielten diese Symptombildungen an, so müsste man von einer psychopathischen Konstitution ausgehen. 1964 schließlich stellte der Psychoanalytiker Kurt Eissler die Frage: „Die Ermordung von wie vielen seiner Kinder muss ein Mensch symptomfrei ertragen, um eine normale Konstitution zu haben?"

Der Vietnamkrieg mit seinen Folgen verhalf dann der Psychotraumatologie zu einem Durchbruch. Nach dessen Ende kehrten circa eine Million Veteranen mit Tapferkeitsmedaillen ausgezeichnet aus dem Krieg zurück, die zumindest zeitweise unter massiven posttraumatischen Belastungsstörungen litten. Parallel dazu gelang es der Frauenbewegung, die immer mehr gesellschaftlichen Einfluss bekam, das Thema der körperlichen und sexuellen Gewalt gegen Frauen endlich aus der gesellschaftlichen Tabuisierung zu befreien. Judith Herman beschrieb mit ihrem Buch *Die Narben der Gewalt* (1993) sehr detailliert die Folgen früher Vernachlässigung und sexueller Gewalterfahrung. Nachdem es jedoch in der bisherigen Geschichte der Traumatologie immer zu einer Dialektik zwischen Beschäftigung mit dem Trauma und Abkehr davon gekommen war, wurde bereits im gleichen Jahr die „False Memory Syndrom Foundation" gegründet. Gleichwohl rückte das Problemfeld der innerfamiliären Gewalt immer mehr ins Zentrum der Aufmerksamkeit. Judith Herman resümierte: „Die Hysterie ist die Kriegs-Neurose des Geschlechterkampfes" (1993/2003, S. 50). Auch der Psychoanalytiker Leonard Shengold (1979) zog die Parallele zwischen Holocaust und Missbrauch und Vernachlässigung in der Kindheit, indem er, wie schon andere Autoren vor ihm, deren Auswirkungen als „Seelenmord" bezeichnete. Parallel entwickelte sich vor allem in den USA die Beschäftigung mit der „Multiplen Persönlichkeitsstörung", die schließlich in der Diagnose der Dissoziativen Identitätsstörung ihren Niederschlag im DSM fand. 1980 wurde mit der Posttraumatic Stress Disorder die Aufnahme einer neuen traumaspezifischen Diagnose in das Diagnosemanual DSM-III-R eingeführt. Bereits in dieser Namensgebung findet sich anders als in der deutschen Bezeichnung „posttraumatische Belastungsstörung" die Erkenntnis, dass traumatisierte Menschen unter erheblichem innerem Stress leiden.

Zwölf Jahre später erfolgte schließlich auch im ICD-10 die Möglichkeit der Diagnosestellung einer Traumastörung unter der Diagnose posttraumatische Belastungsstörung. In der BRD benötigte man über 50 Jahre nach dem Ende des Zweiten Weltkriegs, um sich mit dem Traumathema und der Erforschung von Traumafolgestörungen wissenschaftlich zu beschäftigen. Dies zeigt, wie schwer es ist, besonders kollektive traumatische Erlebnisse bewusst wahrzunehmen, anzunehmen und aufzuarbeiten. Traumata, und das wird in diesem Buch noch häufiger erwähnt werden, unterliegen häufig einer Sprachlosigkeit, der Tendenz des Vergessens sowie einem Zwang der Wiederholung anstelle eines heilsamen Erinnerns.

Das Konzept der dissoziativen Störung geriet, wie beschrieben, lange Zeit in Vergessenheit und gewann erst durch veränderte gesellschaftliche Rahmenbedingungen sowie neue Erkenntnisse wieder an Bedeutung. Janet erkannte vor nun schon über 120 Jahren, dass die unter traumatischen Bedingungen gemachten Erfahrungen nicht in den vorhandenen Erfahrungsschatz des Individuums integriert werden können, sondern anders im Gedächtnis abgespeichert werden. Diese Erfahrungen werden in dissoziierter und fragmentierter Form abgespeichert und sind dadurch der willentlichen Kontrolle und Beeinflussbarkeit entzogen. Sie wirken jedoch eigendynamisch weiter und zeigten sich zu Janets Zeit als sogenannte hysterische Symptome. Das Konzept der Dissoziation verlor ab circa 1910 seine Erklärungskraft, so u.a. durch die Einführung des Schizophreniebegriffs sowie durch die Dominanz psychoanalytischer

Erklärungsbemühungen mit dem Fokus auf triebbedingten, konflikthaften intrapsychischen Prozessen anstelle real traumatischen Erfahrungen. Erst in den 1970er-Jahren wurde das Konzept der dissoziativen Störung wiederentdeckt, sowohl unter der Anerkennung der epidemiologischen und klinischen Bedeutung kindlicher Traumatisierungen wie der klinischen Relevanz von traumatischem Stress bei Kriegsveteranen des Vietnamkriegs. Obwohl beide Opfergruppen sehr unterschiedlich sind, zeigen sie übereinstimmend, dass spezifische psychische und körperliche Beschwerden wie Gedächtnislücken oder Entfremdungserleben als Folgen traumatischer Erlebnisse verstanden werden können. Ebenfalls bedeutsam für die Wiederentdeckung des Konzepts der dissoziativen Störung war die Veröffentlichung des Buches von Henri F. Ellenberger *Die Entdeckung des Unbewussten* im Jahr 1970, in dem die zentrale Bedeutung von Pierre Janet bei der Entwicklung der dynamischen Psychiatrie genau herausgearbeitet und sein Dissoziationskonzept gewürdigt wird. Auch die Popularisierung der multiplen Persönlichkeit über die Medien sowie die wissenschaftliche Auseinandersetzung mit experimentellen wie auch therapeutischen Ansätzen zur multiplen Persönlichkeitsstörung ließen das Konzept der dissoziativen Störungen weiter in den Fokus der Aufmerksamkeit kommen. Auch heute noch ist das Konstrukt der Dissoziation nicht immer klar begrifflich erfassbar, und es gibt mindestens drei verschiedene Bedeutungsfelder der Dissoziation (Cardena, 1994):

- Dissoziation als nicht bewusste oder nicht integrierte mentale Module oder Systeme.
- Dissoziation als verändertes Bewusstsein mit einer Entfremdung von Selbst und Umwelt.
- Dissoziation als Abwehrmechanismus.

Vor einigen Jahren hat nun die Arbeitsgruppe um van der Hart und Nijenhuis mit der Theorie der Strukturellen Dissoziation eine für die Psychotraumatologie wichtige aktuelle Konzeption des Dissoziationsbegriffs vorgelegt (van der Hart et al., 2008; siehe auch Kap. A.8).

In Deutschland wurde die Erforschung traumatischer Erfahrungen ebenfalls durch ein Eisenbahnunglück stark beeinflusst, der Eschede-Katastrophe im Jahr 1998, als ein voll besetzter ICE-Zug entgleiste und 101 Menschen ihr Leben verloren. Durch dieses Großereignis kam es in der Folge zu einer deutlichen Zunahme der Betrachtung von traumatischen Ereignissen, sowohl in der Forschung wie auch der Ausbildung von Fachkräften und Traumatherapeuten. So fand 1998 in Köln der erste internationale Traumakongress auf bundesdeutschem Boden statt, und von einigen Vortragenden wurde erwähnt, dass die BRD nun als eines der letzten Länder der modernen Industrienationen sich endlich offiziell dem Traumathema zuwende.

In den letzten Jahren hat es eine Vielfalt von Veröffentlichungen zum Thema Neurobiologie, Stressforschung, Psychotraumatologie und Traumatherapie gegeben. Aufgrund der rasend schnellen Entwicklung und der Erforschung der neurophysiologischen Hintergründe der Traumaentstehung und -verarbeitung entstehen auch immer wieder neue therapeutische und beraterische Ansätze. In diesem Buch soll der aktuelle Wissensstand zu zentralen Themen der Psychotraumatologie dargestellt werden.

2. Traumadefinitionen und Typologie von Traumatisierungen

Traumadefinitionen

1980 wurde im DSM-III auf der Grundlage empirischer Ergebnisse sowohl aus der Forschung an Kriegsveteranen als auch an KZ-Überlebenden die posttraumatische Belastungsstörung (deutsch: PTBS, englisch: PTSD) erstmalig in ein Klassifikationssystem für Erkrankungen aufgenommen. Diese verschiedenen klinischen Beobachtungen, später auch an Opfern sexueller Gewalt vorgenommen, führten zu der Annahme, dass nach dem Erleben von Extremsituationen ein übereinstimmendes Bild von posttraumatischen Belastungsstörungen auftritt. Heute wird die posttraumatische Belastungsstörung in den gebräuchlichen Krankheitsklassifikationssystemen DSM-IV und ICD-10 in einer weitgehend übereinstimmenden Form definiert. Die fünf Hauptkriterien der posttraumatischen Belastungsstörung sind:

- **A:** Erlebnis eines Traumas (Trauma-, Stressor- oder Ereigniskriterium)
- **B:** Intrusives Wiedererleben (unwillkürliche und belastende Erinnerungen an das Trauma)
- **C:** Vermeidungsverhalten und emotionaler Taubheitszustand
- **D:** Anhaltende physiologische Übererregung (Hyperarousal)
- **E:** Die Symptome dauern länger als einen Monat

Das letzte Kriterium weist darauf hin, dass die zeitlich unmittelbaren psychischen Folgen nach einem traumatischen Ereignis, die nur kurzfristig andauern, nicht als posttraumatische Belastungsstörung aufgefasst werden. Sie werden stattdessen als akute Belastungsreaktion (ICD-10) oder akute Belastungsstörung (DSM-IV) diagnostiziert.

Gemeinsames Merkmal von ICD und DSM ist die Bezogenheit auf ein auslösendes Ereignis. Gleichzeitig zeigt sich bei den Definitionen durch ICD und DSM die Schwierigkeit, allgemeingültig zu definieren, was genau ein Trauma ausmacht, da Belastungen und Bewältigungsmöglichkeiten sehr unterschiedlich sind. Was für den einen Menschen eine traumatische Extremerfahrung darstellt, kann für den anderen eine Situation sein, für die er ausreichend Bewältigungsstrategien besitzt und sie auch entsprechend anwenden kann. Daher muss zwischen objektiven und subjektiven Bedingungen eines Traumas unterschieden werden. Als objektive Bedingung einer traumatischen Situation wird ein Ereignis bezeichnet, das auch für andere Menschen eine extreme Belastung hervorrufen würde, wie z.B. die Bedrohung mit Waffengewalt.

Subjektive Bedingungen einer Traumatisierung beschreiben das Erleben der Person, die auf die Bedrohung mit Furcht, Hilflosigkeit oder Entsetzen reagiert.

Entsprechend ist die traumatische Situation im DSM-IV so definiert, dass sowohl das objektive (A1) wie das subjektive Kriterium (A2) erfüllt sein müssen:

„Die Person hat ein traumatisches Ereignis erlebt, das beiden folgenden Bedingungen genügt:

A1) Die Person erlebte oder beobachtete ein oder mehrere Ereignisse, in der eine potenzielle oder reale Todesbedrohung, ernsthafte Verletzung oder eine Bedrohung der körperlichen Unversehrtheit bei sich oder anderen geschah.
A2) Die Person reagierte mit intensiver Furcht, Hilflosigkeit oder Schrecken" (American Psychiatric Association, 2000).

Hier wird also explizit auch das Miterleben einer Bedrohungssituation eines anderen Menschen als objektives Traumakriterium berücksichtigt. Wie stark jedoch ein traumatisches Ereignis auf Zeugen wie Opfer wirkt, hängt stark von deren Vulnerabilität, Persönlichkeit und Vorerfahrungen ab.

Die Definition einer traumatischen Situation nach ICD-10 bezieht die Zeugenschaft jedoch nicht explizit mit ein:
„Die Betroffenen sind einem kurz oder lang anhaltenden Ereignis oder Geschehen von außergewöhnlicher Bedrohung oder mit katastrophalem Ausmaß ausgesetzt, das nahezu bei jedem tief greifende Verzweiflung auslösen würde" (Weltgesundheitsorganisation, 1994, S. 124).

Diese Definition ist wesentlich enger gefasst als im DSM-IV und berücksichtigt nicht das subjektive Erleben in der traumatischen Situation. Auch findet sich im ICD-10 kein Mindestkriterium für die Dauer der Symptome, was die Abgrenzung von der akuten Belastungsreaktion problematisch machen kann. So wird einerseits ein Beginn der Symptomatik innerhalb von sechs Monaten nach dem Belastungsereignis oder nach Ende einer Belastungsperiode gefordert, gleichzeitig wird jedoch auf einen möglichen späteren Beginn hingewiesen. Solche Widersprüche sollen in Zukunft nicht mehr auftreten, da die diagnostischen Kriterien von ICD-11 und DSM-V, die vermutlich 2013 veröffentlicht werden, aufeinander abgestimmt werden sollen. Auch ist geplant, eine Gruppe „trauma- und stressbezogene Störungen" in die Klassifikationssysteme einzuführen.

Fischer und Riedesser schlagen in ihrem *Lehrbuch der Psychotraumatologie* (1999) eine Traumadefinition vor, die mehr die subjektiven Bedingungen für die Entwicklung von Traumastörungen in den Vordergrund rückt. So ist für sie Trauma ein „vitales Diskrepanzerlebnis zwischen bedrohlichen Situationsfaktoren und den individuellen Bewältigungsmöglichkeiten, das mit Gefühlen von Hilflosigkeit und schutzloser Preisgabe einhergeht und so eine dauerhafte Erschütterung von Selbst- und Weltverständnis bewirkt" (Fischer & Riedesser, 1999, S. 79).

ICD und DSM stellen in ihren Traumadefinitionen verstärkt die Bedrohung der körperlichen Integrität in den Vordergrund. Dadurch, so wird von vielen Autoren kritisiert, wird beispielsweise sexuelle Gewalt an Kindern mit ihrer daraus resultierenden körperlichen sowie auch psychischen Schädigung von der Traumadefinition ebenso ausgeschlossen wie der große Bereich der Entwicklungstraumatisierungen. Martin Sack schlägt daher in seinem Buch *Schonende Traumatherapie* (2010) zusätzlich zu den bisherigen Kriterien eine erweiterte Traumadefinition vor, die die verschiedenen Formen von körperlicher oder seelischer Vernachlässigung und Gewalt in der Kindheit berücksichtigt (Sack, 2010, S. 16):

„Die betroffene Person war Situationen ausgesetzt, in der die folgenden Bedingungen erfüllt waren:

- Die Person war in ihrer Kindheit wiederholt Situationen emotionaler oder physischer Vernachlässigung ausgesetzt oder wurde wiederholt vorsätzlich und ohne Grund entwertet, gedemütigt oder angeschrien.
- Die betroffene Person reagierte mit starker Angst, Hilflosigkeit und Entsetzen."

Typologie von Traumatisierungen

Die vielen verschiedenen traumatischen Ereignisse lassen sich nach unterschiedlichen Gesichtspunkten einteilen bzw. typisieren. Bewährt haben sich die Unterscheidungen nach erstens personalen, d.h. menschlich verursachten, und apersonalen oder sogenannten zufälligen Traumen und zweitens nach kurz- (Typ I) versus langfristigen (Typ II) Traumen.

Apersonale oder auch akzidentelle Traumen sind nicht durch Menschen herbeigeführt. Beispiele dafür sind Naturkatastrophen, aber auch technische Katastrophen, Einsatzerlebnisse für bestimmte Berufsgruppen wie Polizei, Feuerwehr oder Militär oder Arbeitsunfälle und Verkehrsunfälle, die zwar von Menschen verursacht, jedoch nicht beabsichtigt wurden.

Personale oder menschlich verursachte Traumen sind dagegen sexuelle Übergriffe, kriminelle bzw. körperliche Gewalt sowie ziviles Gewalterleben, wie z.B. ein Banküberfall, aber auch Folter, Geiselhaft und Kriegseinwirkungen.

Die Einteilung nach Typ-I- bzw. Typ-II-Traumata unterscheidet in plötzlich und überraschend einsetzende (Typ-I) einmalige Traumatisierungen – wie z.B. Naturkatastrophen, schwere Verkehrsunfälle, technische Katastrophen, aber auch kriminelle

Gewalttaten wie Überfälle oder Schusswechsel – sowie in Typ-II-Traumata, die länger dauernd und wiederholt stattfanden – wie Geiselhaft, wiederholte Folter, Kriegsgefangenschaft, aber auch sexuelle und körperliche Gewalt/Missbrauch in der Kindheit bzw. im Erwachsenenalter.

Neben den Typ-I- und Typ-II-Traumata wird von Maercker (2009) noch die Kategorie der medizinisch bedingten Traumata vorgeschlagen. In dieser Kategorie werden akute lebensgefährliche Erkrankungen, aber auch chronische lebensbedrohliche/schwerste Krankheiten sowie als notwendig erlebte medizinische Eingriffe bei den sogenannten zufälligen Traumata eingegliedert, während ein komplizierter Behandlungsverlauf nach angenommenem Behandlungsfehler bei den menschlich verursachten Traumata eingeordnet werden soll.

Die Typ-I-Traumata sind meist durch akute Lebensgefahr, Plötzlichkeit und Überraschung gekennzeichnet, während die Typ-II-Traumata durch Serien verschiedener traumatischer Einzelereignisse und durch geringe Vorhersagbarkeit des weiteren traumatischen Geschehens gekennzeichnet sind (Terr, 1989).

	TYP-I-TRAUMATA (EINMALIG/KURZFRISTIG)	**TYP-II-TRAUMATA (MEHRFACH/LANGFRISTIG)**	**MEDIZINISCH BEDINGTE TRAUMATA**
Akzidentelle Traumata	Schwere Verkehrsunfälle Berufsbedingte Traumata (z.B. Polizei, Feuerwehr, Rettungskräfte) Kurz dauernde Katastrophen (z.B. Wirbelsturm, Brand)	Lang dauernde Naturkatastrophen (z.B. Erdbeben, Überschwemmung) Technische Katastrophen (z.B. Giftgaskatastrophen)	Akute lebensgefährliche Erkrankungen (z.B. kardiale, pulmonale Notfälle) Chronische lebensbedrohliche/schwerste Krankheiten (z.B. Malignome, HIV/Aids, Schizophrenie) Als notwendig erlebte medizinische Eingriffe (z.B. Defibrillationsbehandlung)

	TYP-I-TRAUMATA (EINMALIG/KURZFRISTIG)	TYP-II-TRAUMATA (MEHRFACH/LANGFRISTIG)	MEDIZINISCH BEDINGTE TRAUMATA
Interpersonelle Traumata („man made“)	Sexuelle Übergriffe (z.B. Vergewaltigung) Kriminelle bzw. körperliche Gewalt Ziviles Gewalterleben (z.B. Banküberfall)	Sexuelle und körperliche Gewalt/Missbrauch in der Kindheit bzw. im Erwachsenenalter Kriegserleben Geiselhaft Folter, politische Inhaftierung (z.B. KZ-Haft)	Komplizierter Behandlungsverlauf nach angenommenem Behandlungsfehler*

* Der Status dieser Eingruppierung ist noch Gegenstand wissenschaftlicher Untersuchungen (Maercker, 2009, S.15).

Abbildung 1: Schematische Einteilung traumatischer Ereignisse

Ebenso findet der Begriff der Bindungs- und Beziehungstraumatisierung (Wöller, 2006), wie auch in der erweiterten Traumadefinition von Martin Sack vorgeschlagen, seit einigen Jahren Eingang in die Literatur zur Klassifikation von Traumatisierungen. Unter Bindungs- und Beziehungstraumatisierungen werden alle Verhaltensweisen Erwachsener verstanden, die geeignet sind, Kinder und Jugendliche mit psychologischen Mitteln zu schädigen. Dazu gehören u.a. (siehe auch Kap. A.10.4):

- emotionale Vernachlässigung,
- chronische Entwertung von Kindern und Zuschieben einer Sündenbockrolle,
- Behinderung der psychosozialen Entwicklung des Kindes durch Quälen, Isolieren (Abschneiden von Außenkontakten wie Spielkameraden), Terrorisieren (Drohung der Erwachsenen, das Kind zu töten oder zu verlassen) oder Ignorieren des Kindes,
- Erleben einer Vielzahl von Trennungen und Verlusten,
- Erleben von Gewalt, Gewaltandrohung oder Suiziddrohungen zwischen den Eltern, Erleben von Substanzmittelmissbrauch durch die Eltern,
- Missachtung aller elementaren psychischen Bedürfnisse eines Kindes, wie wahrgenommen werden, gehalten werden, beschützt werden und Ähnliches.

Die Formen der Bindungs- und Beziehungstraumatisierung lassen sich nicht klar voneinander trennen und kommen oft in gehäufter und massiver Form vor. Missbräuchliche Handlungen sind meist nur die hervorstechenden Ereignisse in einem problematischen familiären Umfeld mit emotionaler Vernachlässigung, Zurückweisung oder Isolation.

Zwar sind für alle genannten Traumata die gleichen psychischen Symptome beschrieben, wie sie auch in den Hauptkriterien des DSM und ICD dargestellt sind, allerdings hat sich herausgestellt, dass einerseits die willentlich durch Menschen verursachten Traumata und andererseits die zeitlich länger andauernden Typ-II-Traumata häufig zu stärker beeinträchtigenden und chronischeren psychischen Folgen führen als die anderen Formen der Traumatisierung. So gelten Folter, wiederholter Missbrauch oder Vergewaltigung sowie Geiselhaft zu den Ereignissen, die mit sehr großer Wahrscheinlichkeit zu lang anhaltenden Traumafolgestörungen führen können.

Retraumatisierung

Mit dem Begriff der Retraumatisierung sind Zustände des Betroffenen gemeint, in denen eine erneute Erinnerung an das traumatische Ereignis direkt zu einer Symptombelastung führt (Maercker, 2009). Retraumatisierungen können auch hervorgerufen werden in juristischen oder polizeilichen Kontexten, durch häufige Betrachtung des traumatischen Ereignisses in Filmen sowie durch Medienaktivitäten gegenüber Opfern.

> Eine 25-jährige Studentin berichtet, dass sie vor zwei Jahren während einer Wanderung einen Blitzschlag überlebt habe. Nach einer vierteljährlichen Krankenhausbehandlung sowie einer zehnstündigen begleitenden Psychotherapie habe sie sich gut erholt und ihr Studium fortsetzen können. Vor drei Monaten sei es zu einem Blitzschlag während eines Amateur-Fußballspiels gekommen, einige Spieler seien schwer verletzt worden. Der regionale Fernsehsender habe sie ausfindig gemacht, mehrfach kontaktiert und interviewt mit dem Wunsch, sie solle ihre Geschichte im Fernsehen erzählen, damit sich die Zuschauer die Folgen eines solchen Ereignisses besser vorstellen könnten. Durch dieses Drängen seien bei ihr wieder die alten Flashbacks und intrusiven Erinnerungen ausgelöst worden, von denen sie sich nun nicht mehr alleine lösen könne.

Techniken der Traumakonfrontation sind jedoch eindeutig von einer Retraumatisierung zu unterscheiden, da die therapeutische Traumakonfrontation gewollt, geplant und in einem sicheren Setting mit dem Ziel der Verarbeitung des Vergangenen durchgeführt wird. Allerdings können vorschnelle Traumakonfrontationen bei nicht ausreichender Stabilisierung zu einer Retraumatisierung führen und den Behandlungserfolg gefährden oder gar zu einer anhaltenden Dekompensation beitragen.

3. Risikofaktoren und posttraumatische Reifung

Ein Trauma bedeutet die Erschütterung der gesamten Persönlichkeit. Unmittelbare Folgen des traumatischen Stresses sind:

- nicht mehr wissen, was los ist (Verstörung),
- nichts mehr fühlen (wie im Schock),
- nichts mehr spüren (emotionale Taubheit),
- nichts mehr wahrnehmen oder überflutet werden von Bildern sowie
- nichts mehr wissen durch Erinnerungslücken oder den Verlust der räumlichen und zeitlichen Einordnung des Geschehens.

Michaela Huber hat in ihrem Buch *Trauma und die Folgen* (2003a) sehr eindrücklich die Erschütterungen durch eine Traumatisierung beschrieben. Welche Einflüsse führen nun dazu, dass eine Person nach einem Trauma eine posttraumatische Belastungsstörung entwickeln wird? Metaanalysen bestätigen, dass es bestimmte Risikofaktoren gibt, die bereits vor dem Trauma bestanden haben. So unterscheidet man zwischen Personenmerkmalen sowie Merkmalen des sozioökonomischen Status, die Einfluss auf die Wahrscheinlichkeit einer posttraumatischen Belastungsstörung haben. Zu den Personenmerkmalen zählen weibliches Geschlecht sowie jüngeres Alter bei der Traumatisierung. Aus epidemiologischen Studien ist bekannt, dass Frauen im Vergleich zu Männern etwa doppelt so häufig eine posttraumatische Belastungsstörung entwickeln. Frauen sind zwar insgesamt seltener traumatischen Erfahrungen ausgesetzt, dafür aber vermehrt den stark pathogenen Traumaarten wie sexuellem Missbrauch und Vergewaltigung. 80 bis 90 % aller sexualisierten Gewaltangriffe werden auf Mädchen und Frauen verübt. Weitere Risikofaktoren vor dem traumatischen Ereignis sind niedriger Bildungsstatus und geringes Einkommen sowie geringe Intelligenz und Persönlichkeitseigenschaften wie Introversion oder extrem gehemmtes Verhalten, aber auch schlechte körperliche Gesundheit und frühere psychische Störungen. Auch negative vorherige Lebenserfahrungen – wie Schicksalsschläge, vorangegangener Missbrauch oder Vernachlässigung in der Kindheit, psychiatrische Auffälligkeiten – stellen einen erhöhten Risikofaktor für eine folgende posttraumatische Belastungsstörung dar.

Welche Faktoren machen es nun Menschen besonders schwer, ein Trauma zu integrieren? Michaela Huber hat dazu 15 Faktoren zusammengetragen und beschrieben (Huber, 2003a, S. 75).

Ereignisse, nach denen besonders schwere Traumareaktionen zu erwarten sind:
- dauern sehr lange,
- wiederholen sich häufig,
- lassen das Opfer mit schweren körperlichen Verletzungen zurück,
- sind vom Opfer schwerer zu verstehen,
- beinhalten zwischenmenschliche Gewalt,
- der Täter ist ein nahestehender Mensch,
- das Opfer mochte (mag) den Täter,
- das Opfer fühlt sich mitschuldig,
- die Persönlichkeit ist noch nicht gefestigt oder gestört,
- beinhalten sexuelle Gewalt,
- beinhalten sadistische Folter,
- mehrere Täter haben das Opfer zugerichtet,
- das Opfer hatte starke Dissoziationen,
- niemand hat dem Opfer unmittelbar danach beigestanden,
- niemand hat nach der Tat darüber mit dem Opfer gesprochen.

Die lange Dauer eines Ereignisses oder häufige Wiederholungen machen es potenziell schwerer, das Erlebnis ins Leben zu integrieren.

Eine 29-jährige Studentin kommt in Therapie und berichtet, dass sie vor zehn Jahren im Rahmen einer Feier an einem See eine Vergewaltigung erlebt hat, die sich über insgesamt sieben Stunden erstreckte. Immer wieder war sie aufs Neue von ihrem Peiniger mit einem Messer bedroht, gestochen oder geschlagen worden. Aufgrund der Abgelegenheit des Platzes hatte sie für sich keine Fluchtmöglichkeit gesehen und sich über die lange Zeit hinweg ihrem Vergewaltiger absolut hilflos ausgeliefert und voller Todesangst erlebt – auch aufgrund der Bedrohung mit dem Messer. Bis heute, zehn Jahre nach diesem Erlebnis, habe sie nicht darüber hinwegkommen können, sondern sei in ihrer Erlebnisfähigkeit und Beziehungsfähigkeit absolut eingeschränkt.

Ebenfalls besonders schlimm für das Opfer ist es, wenn ihm nach der Tat niemand beisteht und nicht über die Tat oder das Erlebnis gesprochen werden kann. Besonders gravierende Traumafolgen – nämlich schwere dissoziative Störungen des Selbsterlebens – sind zu erwarten, wenn das Opfer ein Kind ist und Täter die eigenen nahen Bezugspersonen, auf deren Schutz und Fürsorge es angewiesen ist, und niemand ihm beistand.

Eine Klientin berichtete, dass sie ab dem 14. Lebensjahr vom besten Freund ihres Stiefvaters regelmäßig sexuelle Gewalt erlebt hatte. Er hatte sich ihr gegenüber zunächst sehr fürsorglich gezeigt, sich sehr für ihre schulischen Leistungen und ihre Hobbys interessiert und sie dann zu sexuellen Handlungen gezwungen. Nach dem ersten Mal wollte sie sich ihrer Mutter anvertrauen, doch die schimpfte mit ihr und gebot ihr, still zu sein, und behauptete: „Das hast du dir nur ausgedacht, du willst dich nur wichtigmachen. Du willst nur, dass ich mit deinem Stiefvater streite. Du weißt genau, dass es sein bester Freund ist und er das niemals tun würde. Also halt den Mund und erzähl nichts mehr davon." Die Patientin gehorchte und verinnerlichte das Verbot. Als es ihr in der Therapie nach vielen Stunden endlich möglich war, den Missbrauch anzusprechen, musste sie sich nach den folgenden Therapiestunden regelmäßig zur Strafe heftig selbst verletzen.

So sind während des Ereignisses erlebte Todesangst oder mentale Selbstaufgabe sowie das Erleben von intensivster Furcht, Hilflosigkeit und Schrecken Merkmale, die die Wahrscheinlichkeit einer PTBS-Symptomatik erhöhen. Posttraumatische Risikofaktoren sind weiterhin mangelnde soziale Unterstützung, aber auch fortgesetzte negative Lebensereignisse, eine auf Dauer mangelnde Anerkennung des Traumas durch andere sowie sekundäre Stressfaktoren wie Schulwechsel, Umzug, weitere Angst vor dem Täter oder Probleme am Arbeitsplatz.

Neben zahlreichen Risikofaktoren gibt es auch einige wenige Schutzfaktoren, deren Auswirkung auf die Schwere von traumatischen Entwicklungen untersucht worden ist. Dazu gehören gute soziale Unterstützung, kommunikative Kompetenz sowie ein kohärentes Weltbild. Dieses von Aaron Antonovsky (1987) beschriebene Konstrukt des Kohärenzsinnes beinhaltet als überdauerndes Persönlichkeitsmerkmal die Fähigkeit, belastende Ereignisse geistig einzuordnen, zu verstehen und als sinnhaft zu bewerten.

Resilienz und posttraumatische Reifung sind zwei weitere Begriffe, die erfolgreiche Bewältigungsstrategien von schwierigen traumatischen Erfahrungen aufzeigen. Der Begriff der Resilienz stammt ursprünglich aus der Materialkunde und bezeichnet die Eigenschaft von Substanzen, sich nach mechanischen Einwirkungen wieder in die Ausgangsform zurückformen zu können, d.h. biegen, ohne zu brechen. Übertragen auf die traumatische Erfahrung, bedeutet Resilienz das Vorhandensein von Widerstandsfähigkeit, psychischer Robustheit und Spannkraft trotz sehr ungünstiger Lebensumstände oder Erfahrungen. Aufgrund der Bedeutung des Resilienzkonzepts wird dieses in Kap. B.9 näher ausgeführt.

Das Konzept der posttraumatischen Reifung hat im Gegensatz zum Resilienzbegriff einen direkten Traumabezug. Berichte von Überlebenden extremer Traumatisierung zeigen, dass Betroffene traumatischer Erfahrungen diese zum Wachstum im Sinne einer Umdeutung des Erlebten und seiner Folgen – verbunden mit psychischen Reifungsprozessen – nutzen konnten. Calhoun & Tedeschi (2006) führten den Begriff der posttraumatischen Reifung in die Psychotraumatologie ein. Er soll erklären, dass aus dem Erleben der Traumatisierung eine neue positive Selbst- und Weltsicht sowie ein Wachstum in verschiedenen Lebensbereichen erfolgen können. Dazu werden fünf Bereiche posttraumatischer Reifung genannt:

- Intensivierung der Wertschätzung des Lebens
- Intensivierung persönlicher Beziehungen
- Bewusstwerden der eigenen Stärke
- Entdecken neuer Möglichkeiten
- Intensivierung eines spirituellen Bewusstseins

Allerdings lassen bisherige Forschungsergebnisse ein sehr unklares Bild dieses Konzepts entstehen. Viele Betroffene sind aber zweifellos Beispiele beeindruckenden psychischen Wachstums nach und trotz schrecklicher Traumata. Gerade im Bereich der Resilienzforschung gilt, die Ergebnisse zum einen zum Ausbau präventiver Interventionen zu nutzen, zum anderen aber auch den Betroffenen mithilfe des Wissens über Bewältigungsmöglichkeiten genug Hoffnung einzuflößen, um die tief greifenden negativen Erfahrungen der Traumatisierung überwinden zu helfen.

4. Spektrum akuter und chronischer posttraumatischer Störungsbilder

Unter dem Begriff der Traumafolgestörungen werden neben der posttraumatischen Belastungsstörung weitere relevante Störungen nach traumatischen Erlebnissen zusammengefasst, wie die akute Belastungsstörung, die komplexe posttraumatische Belastungsstörung oder auch die Entwicklungstraumastörung.

4.1 Posttraumatische Belastungsstörung

Die drei Hauptsymptomgruppen der posttraumatischen Belastungsstörung – Intrusion, Vermeidung und Hyperarousal (siehe auch Kap. A.2) – können jeweils in Form unterschiedlicher Einzelsymptome bzw. Einzelbeschwerden auftreten.

Intrusives Wiedererleben

Intrusionen sind ungewollt wiederkehrende und belastende Erinnerungen oder Erinnerungsbruchstücke. Oft treten sie nicht nur als bloßes Wiedererinnern auf, sondern als ungewolltes Neudurchleben des traumatischen Ereignisses oder von Aspekten des Ereignisses mit allen Sinnesqualitäten und Affekten, so, als ob es gerade in der Gegenwart wieder geschähe. Zu den bekanntesten Intrusionen zählen Flashbacks, auch Nachhallerlebnisse oder Erinnerungsattacken genannt, die durch plötzliches Auftreten und sehr detaillierte Erinnerung gekennzeichnet sind. Mitunter haben die Betroffenen das Gefühl, das traumatische Erlebnis noch einmal in allen Einzelheiten zu durchleben. Je nach Schwere eines Flashbacks kann die betroffene Person den Gegenwartsbezug beibehalten oder ihn auch komplett verlieren, d.h. nicht mehr wissen, was gerade geschieht. Dieser dissoziative Zustand kann einige Sekunden bis mehrere Stunden oder Tage dauern. Intrusionen können in allen Sinnen auftreten, in Form von Bildern, Geräuschen, Gerüchen, Geschmacksempfindungen und Körperwahrnehmungen. Häufig kommt es zu einem subjektiv erlebten Überflutungszustand. Intrusionen können auch – ohne visuelle oder hörbare Erinnerungsfragmente – nur als diffuse Gefühle von Angst, Ohnmacht oder Handlungsunfähigkeit auftreten. Ausgelöst werden sie oft durch Schlüsselreize, auch Trigger genannt, die eine – sehr häufig unbewusste – Assoziation zum Traumaereignis haben. Schlüsselreize können ähnliche Situationen, Gegenstände, Wörter, Geräusche oder Düfte sein, aber auch Jahrestage oder Berichte in Filmen oder den Medien.

> Eine Patientin hatte in der Therapie berichtet, dass ihre Mutter in ihrer Erziehung sehr viel Wert darauf gelegt hatte, ein schlankes Kind zu haben. Wann immer die Patientin dann in jungen Jahren aus dem Kühlschrank oder der Speisekammer genascht hatte, wurde sie von der Mutter aufs heftigste bestraft und sehr häufig in den dunklen Keller gesperrt, für Stunden oder auch für einen ganzen Tag. Zwölf Jahre später lebte sie in einer pädagogischen Einrichtung und nahm an einem Selbstständigkeitstraining teil mit dem Ziel, die Wäsche selber waschen zu lernen. Nachdem sie einige Male mit der Erzieherin geübt hatte, wie die Wäsche sortiert und dann in der Waschmaschine das richtige Programm ausgewählt wird, sollte sie dies eines Tages alleine tun. Die Waschmaschine stand im Keller, die Patientin betrat die Kellertreppe, fand nicht sofort den Lichtschalter, sondern ging die ersten Stufen im Dunkeln hinunter. Der spezifische Geruch des Kellers, die Dunkelheit sowie das Hinabsteigen der Treppen triggerten eine traumatische Erinnerung und führten dazu, dass sie sich wie in der früheren Situation im Alter von fünf bis acht Jahren erlebte, bewegungsunfähig wurde und auf der Kellertreppe zusammenbrach.

Vor Jahrestagen traumatischer Erlebnisse kann das Herausarbeiten eines kontrastierenden Tagesablaufs für diese Tage hilfreich sein, damit die Betroffenen nicht so leicht von alten Erinnerungen gefangen genommen werden, wie es sich im nachfolgenden Beispiel ereignete.

> Eine 25-jährige Patientin wollte sich von ihrem nigerianischen Ehemann trennen, da dieser sie regelmäßig körperlich misshandelt hatte. Sie teilte ihm ihre Trennungsabsichten mit, und eines Tages wollte sie ihre Sachen aus der gemeinsamen Wohnung holen. Der Ehemann hielt sie mehrere Tage in der Wohnung gefangen und bedrohte sie mit dem Messer. Nach drei Tagen gelang ihr die Flucht, in der Folge kam sie in teilstationäre Behandlung zur Traumatherapie. Am Tag vor dem Jahrestag dieser Geiselnahme wurde mit ihr in der Therapie noch besprochen, wie sie den folgenden Tag verbringen werde. Sie kündigte an, wie immer in die tagesklinische Behandlung zu kommen. Nachdem sie jedoch an diesem Tag nicht in der Tagesklinik erschienen war und auf mehrere Telefonanrufe nicht reagiert hatte, wurde sie am Abend von Mitarbeitern des Klinik-Teams in ihrer Wohnung aufgesucht. Dort brannte Licht, auf Klingeln oder Klopfen öffnete sie jedoch zunächst nicht. Erst nachdem sich die Mitarbeiter durch Rufen ihres Namens und sanftes Werfen kleiner Steinchen an ihr Fenster bemerkbar gemacht hatten, öffnete sie einen Spalt breit die Tür. Sie hatte sich – durch das Wissen um den Jahrestag getriggert – nach dem Aufwachen am Morgen wie in der damaligen Situation gefühlt, gedacht, ihr Exmann befände sich in der Wohnung in einem anderen Zimmer und bedrohe sie mit dem Messer, sodass sie sich nicht getraut hatte, ans Telefon zu gehen oder auf Klingeln die Wohnungstür zu öffnen. Erst das Rufen ihres Namens durch ihr vertraute Personen hatte sie aus der Erstarrung gelöst und sie zweifeln lassen, ob sie sich tatsächlich in einer bedrohlichen Situation befinde.

Vermeidungsverhalten und emotionale Taubheit (Numbing)

Da Erinnerungen an das erlebte Trauma mit sehr starken Emotionen gekoppelt sind, ist leicht nachvollziehbar, dass diese überflutenden und belastenden Gedanken und Gefühle mit aller Macht vermieden werden. Aus diesem Grund versuchen Betroffene oft, nicht mehr an das Erlebte zu denken, was jedoch meist nicht gelingt. Auch werden Situationen, Menschen, Gegenstände oder Örtlichkeiten gemieden, die mit dem Trauma assoziiert sind. So führt das Abschalten der Erinnerungen zu dissoziativen Zuständen wie Teilamnesien, bei denen man sich nur noch sehr unscharf an das Erlebte erinnern kann. Diese willentlich herbeigeführte Form der Vermeidung stellt einen Bewältigungsversuch dar, der jedoch dazu führen kann, dass die posttraumatische Symptomatik gerade deswegen bestehen bleibt. Vermeidungsstrategien können eigene Gedankenstopp-Versuche sein wie z.B. „Nicht mehr dran denken, ich mache mich doch sonst nur verrückt" bis zu völliger sozialer Zurückgezogenheit, bei der man nicht mehr aus dem Haus gehen kann.

Eine 24-jährige Heimbewohnerin wurde in den Vormittagsstunden an ihrem Arbeitsplatz außerhalb der Einrichtung vergewaltigt. Dies führte dazu, dass sie die von ihrer Betreuerin vereinbarten ambulanten Psychotherapietermine nicht wahrnehmen konnte, da sie in der Folgezeit tagsüber die Einrichtung nicht mehr verlassen wollte. Nachdem sich dieses Verhalten über Wochen nicht veränderte, wurde schließlich als Lösung eine stationäre Traumatherapie beantragt, um überhaupt eine therapeutische Aufarbeitung zu ermöglichen.

Ein Handelsvertreter hatte auf der Autobahn zwischen Regensburg und München zweimal innerhalb eines Jahres zwischen den gleichen Anschlussstellen einen nahezu identischen, sehr schweren Verkehrsunfall mit Überschlag des Autos und Totalschaden. Vor beiden Unfällen hatte bei sehr hohem Tempo ein vorausfahrender Lkw abrupt die Spur gewechselt. Nach dem ersten Unfall gelang es dem Patienten nach einem halben Jahr und Auskurieren der körperlichen Verletzungen, wieder Auto zu fahren. Nach dem zweiten Unfall wollte er zunächst überhaupt nicht mehr in ein Auto steigen. Erst nach längerer Therapie, zu der er immer von seiner Frau gebracht werden musste, fühlte er sich wieder in der Lage, in kleinen Schritten selbstständig Auto zu fahren. Allerdings vermied er grundsätzlich den betreffenden Autobahnabschnitt, an dem die zwei Unfälle stattgefunden hatten, und nahm lieber einen längeren Umweg von circa 70 Kilometern in Kauf, um auf einer Alternativautobahn nach München zu fahren.

Ebenfalls in die Symptomkategorie der Vermeidung gehört das emotionale Betäubtsein (Numbing). Dazu gehören alle Symptome, die mit der Unfähigkeit, positive Gefühle zu erleben und auszudrücken, verbunden sind. Dies sind z.B. eine Verminderung der Interessen an wichtigen Aktivitäten des täglichen Lebens oder an individuell vor dem traumatischen Erlebnis gerne ausgeführten Aktivitäten, ein eingeschränkter Affektspielraum mit der Empfindung, dass das Trauma das eigene Gefühlsleben massiv beschädigt hat, sowie eine eingeschränkte Zukunftsperspektive. So berichten Patienten immer wieder von Gedanken, nun könne in ihrem Leben nichts mehr Wichtiges passieren oder man habe ihnen die beste oder wichtigste Zeit ihres Lebens gestohlen. Für zukünftige Klassifikationssysteme wird diskutiert, das Vermeidungsverhalten und die emotionale Taubheit in jeweils eigene Symptomgruppen zu untergliedern.

Hyperarousal

Infolge der traumatischen Erfahrung sinkt die Erregungsschwelle des autonomen Nervensystems, und Belastungen wirken früher und nachhaltiger. Auch kleinere Belastungen, die zuvor sehr leicht kompensiert werden konnten, rufen stärkere Erregung hervor. Das autonome Nervensystem befindet sich so in ständiger Alarmbereitschaft. Kleinste Belastungen führen zu starker Schreckhaftigkeit oder Reizbarkeit, auch das Schlafverhalten ist oft beeinträchtigt. Sowohl das Einschlafen als auch das Durchschlafen sind nachhaltig gestört.

> Ein Gastwirt, der kurz vor Schließung seines Lokals von zwei Jugendlichen überfallen und bedroht sowie schließlich niedergeschlagen worden war, berichtete im Rahmen der Traumatherapie von Beziehungsproblemen mit seiner Ehefrau. Auf Nachfragen erklärte er, seine Frau beschwere sich immer wieder, dass er sich so verändert habe und nicht mehr „der Alte sei". Er sei sehr leicht reizbar, schon kleine Angewohnheiten seiner Frau, wie z.B. dass sie ihre gebrauchte Tasse nicht sofort in die Spülmaschine stelle, würden ihn massiv aufregen. Er würde sie deswegen in eine längere Diskussion mit Vorwürfen verwickeln. Vor dem Überfall habe er über solche Situationen hinweggesehen und einfach selbst die Tasse in die Spülmaschine geräumt.

Die Hyperarousal stellt für Gefahrensituationen zunächst eine absolut sinnvolle Reaktion des Organismus als Überlebenshilfe dar, indem Sinne geschärft und bedrohliche Reize früher und schneller wahrgenommen werden können. Jedoch haben Menschen nach einer Traumatisierung meist die Fähigkeit zur Unterscheidung zwischen dem Vorliegen einer realen Bedrohung und dem Zustand der Sicherheit verloren, sodass auch neutrale Reize mit der traumatischen Erfahrung verbunden und als gefährlich interpretiert werden.

4.2 Akute Belastungsstörung

Die akute Belastungsstörung zählt ebenso zum Spektrum posttraumatischer Störungsbilder. Die wichtigste Unterscheidung zur posttraumatischen Belastungsstörung ist das Zeitkriterium. Im ICD-10 wird der Begriff der Störung vermieden und der Begriff der akuten Belastungsreaktion verwendet. Die Belastungsreaktion kann auch durch nichttraumatische kritische Lebensereignisse ausgelöst werden. Auch liegt ein unmittelbarer und klarer zeitlicher Zusammenhang zwischen einer ungewöhnlichen Belastung und dem Beginn der Symptome vor.

Für die akute Belastungsstörung nach DSM-IV wird die Diagnose gestellt, wenn nach einer Dauer von mindestens zwei Tagen und höchstens vier Wochen nach einem traumatischen Ereignis Symptome einer Belastungsstörung auftreten und innerhalb von weiteren vier Wochen wieder abklingen. Neben dem Ereignis- und dem Zeitkriterium sind die Symptome des Wiedererlebens, der Vermeidung und der erhöhten Arousal notwendig. Zusätzlich wird für die akute Belastungsstörung gefordert, dass die Person während oder nach dem extrem belastenden Ereignis mindestens drei dissoziative Symptome zeigt. Damit wird der Schwerpunkt für das Störungsbild der akuten Belastungsstörung auf die dissoziative Symptomatik gelegt. Das Auftreten der akuten Belastungsstörung ist jedoch kein Prädiktor für spätere Langzeitfolgen, sodass durch ihr Auftreten nicht auf eine spätere posttraumatische Belastungsstörung geschlossen werden kann.

4.3 Komplexe posttraumatische Belastungsstörung

Im Gegensatz zu Opfern plötzlicher und unvorhersehbarer Traumatisierungen im Erwachsenenalter, etwa nach Unfällen oder Naturkatastrophen, steht bei den chronisch kumulativen Traumatisierungen (Typ-II-Traumen) mehr als die in der ICD-10 definierte Symptomatik der posttraumatischen Belastungsstörung im Vordergrund. Eine Vielzahl weiterer Symptome und Störungsbilder imponieren im klinischen Bild. Einerseits leiden die Opfer von Kindheitstraumatisierungen auch unter den klassischen Symptomen der posttraumatischen Belastungsstörung wie Intrusionen, Konstriktion und Hyperarousal, zusätzlich jedoch auch unter einer Vielzahl weiterer Symptome wie u.a. Störungen der Emotionsregulierung, dissoziativer Symptomatik, Persönlichkeitsstörungen oder Somatisierungsstörungen. Das Konzept der komplexen posttraumatischen Belastungsstörung wurde in der Vorbereitung der DSM-IV-Klassifikation durch Herman (1992) und van der Kolk (1996) erarbeitet. Ursprünglich sollte die komplexe posttraumatische Belastungsstörung unter der Bezeichnung

DESNOS (Disorder of Extreme Stress Not Otherwise Specified) als diagnostisches Kriterium ins DSM-IV aufgenommen werden. Sie erhielt jedoch schließlich nur den Rang eines zusätzlichen klinischen Beschreibungsmerkmals. Einige der für die komplexe posttraumatische Belastungsstörung typischen Symptombereiche sind den Kriterien der Borderline-Persönlichkeitsstörung ähnlich.

Auch Courtois und Ford (2011, S. 21) haben in ihrem Buch *Komplexe traumatische Belastungsstörungen und ihre Behandlung* verschiedene Stressoren herausgearbeitet, nach denen ihrer Definition entsprechend ein komplexes psychisches Trauma entsteht: Es handelt sich um Stressoren, die

„(1) wiederholt oder über lange Zeiträume wirken,
(2) mit unmittelbarer Schädigung und/oder Vernachlässigung und Verlassenwerden durch die primären Bezugspersonen oder durch andere wichtige Erwachsene verbunden sind,
(3) in wichtigen Entwicklungsperioden wirksam werden und
(4) die Entwicklung eines Kindes erheblich beeinträchtigen."

Judith Herman entwickelte eine bis heute aktuelle Systematisierung der Folgen von Traumatisierungen durch sexuellen Missbrauch, Vernachlässigung und Misshandlung in der Kindheit und schlug den Begriff komplexe posttraumatische Belastungsstörung zur Bezeichnung eines charakteristischen Syndroms nach chronischen Traumatisierungen vor (Herman, 2003). Folgende Symptome und Symptomkonstellationen sind darin enthalten:

(1) *Störungen der Affektregulation,*
d.h. es ist keine Feinabstufung der Gefühlsausdrücke möglich. Es herrscht eine leichte Erregbarkeit in zwischenmenschlichen Situationen und in der Kommunikation vor, auch ist eine lang andauernde chronifizierte depressive Verstimmung häufig zu beobachten. Zusätzlich treten immer wieder selbstzerstörerische und selbstverletzende Verhaltensweisen sowie eine erhöhte Suizidneigung auf.

(2) *Dissoziative Tendenzen*
Anhaltende Aufmerksamkeitsstörungen und wiederholte psychogene Bewusstseinstrübungen, aber auch häufige Amnesien und zeitweise Depersonalisations- oder Derealisationserleben.

(3) *Störungen der Selbstwahrnehmung*
wie chronische Schuldgefühle, Selbstvorwürfe, Gefühle, nichts bewirken zu können, oder Gefühle, fortgesetzt geschädigt zu werden.

(4) *Störungen der Sexualität und Beziehungsgestaltung*
reichen von eingeschränkter Sexualität als Folge von Schuldgefühlen und Hemmungen bis zu zwanghaft gesteigerter Sexualaktivität.

(5) *Somatisierungsstörungen und körperliche Erkrankungen*
Häufige psychogene Beeinträchtigungen bzw. manifeste Krankheiten wie Verdauungsstörungen, chronische Schmerzen oder kardiopulmonale Symptome. Zum einen werden nicht verarbeitete Traumatisierungen ins Körperliche verschoben, zum anderen haben traumatisierte Patienten auch ein höheres Risiko, körperlich zu erkranken (Felitti, 2002).

(6) *Interpersonelle Störungen*
wie gestörte Wahrnehmung des Täters bis hin zu dessen Idealisierung, aber auch exzessive Beschäftigung mit Rachefantasien sowie die Unfähigkeit zur gleichberechtigten partnerschaftlichen Interaktion.

(7) *Reviktimisierungsneigung*
Exzessives Risikoverhalten führt häufig zu Gefährdungssituationen mit erneuter Traumatisierungsgefahr, z.B. auch der Drang, die Plätze zu besuchen, an denen das Trauma geschah und die immer noch gefährlich sein können.

(8) *Veränderungen im Bedeutungssystem*
mit Verzweiflung und Hoffnungslosigkeit sowie Verlust der bisherigen Lebensüberzeugungen (Wöller, 2006).

> Eine 23-jährige Patientin, die in der Dämmerung in einem Park vergewaltigt worden war, ging auch in der Folgezeit immer wieder zur gleichen Zeit durch denselben Park und erlebte schließlich ein halbes Jahr später dort erneut eine Vergewaltigung.

> Eine 21-jährige Patientin, die im Alter zwischen 14 und 16 Jahren lange Zeit von einem guten Bekannten der Familie sexuell missbraucht und vergewaltigt worden war, erlebte sich auch nach dessen Tod, von dem sie sich durch einen Besuch am Grab überzeugt hatte, innerlich so intensiv unter seinem Einfluss, dass sie über viele Wochen hinweg dem inneren Verbot folgte, weder dem Therapeuten seinen Namen zu nennen noch über die Taten zu berichten. Als sie doch einmal in der Therapie aus Versehen seinen Namen aussprach, musste sie sich am Tag darauf schwer selbst verletzen, um diesen „Vertrauensbruch“ zu sühnen.

Auch Jan Philipp Reemtsma beschreibt in seinem Buch *Im Keller* (1997) sehr eindrucksvoll, wie stark sich durch eine lang anhaltende Traumatisierung die Wahrnehmung des Täters – auch durch die Wünsche, die auf ihn projiziert werden – verändern kann. Dies zeigen auch Berichte über das sogenannte Stockholm-Syndrom. Vier Bankangestellte, die über mehrere Tage hinweg als Geiseln in einer Bank in Stockholm festgehalten worden waren, besuchten alle in der Folge den Täter im Gefängnis, hatten sich teilweise mit seinen Forderungen identifiziert, und eine Geisel verlobte sich mit ihm.

Die Beschwerden, an denen Patienten mit einer komplexen PTBS leiden, lassen sich als Bewältigungsstrategien und Anpassungsversuche bei zugrunde liegenden Regulationsdefiziten begreifen. Für die Betroffenen erscheint die Umwelt aufgrund ihrer traumatischen Erfahrungen als unsicher und durch nicht vorhersehbare Gefahren gekennzeichnet. Auch die eigenen Impulse und Affekte werden als schwer steuerbar und beherrschbar erlebt. Aufgrund negativer Beziehungserfahrungen entwickeln sich so gehäuft Misstrauen, Rückzugsverhalten sowie Kontakt- und Beziehungsschwierigkeiten. Viele dieser Verhaltensweisen lassen sich in den Symptomkriterien der Borderline-Persönlichkeitsstörung wiederfinden, sodass von einer Reihe von Forschern diskutiert wurde, ob jede Borderline-Persönlichkeitsstörung im Grunde eine komplexe posttraumatische Belastungsstörung sei. Inzwischen hat man sich von dieser Betrachtungsweise entfernt. Gleichwohl bleibt festzuhalten, dass eine außerordentlich hohe Anzahl von Patienten mit einer Borderline-Störung eine komplexe Traumavorgeschichte hat.

4.4 Entwicklungstraumastörung

In neueren Veröffentlichungen wird die Bezeichnung Entwicklungstraumastörung als Weiterentwicklung des komplexen PTBS-Konzepts dargestellt und verbindet neurobiologische und entwicklungspsychologische Erklärungsmodelle für die Phänomenologie und die Ätiologie der Traumastörung. Van der Kolk hat 2005 erstmalig den Begriff und das Konzept der „Developmental Trauma Disorder“ in einem Artikel veröffentlicht.

Einzelkriterien dieser Entwicklungstraumastörung sind (van der Kolk, 2005; Maercker, 2009):

A. Traumakriterium
- Mehrfaches oder anhaltendes Ausgesetztsein gegenüber einer oder mehreren Formen von entwicklungsschädigenden Traumen wie Vernachlässigung, zwischenmenschlichem Verrat, körperlicher Gewalt oder sexualisierten Übergriffen, aber auch Gefährdung der körperlichen Unversehrtheit, emotionalem Missbrauch oder Zeugenschaft von Gewalt und Tod.
- Subjektive Erfahrungen und Reaktionen (Wut, Enttäuschung, Angst, Resignation, Ekel, Scham).

B. Anhaltende Fehlregulationsmuster im Zusammenhang mit traumabezogenen Erinnerungsreizen in folgenden Bereichen:
- Gestörte Affekt- und Impulsregulation

- Somatisierungsphänomene wie häufige psychogene Beeinträchtigungen oder manifeste Krankheiten
- Verhaltensveränderungen wie Reviktimisierungsneigung oder Nachkonstellieren der traumatischen Situation
- Kognitive Veränderungen von Aufmerksamkeit und Bewusstsein wie dissoziative Symptomatik oder anhaltende Aufmerksamkeitsstörungen
- Interpersonelle Veränderungen wie die Unfähigkeit zur gleichberechtigten partnerschaftlichen Interaktion oder dysfunktionale Wahrnehmung des Täters
- Selbstbildveränderungen wie beeinträchtigtes Identitätsgefühl

C. **Anhaltend veränderte Erwartungen und Begründungsmuster, sogenannte soziokognitive Veränderungsmuster in folgenden Bereichen:**
- Selbstbeschuldigungen
- Fremdbeschuldigungen gegenüber schützenden Personen
- Verlust der Erwartung des Geschütztseins durch andere Menschen
- Verlust des Vertrauens in die Schutzfunktion von Institutionen oder anderen Menschen
- Verlust der Erwartung sozialer Gerechtigkeit und Wiedergutmachung
- Überzeugung, auch zukünftig erneut zum Opfer zu werden
- Funktionelle Beeinträchtigungen bezogen auf Bildung, Familie, persönliche Beziehungen, Justiz- und Rechtsangelegenheiten sowie Beruf

4.5 Weitere posttraumatische Diagnosen

Andauernde Persönlichkeitsveränderung nach Extrembelastung

Die nur im ICD-10, aber nicht im DSM-System erscheinende Diagnose der „andauernden Persönlichkeitsveränderung nach Extrembelastung (F62.0)“ bezieht sich auf Venzlaffs Konzept des „Erlebnisbedingten Persönlichkeitswandels“ (1958), das auf dem Hintergrund der Erfahrungen des Zweiten Weltkriegs und des Holocaust entwickelt wurde. Bedingung für die Diagnose der andauernden Persönlichkeitsveränderung ist eine extreme Belastung wie Konzentrationslager, Folter, Katastrophen oder andauernde lebensbedrohliche Situationen wie z.B. Geiselhaft oder lang andauernde Gefangenschaft mit Todesgefahr. Folgen solcher Erfahrungen sind häufig eine feindliche oder misstrauische Haltung der Welt gegenüber, sozialer Rückzug, Gefühle der Leere und Hoffnungslosigkeit, ein chronisches Gefühl von Nervosität wie bei ständigem Bedrohtsein sowie Entfremdung. Vergleicht man die Symptome der komplexen posttraumatischen Störung mit jenen der andauernden Persönlichkeitsveränderung nach Extrembelastung, so könnte es zwei verschiedene pathologische Langzeitverläufe nach extremen und lang anhaltenden Traumatisierungen geben (Maier & Müller, 2009):

- Die Entwicklung eines eher schizoiden misstrauischen und pessimistischen Zustandsbildes mit den Gefühlen von Entfremdung, innerer Leere und verminderter Leistungsfähigkeit sowie
- die Ausbildung eines emotional instabilen und impulsiven Zustandsbildes mit gestörten Affekt- und Impulsregulationen, interpersonellen Störungen und Reviktimisierungsneigung.

Gleichwohl ist unklar, inwieweit sich die Diagnose der andauernden Persönlichkeitsveränderung nach Extrembelastung auch in einer revidierten Version des ICD-10 halten wird, da die Forschungslage sehr widersprüchlich ist.

Posttraumatische Verbitterungsstörung

Die erst in den letzten Jahren von Linden (2003) beschriebene posttraumatische Verbitterungsstörung (Posttraumatic Embitterment Disorder, PTED) ist wohl als eine spezifische Form der Anpassungsstörung einzuordnen. Als vorrangige Affekte werden Kränkung, Hilflosigkeit, Beleidigtsein, Selbstaggression sowie Vorwürfe gegen sich und andere genannt. Betroffene hadern mit dem Schicksal, es kommt zu einer Antriebsblockade und häufig zur Ablehnung von Hilfsangeboten. Auch ein Rückzug aus sozialen Beziehungen sowie dem beruflichen Leben ist eine häufige weitere Konsequenz. Kernkriterien der PTED sind ein vom Patienten als ungerecht erlebtes, schwerwiegendes, negatives Lebensereignis (Scheidung, Tod eines nahen Angehörigen, Arbeitslosigkeit, andauerndes Mobbing), auf das der Patient mit Verbitterung oder emotionaler Erregung reagiert und an das er sich immer wieder erinnert. Möglicherweise handelt es sich bei der PTED um eine spezifische Form der Verarbeitung eines Verlustes. Auch bei der PTED ist die Forschungslage noch sehr unklar und die Diskussion, ob es sich um eine abgegrenzte Erkrankung handelt, widersprüchlich.

5. Epidemiologie und Komorbiditäten von Traumafolgeerkrankungen

Schon lange beschäftigt Forscher die Frage, warum nicht alle Menschen, die ein Trauma erleiden, auch eine posttraumatische Belastungsstörung entwickeln. Eine traumatische Erfahrung geht zunächst einher mit dem Erleben intensiver Ohnmacht und Hilflosigkeit und dem für ein psychisches Trauma typischen Erleben von absolutem Kontrollverlust. Dieser entsteht, wenn eine Situation durch drei gleichzeitig auftretende Faktoren gekennzeichnet ist:

- Informationsüberflutung mit aversiven Reizen
- Keine Möglichkeit der Gegenwehr
- Keine Fluchtmöglichkeit

Das Trauma wirkt so als unterbrochene Handlung, die nicht zum Ziel führt, aber vegetativ auf „Höchstalarmstufe" die Ausschüttung von Stresshormonen hervorruft, das Zeitempfinden ausdehnt sowie zu einer – mitunter chronischen – Muskelanspannung führt. In bedrohlichen Situationen sind wir zunächst biologisch gut darauf vorbereitet, uns entweder zu wehren („Fight") oder die Flucht zu ergreifen („Flight"). Wenn jedoch keine der beiden Reaktionen möglich oder erfolgversprechend ist, bleiben uns immer noch die Möglichkeit des Totstellens und der Erstarrung („Freeze") sowie das innere Aussteigen aus der Situation (peritraumatische Dissoziation). Freeze bedeutet Einfrieren in einer Lähmungsreaktion. Eine Flut von Endorphinen verhilft zu diesem „geistigen Wegtreten" sowie der Neutralisierung akuter Todesangst. Zusätzlich zum Freeze kommt noch das Mittel des Fragmentierens hinzu. Die Erfahrung wird zersplittert, und diese Splitter werden so weggedrückt, dass das äußere Ereignis nicht mehr zusammenhängend wahrgenommen oder erinnert werden kann. Im Kap. A.6 wird genauer auf die einzelnen neurobiologischen Abläufe eingegangen. Zusammenfassend könnte man sagen, dass die posttraumatische Belastungsstörung eine normale Reaktion auf abnormale oder verrückte Umstände ist. Eine akute posttraumatische Belastungsreaktion folgt also gewöhnlich auf eine außergewöhnliche und traumatische Erfahrung. Ob diese in den ersten sechs bis zwölf Wochen danach verarbeitet werden kann oder ob die akute Symptomatik sich chronifiziert, ist sehr stark von zahlreichen sozialen und das Trauma begleitenden Faktoren abhängig, die in Kap. A.3 ausführlich dargestellt wurden. Horowitz hat bereits 1976 ein Schema vorgestellt, in dem die Folgesymptome eines traumatischen Ereignisses als zunächst normale Reaktion betrachtet werden, die sich jedoch in eine pathologische Reaktion verändern kann, wenn sie nicht von selbst oder durch Einflüsse von außen wieder abgebaut werden können (Sachsse, 2004, S. 54).

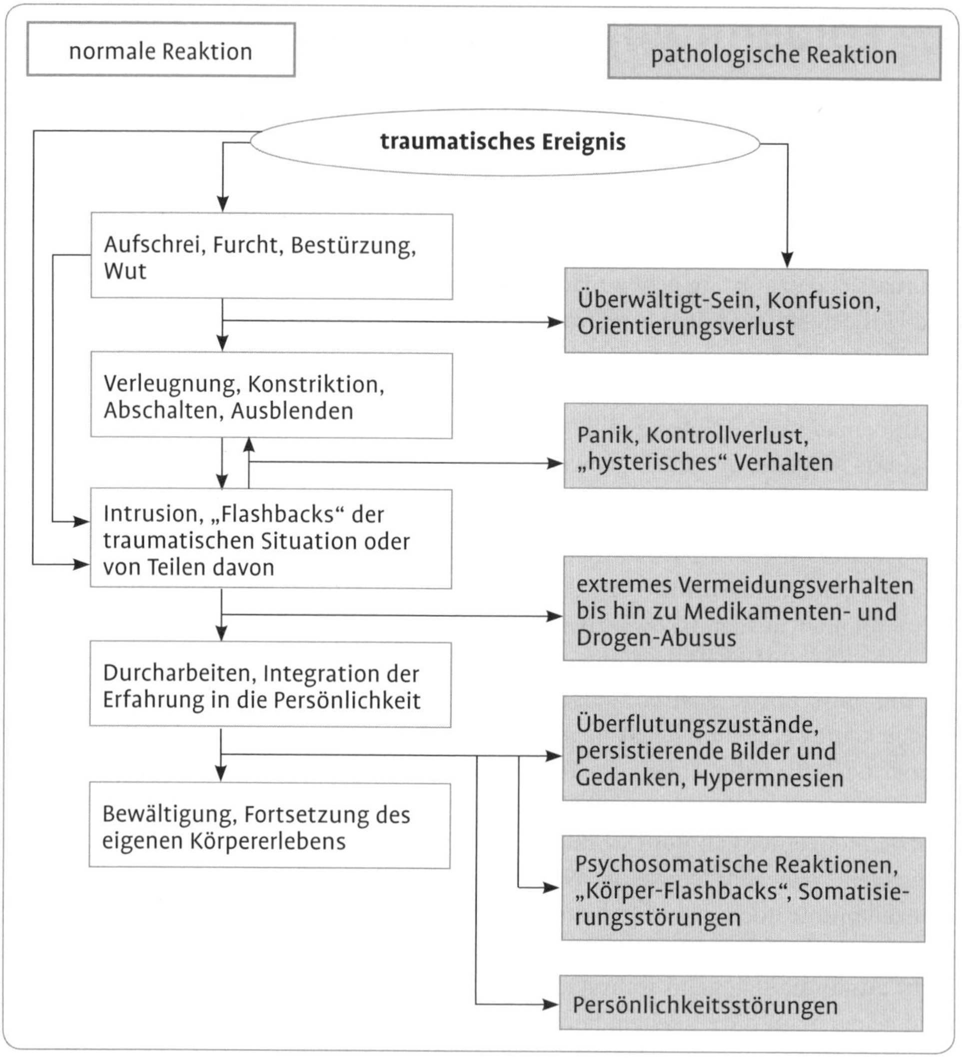

Abbildung 2: Die Horowitz-Kaskade

Gelingt infolge des Durcharbeitens die Bewältigung, so sind die Chancen gut, aus der traumatischen Erfahrung zu lernen und ggf. auch innerlich zu wachsen sowie sein Leben neu zu überdenken. Integration bedeutet auch: „Ich kann selbst entscheiden, wann ich an dieses Trauma denken möchte“, und es kommt nicht zu automatisch oder durch Trigger ausgelösten Flashbacks. Auch kann man das Trauma erinnern und bleibt zugleich in der Gegenwart und weiß genau, dass das Trauma Vergangenheit ist.

Fischer und Riedesser haben 1999 in ihrem *Lehrbuch der Psychotraumatologie* ein allgemeines zeitliches Verlaufsmodell der psychischen Reaktion auf ein traumatisches Ereignis entwickelt, in dem sie drei Phasen unterscheiden.

- *Die Schockphase:* Sie dauert eine Stunde bis eine Woche. Charakteristisch ist ein Gefühl der Unwirklichkeit, später folgt auch eine Verleugnung mit Gedanken wie „Das hat einfach nicht stattgefunden". Das Opfer kann nicht glauben, was geschehen ist. Kennzeichen der Schockphase sind z.B. die Veränderung des Zeiterlebens oder eine veränderte Wahrnehmung.
- *Die Einwirkungsphase:* Sie beginnt einige Zeit nach dem Ereignis und kann bis zu drei Wochen anhalten. Die stärkste Erregung ist nun abgeklungen, die Betroffenen sind jedoch von den Ereignissen innerlich noch völlig in Anspruch genommen und reagieren mit Ärger, Selbstzweifel, Selbstanklagen, aber auch depressiven Gedanken, Gefühlen der Hoffnungslosigkeit, ebenso Einschlafstörungen und Albträumen, Konzentrationsstörungen, Gedächtnisstörungen oder Flashbacks.
- *Die Erholungsphase:* Nach 14 Tagen, manchmal auch erst nach vier bis längstens sechs Wochen, beginnen sich viele Betroffene vom Trauma zu erholen. Das Interesse am normalen Leben und an anderen Personen kehrt zurück, die Zukunftspläne werden wieder positiv gesehen. In einer erfolgreichen Erholungsphase wird das Trauma für viele Menschen zum Anlass, über das bisherige Leben zu reflektieren und ihre Zukunftsplanungen zu überdenken. Bleibt jedoch diese dritte Phase aus, verstärkt sich die Gefahr, eine posttraumatische Belastungsstörung zu entwickeln.

Die Erholungsphase sollte von Angehörigen oder Helfern durch Ruhe und Entspannung sowie durch Abstand zur traumatischen Umgebung unterstützt werden. Erneute Konfrontation mit Stressoren sowie mit der traumatischen Umgebung sollte in dieser Zeit vermieden werden.

Ein Bauarbeiter an der Außenfassade eines circa 70 m hohen Wolkenkratzers in Frankfurt geriet mit dem Korb, in dem er saß, so in Schieflage, dass die Gefahr bestand, 70 Meter in die Tiefe zu stürzen, da sich ein Kran mit seinem Ausleger in den Seilen dieses Korbs verhakt hatte. Voller Todesangst schrie der Bauarbeiter um Hilfe, der Kranführer reagierte, sodass der Korb nun mit voller Wucht an das Gebäude anstieß. Der Arbeiter konnte sich festhalten und erlitt zahlreiche Prellungen. Er war aufgrund dieses Erlebnisses mit Todesangst völlig geschockt und erschöpft und musste krankgeschrieben werden. Zuerst kam es ihm völlig unwirklich vor, was er erlebt hatte. In der Folge kam es immer wieder zu massiven Albträumen, nächtlichem Erwachen, intensiven Flashbacks mit dem Gefühl, gleich zu stürzen, aber auch genauen Geräuscherinnerungen an den Knall, mit dem sein Arbeitskorb an das Gebäude gekracht war. Da er in einer stabilen Beziehung lebte, seine Partnerin sehr verständnisvoll auf ihn einging und ihn nicht bedrängte, zu erzählen, wurde mit ihm zunächst ein klärendes und psychoedukatives Gespräch geführt, in dem ihm die Reaktionen des Körpers mit Intrusion und Konstriktion genau erläutert wurden. Nach einer Woche meldete er sich wieder und berichtete von ersten leichten Verbesserungen der Symptomatik. In den folgenden zwei Wochen hielt er telefonischen Kontakt zum Therapeuten und berichtete von weiteren Verbesserungen wie Abnahme der Albträume und der Rückkehr der Lebenslust. Zum Arbeitsbeginn drei Wochen nach dem traumatischen Erlebnis bat er seinen Vorgesetzten, am ersten Tag im Lager arbeiten zu können. Am zweiten Tag ließ er sich in Begleitung eines Kollegen mit seinem Korb wieder in größere Höhe heben. Er berichtete am Abend dem Therapeuten von starken Gefühlen des Kribbelns, jedoch gleichzeitig auch Gedanken wie „Ich halte das aus“ und „Es tut mir gut, wieder in der Arbeit zu sein“. In einem letzten Telefongespräch am Ende der ersten Arbeitswoche sagte er, dass er nun wieder erfolgreich seiner alten Arbeit im Fassadenbau nachgehen könne.

5.1 Epidemiologie

Die Häufigkeit der PTBS ist auch abhängig von der Art des Traumas. Wie schon an anderer Stelle beschrieben, wirken sich traumatische Ereignisse dann besonders schwer aus, wenn sie einem von anderen Menschen absichtsvoll zugefügt werden. Dazu gehört Vergewaltigung, hier liegt die Prävalenz bei 50 %. Ähnlich ist es bei Folter, aber ebenso bei anderen Kriegs- und Vertreibungssituationen, auch hier liegt die Prävalenz zur Ausbildung einer PTBS bei über 50 %. Diese Traumatisierungen scheinen besonders schwer zu integrieren zu sein. Dies gilt ebenso für Misshandlungen und sexuellen Missbrauch in der Kindheit, auch hier liegt die Prävalenzrate bei circa 50 %. Das Risiko der PTBS nach anderen Gewaltverbrechen liegt bei etwa 25 %, bei Verkehrsunfallopfern sowie schweren Organerkrankungen bei 10 %. Insgesamt ist die Verbreitung der PTBS abhängig von der Häufigkeit traumatischer Ereignisse. So variieren Traumatisierungen in verschiedenen Weltregionen oder politischen Regionen in ihrer Häufigkeit sehr stark, auch gibt es Regionen mit häufigeren Naturkatastrophen oder Länder, in denen Gewalt und Folter häufiger vorkommen. In Deutschland wurde in einer Studie aus dem Jahr 2008 (Maercker et al., 2008) eine Ein-Jahres-Prävalenz von 2,3 % gefunden. Jedoch waren die Altersgruppenunterschiede erheblich: Die Werte stiegen von 1,4 % für die Gruppe der 14- bis 29-Jährigen bis zu 3,8 % bei den über 60-Jährigen an. Erklären lässt sich dieser Anstieg durch die Nachwirkungen der Traumatisierungen der Kriegszeit. Eine amerikanische Studie von Kessler et al. (1995) fand eine Lebenszeitprävalenz von 7,8 % mit einem sehr starken Geschlechtsunterschied, nämlich bei Frauen 10,4 %, bei Männern 5 %. Besonders Vergewaltigung und sexuelle Belästigung stellen für Frauen ein erhebliches Risiko dar, eine Traumafolgestörung zu entwickeln, bei Männern waren es Kriegserfahrungen und das Beobachten von

Tod oder Verletzungen anderer. Auch fand man heraus, dass circa 60 % aller Männer und 50 % der Frauen im Verlauf ihres Lebens mindestens einmal mit einem traumatischen Erlebnis konfrontiert werden, das die Stressorkriterien der posttraumatischen Belastungsstörung erfüllt. Daraus lässt sich folgern, dass die posttraumatische Belastungsstörung eine der häufigsten psychischen Störungen ist. Interessant ist auch die Veränderung der Prävalenzraten über die Zeit. Während in frühen Studien die Lebenszeitprävalenzen nach DSM-III bei etwa 1 % lagen, fanden sich circa zehn Jahre später Prävalenzen von 8 % bis 10 % für die USA. Diese Veränderung der Prävalenzzahlen spiegelt die Erweiterung der PTBS-Diagnostikkriterien und eine verbesserte Selektivität der Diagnoseinstrumente wider, aber auch ein verändertes Bewusstsein gegenüber der Bedeutung von traumatischen Erfahrungen sowie deren Folgen.

Zahlen zur Prävalenz der sexuellen Traumatisierung variieren ebenfalls sehr stark. Nach amerikanischen Daten erleben 5 bis 22 % der erwachsenen Frauen eine sexuelle Traumatisierung durch eine Vergewaltigung (Foa et al., 1993), wobei die Inzidenzrate sehr stark von der Definition des Begriffs Vergewaltigung abhängig ist. Heyden und Jarosch (2010) haben in ihrem Buch *Missbrauchstäter* Prävalenzraten zum sexuellen Missbrauch zusammengetragen. Danach werden 3 bis 5 % aller Jungen und 10 % aller Mädchen in Deutschland Opfer von sexuellem Missbrauch mit Körperkontakt. Für männliche Opfer von sexuellem Missbrauch existieren in der Literatur nur sehr wenige Studien. So wurde sexueller Missbrauch an Jungen lange Zeit als ungewöhnliches und seltenes Problem gesehen, und es war in der Forschung lange umstritten, inwieweit sexueller Missbrauch an Jungen einen signifikanten Effekt auf ihre Entwicklung habe. Auch hier variieren die Zahlen sehr stark zwischen 2,5 % bis zu über 20 % (O'Leary et al., 2003). Erst seit circa zehn Jahren hat sich die Forschung mehr mit diesem Problem befasst, wobei die Ermittlung von Prävalenzraten von sexuellem Missbrauch an Jungen mit besonderen Schwierigkeiten verbunden ist. Männliche Missbrauchsopfer berichten noch weniger über den Missbrauch als weibliche Opfer, daher ist mit einer hohen Dunkelziffer zu rechnen.

5.2 Komorbiditäten

Fast alle vorliegenden Untersuchungen berichten übereinstimmend von sehr hohen Komorbiditätsraten mit anderen psychischen Störungen, je nach Studien zwischen 60 % und 100 %. PTBS ist nach extremen Ereignissen zwar die häufigste, aber fast nie die alleinige Diagnose. Eine starke Überlappung mit Angststörungen und depressiven Erkrankungen zeigt sich auch an den Symptomlisten der PTBS-Kriterien.

Depressive Symptome gelten als die häufigsten bei Opfern sexueller Traumatisierung und stehen im Zusammenhang mit einem negativen Selbstbild, geringem Selbstwertgefühl, Gefühlen von Schuldzuschreibung und Stigmatisierung. Zur **Störung der Emotionsregulierung** gehört auch die affektive Dysregulation im Rahmen der Borderline-Symptomatik oder der antisozialen Persönlichkeitsstörung. Auch bei den histrionischen und abhängigen Persönlichkeitsstörungen gibt es einen deutlichen Zusammenhang zwischen Traumaerfahrungen in der Vorgeschichte und der Diagnose der entsprechenden Persönlichkeitsstörungen. Eine Studie von Herman und van der Kolk (1987) zeigte, dass bei sehr vielen psychiatrischen Patienten Vorgeschichten mit Traumata bestanden, jedoch die Borderline-Patienten eine Sonderstellung einnahmen, indem sie die schwersten und frühesten Missbrauchsvorgeschichten aufwiesen. Mehr als die Hälfte aller Borderline-Patienten hatten Vorgeschichten mit schwerem körperlichem oder sexuellem Missbrauch, der in frühen Lebensjahren begonnen hatte, während Traumatisierungen bei Patienten mit anderen psychiatrischen Diagnosen erst später begannen. Durch Alltagstrigger wachgerufen werden vor allem Gefühle der Verlassenheit und Hilflosigkeit. Insgesamt ist bei Menschen mit einer Borderline-Persönlichkeitsstörung die Fähigkeit zur Regulierung der Affekte stark geschwächt.

Auch **selbstverletzende und andere autodestruktive Verhaltensweisen** sind häufige Traumafolgesymptome. Sie sind oft das wichtigste Mittel, um quälende traumatische Affektzustände wie diffuse Spannungszustände, aber auch Depersonalisationsphänomene oder unerträgliche Gefühle des Verlassenseins zu unterbrechen sowie Intrusionen, Flashbacks und Übererregung weitgehend einzuschränken oder zu verhindern. Daher stehen selbstverletzende Verhaltensweisen zunächst im Dienst der Emotionsregulierung. Oft gehen auch dissoziative Bewusstseinszustände dem selbstverletzenden Verhalten voraus (siehe auch Kap. B.10.3.2 und 10.4.9).

Eine weitere hohe Komorbidität besteht mit **dissoziativen Phänomenen**. Zahlreiche Untersuchungen zeigen einen Zusammenhang zwischen Kindheitstraumatisierungen und dissoziativen Mechanismen. Diese Mechanismen helfen, Bindungsbeziehungen zu misshandelnden und gleichzeitig sehr wichtigen Bezugspersonen zu erhalten. Das Trauma als „traumähnliche Unwirklichkeit" zu erleben kann in einem belastenden Umfeld Trost und Hilfe vermitteln. Depersonalisationen helfen Körperempfindungen zu verringern, Schmerz, Angst und Wut besser auszuhalten und Distanzierung herzustellen. Das Trauma wird schließlich so erlebt, als geschehe es einer anderen Person. Zahlreiche sexuell traumatisierte Kinder berichten von Erfahrungen, wie sie während der Misshandlung aus ihrem Körper herausschweben und von oben mit ansehen konnten, was geschah.

> Eine ab dem Alter von elf Jahren von ihrem Großvater in dessen Hobbykeller regelmäßig sexuell missbrauchte Patientin berichtete, dass sie bereits bei der ersten Situation, als sie sich vor dem Großvater auf die Werkbank legen musste, aus ihrem Körper herausglitt und von der Decke aus betrachten konnte, was der kleinen A. dort passierte. Diese Fluchtmöglichkeit in die Dissoziation hatte sie dann in den zahlreichen folgenden Missbrauchssituationen immer wieder erlebt, bis sich dieser Mechanismus auch in anderen Situationen verselbstständigte und schließlich im Alltagsleben zu Komplikationen wie Gedächtnisverlust, Einschränkungen der kognitiven Leistungsfähigkeit und Desorientiertheit führte.

Angst- und Panikstörungen weisen eine hohe Komorbidität zur PTBS auf. Sehr häufig ist die erste Panikattacke mit einem traumatischen Stressereignis verbunden, und spätere Attacken werden durch traumaassoziierte Stimuli und Trigger ausgelöst, bis sich schließlich Panikattacken verselbstständigen und die Betroffenen kaum noch einen Zusammenhang zur ersten Panikattacke herstellen können. Auch Angstmanifestationen können durch traumaähnliche Stimuli ausgelöst worden sein und sich chronifiziert haben.

Somatisierungsstörungen sind ebenfalls eine häufige Folge schwerer Traumatisierungen. Nicht verarbeitete Affekte werden ins Körperliche verschoben und lösen unterschiedlichste Schmerzzustände oder andere Formen einer Somatisierungsstörung aus. Die Symptome können auch intrusiven Körpererinnerungen entsprechen. In manchen Untersuchungen wird davon ausgegangen, dass nahezu 60 % der Patienten, die in Schmerzambulanzen behandelt werden, eine Traumavorgeschichte haben. Egle et al. (1993) fanden heraus, dass bei 33 % der untersuchten Patienten mit somatoformen Schmerzstörungen körperliche Misshandlungen und bei 14 % sexuelle Gewalt in der Biografie vorkamen.

Körperliche Erkrankungen: Traumatisierte Patienten haben offenbar auch ein deutlich höheres Risiko, körperlich zu erkranken. So ist die Wahrscheinlichkeit körperlicher Symptome wie Schmerzsymptome, funktionelle Sexualstörungen, gastrointestinale Beschwerden oder weiterer körperlicher Beschwerden bei Frauen mit einer Vorgeschichte mit sexuellen Übergriffen und Missbrauch deutlich höher als bei Frauen ohne eine solche Vorgeschichte (Wöller, 2006). Auch die Vielzahl der Beschwerden deutet oft auf eine Traumatisierung hin. Traumatisierte Patientinnen nehmen häufig notwendige medizinische Untersuchungen aus Angst vor der damit verbundenen körperlichen Berührung nicht in Anspruch. Besonders häufig gilt dies für gynäkologische Untersuchungen, die über Jahre hinausgeschoben werden. In einer Studie von Felitti (2002) fand sich eine direkte Beziehung zwischen der Häufigkeit von Herzerkrankungen, Krebserkrankungen, aber auch chronischen Lungenerkrankungen, Knochenfrakturen und Lebererkrankungen mit Belastungsfaktoren in der Kindheit. Auch andere Störungsbilder wie das chronische Müdigkeitssyndrom, Blasenstörungen, Kopfschmerzen, Asthma, Diabetes und Herzprobleme treten bei Frauen mit Traumatisierungen in der Kindheit und im Erwachsenenalter signifikant häufiger auf als bei Frauen ohne Traumatisierungshintergrund.

Schwere körperliche Erkrankungen wie Herzinfarkt, Organtransplantation oder Tumorerkrankung, aber auch eine kompliziert verlaufende Geburt sowie nicht anerkannte Behandlungsfehler im Rahmen einer schweren bzw. lebensbedrohlichen Erkrankung müssen als potenziell traumatische Ereignisse in Betracht gezogen werden. Die Beachtung der Entwicklung einer PTBS ist hier von besonderer Bedeutung, da sich sowohl eine voll ausgebildete wie auch eine subsyndromale PTBS negativ auf die Lebensqualität der Betroffenen auswirken und zu einer höheren Mortalitätsrate führen können. Angehörige lebensbedrohlich Erkrankter weisen z. T. höhere PTBS-Prävalenzen auf als die Patienten selbst.

Funktionelle Sexualstörungen: Viele Opfer sexueller Gewalt leiden anhaltend unter Störungen im Bereich ihres sexuellen Erlebens und Verhaltens. Die Bandbreite reicht von gänzlich vermiedener oder deutlich reduzierter sexueller Aktivität, verbunden mit Schuldgefühlen und Hemmungen, bis hin zu zwanghaft gesteigerter Sexualaktivität und Promiskuität. Oft kann Sexualität nur in dissoziiertem Zustand ertragen werden.

Essstörungen: Auch Essstörungen können eine Folge von schweren Traumaerfahrungen sein. Bei Patientinnen mit Essstörungen findet sich sehr oft eine Vorgeschichte sexueller Traumatisierung in der Kindheit. Allerdings sind Traumatisierungen nur ein Faktor innerhalb einer multifaktoriellen Ätiologie, in der auch weitere genetische, persönlichkeitsspezifische und soziokulturelle Faktoren beteiligt sind. Auch selbstinduziertes Erbrechen kann ähnlich wie bulimische Fressattacken zur Spannungsreduktion eingesetzt werden und dissoziative Zustände verändern oder in ihnen auftreten. Häufig berichten Patientinnen mit einer Traumavorgeschichte und einer Essstörung zu Beginn der Therapie, dass sie die Essstörung zunächst auf keinen Fall verändern möchten, da diese für sie die einzige Möglichkeit darstellt, Kontrolle über ihren Körper zu erfahren.

Traumatisierung und Sucht: Substanzmissbrauch und Abhängigkeit zählen zu den häufigsten Folgen traumatischer Erfahrungen. Studien zeigen, dass nach sexueller und/oder körperlicher Gewalt in der Kindheit zwischen 14 % und 35 % der Betroffenen während ihres Lebens an einer „substanzbezogenen Störung" leiden im Vergleich zu 3 % bis 12 % der Personen ohne traumatische Erfahrungen (Schäfer & Krausz, 2006). Circa ein Drittel aller Personen, die sich aufgrund früherer Traumatisierungen in Therapie befinden, leiden an einer Suchterkrankung, und etwa 40 bis 50 % der Patienten in Suchteinrichtungen berichten von Gewalterfahrungen in früheren

Zeiten. Substanzmissbrauch lässt sich als Versuch verstehen, immer wieder auftretende traumatische Erinnerungen und Affekte, vor allem Gefühle von Wut, Verzweiflung oder Scham, aber auch Schuld, zu unterdrücken (siehe auch Kap. B.12.3).

6. Neurobiologie von Traumafolgen und Traumaverarbeitung

Die seit Jahren rasant zunehmenden Erkenntnisse der Hirnforschung gaben auch wichtige Anstöße für die Psychotherapie, speziell für die Traumatherapie, -beratung und -pädagogik. Dieses Kapitel soll einen Überblick zu den neurophysiologischen Grundlagen geben, die zum Verständnis von Traumafolgen und -verarbeitung von Bedeutung sind.

Grob vereinfacht lässt sich unser Gehirn in eine obere kortikale und eine mittlere und untere subkortikale Ebene unterteilen. Die obere entwicklungsgeschichtlich jüngste Region, die Großhirnrinde, ist für bewusste und willkürliche Prozesse entscheidend. Reize, die nur subkortikal wahrgenommen werden, bleiben für uns unbewusst. Die mittlere Ebene umfasst das ältere limbische System, das für Emotionen zuständig ist, im pathologischen Bereich für Angststörungen, Depressionen, Zwänge und Suchterkrankungen. Die untere Ebene ist die des Hirnstamms, auch Reptilienhirn genannt, mit den vegetativen Zentren, hier werden die vitalen Funktionen wie Atmung, Blutdruck und Temperatur gesteuert, die wir nicht unter bewusster Kontrolle haben.

Wir verarbeiten Informationen und Sinneseindrücke auf verschiedenen hierarchischen Ebenen des Gehirns, von denen besonders folgende für die Aufnahme und das Abrufen von Informationen wesentlich sind:

1. Der **Thalamus** gilt als Schaltstelle mit Filterfunktion für alle eintreffenden sensorischen Sinneseindrücke.
2. Der **Hippocampus** (Seepferdchen) ist für die faktisch-kognitive und räumliche Zuordnung und Kontextualisierung zuständig, dies ist Voraussetzung für die Überführung in das deklarativ-explizite Gedächtnis und die semantisch verfügbaren Erinnerungen. Die Erinnerungen werden dann als zum Selbst gehörig und „damals" erlebt. Der Hippocampus ist auch für die Neueinspeicherung von Erfahrungswissen unverzichtbar.
3. Die **Amygdala** (Mandelkern) ist entwicklungsgeschichtlich älter, gehört zum limbischen System und wurde auch als „Feuerwehr" des Gehirns bezeichnet. Sie beurteilt die emotionale Wichtigkeit oder Bedrohlichkeit einer Information und kann in einer sehr schnellen Schaltung Angst, Flucht- und Kampfbereitschaft mobilisieren.
4. Der **Frontallappen der Großhirnrinde** sorgt als entwicklungsgeschichtlich jüngster Teil des Gehirns für die Integration der Informationen auf höherer kortikaler und damit bewusster Ebene, ist für die Planung zukünftiger Handlungen und

die Aufmerksamkeitsfokussierung zuständig. Besonders der sogenannte präfrontale Cortex ist – u.a. über die Funktion der „Stressbremsung" durch Hemmung der Amygdala – entscheidend für die Stressverarbeitung, Impulskontrolle und jedes Lernen.

Wesentlich für das Verständnis von Traumafolgen und die daraus abzuleitenden Behandlungsstrategien sind zudem folgende eng miteinander verzahnte Themenbereiche:

- Die Bedeutung der neuronalen Plastizität und epigenetischer Phänomene
- Posttraumatische Störungen sind als Stressfolgekrankheiten zu verstehen
- Die Bedeutung verschiedener Gedächtnissysteme
- Die Hierarchie von Verteidigungsfunktionen

6.1 Die Bedeutung der neuronalen Plastizität und epigenetischer Phänomene

Erst seit den 1980er-Jahren ist bekannt, dass sich das ganze Leben über neue Nervenzellen und Synapsen entwickeln können, z.B. im Hippocampus. Diese neuronale Plastizität ermöglicht lebenslanges Lernen. Wachstum und Differenzierung von Neuronen und Synapsen und damit eine strukturelle Veränderung neuronaler Netzwerke sind abhängig vom Nutzungsgrad. Solche erfahrungsabhängigen Veränderungen der Hirnstruktur sind die Grundlage von Lernen und Gedächtnis. Lernen beginnt bereits im Mutterleib. Am prägendsten und damit später am schwersten zu verändern sind die sehr frühen Beziehungserfahrungen. Diese Erkenntnisse veränderten auch die Sicht auf Traumafolgen.

Eine Rolle spielen auch epigenetische Phänomene: Durch äußere Faktoren und Stress können Genabschnitte aktiviert oder abgeschaltet werden. So scheint durch Stress das Glucocorticoid-Rezeptor-Gen ausgeschaltet zu werden, das für die Produktion von Eiweißen zuständig ist, die zur Nervenzellbildung erforderlich sind. Der Zeitpunkt der Schädigung ist entscheidend: je früher, desto gravierender die Auswirkung. Besonders der mediale präfrontale Cortex und der Balken als Verbindung der Großhirnhälften werden durch frühen anhaltenden traumatischen Stress in Aufbau und Reifung geschädigt, das Stressverarbeitungssystem bleibt überreagibel (siehe auch Kap. A.10.3). Frühe Schädigungen können zumindest partiell später noch kompensiert werden. Das ist die Chance einer guten Therapie, braucht aber viel Zeit. Lernen in sicheren und unterstützenden Beziehungen kann abgeschaltete Gene offenbar wieder anschalten helfen (Huber, 2012).

6.2 Posttraumatische Störungen sind als Stressfolgekrankheiten zu verstehen

Unser Stressverarbeitungssystem wird durch unkontrollierbare Stresssituationen in früher Kindheit so geprägt, dass daraus lebenslang Einschränkungen der Aufmerksamkeit und Lernfähigkeit, eine erhöhte Schmerzempfindlichkeit und Somatisierungstendenzen resultieren können. Eine Daueraktivierung der Stressachse mit vermehrter Ausschüttung von Stresshormonen wie Adrenalin, Noradrenalin, Glutamat und Cortisol kann langfristig zu einer Störung der Hirnentwicklung führen.

Wir sollten jedoch nicht überbehütet und von jeglichem Stress ferngehalten werden. Das wäre sogar schädlich. An Herausforderungen wie Konflikten und Enttäuschungen wachsen wir und entwickeln neue verbesserte Anpassungsstrategien (Hüther, 2001). Dazu müssen sie aber in einem für uns regulierbaren mittleren Stressbereich liegen, dem Fenster optimaler Erregung oder „Window of Tolerance", auch „Lernfenster" genannt (Siegel, 2007; Ogden et al., 2010). Neurobiologisches Korrelat solcher Bewältigungsstrategien sind komplexe neuronale Verschaltungsmuster, die durch vielfache erfolgreiche Nutzung „gebahnt" und gefestigt werden und fortan bei der Lösung ähnlicher Probleme zur Verfügung stehen.

Erleben wir traumatische Situationen, in denen wir uns extrem bedroht und hilflos ausgeliefert fühlen, Vernichtungsangst, tiefe Ohnmacht sowie Verlassensein erleben und keinerlei Kontrolle mehr haben, geraten wir in eine sogenannte Traumatische Zange: Wenn weder Kampf noch Flucht möglich sind, erstarren wir oder dissoziieren in Unterwerfung ähnlich dem Totstellreflex im Tierreich (Huber, 2003a; Hüther 2001, 2010).

Es kommt dann nicht zu einer erfolgreichen Lösung und Beendigung der überwältigenden Stressreaktion, sondern zu überlebenswichtigen „Notlösungen" und später dysfunktionalen Bewältigungsstrategien wie Dissoziation und selbstschädigendem Verhalten. Diese traumanahen Copingstrategien werden bei ähnlich erlebten oder erwarteten Stressreizen dann immer wieder aktiviert, dadurch verstärkt und „gelernt". Sie werden später selbst zum Problem, indem sie die Betroffenen ans Trauma und die ständige Bedrohungserwartung fixieren, da keine adäquateren Bewältigungsressourcen erworben wurden oder dann nicht verfügbar sind. So dissoziiert eine Klientin eventuell später bei jeglichem Gefühl als Triggerreiz, als wären Gefühle immer bedrohlich und Gefahrensignale. Sie erlebt und lernt so nicht, dass sie Gefühle auch differenzieren und in angemessenem Stressbereich aushalten und bewältigen könnte (siehe Kap. A.8)

Eine Klientin rannte plötzlich im therapeutischen Gespräch reflexhaft fluchtartig aus dem Therapieraum. Später ließ sich klären, dass sie sich gerade von der Therapeutin besonders verstanden gefühlt und diese Nähe in ihr Bedrohtheitsgefühle und Angst ausgelöst hatte – auch vor erneutem Verrat und Verlassenwerden wie in ihrer Kindheit.

6.3 Die Bedeutung verschiedener Gedächtnissysteme

Traumatische Ereignisse werden anders verarbeitet und im Gedächtnis gespeichert als stressärmere Erlebnisse und Eindrücke. Erinnerungen werden generell nicht von einem einzelnen Hirnareal gespeichert, sondern durch vielfältige Vernetzung von Arealen. In unserem Gehirn werden verschiedene Gedächtnissysteme unterschieden. Sehr verkürzt dargestellt sind folgende für das Verständnis von Traumafolgen wichtig:

Das **explizite oder deklarative Gedächtnis,** das vorwiegend im präfrontalen und temporalen Cortex und Hippocampus lokalisiert ist und alles umfasst, was bewusst gedacht oder gesprochen und als persönliche Geschichte (Narrativ) mit Distanz erzählt werden kann. Dazu gehören u.a. das episodische Gedächtnis, dessen Inhalte zeitlich und örtlich zugeordnet und mit Bezug zum Selbst („Das habe ich damals erlebt“) erinnerbar sind, und das autobiografische Gedächtnis. Explizite Erinnerungen sind erst ab circa dem vierten Lebensjahr möglich, da der Hippocampus bzw. dessen Myelinisierung vorher nicht ausgereift ist.

Das **implizite oder non-deklarative Gedächtnis,** für das subkortikale Strukturen wie u.a. Amygdala, Basalganglien und auch Kleinhirn wichtig sind. Es ist weniger stressanfällig als das explizite Gedächtnis, beinhaltet unbewusstes Wissen ohne zeitlich-räumliche Zuordnung oder Zuordnung zum Selbst, z.B. Verhaltensmuster und die Konditionierung von Körperreaktionen. Die Inhalte sind nicht verbal und symbolisiert, daher der Sprache schwer zugänglich, vielmehr emotional-sensorisch, mit hoher affektiver Ladung und leicht triggerbar. Dann wird etwa die Vergangenheit in Intrusionen (auch von Körpererinnerungen) als Jetzt erlebt. Ein „alter Film“ legt sich über die Gegenwart. Unabhängig davon werden Erinnerungen vor dem vierten Lebensjahr nur implizit gespeichert, also wesentlich im „Körpergedächtnis“.

Die *normale* Gedächtnisspeicherung verläuft stufenweise. Der sensorischen Wahrnehmung folgt zunächst eine Enkodierung der Information in noch labiler Form. Die Konsolidierung und endgültige kortikale Abspeicherung im Langzeitspeicher braucht Zeit (Flatten, 2011b).

In *traumatischen* Situationen wird die hierarchische Informationsverarbeitung unterbrochen. Dies ist Ausdruck und Folge einer peritraumatischen Dissoziation, die der Überforderung der Integrationsfähigkeit und einem lebenswichtigen Schutzmechanismus entspricht.

Evolutionär ist dies als äußerst sinnvolle Reaktion in lebensbedrohlichen Situationen zu verstehen: Die Priorität ist zu überleben, also den Organismus schnell über die Aktivierung des Sympathikussystems und die Ausschüttung von Stresshormonen in Kampf- oder Fluchtbereitschaft zu versetzen („blitzschnell mit einem Sprung aus der Gefahrenzone“). Die Bewertung der sensorischen Information durch die Amygdala und die Aktivierung der Stresskaskade geschehen viel schneller, als wir einen Reiz bewusst erkennen und einordnen können. Erst danach läuft die differenzierte Bewertung durch den präfrontalen Cortex und den Hippocampus ab, als Ressourcen verfügbare frühere Erfahrungen und Bewältigungsstrategien helfen dabei („Aha, es war doch nur ein Schatten“), dies wirkt als Stressbremse, die Amygdala bekommt das Signal „Entwarnung“ und kann wieder „herunterfahren, abkühlen“.

Bei Extrem-Stress dagegen werden die informationsverarbeitenden Zentren funktionell entkoppelt, traumatische Erinnerungen werden zustandsabhängig – an die Physiologie des jeweiligen Erregungszustands gekoppelt – gespeichert (Bering et al., 2005). Die Amygdala („Feuerwehr“) speichert emotionale und körperliche Reaktionen partiell fragmentiert im ursprünglichen Zustand, ohne Verbindung zu zeitlich-räumlicher Zuordnung durch den Hippocampus und ohne sprachliche Verarbeitung im Broca-Zentrum (das ist der sprachlose Horror) sowie autobiografische Einordnung im präfrontalen Cortex. Die „heißen“ Erinnerungsfragmente bleiben „ungekühlt“ im Zustand der peritraumatischen Dissoziation stecken. Sie können durch banale Hinweisreize (Trigger) jederzeit im ursprünglichen Zustand wieder aktiviert werden, als geschehe das Trauma jetzt. Dies ähnelt einem klassischen Konditionierungsvorgang und ist ein negativer neuronaler Lernvorgang. Ein hoher Adrenalinspiegel begünstigt die Einprägung dieser Gedächtnisspuren – und damit die Konditionierung der Angstreaktion. Cortisol dagegen scheint die Fragmentierung der Erinnerungen und Amnesien zu begünstigen (Sack, 2010; Fujiwara & Markowitsch, 2003).

Folge der fragmentierten Speicherung ist, dass die Betroffenen bei Triggerreizen immer wieder unkontrollierbar in impliziten neuronalen Traumanetzwerken und Notfallreaktionen landen, wie mittendrin, zeitlos und abgeschnitten von ihren später erworbenen Ressourcen. Diese Netzwerke werden immer fester verknüpft und immer leichter aktivierbar, führen jeweils wie ein Schacht in die Tiefe und werden insgesamt wieder ausgelöst. Dies läuft automatisch ab, ohne bewusste Kontrolle und einer rationalen kognitiven Bewertung nicht zugänglich (Hüther et al., 2010). „Der alte Film läuft wie automatisch ab“, in Fragmenten (z.B. Brandgeruch) oder inklusive der überwältigenden traumatischen Affekte und Körperempfindungen. So ist keine weitere Verarbeitung durch höhere kortikale Strukturen möglich, das Geschehene kann nicht zu einer nutzbaren Lernerfahrung werden, sondern „spurt“ sich nur immer tiefer ein.

In diesem alle Hirnschichten von der Rinde bis zum Hirnstamm durchdringenden „Schacht“ sind folgende Ebenen miteinander verkoppelt (Hüther et al., 2010):

- Kognitive Bewertungen wie Lebensgefahr, Ohnmacht, Hilflosigkeit, Schuld, Versagen
- Traumatische Affekte wie Angst, Panik, Ekel, Ohnmacht
- Sinnliche – optische, akustische, olfaktorische, kinästhetische – Wahrnehmungen
- Vegetative und andere körperliche Reaktionen wie Herzrasen, Atemnot, Angstschweiß, Erstarrung, Verkrampfung, Um-sich-Schlagen etc.

Wie nachfolgend beschrieben, werden immer wieder die damals erfolglosen traumanahen Bewältigungsstrategien und sympathikotonen oder parasympathikotonen Verteidigungsreaktionen aktiviert, als sei ständig Bedrohung zu erwarten. Das geschieht automatisiert aus dem „Körpergedächtnis“, ist bewusst nicht kontrollierbar und verhindert eine gesunde Weiterentwicklung.

Vortraumatisierte Menschen sind verletzlicher und oft durch winzige Hinweisreize triggerbar. Durch weitere Traumata in der Kindheit werden neue „neuronale Schächte ausgebaut“, die partiell voneinander getrennt bleiben. So können getrennte Ich-Zustände mit unterschiedlichen Funktionsniveaus und in sich geschlossenen Mustern des Denkens, Fühlens, Körperempfindens und Verhaltens entstehen. Das entspricht klinisch dann der sogenannten Ego-State-Disorder oder Sekundären Strukturellen Dissoziation der Persönlichkeit (siehe Kap. A.8).

Frühkindliche Traumata haben wegen der noch unausgereiften neuronalen und Persönlichkeitsstruktur besonders tief greifende Folgen. Frühe Gewalt und Bindungstraumata aktivieren rascher als bei Erwachsenen die archaischen Notfallprogramme des Hirnstamms. Die kindlichen Hirnstrukturen sind noch nicht stabil vernetzt, so werden die traumabedingten Strukturen gewissermaßen zur Basis der weiteren Entwicklung des Gehirns, der Persönlichkeit und Identität. Voneinander abgespaltene neuronale „Schächte“ können sich klinisch als autonome Teilidentitäten zeigen, bis hin zur Tertiären Strukturellen Dissoziation der Persönlichkeit bei der Dissoziativen Identitätsstörung DIS (Hüther et al., 2010; und Kap. A.8). Nach der Theorie der Strukturellen Dissoziation der Persönlichkeit (van der Hart et al., 2008) entsprechen diese Anteile den verschiedenen Verteidigungsfunktionen wie Kampf, Flucht oder Unterwerfung, sie werden Emotionale Persönlichkeitsanteile (EP) genannt.

Eine Klientin sitzt in der S-Bahn neben einem Mann mit Alkoholfahne. Plötzlich wird sie von Bildern sexueller Gewalt aus der Kindheit überflutet, sie zittert und bekommt eine Panikattacke ... Auch später beim Versuch, ihrer Bezugsschwester auf der Station davon zu berichten, verschlägt es ihr die Sprache, sie zittert und schwitzt.

Eine Klientin springt bei einer Handbewegung der Therapeutin plötzlich auf und verkriecht sich hinter dem Sessel.

6.4 Die Hierarchie von Verteidigungsreaktionen

Zum Verständnis der uns angeborenen Verteidigungsreaktionen und „Notlösungen" bei Stress hat Stephen Porges wichtige Grundlagen erforscht und in seiner Polyvagalen Theorie beschrieben (Porges, 2001, 2010). Wir scannen ständig unbewusst unsere Umgebung auf Sicherheit oder Gefahrenreize. Nur wenn wir andere als sicher einschätzen, öffnen wir uns in sozialen Kontakten. Wenn wir Gefahr „wittern" oder gar extremer Gefahr real ausgesetzt sind, reagieren wir – wie andere Säugetiere – mit primitiveren neurobiologischen Verteidigungssystemen wie Kampf, Flucht und Starre. In vertrauendem Kontakt hingegen werden diese Schutzreaktionen gehemmt und das „Bindungshormon" Oxytocin ausgeschüttet.

Getrennte neuronale Schaltkreise des autonomen Nervensystems – der Sympathikus und zwei verschiedene Vagus-(Parasympathikus)-Systeme – wirken bei sozialem Verhalten und Verteidigungsstrategien hierarchisch zusammen:

1. **Soziale Kommunikation oder soziales Engagement**
   Beruhigung durch Kontakt und Bindung ist abhängig vom myelinisierten „ventralen oder sozialen" jüngeren Vagus-Zweig (Ursprung im Nucleus ambiguus des Stammhirns), der Gelassenheit fördert, indem er den Einfluss des Sympathikus auf das Herz hemmt. „Bindung beruhigt".
2. **Mobilisation**
   Kampf- und Fluchtreaktion sind abhängig vom Sympathischen Nervensystem, mit vermehrter metabolischer und muskulärer Aktivierung und Erhöhung von Herzfrequenz und Blutdruck verbunden.
3. **Immobilisation**
   Totstellreflex und Verhaltensstarre sind abhängig vom „dorsalen Vagus", dem ältesten und unmyelinisierten Zweig des Vagus-Nervs (Ursprung im dorsalen

motorischen Vagus-Kern im Stammhirn), der auch bei den meisten Wirbeltieren vorkommt.

Bei überflutendem traumatischem Stress mit Todesangst kommt es zur Übernahme der Verhaltenssteuerung durch archaische, im Hirnstamm angelegte Notfallprogramme. Die durch alle Hirnregionen abwärts führende Reaktionskaskade entspricht den evolutionsbiologisch vorgeprägten Verteidigungsreaktionen im Tierreich (Hüther et al., 2010).

Pat Ogden beschreibt diese defensiven Subsysteme mit den Mobilisierungs- und Immobilisierungsreaktionen und deren klinische Auswirkungen sowie die Behandlung mit einem sensumotorisch orientierten Psychotherapieansatz ausführlich (Ogden et al., 2010).

Wir Menschen verfügen wie alle Säugetiere über folgende hierarchischen Verteidigungssysteme:

Aktivierung der Systeme Bindung und Soziales Engagement: Bei Gefahr und Angst wird zunächst das Bindungssystem aktiviert mit dem „Bindungsschrei" nach der Mutter oder wichtigen Bindungsperson und Stoppen des Explorationsverhaltens. Ein Erwachsener versucht Hilfe herbeizurufen oder eventuell mit dem Täter zu verhandeln.

Bei Gefahr erhöht sich das sympathikotone Arousal, zunächst erfolgt eine verstärkte Orientierungsreaktion mit Fokus der Aufmerksamkeit auf den Ursprung der Gefahr, um zum Überlebensschutz optimal reagieren zu können.

Dann folgen aktive **mobilisierende sympathikotone Verteidigungsstrategien** mit Innehalten und Wachsamkeit, Angst, Herzklopfen, Vorbereitung auf und Mobilisierung von Kampf oder Flucht. Oft gibt es aber keine Kampf- oder Fluchtmöglichkeit, z.B. wenn ein Unfallopfer verletzt im Auto eingeklemmt ist. Ein Kind gar ist immer dem stärkeren Erwachsenen ausgeliefert.

Wenn Kampf und Flucht als aktive Verteidigungssysteme versagen, sind wir in **Ohnmacht und Ausgeliefertsein** der „Traumatischen Zange" gefangen: „no fight, no flight – freeze" (Einfrieren, Schockstarre).

Freeze ist ein archaisches Notfallprogramm des Stammhirns mit Erstarrung, Unterwerfung, Totstellreflex. Die Erstarrungsreaktion wird in zwei Typen unterteilt, sympathisches und parasympathisches Nervensystem sind z. T. gleichzeitig aktiviert (Siegel, 1999, 2006):

- *Typ 1:* Dissoziation und Erstarrung in der sympathikotonen Übererregung mit Adrenalinschub, Reglosigkeit, Angst, Herzrasen, dabei angespannt, wachsam, voller Energie, die Muskeln sind handlungsbereit kontrahiert, plötzliche Aktivität/Sprung möglich, klares schnelles Denken ist möglich („Wie komme ich hier raus?").

- *Typ 2:* Dissoziation in der Untererregung mit Parasympathikus-Steuerung und Erschlaffung, Unterwerfung, Totstellreflex, Erstarrungs- und Schockzustand, gelähmt, bewegungsunfähig, Atemdepression, wie gefangen in einer Falle, Absinken des Bewusstseinsniveaus, auch als Kollaps und später im Sinne depressiver Resignation („Ich gebe auf, alles ist aus") – oft über Jahrzehnte automatisiert – erlebt.

Diese „Verteidigungslinien" entsprechen der Polyvagalen Theorie von Porges (2001, 2010). Alle Verteidigungsreaktionen sind zunächst adaptiv, bei Traumatisierten aber später unflexibel und überaktiv (Nijenhuis, 2006). Während die erfolgreiche Bewältigung eines bedrohlichen Ereignisses die Resilienz stärkt und ein Gefühl der Freude und des Triumphs auslösen kann, bleibt die Stressphysiologie eines Schocks, dem man nicht ausweichen konnte, in Körper und Psyche stecken. Im Körper werden „Schnappschüsse" der vergeblichen Versuche, sich zu schützen, gespeichert (Levine & Kline, 2007). Traumatisierte bleiben Jahrzehnte nach dem Trauma in ihren damals erfolglosen Verteidigungsreaktionen stecken, die immer wieder automatisiert ohne kognitive Kontrolle aktiviert werden, auch wenn ihnen intellektuell zugleich die Harmlosigkeit der aktuellen Situation bewusst ist. Sie bleiben gewissermaßen gefangen in einem Teufelskreis dauernder *erwarteter* Bedrohung und Abwehr von Gefahren, die gar nicht mehr bestehen. Sie können davon nicht Abstand nehmen und ihre Ressourcen nicht nutzen.

Die Regelkreise der Stressregulation sind dauerhaft verstellt, das Hintergrundempfinden wird anhaltend von den „eingefrorenen" Schockfolgen bestimmt (Madert, 2007). Dann prägt z.B. ein Gefühl von „Abgeschnittensein vom Leben und von der Welt" oder des Durchhaltenmüssens das Erleben. Dies wird nach früher Traumatisierung und „Einprägung" als normal und gewissermaßen als Charakterzug erlebt und prägt das gesamte Lebensgefühl und Verhalten. Und es wird von anderen „intuitiv" über deren Spiegelneurone aufgenommen und bestimmt deren (Gegen-)Reaktion. Von jemand Erstarrtem wird man sich – auch als Selbstschutz – eher abwenden, von jemandem, der Lebendigkeit ausstrahlt, eher angezogen fühlen.

Nach sexueller Gewalt in früher Kindheit etwa kann eine Unterwerfungsreaktion als habituelles Muster bestehen bleiben und dazu führen, dass die Betroffene im Leben fortan bei harmlosen Stresssituationen aufgibt, sich für nichts begeistern kann, keine Zukunftsplanung wagt, Scham und emotionale Taubheit das Erleben prägen. Erschöpfung, Überforderung, depressiver Rückzug und Dissoziation lassen sich mithilfe der Polyvagalen Theorie (Porges) als Dominanz des dorsal-vagalen Systems und als primärer Rückzugsreflex verstehen (Müller-Schwefe, 2010).

Eine in der Kindheit sexuell missbrauchte Frau erstarrt bei jedem beginnenden Annäherungsversuch eines Mannes, statt Nein sagen zu können.

6.5 Was bedeutet das für Traumaberatung und -therapie?

Traumaberatung und -therapie müssen diese Besonderheiten der neurobiologischen Stressverarbeitung berücksichtigen. Das geschieht sowohl mit dem Phasenmodell der Traumatherapie wie mit der Arbeit jeweils im optimalen Toleranz- oder Lernfenster und den Prinzipien der Ressourcenorientierung und ausreichender Stabilisierung als Voraussetzung der Integration der dissoziierten Traumafragmente in der Traumakonfrontation. Und wir sollten die automatisierten Verteidigungsreaktionen, in denen die Klienten – auch körperlich – gefangen sind, erkennen können und eine Veränderung anstreben.

Stressreduktion hat hohe Priorität, denn durch dissoziative Stressreaktionen werden Lernvorgänge und Gedächtnisspeicherung blockiert. Dann können auch die in Beratung und Therapie besprochenen Inhalte nicht verwertet werden. Wenn Klienten in dissoziativen Reaktionen im „Abschaltmodus" sind, also unter dorsal-vagaler Steuerung, sind sie nicht im Kontakt mit dem „Hier und Jetzt" und können auch in der Beziehung zu Berater/Therapeutin nicht „spüren", ob sie sich darin sicher fühlen und vertrauen können (Levine, 2011).

Ausführlicher werden diese Themen in Kap. B.1, B.10, D.4 und D.6 beschrieben.

Neurobiologische Sicht der Stabilisierungsphase und Traumakonfrontation

Die Stabilisierung zielt auf Aktivierung des Parasympathikus als Gegenspieler der Stressaktivierung. „Zu beachten ist dabei jedoch, dass schwer traumatisierte Personen eine vermehrte vegetative und motorische Anspannung zunächst nicht aufgeben können, da sie im Sinne einer vermehrten Wachsamkeit als schützend wahrgenommen wird, solange kein neuer Zustand von Sicherheit erworben werden konnte. Die innere Arbeit mit imaginativen Übungen führt dabei zur Aktivierung von traumafreien Netzwerkstrukturen. Im Sinne von Stabilisierung können diese dabei helfen, im inneren Selbsterleben Räume von Sicherheit und Schutz zu generieren (innerer sicherer Ort), Abgrenzungs- und Kontrollstrategien zu implementieren (Tresorübung) oder innere Unterstützungs- und Ressourcenorientierung zu installieren (innere Helfer, inneres Team, Baumübung). Dabei sollte beachtet werden, dass je umfassender Patienten solche Imaginationstechniken erlernen, damit auch Entspannungszustände mit vegetativer Beruhigung und subjektivem Wohlbefinden gezielt erreichbar sind" (Flatten, 2011b).

Dann kann als ein wesentliches Ziel der Traumatherapie erreicht werden, die impliziten Erinnerungen ins explizite Gedächtnis „umzusortieren", neu zu bewerten und mit Ressourcen zu verknüpfen. Sie werden dann nicht mehr wie abgekoppelt ein Eigenleben führen, sondern sind mit der „kühlenden" Bewertung des präfrontalen Cortex und der zeitlichen Orientierung in der Gegenwart verbunden, und auch dem Körper ist klar:„Das ist ja vorbei, ich habe überlebt und bin jetzt in Sicherheit." Um diese Umstrukturierung des Traumagedächtnisses zu erreichen, muss jedoch die „heiße" Erinnerung zunächst gezielt aktiviert werden, und zwar zeitgleich mit dem jetzt möglichen beobachtenden Abstand und neuer Bewertung sowie unter aktuell sicheren Bedingungen. Denn nur im aktivierten „labilisierten" Zustand kann es zu einer „Umschreibung" des Gedächtnisnetzwerks im Sinne einer neuen neuronalen Verknüpfung kommen, das dann in dieser veränderten Form neu abgespeichert wird (Flatten, 2011b). Das ist strukturelle Veränderung, Neulernen und Integration.

Besonders wichtig auch für Berater ist also zu wissen:

Anhaltende frühkindliche Traumatisierung prägt die Persönlichkeitsentwicklung und hemmt die Reifung des präfrontalen Cortex. Folgen können u.a. eine bleibende Beeinträchtigung der Stressregulation, der Aufmerksamkeits- und Lernfähigkeit, der Mentalisierungsfunktion sowie eine erhöhte Schmerzempfindlichkeit und Somatisierungstendenz sein.

Traumatische Erfahrungen werden über sensorische Fragmente wie Körpererinnerungen, Gerüche und Geräusche gespeichert und von der normalen Erfahrung losgelöst erlebt. Sie können durch beliebige Alltagsreize wieder „getriggert" werden. Dies läuft unbewusst ab und wird deshalb oft als aus „heiterem Himmel" und sehr beängstigend erlebt.

Implizite Erinnerungen zeigen sich statt in erzählbaren Episoden in Affekten, Körperempfindungen, Schmerzen oder konditionierten Reaktionen.

Unter Extremstress werden als Notfallreaktionen hierarchisch angelegte neurobiologische Verteidigungssysteme aktiviert, von der Aktivierung des Bindungssystems und Bindungsschreis durch den ventralen Parasympathikuszweig über sympathikoton gesteuerte Kampf- und Fluchtreaktionen bis zu dorsal-vagal gesteuerter dissoziativer Erstarrung/Unterwerfung. Diese immer wieder aktivierten impliziten Netzwerke prägen ein Lebensgefühl von anhaltender Bedrohung und Misstrauen.

Stressreduktion, Stabilisierung und eine sichere beratende/therapeutische Beziehung sollten deshalb Grundlage jedes traumaberatenden und -therapeutischen Angebots sein.

7. Diagnostik

Eine Beratung oder Therapie ist nicht allein deshalb indiziert, weil die Klienten Traumata erinnern. Vielmehr müssen als Traumafolgen Beeinträchtigungen in der Gegenwart vorliegen, die eine Indikation für beratende Angebote oder eine Traumatherapie rechtfertigen. Das setzt – wie vor jeder Therapie – eine Diagnostik voraus. Sie ist die Grundlage der Beratungs- und Behandlungsplanung. Dazu gehört unbedingt auch die Diagnostik aller Ressourcen. Auch unter innerem Druck der Not der Klientinnen sollte auf eine diagnostische und Auftragsklärung nicht verzichtet werden. Gerade der Handlungsdruck kann ein verführerischer Einstieg in eine zu regressive Versorgung des Klienten sein, der so seine Opferrolle festigt, vielleicht wütende Wiedergutmachungsimpulse ausagiert, was leicht ein „Fass ohne Boden" werden kann und dem Klienten nicht wirklich weiterhilft.

Diagnostisch sollte geklärt werden:

- Besteht eine Traumafolgestörung und welche?
- Bestehen Symptome einer posttraumatischen Belastungsstörung? Welche? Wie wirken sie sich im Alltag aus? Angst- und Vermeidungsverhalten? Übererregung?
- Gibt es Hinweise für eine komplexe posttraumatische Belastungsstörung (Störungen der Affektregulation, der Selbst- und Fremdwahrnehmung, der Beziehungsfähigkeit und Sexualität, dissoziative Symptome, Veränderung persönlicher Werte) oder eine dissoziative Störung? (Siehe auch Kap. A.4.)
- Liegen – leicht übersehbare – konstriktive Symptome vor? Gefühlstaubheit, Antriebs- oder Konzentrationsmangel oder Kraftlosigkeit? Sind negative somatoforme dissoziative Symptome eruierbar wie: Körperteile werden als fremd oder wie tot erlebt?
- Welche Komorbiditäten (Sucht, Depression, Angststörung, somatoforme Störung, Persönlichkeitsstörung) liegen vor?
- Oder stehen sekundäre, oft chronifizierte Ängste, Phobien, Rückzug und Vermeidungsverhalten im Vordergrund?
- Gab es bereits vor dem Trauma bestehende psychische Störungen?
- Wie stabil sind die Persönlichkeitsstruktur und das Fundament an gesunden Ich-Funktionen, gab es vorbestehende ich-strukturelle Defizite in den Bereichen Selbst- und Beziehungsregulation, Affekt- und Angsttoleranz, Impulskontrolle, Selbst- und Fremdwahrnehmung, Fähigkeit zum Alleinsein?
- Oder sind die Ich-Funktionen nur sekundär bei direkter Aktivierung traumabezogener/dissoziativer Ich-Zustände beeinträchtigt?

- Schwankt das Alltags-Funktionsniveau stark?
- Gibt es selbstverletzendes Verhalten oder Suizidalität?

Helfer in beratenden Berufsgruppen sollten neben umfassendem Wissen zu Traumafolgestörungen auch einen Überblick zu den diagnostischen Möglichkeiten haben, auch wenn sie die Diagnostik in der Regel nicht selbst durchführen, sondern eher begleiten werden.

Diagnostik ist nicht ohne Anamneseerhebung möglich, und die sollte sowohl eine Exploration von Traumata wie aller Symptome – und aller Ressourcen – umfassen (siehe auch Kap. B.9).

7.1 Trauma- und Ressourcenanamnese

Wir brauchen einen Überblick – nicht Details – zu Art, Ausmaß, Dauer der Traumatisierung und Alter der Klientin zum Zeitpunkt der Traumatisierung, ebenso dazu, wer und was ihr half, das Schlimme zu überstehen. Besonders die Traumafolgeprobleme im Alltag und die Verfügbarkeit ausreichender Ressourcen sind die wesentlichste Grundlage der Beratungs- und Behandlungsplanung (siehe Kap. B.3). Beim Bericht über Traumata muss das Toleranzfenster und damit die ausreichende Distanz beachtet werden, sodass die Klientin schon hier eine Bewältigungserfahrung statt eine retraumatisierende Überflutung erlebt.

In der Diagnostik und Traumaexploration können Probleme auftreten durch Aktivierung von traumaassoziiertem Stress mit Überflutung, durch Amnesien oder dissoziative Anteile.

> Schon beim Versuch, etwas zu ihrer frühen Kindheit zu sagen, gerät die Klientin in Angst, zittert, die Sprache stockt. Oder sie dissoziiert, spricht plötzlich mit kindlicher Stimme und kennt sich gar nicht mehr aus. Dies zeigt direkt die Notwendigkeit stabilisierender Maßnahmen wie Beruhigung, Distanzierung und Reorientierung an.

Am besten sollte die Klientin schon vor der Anamneseerhebung angeleitet werden, darauf zu achten, wann sie Stresszeichen erlebt, und sich dann zunächst wieder zu distanzieren und zu beruhigen – sich also zurück ins Toleranzfenster zu regulieren. Traumata können – ohne Details – schonend als „Überschriften“ und in der dritten Person benannt werden.

Praktische Tipps für die Traumaexploration

- Diese gezielte strukturierte Befragung sollte so schonend wie möglich erfolgen. Wir erklären der Klientin auch, warum dies so ist. Nicht weil es uns nicht interessiert, sondern weil sie beim Berichten von Traumadetails in traumanahen Stress rutschen könnte und das weder nötig noch heilsam ist, zumal sie diesen noch nicht selbst regulieren kann.
- Deshalb zunächst nur einen Überblick ermitteln und keine Details erfragen. Distanz sichern durch Bericht in der dritten Person und Überschriften („vierjähriges Mädchen Opfer sexueller Gewalt").
- Auf Stresszeichen achten und gegensteuern; wenn ein Klient schon bei Beginn eines Berichts in distanzierter Form in Übererregung gerät und zu zittern beginnt, ist dies auch ein diagnostisches Zeichen dafür, wie dringend Stabilisierung und das Erlernen von Selbstberuhigungstechniken indiziert sind.
- Also stets im Toleranzfenster bleiben oder sogleich wieder dahin zurückkehren, dazu z.B. an Abstand erinnern, durchatmen, Füße am Boden spüren, Distanzierungsübung durchführen oder Auftanken am imaginativen Wohlfühlort etc. (siehe Kap. B.10).
- Fragebögen zu Traumata sollten am besten in Gegenwart der Beraterin ausgefüllt werden, um bei Stress gegensteuern zu können, oder nach Anweisung, dies stets aus beobachtendem Abstand zu tun. Auch wenn die Klientin einen Lebenslauf allein in ihrem Zimmer verfassen will, sollte sie dies mit beobachtender Distanz tun.
- „Widerstände" nicht hinterfragen, sondern als offenbar sinnvollen und noch notwendigen Schutz und damit Ressource würdigen („Gut, dass Sie sich schützen und das mit so viel Abstand berichten können …").
- Wenn eine Klientin dringend Traumadetails erzählen will: Klären, wie wichtig es ist, dass ihr jemand erstmals zuhört, es dann unter den oben genannten Vorsichtsaspekten aus einer distanzierten Position heraus versuchen. Klienten, die immer wieder wie zwanghaft ihre Geschichte berichten und dabei oft dissoziativ sind, eher bremsen und ggf. klären, welcher Ego-State sich da meldet und vielleicht Unterstützung braucht.
- Daran denken, dass Täterintrojekte oft nicht mit der Preisgabe von Traumaerinnerungen einverstanden sind, nach Gegenmeinungen innen fragen (siehe Kap. B.11.2).

Diagnostik der Ressourcen

Genauso wichtig – wenn nicht noch wichtiger – ist die Diagnostik der Ressourcen, zumal häufig ein traumabedingt negatives Selbstbild und erlernte Hilflosigkeit die Sicht auf eigene Stärken blockieren. Dann fixiert eine oft zu problemorientierte Sicht traditioneller Therapien die Klienten in ihrer Not. Gerade früh Traumatisierte – Erwachsene wie Kinder und Jugendliche – sind oft „gefangen" in den traumanahen neuronalen Netzwerken, die ihre weitere Persönlichkeitsentwicklung prägten. Sie kennen dann nur ihre negative Selbst- und Weltsicht als Realität, die sie ohne Hilfe nicht hinterfragen können. Bewährt hat sich die Erstellung einer „Trauma- und Ressourcenlandkarte", wie u.a. von M. Huber (2003b) beschrieben.

Eine über viele Jahre emotional und körperlich – auch sexuell – missbrauchte Klientin erklärte, ihr Leben habe eigentlich nur aus einer Aneinanderreihung von schrecklichen Erfahrungen bestanden. Nach der Würdigung ihres Leids wurde mit ihr zunächst über mehrere Sitzungen dosiert und aus genügend Distanz eine detaillierte Traumalandkarte erstellt, in der sie auf einer horizontalen Zeitachse alle schlimmen Erfahrungen mit Altersangabe und auf einer vertikalen Achse die Einschätzung ihrer aktuellen Belastung dazu eintrug. Parallel trug sie in ein Ressourcendiagramm positive Lebenserfahrungen und erlebte Ressourcen ein. Zunächst meinte die Klientin, da werde sich nur wenig finden. Beim Durchgehen der einzelnen Lebensjahre erinnerte sie doch viele gute Erfahrungen, in denen sie vielfältige Fähigkeiten und Ressourcen entdecken konnte. Sie war selbst erstaunt und hocherfreut darüber. Beide Landkarten wurden in den weiteren Gesprächen immer wieder genutzt.

L. Reddemann rät, alles durch die „Ressourcenbrille" zu sehen, beharrlich auch nach den Ausnahmen zu fragen: Was half, dass die Klientin trotz Schneidedrucks sich mal nicht selbst verletzte? Oder nur ganz oberflächlich? Oder sich Hilfe holte? Und was traumatisierte Menschen oft ganz übersehen, weil sie nur noch durch die tief eingespurte „Traumabrille" zu sehen gewohnt sind und ihren negativen Glaubenssätzen oder Täterintrojekten glauben: „Was waren und sind die positiven Lebensereignisse, was bereitet Ihnen Freude, was können Sie gut?" Alle Schätze sollten sorgfältig geborgen und z.B. in einer imaginativen Schatztruhe bewahrt und immer wieder angeschaut werden. Was waren etwa kleine Freuden oder kurze hellere Momente an diesem Tag, wenn man ihn genau – chronologisch vom Aufwachen an – anschaut? Näheres siehe Kap. B.9.

7.2 Diagnostik-Instrumente

Welche Diagnostik-Instrumente haben sich bewährt? Hier soll ein kurzer, nicht erschöpfender Überblick über aktuell bewährte Screening-Fragebögen und Interviews zu Traumafolgestörungen genügen.

Für Erwachsene:

- Traumacheckliste PDS: zum Screening auf traumatische Lebensereignisse (Posttraumatic Stress Diagnostic Scale; Ehlers et al.,1996, zehn Fragen)
- IES-R: zur Erfassung spezifischer Traumafolgesymptome und Schweregrad einer PTBS auch im Verlauf (Impact of Event Scale; Maercker & Schützwohl, 1998, 22 Fragen)
- DIA-X-Interview: Modulares Beurteilungssystem zur Erstellung der PTBS-Diagnose nach ICD-10 und DSM-IV (Pfister & Wittchen, 1997)
- SKID-PTBS (Strukturiertes Klinisches Interview zur Diagnostik Psychischer Störungen nach DSM-IV (Wittchen et al., 1997)
- Short Screening Scale for DSM-IV Posttraumatic Stress Disorder (Breslau et al., 1999), deutsch: Kurze Screening-Skala für PTBS (Siegrist & Maercker, 2010)
- I-kPTBS: Interview zur komplexen posttraumatischen Belastungsstörung (deutsch validiert von Boroske-Leiner et al., 2008, 40 Items) . Das Interview sowie eine Auswertungsanleitung sind vollständig abgedruckt bei Huber, 2003a.

Zur Depressionsdiagnostik: Beck-Depressions-Inventar (BDI) (Beck et al., 1961).

Screening-Fragebögen und Interviews zu dissoziativen Störungen sind in Kap. A.8.2 aufgeführt. (Ausführlicher nachzulesen z.B. in: Rodewald (2011), Sack (2010) und unter www.infonetz-dissoziation.de).

Aufgaben in beratenden und pädagogischen Kontexten:

- Unterstützung und Begleitung zu traumaspezifischen Diagnoseterminen
- Unterstützung beim Ausfüllen der Fragebögen, da Klientinnen oft überfordert sind und/oder getriggert werden

Es gibt – noch – keine spezifisch sozialpädagogische traumabezogene Diagnostik. Sozialpädagogische Anamneseerhebung ist immer auf das gesamte soziale Umfeld fokussiert. Die Erhebungen können der Ermittlung von Risiken und Gefährdungen dienen.

8. Dissoziation und dissoziative Störungen

8.1 Definition und Symptome

Die aktuellen Konzepte zum Verständnis und zur Behandlung dissoziativer Störungen gehen zurück auf Pierre Janet, der bereits 1893 die Dissoziation als Verlust oder Einschränkung der integrativen Funktionen des Bewusstseins beschrieb und postulierte, Dissoziation beruhe auf real erlebten Traumata. Ganz ähnlich lautet die aktuelle Definition der American Psychiatric Association (1994): Dissoziation ist ein komplexer psychophysiologischer Prozess, bei dem es zu einer teilweisen oder völligen Desintegration und Fragmentierung des Bewusstseins und anderer verwandter psychischer Funktionen kommt, wie der Erinnerung an die Vergangenheit, unmittelbarer Empfindungen, der Wahrnehmung des Selbst und der Umgebung sowie des Identitätsgefühls. Im Vordergrund steht also eine Störung des Bewusstseins in vielfältigen Formen.

Nicht jede Form von Dissoziation ist pathologisch. Wir würden von Reizen völlig überflutet, wenn wir nicht unsere Wahrnehmung fokussieren und Unwesentliches ausblenden könnten. Wir alle „dissoziieren" im Alltag immer wieder im Sinne normaler Trancephänomene wie fokussierter Konzentration, Tagträumen, „Freudschen Fehlleistungen", „Autopilot" auf der Autobahn. Pathologische Dissoziation ist qualitativ anders und kann Orientierungslosigkeit, Wahrnehmungsstörungen oder Störungen der Identität umfassen. Vereinfacht gesagt: Da ist ein Bruch, etwas ist zu viel da oder etwas, was eigentlich da sein müsste, fehlt. Es wird sozusagen „anderswo gewusst" im inneren System. So kann eine traumatische Erinnerung, für die jahrzehntelang eine Amnesie bestand, durch einen Auslösereiz plötzlich als Intrusion oder Flashback wieder auftauchen. Sowohl Amnesie wie Flashback sind dissoziative Phänomene.

Nijenhuis u.a. differenzieren zwischen positiver (etwas ist zu viel da) und negativer (etwas fehlt) psychoformer und somatoformer Dissoziation.

	Psychoforme Dissoziation	Somatoforme Dissoziation
Positivsymptome	z.B. Stimmenhören, als „gemacht" erlebte Gefühle, Flashbacks	z.B. als „gemacht" erlebte Körperempfindungen, Schmerzen
Negativsymptome	z.B. Amnesie, Depersonalisation, emotionale Betäubung	z.B. Analgesie, Betäubung, motorische Hemmung, Körperteil „weg", nicht sprechen oder nur flüstern können
(nach Nijenhuis et al., 2004)		

Abbildung 3: Psychoforme und somatoforme Dissoziation

Die wichtigsten Erscheinungsformen der Dissoziation

Dissoziative Störungen können sehr vielfältig sein. Man unterscheidet leichtere Formen der Dissoziation im Sinne dissoziativer Symptome – z.B. Depersonalisation und Derealisation – von den schwereren dissoziativen Störungen, die das Selbst- und Identitätserleben beeinträchtigen und in der Regel auf gravierenden Traumata während der frühen Entwicklung der Persönlichkeit basieren. Die schwerste dissoziative Störung ist die Dissoziative Identitätsstörung.

- **Amnesie:** Biografische Erinnerungslücken oder Zeitverluste im Alltag, die Lücken werden oft mit Fantasien gefüllt.
- **Dissoziative Fugue:** Sich an einem Ort wiederfinden und nicht wissen, wie man dahin gekommen ist, oder plötzliches Verlassen des Hauses oder Arbeitsplatzes mit der Unfähigkeit, sich an Teile oder die gesamte eigene Vergangenheit zu erinnern, oder Verwirrung über die eigene Identität, Übernahme einer neuen Identität für Stunden bis Monate. Psychopathologisch sonst unauffällig.
- **Depersonalisation:** Gefühl von Losgelöstsein oder Entfremdung vom eigenen Selbst, „neben sich stehen", sensorische Unempfindlichkeit, emotionale Taubheit, Gefühl, eigene Handlungen oder Sprache nicht kontrollieren zu können. Die Realitätskontrolle ist intakt. Oft Begleitsymptom anderer psychischer oder somatischer Störungen oder von Alkohol-/Drogenkonsum.
- **Derealisation:** Gefühl der Unwirklichkeit und Entfremdung gegenüber der Umwelt. Objekte, Menschen oder die gesamte Umgebung werden als fremd, unvertraut, wie durch einen Nebel, roboterhaft, fern, künstlich, zu klein oder zu groß, farblos oder leblos erlebt. Auch bei anderen psychischen Störungen wie Depression und Schizophrenie auftretend.
- **Identitätsunsicherheit:** Widersprüchliche Handlungsimpulse, Kämpfe innerer Anteile/Ego-States, oft als innere aggressive, kommentierende oder Kinderstim-

men wahrgenommen, Diagnose einer nicht näher bezeichneten dissoziativen Störung (DDNOS), oft ähnlich einer Dissoziativen Identitätsstörung, aber ohne eindeutig abgrenzbare Teilpersönlichkeiten.

- **Identitätswechsel:** Dissoziative Identitätsstörung (DIS), mindestens zwei unterscheidbare Teilidentitäten, die die Kontrolle über das Verhalten der Person einnehmen, mit Zeitverlusten durch Amnesie. Die Teilpersönlichkeiten sind dissoziierte Aspekte der Gesamtpersönlichkeit, die sich konstant in Alter, Geschlecht, Sprache, speziellen Fähigkeiten, Wissen oder vorherrschendem Affekt unterscheiden. Sie werden nicht zur eigenen Persönlichkeit gehörend wahrgenommen, übernehmen jedoch auf innere und äußere Auslösereize hin die Kontrolle über Erleben und Verhalten. Auftreten dieser Persönlichkeitsanteile oft schon im frühen Kindesalter, Diagnosestellung jedoch meist erst im Erwachsenenalter.

Typische dissoziative Symptome bei Kindern: Abschalten von Gefühlen und Schmerzen, sich wegträumen, Trancezustände, Schlafwandeln, Flashbacks und Albträume, Körperteile oder den ganzen Körper nicht mehr spüren, Erstarren, Müdigkeit, Lähmung, unkontrollierte und raptusartige Impulsdurchbrüche, Verwirrtheitszustände, Amnesien, selbstverletzendes Verhalten inklusive häufigen Unfällen, drastische Wechsel in Verhalten und Fähigkeiten, verwirrende Vergesslichkeit mit Zeitlücken, innere Stimmen etc.

Dissoziation ist ein Notfallmechanismus des Gehirns bei überwältigendem Stress, der die individuelle Integrationskapazität sprengt.

Dissoziatives Verhalten hat meist mit Traumaerfahrung zu tun. Traumaerinnerungen können durch äußere Ereignisse oder innere Reize wie Gedanken oder Gefühle getriggert werden, dann fühlt die Klientin sich evtl. wie mitten im Trauma, erlebt Ohnmacht, Panik oder gar Todesangst und braucht Unterstützung zur Reorientierung im Hier und Jetzt, um zu erkennen, dass die Gefahr aktuell nicht real ist.

Solche Zustände werden noch immer häufig als psychotisch oder hysterisch missverstanden. Viele Patienten mit schweren dissoziativen Störungen haben eine lange psychiatrische Vorgeschichte und mehrere Vordiagnosen.

Auch dissoziative (Krampf-)Anfälle wurden oft jahrelang nicht als Traumafolge erkannt und mit Antiepileptika medikamentös erfolglos behandelt.

> Eine kriegstraumatisierte kroatische Frau wurde mit der Diagnose „Paranoide Psychose" eingewiesen. Sie fühlte sich immer wieder tagelang verfolgt, hörte Schreie, hatte Todesangst, schlug mit dem Kopf gegen die Wand, lief in Panik weg. Neuroleptika brachten ambulant keine Besserung. Stationär wurde rasch deutlich, dass die Symptome durch eine PTBS mit anhaltenden Flashbacks mit Realitätsverlust bedingt waren. Psychoedukation und

Stabilisierung halfen ihr innerhalb kurzer Zeit, die Zustände als traumabedingt und nachvollziehbar einzuordnen und sich reorientieren zu können.

Komorbiditäten

Komorbide Störungen sind häufig. Dazu gehören Depression, Angst- und Panikstörungen, Vollbild oder Teilsyndrome einer posttraumatischen Belastungsstörung, Konversionssymptome, ungewöhnliche Schmerzempfindungen sowohl im Sinne einer anhaltenden somatoformen Schmerzstörung wie intrusiver Körpererinnerungen, zudem Schlafstörungen sowie besonders auch verschiedene Persönlichkeitsstörungen (am häufigsten emotional instabile/Borderline sowie selbstunsichere, vermeidende und abhängige Persönlichkeitsstörung). Verschiedene Teilpersönlichkeiten können Diagnosekriterien verschiedener psychischer Störungen erfüllen, während andere Teile ein stabiles psychisches Funktionsniveau haben.

Oft verbergen Klienten die Symptome aus Scham oder Angst, für verrückt gehalten zu werden. Daher ist es wichtig, auf Risikofaktoren und konkrete Symptome zu achten, gezielt danach zu fragen und die Klienten möglichst einer guten Diagnostik zuzuführen.

Zu achten ist auf Brüche und plötzliche Themenwechsel in Erzählungen, ob die nonverbale Kommunikation widersprüchlich zum verbalen Inhalt ist, auf Veränderungen in Gesichtsausdruck, Körperhaltung oder Stimmlage, ob es zu massiven inneren Konflikten zwischen Anteilen kommt, sich andere innere Meinungen oder Stimmen melden.

Traumaberatung kann Klientinnen früh und im alltagsnahen Kontext helfen, aus belastenden Zuständen herauszufinden und ihre Symptome zuordnen zu können. Psychoedukative Erklärungen entlasten auch von Selbstvorwürfen und Selbstabwertungen. Eine weitere differenzierte Diagnostik kann damit eingeleitet und begleitet werden.

8.2 Diagnostik dissoziativer Störungen

Komplexe dissoziative Störungen werden einerseits noch häufig übersehen oder als bipolare, psychosenahe oder Borderline-Störung fehldiagnostiziert – aber DIS wird andererseits inzwischen auch öfter überdiagnostiziert. Also wird (Differential-)Diagnostik in frühen, aber auch in späteren Phasen der Behandlung immer wieder eine wichtige Rolle spielen (Huber, 2012).

Bei der Diagnostik komplexer dissoziativer Störungen ist zu beachten:

Viele Klienten berichten nicht spontan über dissoziative Symptome, weil sie sie als normal erleben (von Kindheit an), oder sie verstecken die Symptome aus Angst, für verrückt erklärt zu werden, oder aus Scham.

- Dissoziative Symptome müssen also aktiv erfragt werden.
- Sie treten auch bei anderen psychischen Störungen auf, z.B. bei affektiven und Angststörungen, Ess-Störungen, Psychosen, posttraumatischen Belastungsstörungen oder Persönlichkeitsstörungen.
- Klienten kommen oft zunächst nicht wegen ihrer dissoziativen Symptome in Behandlung, sondern wegen Folgeproblemen oder Komorbiditäten wie Angst- oder depressiven Syndromen, die die dissoziative Symptomatik oft überdecken.

Diagnostische Screening-Fragen zu dissoziativen Symptomen

Amnesien: „Haben Sie im Alltag Gedächtnislücken? Kennen Sie es, dass Ihnen Minuten oder Stunden fehlen und Sie nicht wissen, was da war?"

Depersonalisation: Kennen Sie es, dass Sie wie neben sich stehen oder Ihren Körper als fremd empfinden oder Körperteile nicht mehr spüren?"

Derealisation: „Kennen Sie es, dass Sie die Umgebung um sich herum wie aus großer Distanz oder wie durch Nebel wahrnehmen, als sei alles unwirklich oder fremd?"

Identitätsunsicherheit: „Spüren Sie manchmal zugleich sehr gegensätzliche Wünsche und Impulse in sich, als fände innerlich ein heftiger Streit darüber statt, was Sie tun sollen oder wer Sie eigentlich sind?"

Identitätswechsel: „Gibt es mehrere Personen in Ihnen, die abwechselnd die Kontrolle über Ihr Verhalten übernehmen?"

Bei positiver Antwort jeweils Beispiele schildern lassen!

Spezifische Hinweise für eine dissoziative Störung sind u.a.:

- Direkt beobachtbare kurzfristige, aber auffällige Änderungen in der Mimik, in Stimme, Körperhaltung, Gefühlen, Gedanken, der Stimmung bzw. im Verhalten
- Spontane Altersregressionen
- Starke Brüche im Verhalten der Klientin
- Starke Schwankungen im äußeren Erscheinungsbild des Klienten
- Fehlende Erinnerung an die letzte Beratungs- oder Therapiesitzung oder auffallende Erinnerungsprobleme und Amnesien während der Sitzungen (z.B. vergessen, worüber gerade eben gesprochen wurde)
- Tranceähnliche Zustände

- Die Klientin spricht spontan über sich selbst als „wir“ oder in der dritten Person („er/sie“)
- Direkte Beobachtung von Identitätswechseln während der Therapiesitzungen
- Der Klient berichtet über Amnesien oder (Mini-)Fugue-Zustände im Alltagserleben (z.B. feststellen, dass man die Wäsche gewaschen haben muss, ohne sich daran erinnern zu können; Finden von Gegenständen, die einem gehören müssen, ohne sich erinnern zu können, wie sie in den eigenen Besitz gekommen sind; sich an einem Ort wiederfinden, ohne sich erinnern zu können, wie man dorthin gekommen ist, etc.)
- Die Klientin spricht mit sich selbst oder berichtet über innere Stimmen oder Dialoge, obwohl sonst keine Anzeichen für eine psychotische Störung bestehen
- Der Klient berichtet über starke Entfremdungsgefühle (Depersonalisation, Derealisation)

Hilfreiche weitere Informationen sind unter www.infonetz-dissoziation zu finden.

Screening-Fragebögen und Interviews zu dissoziativen Störungen:

- FDS: Fragebogen zu dissoziativen Symptomen (Freyberger, 1999, 44 Fragen) und Kurzversion DES-Taxon (Waller & Ross, 1997, acht Fragen)
- SCID-D: Structural Clinical Interview for Dissociative Disorders (Steinberg (1993), ausführliches standardisiertes klinisches Interview zur Diagnostik dissoziativer Störungen (deutsch: Gast et al., 2000, Ratertraining nötig)
- Mini-SKID-D: Noch nicht validierte Kurzversion des SKID-D mit 39 Fragen (Steinberg et al., 1992)
- S.D.Q.-20 (Somatoform Dissociation Questionnaire-20) von Nijenhuis, van der Hart & Vanderlinden bzw. dessen Kurzform der S.D.Q.-5 (Nijenhuis et al., 1996)

8.3 Strukturelle Dissoziation der Persönlichkeit

Zum Verständnis der dissoziativen Störungen und der Verbesserung der Behandlungsoptionen haben in jüngerer Zeit die Entwicklungspsychologie und besonders die Theorie der Strukturellen Dissoziation der Persönlichkeit beigetragen (van der Hart et al., 2008). Letztere ist die aktuell umfassendste Meta-Theorie zum Verständnis dissoziativer Störungen.

Schweren dissoziativen Störungen liegt danach eine Strukturelle Dissoziation der Persönlichkeit zugrunde. Dies bedeutet, dass eine überwältigende traumatische Erfahrung, die die Integrationskapazität des Individuums „sprengt“, aus dem Bewusstsein ferngehalten wird, um ein weiteres Überleben und Funktionieren zu ermöglichen. Durch die schon von Janet beschriebene Desintegration und Fragmentierung des Bewusstseins kann die Erfahrung nicht voll verarbeitet und deshalb nicht in das autobiografische Gedächtnis integriert werden.

Dissoziation ist zunächst ein adaptiver Überlebens- und Bewältigungsmechanismus und bedeutet einen Rückzug aus einer unerträglichen Realität. Sie wird später aber selbst zum Hindernis der konstruktiven Bewältigung des Traumas und zum Risiko für die Entwicklung psychischer Störungen, löst Angst aus und behindert die Kohärenz des Selbst. Denn bei jeder Dissoziation wird ein Stück Selbst sozusagen „weggemacht". Dissoziation fixiert also an das Trauma, tendiert zur Generalisierung bis hin zur Gefühlsphobie, alle – auch positive – Gefühle werden dann evtl. als Trigger gefürchtet.

Entwicklungspsychologisch sind wir als kleine Kinder auf sichere, feinfühlige Bindungserfahrungen angewiesen. Durch Beruhigung und Trost, die wir erfahren, lernen wir nach und nach, uns selber zu beruhigen und zu trösten. So erfahren wir, dass heftige Gefühle und Befindlichkeitszustände beruhigt und integriert werden können und „alles wieder gut wird". Das ist die Voraussetzung für die Entwicklung einer einheitlichen Identität und Persönlichkeit mit integrativen Fähigkeiten und einem zustandsübergreifenden kohärenten Selbstbewusstsein (Stern, 1992). Der beste Schutz vor der Entwicklung dissoziativer Störungen scheint eine sichere Bindungsbasis des Kindes an die Eltern zu sein.

Bei traumatisierten Kindern hingegen entwickeln sich zustandsabhängige unterschiedliche Bewusstseinszentren, die sich im weiteren Verlauf zu verschiedenen dissoziierten States mit entsprechenden Gefühlen, Erfahrungen und Erinnerungen und so zu eigenständigen Selbst-Zuständen ausbauen.

Die Befindlichkeitszustände können als evolutionär-biologisch verankerte emotionale Aktionssysteme verstanden werden (Panksepp, 1998), die zum einen Alltagsfunktionen wie Nahrungsaufnahme, Spiel, Neugier und Bindung etc. dienen, zum anderen Verteidigungsfunktionen wie Kampf und Flucht oder Starre und Unterwerfung. Letztere entspricht dem Totstellreflex im Tierreich bei extremer Bedrohung.

Bei extremer Vernachlässigung und anderer anhaltender Traumatisierung können diese Aktionssysteme zu den dissoziativen Persönlichkeitsanteilen ausdifferenziert werden (siehe auch Kap. A.6).

Was sind ANP und EP?

Die Grundform der Strukturellen Dissoziation ist die peritraumatische Dissoziation, die Charles Myers (1940) beschrieb, eine Aufspaltung der Persönlichkeit in einen

„Anscheinend normalen Persönlichkeitsanteil“ (ANP) und einen „Emotionalen Persönlichkeitsanteil“ (EP).

Der ANP dient dem Alltagsfunktionieren und dem Überleben der Art, versucht nach außen den Eindruck von Normalität aufrechtzuerhalten und nicht mit Traumaerinnerungen in Berührung zu kommen, fühlt eher wenig und meidet die EPs phobisch. Dieses „Alltags-Ich“ ist meist amnestisch für das Trauma, affektiv entfremdet und betäubt, sagt eher „Das ist mir nicht passiert“ oder „ Ist doch lange her und hat mir nichts ausgemacht“. Die traumaassoziierten, hoch geladenen Affekte und die Traumaerinnerungen werden von den Emotionalen Persönlichkeitsanteilen EP getragen. Dies sind Anteile/Zustände, die sich noch immer traumanahe erleben: „Jetzt ist alles aus, es ist hoffnungslos ...“, „Bloß weg hier“ (Flucht-EP), „Bitte, hilf mir, ich bin ganz klein“(kindlicher Opfer-EP), „Du kannst alles mit mir machen“ (Unterwerfungs-EP), „Dir zeig ich's, ich mach dich fertig“ (Kampf-EP) (nach Huber, 2003a). Ein EP kann bei Triggerreizen z.B. mit Flashbacks intrusiv in den ANP eindringen. Dann überlagert die Vergangenheit die Gegenwart als „alter Film“.

Nach anhaltender Traumatisierung entwickeln sich verschiedene EPs, die eine autonome Selbstrepräsentanz entfalten können wie bei schweren dissoziativen Störungen bis hin zur DIS. Zudem gibt es weniger elaborierte dissoziative „Affekt-States“, in denen die Klienten plötzlich von unkontrollierbaren traumanahen Affekt- und Körperzuständen überwältigt und gequält werden: Schmerzen, Todesangst, tiefe Hilflosigkeit, Hass, Panik, Verzweiflung, Suizidimpulse (Huber, 2011). Dissoziative Ego-States dagegen haben ein eigenes „Ich-Gefühl“ bis hin zu Parallelwelten mit verschiedenen ANPs bei der DIS.

EPs können sowohl Opfer-States als auch Innere Verfolger/Täterintrojekte sein. Die „verletzten jüngeren Ichs“ sind Opfer-States, die im Traumaerleben und auf wiedererlebte Bedrohung fixiert geblieben sind. Bei traumaassoziierten banalen Hinweisreizen reagieren sie, als sei die Bedrohung jetzt real und als geschehe das Trauma jetzt. Sie können mit Traumaerinnerungen in Form von Intrusionen wie Panik, Körperempfindungen, Schmerzen, Gedanken und Impulsen in den ANP eindringen. Das bedroht natürlich den ANP und dessen Funktionsfähigkeit im Alltag sehr.

Die verletzenden Anteile oder Inneren Feinde sind ebenfalls EPs, jedoch mit Kampf-, Verfolger- oder anscheinend täterähnlichen Eigenschaften. Sie verleugnen die Traumafolgen, lehnen die „schwachen“ Kinder/Opferanteile ab, bedrohen und bestrafen sie und üben machtvoll Kontrolle im inneren System aus. Auch dissoziative Körpersymptome können als EPs gesehen werden.

Ein kindlicher Opfer-EP will der Beraterin von seinem Leid berichten, eine innere Stimme droht daraufhin aggressiv mit Bestrafung: „Wenn du darüber sprichst, musst du bestraft werden, du weißt ganz genau, dass du darüber nicht sprechen darfst." Die Klientin verletzt sich nach der Sitzung selbst.

Die Phobien des ANP vor den EPs und umgekehrt sind ein zentrales Problem, weil sie neue Erfahrungen verhindern und die Strukturelle Dissoziation so endlos aufrechterhalten. Jede kleine Veränderung wird mit großer Angst phobisch gemieden. Das erleben wir dann in Beratung und Therapie der Klienten mit dissoziativen Störungen des Identitätserlebens.

Eine Klientin in stationärer Traumatherapie litt unter Gedächtnislücken im Alltag, besonders für ganze Nächte, nach denen sie jeweils schwere Schuldgefühle mit suizidalen Impulsen erlebte. Sie fürchtete, etwas Schreckliches getan zu haben. Nachdem sie einmal – real sehr konstruktiv und vorsichtig, jedoch im Widerspruch zu dem inneren Verbot, etwas zu verraten – eine Mitpatientin mit deren destruktivem Agieren konfrontiert hatte, war sie tagelang von imperativen Suizidimpulsen gequält, die sie nicht äußern „durfte", und „entlastete" sich schließlich durch eine schwere Selbstverletzung.

Die im Trauma fixierten EPs entsprechen den abgekapselten neurobiologischen Traumanetzwerken bzw. „Schächten" (siehe Kap. A.6). Kindliche EP-Zustände – sie entsprechen den verletzten Inneren Kindern/Ego-States – tragen die implizit gespeicherten Traumaerinnerungen und -affekte in unverarbeiteter Form, ohne sprachliche und symbolische Verarbeitung. Sie können sich z.B. durch plötzliche Körpersymptome wie Schmerzen oder durch Panik bemerkbar machen. Bei Aktivierung stark dissoziierter EPs mit „Herauskommen" kann es zu dramatischen Abreaktionen von Traumamaterial mit situationsunangemessenem Verhalten oder auch zu Verkennung des Beraters/Therapeuten als Täter kommen (siehe auch Kap. B.5.3).

Die EPs sind sozusagen im Alter und Reifegrad des Kindes zum Traumazeitpunkt stecken geblieben, haben so auch nur das Ressourcenpotenzial und die Integrationsfähigkeit des Kindes von damals zur Verfügung und reagieren aus dieser eingeengten Sicht heraus, als geschähe das Trauma jetzt. Sie werden durch Trigger aktiviert, dann überlagert dieser EP das Gegenwartserleben, verkennt sozusagen die Gegenwart als Vergangenheit (Nijenhuis et al., 2004). Andere Kind-Zustände können sich zutraulich und idealisierend anhänglich verhalten und so die Bindungsfähigkeit trotz extremer Beziehungstraumatisierung aufrechterhalten.

ANPs müssen also lernen zu fühlen und zu realisieren, was war, EPs müssen lernen, in der Gegenwart zu leben und dass das Trauma vorbei ist.

> Eine Klientin schreit plötzlich auf dem Stationsflur mit kindlicher Stimme und versteckt sich hinter einem Vorhang, nachdem – für sie unangekündigt – ein männlicher Handwerker die Station betrat.
>
> Intervention: Die Beraterin spricht die Klientin mit freundlich-ruhiger Stimme (in einfacher, kindgerechter Sprache) an und bietet ihr die Begleitung an einen sicheren Ort (ihr Zimmer) an. Dort erklärt sie ihr die Situation, die Klientin reorientiert sich, lässt die Hand der Betreuerin los, spricht wieder altersgemäß.

Einteilung der Strukturellen Dissoziation der Persönlichkeit nach Schweregraden in Primäre bis Tertiäre Strukturelle Dissoziation (Nijenhuis et al., 2004)

Die **Primäre Strukturelle Dissoziation** entspricht dem, was mancher von uns kennt, wenn man z.B. nach einem Unfall zwar wieder gut im Alltag funktionieren konnte, aber zeitweise von plötzlichem Erschrecken, intrusiven Bildern oder Albträumen heimgesucht wurde. Diese Symptome werden dank Selbstheilungskräften wieder integriert – oder bleiben als PTBS bestehen.

Die **Sekundäre Strukturelle Dissoziation** entspricht den Störungen mit teildissoziierten Selbstanteilen, die aber noch als zur eigenen Person gehörig erlebt werden. Dazu gehören auch dissoziative Affekt-States und Ego-States. Teildissoziierte Anteile haben auch Borderline-Klienten, die je nach Kontext oder gegenüber verschiedenen Beratern wie ausgewechselt erscheinen, als wären sie verschiedene Personen. Die Klientin erinnert sich aber, wenn sie darauf angesprochen wird, dass sie z.B. gestern so wütend und ausfallend reagierte.

Typische Symptome teilabgespaltener Selbst-Zustände sind die früher für die Schizophrenie als typisch geltenden Symptome 1. Ranges nach Kurt Schneider (Huber, 1979), wie Stimmenhören im Kopf und als gemacht erlebte (teildissoziierte) Gedanken, Gefühle und Verhalten sowie subjektiv nicht zu sich gehörig erlebte, aber erinnerbare Selbst-Zustände (Dell, 2001).

Die **Tertiäre Strukturelle Dissoziation** entspricht der Dissoziativen Identitätsstörung, bei der auch die Alltagsfunktionen auf verschiedene ANPs aufgeteilt sind. Die objektiv und subjektiv voll abgespaltenen Selbst-Zustände wissen oft nichts voneinander und wechseln auf innere oder äußere Triggerreize hin unkontrolliert. Dadurch kommt es zu einer krassen Diskontinuität im Zeiterleben (Amnesien mit Zeitverlusten im Alltag, plötzliches „Herauskommen" eines Anteils, Fugue), nicht erinnerbarem Verhalten, Finden von Sachen, an deren Erwerb man sich nicht erinnern kann, oder von eigenen Aufzeichnungen – auch in verschiedenen Handschriften –, von deren Anfertigung man nichts weiß.

> Ein im Beruf hochfunktionaler ANP-Anteil (ANP1) der Klientin ermöglichte, dass sie erfolgreich in leitender Position in einer großen öffentlichen Einrichtung tätig war. Ein anderer ANP2 war als Mutter für die Kinder zuständig. ANP1 erkannte die Kinder nicht als die eigenen und behauptete, sie habe keine Kinder. Die Klientin dekompensierte, als ihr Sohn wegen Verhaltensauffälligkeiten in stationäre Behandlung kam und sie nach Traumata in ihrer Kindheit gefragt wurde. Sie kam selbst in stationäre Traumatherapie, wo während der ersten Wochen überwiegend ein kindlicher EP-Anteil ihr Verhalten und ihre Äußerungen bestimmte.

Ausgezeichnete vertiefende Informationen zum Thema „dissoziative Störungen" sind unter www.infonetz-dissoziation.de zu finden. Zum therapeutischen Umgang mit schweren dissoziativen Störungen siehe Kap. D.5.

9. Einführung zum Ego-State-Konzept

Das Ego-State-Konzept basiert auf einem Persönlichkeitsmodell, das von der Existenz verschiedener Ich-Zustände ausgeht statt von nur einem einheitlichen Ich, dem alles Erleben, Fühlen und der Ursprung aller Handlungsimpulse zugeschrieben wird. Mit einem Teile-Modell der Persönlichkeit arbeiten auch andere Psychotherapieansätze wie u.a. Transaktionsanalyse, Psychodrama, Gestalttherapie und die „Systemische Therapie mit der Inneren Familie" nach R. Schwartz (1997). Im deutschsprachigen Raum wurde die Ego-State-Arbeit wesentlich von Luise Reddemann bekannt gemacht (siehe Kap. D.3).

John und Helen Watkins haben auf der Basis der psychoanalytischen Tradition, vor allem der Theorie der Ich-Zustände von Paul Federn, mit der Ego-State-Therapie eine Psychotherapiemethode entwickelt, in deren Zentrum die systematische Arbeit mit Ich-Zuständen (Ego-States) steht. Helen Watkins arbeitete mit den verschiedenen Ego-States in Hypnose. Ein Ego-State wird als organisiertes System des Erlebens und Verhaltens definiert, mit je eigenen Erinnerungen, Affekten, Kognitionen und Bedürfnissen. Ego-States sind Ich-Zustände/Persönlichkeitsanteile und können Verhaltensweisen, Erlebnisse, Erinnerungen oder Gefühle der Gegenwart oder der Vergangenheit repräsentieren. Sie entsprechen komplexen neuronalen Netzwerken (Peichl, 2007) und entwickeln sich meist in der Kindheit, potenziell jedoch auch zu jedem späteren Zeitpunkt des Lebens.

Sie können auf drei mögliche Weisen entstehen (Watkins & Watkins, 2008; Wöller, 2006):

- Als normale Anpassungs- und Differenzierungsvorgänge: Sie werden geschaffen, um den Ansprüchen des Umfelds im Alltag differenziert zu genügen, da unterschiedliche Lebenssituationen unterschiedliche Rollen und Verhaltensweisen erfordern. Ego-States entstehen also, um die Fähigkeit zur Anpassung und die Bewältigungsfähigkeit für spezifische Probleme zu verbessern.
- Durch Introjektion bedeutsamer Bezugspersonen: Ego-States können Introjekte von Eltern oder anderen wichtigen Bezugspersonen sein. Sie sorgen dafür, dass die Person so mit sich umgeht, wie einst die Bezugspersonen mit ihr umgegangen sind.
- Als Reaktion auf Traumata: Ego-States entstehen auch als kreative Lösung, um Traumata zu bewältigen. Dann werden z.B. Ego-States geschaffen, die das Trauma in sich aufbewahren und den Schmerz von anderen Teilen der Persönlichkeit fern-

halten. Ego-States treten auch als negative Introjekte in selbstzerstörerischer Form auf, etwa als eine innere Stimme, die Strafe androht oder zum Suizid auffordert (siehe Kap. B.11.2).

Wir alle kennen verschiedene Seiten, Facetten, Charakterzüge oder „Teile" unserer Persönlichkeit, Stärken und Schwächen. Wir wissen, dass wir in unserer beruflichen Rolle anders auftreten und uns anders fühlen als bei einer privaten Feier mit Freunden. Und mitunter fühlt man sich plötzlich kleiner, verletzlicher oder weniger kompetent, als man es sonst von sich gewohnt ist. Vielleicht wenn wir beim Chef „vorgeladen" werden, oder wenn eine Klientin uns mit Vorwürfen überhäuft und Schuldgefühle verursacht. Dann sind mitunter ängstliche kindliche Ich-Zustände/Ego-States/Innere Kinder aktiviert. Typischerweise melden sich jüngere, z.B. trotzige, zornige, fordernde oder bedürftige, Ego-States auch in – oft stets nach demselben Muster ablaufenden – Beziehungskrisen oder Ehestreitigkeiten oder bei Mobbing.

Wir alle erleben also unterschiedliche Zustände unseres Selbst mit Wechseln der Stimmungslage und Änderungen des Verhaltens entsprechend den verschiedenen Rollenanforderungen des Lebens. In der Regel können wir dies jedoch flexibel steuern und erleben dabei eine Kontinuität unserer Identität und damit Kohärenz unserer Persönlichkeit.

Bei komplexen Traumafolgestörungen und schweren Persönlichkeitsstörungen hingegen werden häufig rasch wechselnd hochfunktionale alltagskompetente und dysfunktionale Teile der Persönlichkeit – wie dissoziierte Opfer- und Täterintrojekte – aktiviert. Bei einer solchen „Ego-State-Disorder" hat der Klient oft wenig Kontrolle über die dysfunktionalen Ego-States. Die können sich etwa in Wutausbrüchen oder plötzlicher Konfusion und Blockaden zeigen. Ein reflektierender Abstand und eine flexible Steuerung fehlen dann.

Unabhängig von Traumafolgen liegen auch Symptomen wie Ängsten, Depressionen oder Kopfschmerzen sowie Konflikten oft Ego-States zugrunde, deren Ziele und Absichten miteinander unvereinbar sind.

> Eine Klientin sitzt wie ein trotziges Kind vor der Beraterin, macht ihr Vorwürfe und scheint für erwachsene Argumente gar nicht mehr zugänglich, als sei sie nur noch dieses trotzige Kind. Eine andere – oder ein anderer Ego-State derselben – Klientin klammert sich an die Beraterin, als sei sie ein hilfloses kleines Kind, das die kurze Trennung bis nach dem Wochenende nicht allein überleben kann.

J. & H. Watkins nahmen ein Kontinuum von vollständiger Integration und durchlässigen Grenzen zwischen den Selbstanteilen (Gesundheit) bis zu starker Abspaltung und starren, undurchdringlichen Grenzen bei schweren Identitätsstörungen an. Diese

Kontinuums-Hypothese wird in der neueren Theorie der Strukturellen Dissoziation der Persönlichkeit infrage gestellt (van der Hart et al., 2008).

Je stärker Ego-States durch Dissoziation, Verleugnung oder gegenseitige phobische Vermeidung getrennt sind, je desintegrierter ist die Persönlichkeit. Am undurchlässigsten sind die Grenzen zwischen den Ich-Zuständen bei der Dissoziativen Identitätsstörung.

Ego-State-Therapie

Das Ego-State-Konzept bietet eine Möglichkeit, direkt und konkret mit den verschiedenen Ich-Zuständen zu arbeiten. So wird effektive therapeutische Arbeit auch mit dissoziierten Inhalten (States) ohne wesentliche Beeinträchtigung der erwachsenen Alltagsfunktionsfähigkeit möglich.

In der Arbeit mit den Ego-States müssen zuerst die unterschiedlichen Persönlichkeitsanteile identifiziert werden, um danach einen Dialog der Anteile miteinander zu initiieren. Von großer Bedeutung ist es, die ursprüngliche adaptive Funktion und Absicht, die Fähigkeiten, Empfindlichkeiten, Bedürfnisse und Ziele möglichst aller Anteile des inneren Systems wahrzunehmen. Eine Sonderrolle spielt der Umgang mit aggressiven oder anscheinend bösartigen Persönlichkeitsanteilen, die Innere Verfolger oder täterimitierende Persönlichkeitsanteile darstellen können.

> Eine Studentin schaffte wegen Denkblockaden ihre Prüfungen mehrfach nicht, ein abgespaltener kindlicher Ego-State war magisch überzeugt, schuld am Alkoholismus der Mutter zu sein und diese retten zu müssen, indem sie die Mutter nicht mehr durch „egoistische“ eigene Wünsche und Ziele im Stich ließ. Und diese verzerrte Sicht wirkte weiter, obwohl sie inzwischen nicht mehr bei der Mutter lebte, sie gestattete sich keinerlei erfreuliche Aktivitäten, Ablösung, Erfolge (Prüfung) oder Beziehungen.

In einem erwachsenen Arbeitsbündnis sollte der Klient mit seinem beobachtungsfähigen Erwachsenen-Ich in Kooperation mit der Therapeutin zu verstehen versuchen, welche konflikthaften oder schwer erträglichen Gefühle und Impulse jeweils das aktuelle innere Dilemma auslösten, also welche Ego-States aktiviert sind, und mit diesen arbeiten – statt darin zu versinken und nur daraus zu handeln.

Schwieriger wird es, wenn komplex traumatisierte Klienten dissoziierte States haben, die noch ganz unkontrollierbar wechseln und noch gar nichts voneinander wissen (siehe auch Kap. A.8.3).

Die Ego-State-Arbeit dient der Integration zu mehr Ganzheit, nicht die weitere Aufspaltung der Anteile wird gefördert, wie manchmal von Helfern oder Klienten zunächst befürchtet wird (Reddemann, 2004a). Sie ist auch für neurotische und damit höher strukturierte Klienten hilfreich und in psychodynamische Therapien gut integrierbar. Wann immer es um Erleben geht, das in der Vergangenheit begründet ist – und das sind Übertragungsmuster und dysfunktionale kognitive Schemata per se –, kann man mit diesen jüngeren Ich-Zuständen arbeiten.

Zur Ego-State-Therapie siehe ausführlicher Kap. B.11.

10. Einfluss von Bindungsfähigkeit und Bindungstraumata

10.1 Bindungstheorie nach John Bowlby

John Bowlby, Mary Ainsworth (1951) und René A. Spitz (1965) begründeten die moderne Bindungsforschung, die das existenzielle Angewiesensein des Kindes auf „Bemutterungs-Figuren" bewies, die kontinuierlich und feinfühlig in den ersten Lebensjahren als primäre Bezugspersonen zur Verfügung stehen.

Nach Bowlby stellt das Bindungssystem ein primäres, genetisch verankertes motivationales System dar, das zwischen der primären Bezugsperson und dem Säugling nach der Geburt aktiviert wird und überlebenssichernde Funktion hat (Brisch, 1999). Das Kind erhofft sich von der Nähe zu seiner Mutter Sicherheit, Schutz und Geborgenheit. Das Bindungsverhalten drückt sich besonders darin aus, dass der Säugling nach der Bindungsperson sucht, weint, sich an ihr festklammert. Es wird aktiviert durch Angst, Trennung sowie durch äußere oder innere Bedrohung oder Gefahr (Brisch, 2006). Die Bindungsperson bietet den sicheren Hafen, von dem aus die Welt erkundet werden kann. „Ohne sichere emotionale Bindung ist keine offene uneingeschränkte Exploration möglich" (ebd.).

Misshandlungen erzeugen Angst und Verunsicherung, diese wiederum erhöhen das Bindungsbedürfnis. Zeitweilig liebevolles Verhalten des Täters bestärkt den Eindruck des Kindes, selbst böse gewesen zu sein. Bei häufigem Wechsel der Bezugspersonen kann es keine sichere Bindung und somit keine konsistente Bindungsstrategie entwickeln. Bei völligem Fehlen von Bemutterung kann ein Kind schwerste Schäden durch Hospitalismus bis hin zum Tod durch Marasmus erleiden (Spitz, 1996).

Eine sichere Bindung ist die Basis, um Vertrauen in die eigene Fähigkeit zu entwickeln, äußere Ereignisse kontrollieren zu können, ohne von ihnen überwältigt zu werden. Sie bleibt immer ein Rückzugsort für Trost und Beruhigung bei äußeren Schwierigkeiten, auch im Erwachsenenalter. Das Phänomen, die Bezugspersonen als sichere Basis zu nutzen, ist für Kleinkinder überlebensrelevant. Dies wurde in vielen unterschiedlichen Kulturen nachgewiesen.

Die Feinfühligkeit der Bezugsperson, kindliche Signale richtig zu erfassen und angemessen und prompt darauf zu reagieren, ermöglicht eine sichere Bindung. Aufgrund des Bindungsverhaltens der Eltern ist das ihrer Kinder vorhersagbar.

Unter bindungstheoretischer Perspektive muss das Fehlen oder der Verlust der sicheren Bindungsbasis als das früheste und wahrscheinlich schädlichste psychische Trauma angesehen werden. So wirken sich abrupte Trennungen und Verluste, die nicht von einer verlässlich Geborgenheit bietenden Umgebung aufgefangen werden, ebenso schädlich aus wie Gewalttraumata (Brisch, 1999, 9. Auflage 2009).

Traumatische Opferbindungen an die Täter sind extrem stark und als Notfallreaktion zu verstehen. Mit liebevoller Zuwendung abwechselnde Gewaltanwendung scheint die Bindung zwischen Täter und Opfer noch zu intensivieren. Im Sinne des Stockholm-Syndroms können auch erwachsene Geiseln irrationale Gefühle der Bindung und Wünsche nach Trost und Zuwendung an die Täter richten.

Traumatisierte Eltern können später durch Schreien ihres Säuglings getriggert werden, da dies an den eigenen einst erlittenen traumatischen Schmerz erinnert. So können bei den Eltern dissoziative oder traumaspezifische Verhaltensweisen ausgelöst werden (Brisch, 2006).

Eine junge Mutter stellt nachts den Fernseher extrem laut, um ihr schreiendes Kind nicht hören zu müssen: „Das halte ich nicht aus." (Die Nachbarn beschwerten sich bei der Beraterin über den lauten Fernseher und das schreiende Baby.) Das Baby reagiert in der folgenden Zeit mit dissoziativen Zuständen, sobald die Mutter es ins Bett legt. Die Mutter berichtet, dass sie den Fernseher nicht mehr gehört habe und auch nicht mehr wisse, was sie in der Nacht gemacht habe. Sie habe überhaupt nicht geschlafen.

Eine Mutter kommt mit ihrem neun Monate alten Sohn in die Sprechstunde, das Kind leidet an Durchfall und weint. Die Mutter wickelt den Kleinen, beginnt ihn zu beschimpfen, weil er die Kleidung schon über die Windel hinaus beschmutzt hat. Sie reagiert panisch, beginnt extrem schnell und flach zu atmen, schreit das Kind an. Es verfällt in einen dissoziativen Zustand, seine Augen wirken leer und weggetreten.

Intervention: Nach Beruhigung der Mutter berichtet diese über eigene Gewalttraumata in der Kindheit. Psychoedukativ wird ihr die Triggersituation durch das weinende, verschmutzte Kind erklärt. Das Verständnis entlastet sie. Die Akutsituation wird durch eine direkte Unterstützung aufgefangen, indem eine saubere Windel und Wolldecke zur Verfügung gestellt wird. Eine kognitive Korrektur dessen, was ein Kind in diesem Alter kann, kann der Mutter in der Stress-Situation noch nicht vermittelt werden.

10.2 Bindungsstile und Beziehungsverhalten

M. Ainsworth untersuchte das Bindungsverhalten von Kindern im „Fremden-Situations-Test“. Dabei verließ die Bezugsperson/Mutter kurz den Raum, und die Reaktionen der Kinder wurden beobachtet. Ainsworth typisierte folgende Bindungsstile:
- sicher gebunden
- unsicher-vermeidend gebunden
- unsicher-ambivalent gebunden
- desorganisiert gebunden

Sichere Bindung

Bei der sicheren Bindung bringt das Kind grundsätzlich das Vertrauen in die Verfügbarkeit und Zuverlässigkeit der Bindungsperson mit. Diese wird als sichere Basis gesehen, um die Umwelt zu erforschen und ein stabiles „Selbstbild“ aufzubauen. Selbst wenn die Bezugsperson den Raum verlässt, erlebt das Kind sie als verfügbar und wird sich bei ihrer Rückkehr wieder entspannt und vertrauensvoll an sie wenden. Die negativen Gefühle, die beim Kind durch die Trennung hervorgerufen wurden, werden in eine positive Lösung integriert, in Form von Trost und Beendigung der Trennungssituation (Mutter kommt zurück und tröstet das Kind liebevoll). Dieses Bindungsmodell ist im Inneren repräsentiert: Negative Gefühle werden insgesamt in eine positive Erwartung über einen guten Ausgang der Situation verwandelt. Das Verhalten des Kindes gegenüber der wiederkommenden Mutter ist freundlich zugewandt, und es bietet sofort eine flüssige Kommunikation an (bindet die Mutter sofort in das aktuelle Spielverhalten wieder ein). Menschen mit sicherem Bindungsverhalten können als Erwachsene in Krisensituationen Angebote in Beratung und Therapie gut für sich nutzen.

Unsicher-vermeidende Bindung

Unsicher-vermeidend gebundene Kinder zeigen sich bei Abwesenheit der Bezugsperson nicht beunruhigt und vermeiden sogar die Nähe bei ihrer Rückkehr. Dieses Verhalten entsteht bei zurückweisendem und abweisendem Elternverhalten, vor allem in angstbesetzten oder kummervollen Situationen. Aufgrund dieser schmerzhaften Erfahrung zeigt das Kind seine Angst und Verunsicherung möglichst nicht mehr und sucht auch nicht körperliche Nähe und Trost bei der Bezugsperson. Dieses Kind erwartet auch keinen positiven Ausgang seiner sorgenvollen Situation. Es versucht in Folge, sich der Bezugsperson nicht mehr zu nähern und so das Risiko von Zurückweisung zu minimieren, d.h. es entwickelt eine Vermeidungsstrategie. Physiologisch steht das Kind jedoch unter Höchststress! Sein konkretes Verhalten gegenüber der Bezugsperson ist höflich und distanziert, die Antworten sind kurz, je weniger das Kind von sich erzählt, umso geringer ist die Wahrscheinlichkeit, eine abwertende Reaktion zu bekommen. Erwachsene, die dieses Bindungsmodell verinnerlicht haben, wirken sehr distanziert gegenüber Beziehungen. Sie halten sich oft für starke Menschen und vermeiden die Nähe zu anderen.

Unsicher-ambivalente Bindung

Für unsicher-ambivalent gebundene Kinder ist die Bindungsfigur nicht berechenbar, sie können nicht abschätzen, wie diese in verschiedenen Situationen reagieren wird. Sie sind in neuen Situationen unruhig und nervös und suchen bereits vor der Trennung Nähe zur Bezugsperson. Eine Trennung belastet dieses Kind besonders stark, es verhält sich gegenüber der Bindungsfigur widersprüchlich. Es sucht ihre Nähe, ist aber gleichzeitig ärgerlich und wütend über sie (Annäherungs-Vermeidungs-Verhalten). Das Kind wirkt lange Zeit unreif und anhänglich. Durch diese Bindungserfahrung entwickelt es keine Zuversicht in die Verfügbarkeit der Mutter, dass diese zuverlässig zurückkommt, sodass eine einstündige Trennung schon eine starke Bedrohung für das Kind bedeuten kann. Erwachsene Personen zeigen dieses Bindungsmodell durch verworrene Beziehungen. Sie erscheinen oftmals verwirrt, widersprüchlich und wenig objektiv. In den Beziehungen sind sie gefangen, ängstlich, eher passiv und ärgerlich über die Bindungspersonen. Außerdem sind diese Menschen schlecht in der Lage, ihre unterschiedlichen Gefühle zu integrieren und zuzuordnen.

Desorganisierte Bindung

Der desorganisierte Bindungsstil stellt den Zusammenbruch der Bindung dar. Kinder mit desorganisiertem Bindungsmuster zeigen ein widersprüchlich verwirrendes Bindungsverhalten, sind zerrissen zwischen Suche nach Nähe und Distanz, erstarren in ihrer Bewegung, zeigen plötzliche Aggressionsausbrüche. Oft liegt dem desorganisierten Bindungsmuster eine traumatische Vorgeschichte mindestens eines Elternteils zugrunde, oft unverarbeitete Trennungen (transgenerationale Weitergabe). Die Eltern verhalten sich ängstlich-erschrocken und gleichzeitig ängstigend-erschreckend, das Kind ist in dem unlösbaren Konflikt, gleichzeitig bei der Elternfigur Schutz suchen und sich vor ihr schützen zu müssen. Ein unlösbarer Annäherungs-Vermeidungs-Konflikt entsteht. Das Kind entwickelt kontrollierende Strategien und fühlt sich oft für das Wohlergehen der Bindungsfigur verantwortlich, verhält sich überfürsorglich, oder es versucht, nach der Trennung von der Bezugsperson bestrafend zu wirken, und beschimpft sie. Dieser Bindungsstil prädestiniert für spätere schwere Psychopathologie wie Bindungsstörungen und dissoziative Störungen (Main & Solomon, 1986).

Ein Zusammenhang zwischen desorganisierter Bindung und Aufmerksamkeitsstörungen inklusive ADHS wird diskutiert. Feindliche und ängstliche Verhaltensweisen der Mutter in der Interaktion mit ihrem desorganisierten Kind scheinen häufig im Zusammenhang mit ungelösten traumatischen Erfahrungen der Mutter aufzutreten.

10.3 Bindung und Hirnentwicklung

Die Ausreifung und Entwicklung unseres Gehirns ist mit der Geburt nicht abgeschlossen und abhängig vom Nutzungsgrad und von unseren Erfahrungen (siehe Kap. A.6). Besonders die Ausreifung des präfrontalen Cortex ist abhängig von guten frühkindlichen Bindungserfahrungen.

Säuglinge sind auf gute mütterliche, Halt gebende Bindungsangebote und eine äußere Regulation ihres Erregungsniveaus in einer sicheren Bindungsbeziehung angewiesen. Intuitive mütterliche Fähigkeiten tragen dazu bei, dem Kind genügend liebevollen Körperkontakt, Spiegelung seiner affektiven Befindlichkeit und Beruhigung durch Berührung, Wiegen, Stimme, Rhythmus etc. zu geben. „Diese interaktive dyadische Regulation fördert die Entwicklung des Gehirnareals, das für die Selbstregulierung von Erregung (Arousal) zuständig ist: des orbitalen präfrontalen Cortex“ (Schore, 1994). So entwickeln sich ein Grundgefühl von Sicherheit in einer Beziehung und die Fähigkeit zur Regulation des eigenen Erregungsniveaus und der eigenen Emotionen. Dies fördert zugleich die Erweiterung des Toleranzfensters und die Entwicklung der Fähigkeit des Kindes, schwierige Erlebnisse zu tolerieren, zu verarbeiten und sie sogar in Wachstumschancen zu verwandeln (Siegel, 2006; Ogden et al., 2010).

Frühe Bindungstraumata dagegen wirken dauerhaft schädigend, weil sie die Fähigkeiten, Arousal zu modulieren, gesunde Beziehungen aufzubauen und mit Stress fertig zu werden, negativ beeinflussen. Die erfahrungsabhängige Reifung des Gehirns – besonders des präfrontalen Cortex – wird beeinträchtigt. Das hat lebenslange Folgen für die Stressbewältigungskompetenz und damit für die Selbst- und Affektregulation, für die Lern- und Beziehungsfähigkeit sowie die Selbstreflexions- und Mentalisierungsfunktion (siehe Kap. B.5.1).

Das Stressverarbeitungssystem wird durch frühe unkontrollierbare Stresssituationen – sowohl frühkindliche Deprivation wie Gewalttraumata – so geprägt, dass daraus lebenslang Einschränkungen der Aufmerksamkeit und Lernfähigkeit, eine erhöhte Schmerzempfindlichkeit und Somatisierungstendenz resultieren können. Schon pränatal wirken Stressoren auf uns ein, von stärkeren Anstrengungen der Mutter bis hin zu deren unverarbeiteten und damit weiter wirkenden oder gar aktuell erlebten Traumata. In der frühen Kindheit erlebte Bindungstraumata, fehlende Empathie und Missachtung der basalen kindlichen Bedürfnisse mit Wechsel von Vernachlässigung und Überbehütung bewirken nicht nur unsichere bis desorganisierte Bindungsstile, sondern auch eine lebenslang erhöhte Stressverwundbarkeit und Bindungsstörungen als fixierte frühe Psychopathologie.

Eine sichere Bindungsbasis ist der beste Schutz vor Traumafolgen, weil sie eine stabile Grundlage an Stressregulation, Affekttoleranz und beobachtendem Reflexionsvermögen als Fundament einer stabilen Persönlichkeit und eines gesunden Stressverarbeitungssystems legt.

10.4 Traumatisierende Beziehungsmuster und deren gravierende Folgen

Wenn die Beziehung zur primären Bezugsperson selbst traumatisierend ist, kann das Kind keine tragenden guten inneren Objektbilder (Repräsentanzen) schützender und tröstender Beziehungen verinnerlichen, die ihm ermöglichen, sich selbst zu achten, liebevoll zu behandeln, zu schützen sowie zu trösten und zu beruhigen. Das Fundament einer gesunden Persönlichkeit fehlt. Das Urvertrauen in die Welt und die Mitmenschen wird zerstört, tiefe Einsamkeit, Hilflosigkeit und das Gefühl eines tiefen Verlassenseins sind die Folgen (Wöller, 2006).

Je traumatischer die frühe Bindungssituation des Kindes war, je eher kann sich kein kohärentes Selbst entwickeln und je vulnerabler wird das Kind für späteren Stress sein.

Viele Klienten mit schweren Persönlichkeitsstörungen erlebten frühkindliche Bindungstraumata in dysfunktionalen Familien, was über desorganisierten Bindungsstil, erhöhte Vulnerabilität für Stress und beeinträchtigtes Stressbewältigungssystem im Hippocampus und präfrontalen Cortex für spätere dissoziative Störungen und andere Traumafolgen disponiert (ebd.). Komplex traumatisierte Menschen waren in ihrer frühen Kindheit und Jugend oft einer kumulativen Traumatisierung (Khan, 1963) ausgesetzt im Sinne anhaltender, sich ständig wiederholender emotionaler Gewalt, Missbrauch und Vernachlässigung. Dazu zählen Entwertung, Schuldzuweisungen, Zuweisung der Sündenbockrolle, Ignorieren, Quälen, Zurückweisung und grobe Missachtung der basalen Bedürfnisse des Kindes, Machtausübung ohne Respekt vor seinem Willen, nicht altersgemäße Anforderungen und Parentifizierung/Rollenumkehr, Missachtung der Grenzen, aber auch häufige Trennungen und tiefe Einsamkeit.

Solche kumulativen frühen Bindungs- und Entwicklungstraumatisierungen entsprechen in ihrem Schädigungspotenzial durchaus den Folgen von physischen Gewalttraumata, gehen zudem oft mit solchen einher. Sie hinterlassen gravierende physische wie psychische Schäden, auch wenn die Einzelerlebnisse nicht direkt mit den bisherigen objektiven Kriterien der Traumadefinition des DSM-IV übereinstimmen (Egle et al., 2002, 2004; Felitti et al., 1998). Sinnvoll erschiene daher, wenn die Bindungs- und Entwicklungstraumatisierungen und das Wissen um deren Häufigkeit und die Folgen von körperlicher und seelischer Gewalt in der Kindheit Eingang in eine erweiterte Definition von Traumatisierung und Traumafolgen fänden, also Vernachlässigung und psychische Misshandlung auch als objektive traumatische Ereignisse gewertet würden (siehe Kap. A.2).

Vernachlässigung und psychische Gewalt wie feindselig-entwertende Behandlung des Kindes wirken sich sehr destruktiv auf die Entwicklung der Bindungsfähigkeit wie des Selbstwertgefühls aus. Die Degradierung des Kindes zum Objekt der Bedürfnisbefriedigung Erwachsener bei Misshandlung und sexueller Gewalt bedeutet eine tiefe Entwertung und Entmenschlichung und bewirkt in Verbindung mit vielen Beschämungen eine tiefe Verunsicherung, fehlende Selbstachtung bis Selbsthass sowie oft die Überzeugung, keinerlei eigene Rechte zu haben (Wöller, 2006). Dies kann auch der Grund dafür sein, dass Klienten keine Verantwortung für sich und ihr soziales Tun übernehmen, z.B. Anträge nicht stellen, Zahlungen nicht tätigen, Kündigungen nicht beachten, Miete nicht bezahlen oder Kinder nicht krankmelden. Kinder psychisch kranker – z.B. suchtkranker, schwer depressiver oder psychotischer – Eltern leiden gravierend unter der fehlenden oder unberechenbar wechselnden emotionalen Verfügbarkeit des Elternteils. Sie werden zudem häufig in einer völlig überfordernden Rollenumkehr parentifiziert und müssen für die kranken Eltern Verantwortung und Fürsorge übernehmen. Eine stabile Bindungs- und Selbstregulationsfähigkeit kann sich so nicht entwickeln. Vernachlässigung und chronisch mangelnde Zuwendung sind Ursache oft lebenslang anhaltender Neigung zu Angstzuständen, Hilflosigkeit und Verzweiflung, aber auch chronisch dissoziativer Zustände wie Amnesien und Depersonalisierung (Lyons-Ruth, 2003). Dies kann sich in Gefühlen wie „gar nicht am eigenen Leben beteiligt" zu sein äußern.

Und natürlich wirken sich jegliche frühe Traumata aufgrund der noch nicht gefestigten Persönlichkeitsstruktur und Identität viel prägender auf die Persönlichkeitsentwicklung aus als Traumata, die eine Person mit „gutem Fundament" im Erwachsenenalter treffen.

Folge der genannten Bindungstraumata sind u.a. tief verwurzelte und das ganze Leben überschattende und vergiftende Überzeugungen. Man nennt sie auch dysfunktionale Kognitionen oder negative Glaubenssätze. Diese bestimmen oft unbewusst

Beziehungen und Berufsleben, wie „ich bin nie gut genug“, „ich bin wertlos“, „ich bin unwichtig“, „ich bin unfähig“, „ich habe kein Recht auf eigene Gefühle und Wünsche“. Auch viele Helferinnen haben solche Skriptsätze verinnerlicht, waren oft schon als Kinder die besseren Eltern und Helfer für ihre Eltern und Geschwister.

Traumatische Auswirkungen haben auch kognitive Verdrehungen, mit denen oft Täter missbrauchte Kinder manipulieren („Du willst das doch auch“). Dies führt zu Verwirrung und anhaltenden Zweifeln an der eigenen Wahrnehmung, was wiederum den Täter und seine destruktive Macht auf Dauer schützt. Ähnlich schlimme Wirkungen haben Drohungen, mit denen Kinder eingeschüchtert und erpresst werden („Wehe, wenn du das jemandem erzählst, dann stirbt ...“ oder „Du gehörst mir, ich werde immer wissen, was du tust, und dich überall finden“). Die kindlichen Opfer solcher Drohungen erleben sich oft noch im Erwachsenenalter unter deren Bann, erleben sie immer noch als existenziell bedrohlich wie einst als Kind. Das ist auch Folge der neurobiologischen Verarbeitung traumatischer Erfahrungen, die so abgekapselt/dissoziiert gespeichert wurden, dass noch nach Jahrzehnten das Denken in diesem aktivierten Kind-Zustand (Inneres Kind, Ego-State) konkretistisch ist und dem Alter und Reifegrad des Kindes zum Zeitpunkt des Traumas entspricht (siehe Kap. A.8.3 und A.9).

Allein gelassen zu werden und das Gefühl des völligen Verlassenseins ist für ein Kind das gravierendste Trauma, da es zentral auf Bindung angewiesen und allein völlig hilflos ist. Das Wegschauen der Mutter angesichts kindlicher Not oder sexuellen Missbrauchs, die Weigerung, dem Kind Glauben zu schenken, bewirken ein Gefühl tiefster Einsamkeit und des Verratenseins. Das Dilemma, zugleich auf die Bindung zu den „guten Eltern“ existenziell angewiesen zu sein und von diesen verraten zu werden, ist für das Kind nicht zu bewältigen, führt häufig zu dissoziativen Symptomen und Amnesien. Oft wird dieser Verrat durch die Mutter als das tiefste Trauma erlebt und kann erst spät in einer Traumatherapie realisiert und ausgehalten werden. Voraussetzung sind dann gute tragfähige alternative Bindungen, oft die bis dahin lange auf ihre Tragfähigkeit getestete Beziehung zu Beratern und Therapeutinnen. Gerade schwer traumatisierte Menschen schildern ihre Kindheit oft zunächst als global schön, und ihnen sind nur wenige Erinnerungen bewusst zugänglich. Erst nach längerer Therapie und Vertrauen und Halt in der Sicherheit gebenden beratenden/therapeutischen Beziehung sowie nach Ich-Stärkung tauchen dann allmählich oder plötzlich traumatische Erinnerungen auf.

Besonders die Parentifizierung ist eine typische Rollenumkehr und ein folgenschweres Bindungstrauma: Das Kind soll die Bedürfnisse der Eltern nach Versorgung und Bestätigung erfüllen, Verantwortung für deren Wohlergehen übernehmen und Probleme für sie lösen. Dieses Schicksal kennen viele Kinder suchtkranker oder anders psychisch kranker Eltern. Natürlich ist das eine völlige Überforderung und eine nicht zu bewältigende Aufgabe, wird aber als Norm verinnerlicht. So quälen sich Kinder auch später noch mit heftigen Schuldgefühlen: „Wenn ich nur genug getan hätte, ich hätte Mama/Papa retten müssen." Auch daraus kann die Motivation für einen Helferberuf entstehen.

Im Extremfall erlebt das Kind die Selbstaufopferung für die Eltern als alleinige Existenzberechtigung, da es in seinen eigenen Bedürfnissen und damit in seinem Sein ignoriert wurde. „Ich war nur ein Mülleimer." Ein Kind übernimmt die Schuld, die Scham und die Verfehlungen der Eltern gegen sich selbst, übernimmt es als „normal", dass es an ihm liege, die Eltern zu besänftigen und für sie zu sorgen. Diese Introjektion bewirkt oft Selbsthass und selbstquälerische Überzeugungen, nach denen die Welt wahrgenommen und das eigene Handeln ausgerichtet wird. Eltern bringen zudem oft im Kind projektiv eigene unerwünschte und bedrohliche Selbstanteile unter, schieben ihm aktiv die Schuld für Misshandlungen oder Missbrauch zu oder machen es für alles zum Sündenbock, was in ihren Augen schlecht ist. Kinder können sich oft nur durch Rückzug und Schweigen schützen, weil niemand ihnen beisteht (Wöller, 2006).

Auch die Entwicklung von Ich-Funktionen wie Affektdifferenzierung, Affektregulation und Impulskontrolle hängt wesentlich von guten Bindungserfahrungen ab. Eine typische Folge von Bindungstraumata ist daher die Entwicklung von Persönlichkeitsstörungen, deren typisches Merkmal eben diese sogenannte Ich-strukturelle Schwäche oder Vulnerabilität ist (Wöller, 2006; Rudolf, 2004). Als Traumafolge ist dabei nicht nur die emotional-instabile oder Borderline-Persönlichkeitsstörung zu verstehen, bei der in einem besonders hohen Prozentsatz Gewalttraumata in der Kindheit und Jugend zu eruieren sind (Egle et al., 2004). Auch die dependente, die selbstunsichere und die narzisstische Persönlichkeitsstörung sind oft Traumafolgen. Persönlichkeitsstörungen generell sind vorwiegend Folge früher Bindungstraumata und wirken sich entsprechend auch vorrangig interpersonell – also in den aktuellen Beziehungen – problematisch aus.

Affekte von Ohnmacht, Hilflosigkeit, Ausgeliefertsein, Verlassensein, ohnmächtiger Wut und Hass, vernichtenden Schamgefühlen, quälenden Schuldgefühlen, Ekel und Selbsthass sowie Leeregefühl sind typische traumatische Affekte nach anhaltenden Traumatisierungen. Sie bestimmen oft das Leben der Betroffenen und werden häufig nicht als differenzierbare Gefühle wahrgenommen, sondern als quälende undifferenzierte Affekt- oder körperliche Spannungszustände erlebt. Der als unerträglich erlebte Druck muss dann „schnell weggemacht werden". Mangels reiferer Möglichkeiten der Affekt- und Impulskontrolle greifen die Patienten dann zu primitiveren Formen der Emotionsregulation wie selbstverletzendem Verhalten, Essstörungen und Hochrisiko- oder Suchtverhalten.

Traumatisierte Kinder können kein Gefühl der Selbstwirksamkeit entwickeln, sie waren den Traumata stets wehrlos und als Schwächere ausgeliefert, konnten weder kämpfen noch flüchten. Gefühle von Hilflosigkeit und Hoffnungslosigkeit bestimmen dann auch ihre Zukunftserwartungen. Eine Mutter, die nicht eingreift, trägt – auch als weiteres Modell von Hilflosigkeit – zu diesem Bild bei. Wenn es aussichtslos war, über eigene Gefühle zu sprechen, oder dies bestraft wurde, bleibt die Ohnmacht des Kindes nach außen hinter seinem Schweigen unsichtbar. Kleine alltägliche Situationen können Gefühle von Ohnmacht und Hilflosigkeit dann noch im erwachsenen Leben triggern, lösen bei den Interaktionspartnern oft Unverständnis und Ärger aus, manchmal die Unterstellung, die Person stelle sich absichtlich dumm, um sich versorgen zu lassen oder Macht auszuüben (Wöller, 2006).

Wenn ein Kind kein zuverlässiges inneres Bild einer fürsorglichen Bezugsperson verinnerlichen und damit Objektkonstanz erwerben konnte, bleibt es auf die reale Anwesenheit des äußeren Gegenübers auch im Erwachsenenalter angewiesen, um nicht starke Verlassenheitsängste zu erleben. Dann kann Verlassensein durch eine Trennung später eine existenzielle Bedrohung der Selbststruktur darstellen und zu schweren psychischen Dekompensationen und Suizidalität führen. Objektkonstanz bedeutet, auch bei realer Abwesenheit der Bezugsperson deren inneres Bild aufrechterhalten und sich mit ihr weiter verbunden fühlen zu können. Sonst bedeutet jede auch kleine Alltagstrennung wie nach der Beratungsstunde oder bei Urlaub der Beraterin Verlassenheit, löst Angst oder anklammerndes Verhalten aus. Manchmal haben sogar Suizidversuche die Funktion, dem Verlassenwerden zuvorzukommen.

Typisch für Traumaopfer sind auch quälende Schamgefühle, die Störungsbildern wie Depressionen, Substanzabhängigkeit und vor allem Persönlichkeitsstörungen oft zugrunde liegen. Als Objekt benutzt zu werden ist eine extreme Demütigung und bewirkt das Gefühl, als Person wertlos zu sein, kein Recht auf Respekt und Achtung zu haben, keine menschenwürdige Behandlung zu verdienen. So haben traumatisierte Menschen häufig das Gefühl, verunstaltet, beschädigt und schmutzig zu sein, mit einer Mischung aus Scham und Schuldgefühlen. Schuldgefühle scheinen leichter zu ertragen, weil sie noch die illusionäre Hoffnung enthalten, man hätte etwas tun können. Schamgefühle dagegen sind oft von existenziell vernichtend erlebter Qualität und betreffen das gesamte So-Sein als Mensch: „Ich muss mich in Grund und Boden schämen“, „Man möchte sich verkriechen vor Scham“.

Am schlimmsten sind Schamgefühle wohl, wenn das Opfer sexueller Traumatisierung auch angenehme Stimulation und Lust erlebte oder das Begehren und die Bevorzugung genoss.

Ekel, Selbsthass, Hass auf den eigenen Körper und Leeregefühle sind weitere typische Folgen kindlicher Traumatisierung, besonders sexueller Ausbeutung. Sie führen oft zu selbstdestruktivem Verhalten, das so „hilft“, sich von unerträglichen Gefühlen vorübergehend zu entlasten (Wöller, 2006).

Die Persönlichkeit verändert sich durch die Verinnerlichung traumatischer Beziehungen. Das Kind muss um jeden Preis eine positive Bindung zu den Eltern aufrechterhalten, nimmt die Schuld des Täters und den Hass der Tat in sich hinein. Der missbrauchende Elternteil wird durch Introjektion gewissermaßen zum Selbstanteil, dies bedingt ein negatives Selbstbild mit der Überzeugung, selbst böse und schlecht zu sein. Dies hält die Hoffnung aufrecht, durch die Veränderung des eigenen Verhaltens aktiv doch noch die Liebe der Eltern wiedergewinnen zu können. Unter dem Gebot dieser Introjekte müssen sich die Kinder später – auch als Erwachsene noch – bestrafen, vernachlässigen, erneut misshandeln lassen. Sie dürfen aufgrund innerer Verbote nicht liebevoll und fürsorglich mit sich umgehen (ebd.). Näheres hierzu wird in Kap. B.11.2 ausgeführt.

Wenn das Kind sich mit Merkmalen der Täterperson identifiziert, wird es sich so erleben und verhalten wie dieser, kann so Macht anstatt Ohnmacht spüren, behandelt später eventuell andere ausbeuterisch und missbräuchlich, prügelt wieder die eigenen Kinder. Oder es trägt im Erwachsenenalter die täterloyale Überzeugung vor: „Prügel haben noch nie jemandem geschadet.“

Und wenn diese Kinder später Eltern werden, bringen sie die Traumafolgen natürlich mit in die Beziehung zu ihren eigenen Kindern. Sie brauchen oft Hilfe, um nicht aus alten „Gespenstern ihrer Kindheit“ heraus zu agieren – oft gegen ihre bewusste ausdrückliche Absicht, einfach, weil sie keine „gute Mutter“ erleben und verinnerlichen konnten. Oder weil sie getriggert werden durch alltägliche Reize wie das Schreien oder die Abhängigkeit ihres Babys.

Eine große Hilfe für Mütter zum Erlernen feinfühliger Interaktion und sicherer Bindung mit ihrem Baby bietet das von K. H. Brisch entwickelte SAFE-Projekt (Erhardt & Brisch, 2010).

B.
TRAUMABERATENDE, TRAUMATHERAPEUTISCHE UND TRAUMAPÄDAGOGISCHE INTERVENTIONSMÖGLICHKEITEN IN THEORIE UND PRAXIS

1. Traumatherapeutisches Phasenmodell

In der Behandlung traumatisierter Patienten hat sich ein phasenorientiertes Vorgehen bewährt. Die zurzeit gängige Einteilung geht bereits auf Überlegungen von Pierre Janet aus dem Jahr 1889 zurück, der ein dreiphasiges Modell mit den Phasen Stabilisierung und Symptomreduktion, Behandlung traumatischer Erinnerungen und (Re-) Integration der Persönlichkeit und Rehabilitation vorschlug. Später beschriebene Modelle sind ähnlich aufgebaut, wobei die Phasen nicht aufeinander folgen müssen, also nicht zunächst eine Phase abgeschlossen sein muss, bevor die nächste beginnt. Stattdessen wechseln sich die Phasen ab, beeinflussen einander und bedingen sich teilweise gegenseitig. Im deutschsprachigen Raum hat sich eine Aufteilung durchgesetzt, die dem Ansatz von Herman (1993) folgt:

- Stabilisierung und Affektregulation
- Traumasynthese/Traumaexposition
- Integration und Neuorientierung

Zentrales Element der Traumatherapie ist die tragfähige Beziehung zwischen Patient und Therapeutin/Berater. Zu Beginn der Beratung oder Therapie äußern Patienten oft Gedanken wie „Ich will nicht mehr daran denken“ oder „Ich halte es nicht aus, mich damit zu beschäftigen“ oder „Es ist zu grausam, um es noch einmal zu erwähnen“. Daraus erklärt sich zum einen die hohe Angst vor und zum anderen eine hohe Abbruchquote in der Therapie. Zu Beginn der Beratung muss daher ein sorgfältiger Bindungs- und Beziehungsaufbau stehen, der den Klienten vermittelt, dass der Berater die Einzelheiten des Traumas aushält, über Methoden zur Überwindung der Probleme verfügt, aber auch über hohes Einfühlungsvermögen sowie gute Bindungsfähigkeit. Auch muss in der Anfangsphase den Klienten die Angst genommen werden, sie würden verrückt werden, wenn sie noch einmal über das erlittene Leid berichten.

Stabilisierung und Affektregulation

In der Phase der Stabilisierung und Affektregulation soll der Patient wieder Kontrolle über sich und seine emotionalen Reaktionen gewinnen sowie Möglichkeiten der Selbstregulation und Selbstberuhigung kennenlernen. Die Stabilisierungsphase beginnt mit dem Aufbau einer stabilen Beziehung, Dazu gehört ein aktives Beziehungsangebot, um für kritische oder zurückhaltende Klientinnen eine neue Beziehungserfahrung im Sinne von Schutz und Empathie zu ermöglichen. Von besonderer

Bedeutung in der Stabilisierungsphase ist die Psychoedukation, in der den Patienten viele Informationen über ihre Störung sowie die Behandlungsmöglichkeiten gegeben werden (siehe Kap. B.8). Wichtige Elemente der Stabilisierungsphase sind die Klärung der äußeren Sicherheit, d.h. körperliche und soziale Stabilisierung (siehe Kap. B.10.1) – wozu auch der Auf- und Ausbau sozialer Kontakte und die finanzielle Sicherstellung einer Therapie oder/und Beratung von ausreichender Dauer gehören –, der Aufbau von Sicherheit in einer verlässlichen beratenden oder therapeutischen Beziehung (siehe Kap. B.10.2) sowie die Förderung der inneren Sicherheit mit psychischer Stabilisierung und Affektregulation (siehe Kap. B.10.3). Einen großen Raum nimmt das Erlernen und Einüben von Techniken zur Distanzierung von belastenden Erinnerungsinhalten, z.B. in Form von Imaginationsübungen, ein. Ziele der Stabilisierungsphase sind ein Gewinn an Ich-Stärke, Affektkontrolle, Impulskontrolle, Selbstfürsorge und Selbsttröstung, Kontrolle über Flashbacks, Dissoziationsabbau und Verminderung selbstschädigender Verhaltensweisen wie Selbstverletzungen oder Suchtmittelkonsum. Ebenfalls zur Stabilisierungsphase gehört die Arbeit mit verletzten und verletzenden inneren Anteilen (Ego-State-Arbeit) sowie Anleitungen zur Distanzierung und Differenzierung, um real bedrohliches Äußeres von inneren Gefahren (traumaassozierten Gedanken und Erinnerungen) unterscheiden zu lernen.

Gerade bei Patienten mit komplexer posttraumatischer Belastungsstörung kommt der Stabilisierungsphase aufgrund der Defizite in der Affektregulation und Selbstregulation eine besonders große Bedeutung zu. Ein wesentliches Element ist die Anknüpfung an bereits vorhandene persönliche Fähigkeiten und Ressourcen, um diese auszubauen und zu fördern. Solange die Fähigkeit der Affektregulation noch nicht ausreichend vorhanden ist, besteht die Gefahr, dass eine Bearbeitung von traumatischen Erinnerungen durch Exposition, Beobachtertechnik oder EMDR erfolglos verläuft oder gar dem Patienten schadet. Mitunter kann eine frühe Bearbeitung traumatischer Erinnerungen, die durch Auslöser getriggert werden und zur Destabilisierung führen, allerdings sinnvoll sein, um eine beständige Stabilität zu erreichen. In neueren Publikationen wird diskutiert, eine Traumabearbeitung relativ frühzeitig mit dem Ziel der Stabilisierung zu beginnen, auch wenn die Fähigkeiten zur Affektregulation noch nicht optimal aufgebaut sind. Sack (2010) empfiehlt dazu besonders den Einsatz von ressourcenaktivierenden und schonenden Traumabearbeitungstechniken. Schließlich gehören zur Stabilisierungsphase auch Möglichkeiten zur Verbesserung der Körperwahrnehmung, wie Sportangebote, Qigong, progressive Muskelrelaxation oder Aromatherapie. Auch die Arbeit mit kreativen Medien in der Gestaltungstherapie kann eine große Hilfe sein in der Entwicklung zu mehr Lebendigkeit und innerem Reichtum.

Die Phase der Traumasynthese oder Traumakonfrontation

Auch in dieser Phase können und werden alle Methoden der Stabilisierungsphase weiter angewandt und fortgesetzt. Die Phase der Traumabearbeitung und die Phase der Stabilisierung wechseln im Verlauf der Behandlung oft und greifen ineinander über. Traumabearbeitung oder -konfrontation ist jedoch nur ein Baustein in der Behandlung traumatisierter Menschen. Besonders wichtig ist, zu Beginn der Traumabearbeitung zu überprüfen, ob der gewählte Zeitpunkt der richtige ist und ob nicht andere Bedürfnisse oder therapeutische Zielsetzungen im Vordergrund stehen. Grundvoraussetzung ist die erfolgreiche Anwendung von Stabilisierungsmöglichkeiten, um sich von überflutenden Erinnerungsfragmenten zu distanzieren, sowie die Kontrolle über selbstschädigende Verhaltensweisen und die vorherige Beendigung von suizidalen Krisen oder starker Dissoziationsneigung. Auch muss im Rahmen der äußeren Sicherheit sichergestellt sein, dass der Täterkontakt beendet ist oder zumindest während der Traumakonfrontationsphase unterbleibt, und dass unterstützende Beziehungen im natürlichen Umfeld vorhanden sind.

Die Erweiterung des Stresstoleranzfensters (siehe Kap. A.6) ermöglicht es, sich gezielt und unter sicheren Bedingungen mit den erlebten traumatischen Erfahrungen auseinanderzusetzen. Die Traumabearbeitung erfolgt in Einzelsitzungen im Rahmen eines strukturierten, dosierten und kontrollierten Wiedererlebens zentraler Aspekte der Traumatisierung. Gerade bei komplex traumatisierten Menschen findet sich eine Vielzahl von traumatischen Erlebnissen, wobei es ausreichend ist, repräsentative Ereignisse herauszugreifen und sie in ihren zentralen Aspekten zu bearbeiten, damit emotionale Belastungen sich reduzieren und auflösen. Besonders schonende Techniken sind die Beobachtertechnik von Reddemann und die Screentechnik (siehe Kap. D.6). Ebenfalls sehr bewährt haben sich als Techniken der Traumakonfrontation EMDR und – weniger bei komplex traumatisierten Menschen – Expositionstechniken der Verhaltenstherapie (siehe Kap. D.1). Ziel der aufdeckenden Arbeit ist nicht eine Katharsis, sondern eine Integration der traumatischen Erfahrungen in das Spektrum der Gesamtpersönlichkeit.

Die Phase der Integration und Neuorientierung

In dieser Behandlungsphase soll das traumatische Geschehen in die eigene Geschichte und das Selbstkonzept integriert werden. Der Betroffene steht vor der Notwendigkeit, das traumatische Erlebnis, die erlittenen seelischen und körperlichen Verletzungen und Verluste in seine persönliche Biografie und Weltsicht zu integrieren. Reintegration hat große Ähnlichkeit mit einem Trauerprozess und ist daher eine mitunter schwierige Aufgabe. Was tatsächlich geschehen ist in der Vergangenheit und was man sich in der Kindheit oder zu anderen Zeiten lieber gewünscht hätte, muss nebeneinander existieren können. Oft kommt es nach dem Abschluss der Traumabearbeitung nochmals zu einer intensiven Krise mit depressiven Einbrüchen, Gefühlen von Sinnlosigkeit und Hoffnungslosigkeit bis hin zu akuter Suizidalität. Häufig bringt die Traumatherapie eine Neuorientierung mit sich, wodurch sich persönliche Pläne und Ziele verändern können sowie ein neues Weltverständnis entstehen kann. Ein subjektiv als sehr positiv bewertetes inneres Wachstum kann sich entwickeln („posttraumatic growth"). Abgeschlossen ist diese Phase, wenn ein Gefühl für die eigene Kraft und die Fähigkeit, angemessene Entscheidungen für das weitere Leben fällen zu können, entstanden ist.

2. Beratung und Begleitung nach Akuttraumata

Es gibt sehr unterschiedliche traumareaktive Störungen, wobei es sich nicht um eine Krankheitseinheit handelt, sondern vielmehr um einen zeitabhängigen Auseinandersetzungsprozess mit der traumatischen Erfahrung, der verschiedensten Einflüssen unterliegt.

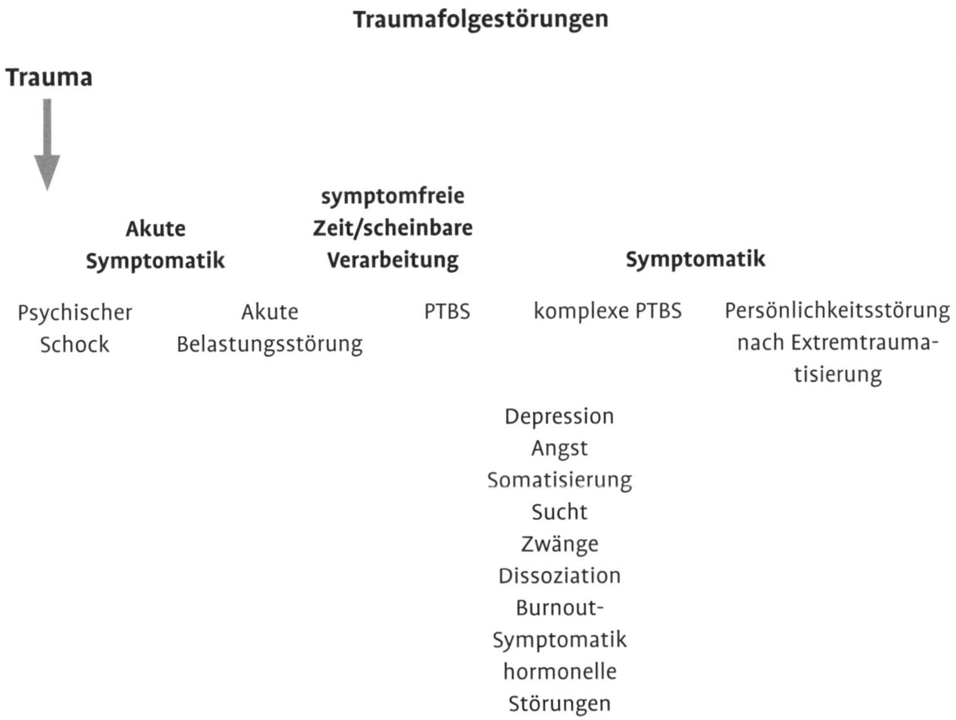

Abbildung 4: Übersicht Traumafolgestörungen

Im Folgenden sollen die frühen Reaktionen im Vordergrund stehen, die meist unmittelbar nach dem Trauma auftreten, während die PTBS, Depressionen, Angst- oder Panikstörungen, Somatisierungen, Suchterkrankungen, Zwänge oder Burnout-Symptomatik meist erst nach einer – mitunter symptomfreien – Zeit auftreten, ebenso die komplexe PTBS und Persönlichkeitsstörungen nach Extremtraumatisierung.

Dabei spielt es bei der Entwicklung einer Akutreaktion, wie bei anderen Traumafolgestörungen, keine Rolle, ob man das Trauma selbst erlebt hat oder Zeuge bei der Traumatisierung eines anderen Menschen, eines Angehörigen oder Freundes war.

Die unmittelbare Reaktion

Die erste psychische Reaktion, die sofort nach oder noch während der auslösenden Situation einsetzt, wird meist als Schockzustand beschrieben, mit veränderter Wahrnehmung und verändertem Zeiterleben.

Menschen, die gerade ein Trauma erlebt haben, sprechen von einem einschneidenden Ereignis, das die eigenen Vorstellungen und Reaktionsmöglichkeiten völlig übersteigt, sie fühlen sich „völlig aus der Bahn geworfen", in einem veränderten Zustand, den sie schwer beschreiben können, oft fehlen die Worte und Bilder werden verwendet – „wie in Watte", „wie hinter Glas", „aus dem Körper", „losgelöst von allem", „nicht mehr in dieser Welt", „wie tot", „verrückt". Sie haben den Eindruck, dass die Welt sich ab dem Ereignis qualitativ verändert hat, dass es nie mehr so sein wird wie vorher.

Dieses innere Erleben kann nach außen erkennbar sein oder aber sich nur innerlich abspielen – und die Betroffenen wirken nach außen „unauffällig" und reagieren völlig adäquat.

Im Nachhinein zeigt sich jedoch häufig, dass es sich um einen dissoziativen Zustand handelte und das Handeln nicht bewusst war und auch nicht erinnert wird.

Die akute Belastungsstörung

Zeitlich gesehen ist die nächstfolgende Traumareaktion die akute Belastungsstörung (ABS), die unmittelbar nach dem psychischen Schock erlebt wird oder sich meist innerhalb einiger Tage nach dem Ereignis entwickelt.

Nach dem Diagnosemanual ICD-10 handelt es sich dabei um eine vorübergehende Störung von beträchtlichem Schweregrad, die sich bei einem psychisch nicht manifest gestörten Menschen als Reaktion auf eine außergewöhnliche körperliche und/oder seelische Belastung entwickelt und im Allgemeinen innerhalb von Stunden oder Tagen abklingt.

Obwohl nicht abschließend geklärt ist, welche Menschen Traumafolgestörungen entwickeln, gibt es Risikofaktoren (siehe Kap. A.3), die umso stärker wirken, je mehr davon vorhanden sind, aber es gibt auch Schutzfaktoren, die in Kap. B.7 ausgeführt werden. Eine akute Belastungsstörung ist kein Prädiktor für eine PTBS.

Die Symptome der akuten Belastungsstörung haben einen stark wechselnden Charakter und gehen sehr häufig ineinander über. Sie werden oft als wesensfremd und unkontrollierbar erlebt und lösen daher Ängste, Scham- und Schuldgefühle aus.

Gefühl von Betäubtsein
Eingeschränkte Wahrnehmung der Umgebung
Losgelöstsein von Gefühlen
peritraumatische Dissoziation
Selbstgefährdung
Suizidalität
Verwirrung
emotionale Reaktion, auch paradox
Derealisation
Depersonalisation
Angst, verrückt zu werden
Scham
Schuldgefühle

Abbildung 5: Symptome der akuten Belastungsstörung

Aufgrund der Symptome in der Akutsituation und der akuten Belastungsstörung, besonders der dissoziativen Symptomatik, kann es zu einer Selbstgefährdung kommen. So passiert es häufig, dass Menschen nach einem Unfall über die Straße laufen oder sich gefährden, wenn sie das Warndreieck aufstellen, oder aber in ein brennendes Haus gehen, um einen bestimmten Gegenstand zu holen. Dabei handelt es sich nicht um Suizidalität im eigentlichen Sinne, sondern eher um eine nicht bewusste – eben dissoziativ bedingte – Selbstgefährdung.

Aber Suizidalität tritt häufig im weiteren Verlauf auf und sollte immer wieder aktiv erfragt werden.

2.1 Soforthilfe bei Akuttraumatisierung

Zunächst ist es wichtig, sich als Ersthelfer kurz einen Überblick über die Situation zu verschaffen und sich nicht gleich „in Aktivität zu stürzen". Denn oft ist es – ähnlich wie bei körperlich Verletzten – so, dass nicht die Menschen, „die am lautesten um Hilfe rufen", unbedingt am schnellsten Hilfe benötigen, sondern diejenigen, die sich nicht (mehr) äußern. Außerdem ist eine gute Koordination der einzelnen Berufsgruppen wichtig: Ersthelfer, Einsatzkräfte, Notärztin bzw. Notfallpsychologe, Feuerwehr, Polizei, Technische Helfer.

Wenn Menschen, die ein Trauma erlebt haben, im Nachhinein befragt werden, was für sie in der Akutsituation hilfreich war, so hört man immer wieder die gleichen Antworten: „dass sofort jemand da war“, „dass jemand bei mir geblieben ist“, „dass jemand an ganz einfache Dinge gedacht hat wie eine Decke oder ein Glas Wasser“, verbale Interventionen werden von den Betroffenen oft vergessen.

Das heißt jedoch nicht, auf Letztere zu verzichten, da die menschliche Stimme zusätzlich beruhigend wirken kann. Sehr wichtig ist, in einfachen, kurzen Sätzen zu sprechen und bedeutsame Informationen zusätzlich aufzuschreiben.

Bei der Ersthilfe ist vor allem die Anwesenheit *einer* Person wichtig, die beruhigend wirkt und Sicherheit gibt, den Betroffenen aus der Situation herausbegleitet, die Grundbedürfnisse erkennt und auch, wenn möglich, befriedigt.

Der Ersthelfer sollte dann gemeinsam mit dem Betroffenen überlegen, wer informiert werden soll und vielleicht kommen könnte, z.B. Angehörige oder nahe Freunde, um die weitere Begleitung zu übernehmen. Des Weiteren geht es um aktives Zuhören mit einfachem Nachfragen, nicht jedoch um Bewertung, Deutung oder therapeutische Interventionen. Abschließend sollten die weiteren Hilfsmöglichkeiten besprochen und geplant werden, etwa ein Folgegespräch am nächsten Tag oder die Vermittlung an andere Hilfseinrichtungen, vorzugsweise bereits mit fester Terminvermittlung. Sollte der Termin nicht benötigt werden, kann er leicht wieder abgesagt werden.

Begleitung kann sinnvoll sein u.a. bei polizeilichen Vernehmungen, ärztlichen Untersuchungen, der Sicherung von Beweismaterial und Spuren, die auch ohne Anzeige möglich ist. Die Kostenübernahme dafür kann über die Opferorganisation Weißer Ring e.V. veranlasst werden (siehe auch Kap. G).

Soforthilfe bei Akuttraumatisierung:

- Sofortige Hilfe
- Sicherheitsgefühl (Achtung Reizüberflutung)
- Basale Bedürfnisse
- Entspannung, Beruhigung
- Zuhören
- Information, Aufklärung über mögliches und zeitliches Auftreten sowie die Normalität der psychischen Reaktion
- Einfühlsame Begleitung und stützende Beziehung
- Planung weiterer Hilfsmöglichkeiten
- Rechtliche Aspekte (Rechtsansprüche, notwendige Vernehmungen, Untersuchungen)

Genau für die Funktion des Ersthelfers ist in München in den 90er-Jahren „KIT – Krisenintervention im Rettungsdienst“ gegründet worden, dessen Mitarbeiter, speziell ausgebildete Rettungssanitäter und Rettungskräfte aus anderen Berufen, sich als professionelle und einfühlsame Begleiterinnen und „Übersetzer“ für die Zeit sofort nach dem Trauma verstehen. Inzwischen gibt es diese oder ähnliche spezielle Helfersysteme auch an vielen anderen Orten.

2.2 Krisenintervention und Beratung nach Akuttraumatisierung

In der Krisenintervention, die meist einen oder mehrere Tage nach dem traumatisierenden Ereignis stattfindet, geht es – wie bei der Ersthilfe – ebenfalls um eine einfühlsame Begleitung und um Information:

- Psychoedukation
- Kontrolle lassen, Entspannung, Beruhigung
- In einfachen, klaren Worten sprechen
- Nichtbeurteilendes Akzeptieren des Klienten
- Eigene Rekonstruktion des traumatischen Geschehens
- Negative und aggressive Reaktionen begleiten
- Spezielle traumatherapeutische Techniken
- Psychopharmaka
- Soziale Beziehungen und Beratung von Angehörigen
- Klinikeinweisung
- Rechtsansprüche, OEG (Opferentschädigungsgesetz)

Psychoedukation

Informationen darüber, was bei einem seelischen Trauma neuropsychologisch geschieht, sowie über mögliche seelische Folgestörungen helfen, die ängstigenden Symptome einzuordnen. Es ist wichtig, die Klientin einerseits darauf aufmerksam zu machen, sich selbst zu beobachten und Veränderungen wahrzunehmen, sie andererseits aber nicht zusätzlich zu beunruhigen mit der Erwartung, welche Symptome wann und wie auftreten könnten.

Die stärkste Erregung bei der Klientin ist zwar vielleicht bereits abgeklungen, aber es kann auch sein, dass ihr das ganze Ausmaß des Ereignisses und seine Folgen jetzt erst langsam bewusst werden, die Belastung daher noch stärker empfunden wird als am Anfang.

Häufig leiden die Klienten unter den Symptomen einer akuten Belastungsstörung wie Depressionen, Gefühlen der Hoffnungslosigkeit, Konzentrations- und Gedächtnisstörungen, Schlafstörungen, Essstörungen, Selbstzweifeln und Selbstanklagen sowie Intrusionen und Albträumen.

Kontrolle lassen, Entspannung, Beruhigung

Zunächst ist es wichtig, schon die äußeren Umstände für ein Gespräch entspannend und beruhigend zu gestalten sowie alles zu vermeiden, was zusätzlichen Stress erzeugt.

Günstig ist ein ruhiger Gesprächsraum ohne Störungen wie durch Telefon oder andere Menschen, die plötzlich in das Zimmer kommen.

Transparenz hinsichtlich Zeit und dem beratenden bzw. therapeutischen Vorgehen ist wichtig. Der Klient sollte möglichst viel Kontrolle haben, z.B. bei der Wahl des Sitzplatzes.

Insgesamt gelten auch hier die Grundsätze, die Wöller als „maximalen Kontrast zur traumatischen Situation" (Wöller, 2006, S. 200) beschrieben hat.

Wenn im Vordergrund der Symptomatik eine starke Anspannung steht, ist es – neben einer entspannten Gesprächsatmosphäre – günstig zu erfragen, wie sich der Klient normalerweise entspannt und welche entsprechenden Techniken er schon kennt.

Nach unserer Erfahrung haben viele Menschen schon Kontakt mit Entspannungs- und Meditationstechniken wie Autogenem Training, Progressiver Muskelrelaxation nach Jacobson, Qigong, Feldenkrais, Yoga oder Meditation gehabt. Dann ist es natürlich sinnvoll, jetzt im „Notfall" auf Bekanntes und Bewährtes zurückzugreifen.

Unser beraterisch-therapeutisches Grundverständnis ist, dass die Reaktion des Klienten auf ein „unnormales" Ereignis normal ist und die Mehrzahl der Menschen, die ein Trauma erlebt haben, es verarbeiten bzw. damit zurechtkommen kann.

In einfachen, klaren Worten sprechen

Da viele Personen nach einem Trauma unter psychophysischen Symptomen – wenn auch nicht unter dem Vollbild einer ABS oder PTBS – leiden und häufig kognitive Fähigkeiten wie Konzentration und Merkfähigkeit eingeschränkt sind, ist es wichtig, in einfachen und klaren Worten und kurzen Sätzen zu sprechen und komplexe Informationen zu wiederholen und/oder aufzuschreiben.

Nichtbeurteilendes Akzeptieren des Klienten

In der Krisenintervention gilt als Grundhaltung ein nichtbeurteilendes Akzeptieren der Klienten.

Beim Hören der Geschichte des Traumas ist es wichtig, möglichst wenig zu unterbrechen, außer es entsteht der Eindruck, die Klientin wird durch das Berichten zunehmend stärker belastet oder ist „wieder ganz im traumatischen Geschehen versunken". Manchmal ist das an einer zunehmenden affektiven oder körperlichen Spannung zu erkennen oder daran, dass jemand plötzlich von der traumatischen Erfahrung „in der Gegenwart" spricht. Dann ist es sinnvoll, die Klientin darauf hinzuweisen und einen Vorschlag zu machen, etwas zur Entspannung zu tun. Dazu kann ein tiefer Atemzug oder die Veränderung der Körperposition ausreichen, z.B. vom Sitzen ins Stehen oder Gehen zu kommen, und dann die Zeitebene wieder zu wechseln, den Betroffenen anzuregen, sich selbst klarzumachen, dass es – wenn auch vielleicht um „zeitlich Nahes" – aber doch um Vergangenes geht.

Eigene Rekonstruktion des traumatischen Geschehens

Der Klient muss die Möglichkeit haben, das traumatische Geschehen selbst zu rekonstruieren, für die Beraterin geht es nicht um ein Richtigstellen der Tatsachen, die sie vielleicht anderswo gehört hat.

Sachfragen und Fragen in Richtung Bewältigung ermutigen die Klienten, ressourcenorientiert zu überlegen und zu berichten, z.B.: „Wann haben Sie zum ersten Mal gedacht: Es ist vorbei?", „Wann haben Sie sich zum ersten Mal sicher gefühlt?", „Wie haben Sie es geschafft, etwas Distanz zu dem Geschehen zu bekommen?"

Aufforderungen, Gefühle noch mal wahrzunehmen oder gar therapeutisch zu verstärken, sind kontraindiziert!

Negative und aggressive Reaktionen begleiten

Schon unmittelbar nach dem traumatischen Ereignis (ganz am Anfang des Kontakts) kann es zu einer negativen Übertragung kommen (siehe Kap. B.5.3). Negative und aggressive Reaktionen des Klienten sind häufig und können durch die Situation, durch seelisch-körperliche Beschwerden oder durch kränkende Erfahrungen ausgelöst sein. Sie können auch als normale Abreaktion der zuvor in hilfloser Erstarrung gebundenen Energie verstehbar sein, diese Erklärung kann den Klienten beruhigen. Für Berater ist es wichtig, auf diese Reaktionen gefasst zu sein und das Gesagte nicht auf sich zu beziehen, sondern als überschießende, aber normale Reaktion auf das

Ereignis zu verstehen. Dies hilft, um verständnisvoll und deeskalierend intervenieren zu können.

Spezielle traumatherapeutische Techniken

In der frühen Phase geht es für die Beraterin darum, bei der Klientin vorhandene belastende Symptome wahrzunehmen und nicht durch unachtsames Verhalten noch mehr Beschwerden oder Symptome auszulösen.

Es geht noch nicht um Traumatherapie im Sinne einer Traumaexposition oder überhaupt darum, das Trauma therapeutisch durchzuarbeiten, sondern vielmehr um Kontrolle über die vorhandenen belastenden Gedanken, Bilder und Gefühle und um Distanzierung von diesen.

Technik der Desidentifikation
Luise Reddemann beschreibt die Beobachterübung, in der es um wertfreie Beobachtung geht. Man kann seinen Körper achtsam wahrnehmen und sich dabei beobachten, darin zeigt sich: „Ich bin mehr als mein Körper." Des Weiteren kann man wahrnehmen: „Ich nehme meine Gedanken wahr, ich kann auch das beobachten, also bin ich auch mehr als meine Gedanken." Dasselbe gilt für die Gefühle. Die Übung ist gut bei Gedankenkreisen, Panik und Schmerz anwendbar (Reddemann, 2002).

Für die Betroffenen ist wichtig, sich auch in der Akutsituation klarzumachen, dass das Traumaereignis vorbei ist, die Beraterin kann beim Erzählen der Geschehnisse darauf achten, dass der Betroffene in der Vergangenheit und in der dritten Person berichtet. Eine weitere Möglichkeit der Distanzierung bietet die Anwendung der Screentechnik (siehe Kap. D.6.2).

Körperübungen
Hilfreiche stabilisierende und die Selbstregulation stärkende körperorientierte Übungen werden in Kap. B.10.4.6 näher beschrieben.

Gegenbilder bei belastenden Bildern
Wenn eine Betroffene ständig ein belastendes Bild oder einen anderen belastenden Sinneseindruck wahrnimmt und sich dadurch beeinträchtigt fühlt, kann der Berater vorschlagen, sich ein Gegenbild vorzustellen, d.h. etwas Angenehmes, Erfreuliches, da es leichter ist, sich etwas anderes vorzustellen als das „Nichts" oder „Leere".

In der Beratungsstunde wird die Klientin gebeten, sich ein angenehmes Bild vorzustellen, dann kurz auf das unangenehme, belastende Bild zu wechseln und mit dem nächsten Atemzug wieder auf das angenehme Bild zu fokussieren. Günstig ist, noch ein- oder zweimal hin und her zu wechseln, auf jeden Fall aber mit dem angenehmen Bild zu enden. Ziel ist, wieder Kontrolle über die eigenen Vorstellungen und Bilder zu bekommen.

Zu Hause kann sich die Klientin dann, sobald das belastende Bild auftaucht, das angenehme Bild ins Gedächtnis rufen, sie sollte sich auf keinen Fall aktiv die belastenden Bilder vorstellen.

Diese Übung ist auch mit anderen Sinnesmodalitäten durchführbar, wie sich einen angenehmen Geruch vorzustellen, einen schönen Klang oder gedämpfte Laute (Reddemann, 2002).

EMDR

In der Akutphase gibt es nur eine Indikation für EMDR, das sind Dauerintrusionen belastender Bilder oder Eindrücke anderer Sinnesmodalitäten. Es geht in dieser Phase darum, den vegetativen Erregungslevel und die seelisch-körperliche Belastung zu reduzieren (siehe Kap. D.6.3).

Dissoziationsstopp

Auf Dissoziationen eines Klienten sollte auf jeden Fall geachtet werden. Neben dem wertschätzenden Umgang mit der Würdigung, dass die Dissoziation in der traumatischen Situation vielleicht lebensrettend war, soll nun Kontrolle über die dissoziativen Symptome erreicht werden (siehe Kap. B.10.4.8).

Psychopharmaka

Bei der Gruppe der Psychopharmaka handelt es sich um ganz unterschiedliche Medikamente wie Antidepressiva, Neuroleptika und Tranquilizer, die sehr verschiedene Wirkungen zeigen.

Antidepressiva, v.a. SSRI (Serotoninwiederaufnahmehemmer), kommen vom Wirkprofil am ehesten infrage, werden allerdings in der Akutphase wegen der meist langen Zeit bis zum Wirkungseintritt eher selten verwendet. Nach Studienlage sind sie am ehesten gegen die drei folgenden Symptomgruppen der PTBS wirksam: Erinnerungsdruck durch Intrusionen, Vermeidung und emotionale Taubheit sowie chronische

Übererregung (Leopold et al., 2009). Außerdem bessern sie die häufig assoziierten Angst- und depressiven Symptomatiken.

Neuroleptika sollten nur in Ausnahmefällen verschrieben werden unter Abwägung des Wirkungs-Nebenwirkungs-Profils, dann am besten atypische Neuroleptika in niedriger Dosis.

Tranquilizer kommen nur als Notfallmedikation infrage. Sie sind bei der Verarbeitung eines Traumas eher hinderlich, fördern vielmehr dissoziative Zustände. Zudem ist das Suchtpotenzial gerade in einer so kritischen Lebenssituation nicht zu unterschätzen.

Naturheilmittel können hilfreich sein, sollten aber von einem traumaspezifisch weitergebildeten naturheilkundigen Arzt oder Heilpraktiker verordnet werden.

Die Gabe von Psychopharmaka sollte grundsätzlich in eine tragende therapeutische Beziehung eingebettet sein, und sie sollten lediglich als Ergänzung zu einer Psychotherapie gegeben werden.

Soziale Beziehungen und Beratung von Angehörigen

Gute soziale Beziehungen der Betroffenen sollten in der Akutsituation und in der Folgezeit als Ressourcen genutzt werden. Welcher Angehörige oder Freund könnte jetzt hilfreich sein? Wen würde der Klient gerne anrufen oder in der Nähe haben?

Neben der Krisenintervention mit den Betroffenen selbst ist in der Akutsituation auch entscheidend wichtig, Angehörige und Freunde der Betroffenen zu beraten, da diese sich oft ebenfalls der neuen Situation hilflos ausgeliefert fühlen und dann aus dieser Hilflosigkeit irgendwie – mitunter gut gemeint, aber eher zusätzlich belastend – reagieren.

Klinikeinweisung

Bei erheblicher Selbst- oder Fremdgefährdung kann eine Klinikeinweisung unumgänglich sein. Gerade bei Traumatisierten ist es wichtig zu versuchen, den Klienten zu motivieren, freiwillig in die Klinik zu gehen, da eine Zwangseinweisung eine weitere Traumatisierung bedeuten kann. Ist dies jedoch nicht möglich, muss der ärztliche Notdienst hinzugezogen werden, da die Entscheidung von einem Arzt getroffen werden muss. Bei „Gefahr im Verzug“ kann auch die Polizei eine stationäre Einweisung nach Unterbringungsgesetz veranlassen.

Rechtsansprüche, OEG (Opferentschädigungsgesetz)

In der Akutphase werden meist unmittelbar ehrenamtliche Mitarbeiter des „Weißen Rings“ von der Polizei hinzugezogen, was hilfreich, regional aber unterschiedlich umsetzbar ist. Nach einer Straftat hilft der „Weiße Ring e.V.“ Opfern durch Beratung. Dadurch können weitere individuell notwendige Schritte initiiert und durchgeführt werden. Dazu ist unter Umständen auch die Klärung von Ansprüchen nach dem Opferentschädigungsgesetz (OEG) geboten. Für Betroffene bedeutet dies, dass sie sich zur Diagnostik fachärztlich durch einen Vertragsarzt untersuchen lassen müssen. Diese Untersuchungen werden von Opfern zwar häufig als belastend empfunden, sind aber unerlässlich, um später gegebenenfalls Rentenansprüche geltend zu machen – und auch um Missbrauch zum Leistungserhalt zu verhindern.

Die zusätzliche Belastung und das Dilemma, in dem sich Opfer diesbezüglich befinden („Meine Glaubwürdigkeit wird angezweifelt“), können durch stützende Beratung und Begleitung gemildert werden.

Der „Weiße Ring e.V.“ unterstützt auch die anonyme Sicherung von Beweisen. Dazu muss sich die Betroffene in einer Klinik untersuchen lassen, es erfolgt aber keine Anzeige bei der Polizei. So kann das Opfer die Entscheidung über eine Anzeige auch zu einem späteren Zeitpunkt treffen, nachdem er/sie sich erholen konnte und ausreichend Kraft hat, einen Prozess gegen den Täter oder die Täterin durchzustehen. Die gesicherten Beweise werden vom Gericht anerkannt.

Grundsätzlich wichtige Aspekte bei der Begleitung und Beratung von Menschen mit akuten Traumafolgestörungen sind:

- Grundhaltung: Die Reaktion der Klientin ist normal auf ein „unnormales“ Ereignis.
- Empathische Begleitung und achtsamer Umgang mit den Betroffenen, um eine Verschlimmerung von evtl. bereits vorhandenen Symptomen zu vermeiden.
- Basale Bedürfnisse der Betroffenen erkennen und wenn möglich befriedigen.
- Psychoedukation, um den Klienten auf mögliche Symptome oder Störungen vorzubereiten und den Weg zu einer später notwendigen Therapie zu „ebnen“.
- Die Beratung erfolgt ressourcenorientiert, ist Hilfe zur Selbsthilfe und sollte die Betroffenen ermutigen und unterstützen, nicht bevormunden und ihnen alles abnehmen.

3. | Beratungs- und Behandlungsplanung

Soziale Arbeit, psychosoziale Beratung und Fachpflege sind mit gefährdeten, mehrfach belasteten, physisch und/oder psychisch chronisch kranken, sozial benachteiligten, ausgegrenzten und vereinsamten Menschen konfrontiert. Diese sind oft zugleich komplex traumatisiert, dann ist ein traumaspezifisches Beratungsvorgehen indiziert.

Die diagnostische Erfassung der im Alltag sich auswirkenden Traumafolgeprobleme und der Verfügbarkeit ausreichender Ressourcen (materiell, sozial, physisch, psychisch, zeitlich) ist die wesentliche Grundlage der Beratungs- und Behandlungsplanung. Es kann hilfreich sein, sich für die Beratung eine Prioritätenliste zur Problemlösung zu erstellen:

- Thematisch: „Was kann und möchte ich zuerst angehen oder bewältigen? Welche Themen stelle ich vorerst zurück?"
- Ressourcenorientiert: „Welche Stärken sind vorhanden, welche Ressourcen kann ich nutzen?"
- Zeitlich: „Was kann heute, in dieser Woche, in diesem Monat usw. bearbeitet werden, wo möchte die Klientin in einem Jahr stehen?"

Eine sorgfältige Beratungs- und Behandlungsplanung wirkt auch als Halt gebende „Leitplanke", um nicht unter dem Druck der Not der Klienten aktivistisch-überfürsorglich „anzuspringen" oder aber zu schnell zu viel zu verlangen und sie zu überfordern.

In der Beratung sollten neben der Auftragsklärung und den Rahmenbedingungen die Diagnose und die daraus resultierende Beratungsplanung gemeinsam mit den Klienten besprochen werden. Nicht selten werden Klienten viele verschiedene Diagnosen gestellt, was sie verwirren und verunsichern kann. Traumaberatung kann helfen, vielfältige Symptome und Diagnosen als Traumafolgen zu verstehen.

Es ist immens wichtig, die ersten wahrscheinlich realisierbaren Schritte der Zielerreichung zu vereinbaren. Manchmal erscheinen diese als „zu banal", und es werden vermeintlich anspruchsvollere Ziele anvisiert, die dann kaum erreicht werden können. Berater sollten Klienten eher ermutigen, an den kleinen Schritten festzuhalten, dann sind Erfolgserlebnisse wahrscheinlicher. Und die sind sehr wichtig, denn Erfahrungen des Scheiterns haben traumatisierte Klienten meist schon allzu häufig erlebt. Es geht auch darum, realistisch, bescheiden und voller Wertschätzung die kleinen Dinge des Lebens als Ressourcen wahrzunehmen und zu nutzen. Humor hilft Klienten und Beratern dabei gleichermaßen.

Wer in beratenden Kontexten mit psychiatrischen Klientinnen oder direkt in der Psychiatrie arbeitet, weiß, dass es nicht selbstverständlich ist, dass jemand pünktlich aufstehen, sich ausreichend pflegen und sein Zuhause leidlich in Ordnung halten kann.

Damit aber Klienten eigene Ressourcen auch in der Beratung/Therapie und im Alltag nutzen und nicht nur regressiv abgeben – diese Gefahr ist in stationären Einrichtungen bei unstrukturiertem Setting groß –, müssen die Rahmenbedingungen der Beratung so gestaltet sein, dass so viel Eigenverantwortung wie möglich gefordert ist. Dazu gehören neben klaren Zielen und Arbeitsauftrag auch Vereinbarungen und „Sicherheitsverträge“, z.B. bezüglich Suizidalität, Selbstverletzungsimpulsen, aggressivem Sozialverhalten oder Suchtverhalten. Es bedarf klarer Regeln, und das „Spielfeld“ muss klar genug abgesteckt sein: Wie weit sind in dem jeweiligen Setting Suizidalität, selbstverletzendes und Suchtverhalten, Weglaufen, Regelbrüche tragbar? Welche Konsequenzen haben Regelbrüche? Innerhalb der Institutionen und der Teams sollten die Regeln von allen Beteiligten getragen werden. Im Alltag von Einrichtungen schleichen sich immer wieder unterschiedliche Handhabungen der Regeln ein, das ist ein normaler Vorgang. Die Toleranzen und die Grenzen sollten innerhalb der Teams möglichst transparent sein, ansonsten sind Spaltungstendenzen zu erwarten. Dieser gemeinsam getragene Rahmen hilft Klienten auch, sich daran zu orientieren, und vermittelt ihnen Vorhersehbarkeit und Sicherheit. Trotz der im Beratungs-/Pflege-/Behandlungsalltag zu erwartenden Krisen sollte immer die Orientierung an der „Leitplanke Gesamtplan“ aufrechterhalten bleiben oder wiederhergestellt werden.

3.1 Beratungs- und Behandlungsplanung nach Monotrauma

Obwohl viele Menschen im Laufe ihres Lebens ein traumatisches Ereignis erleben, entwickelt nur ein kleiner Teil eine Traumafolgestörung.

Nicht die Schwere des traumatischen Ereignisses ist entscheidend, sondern woran ein Mensch leidet. Eine genaue Diagnostik muss erfolgen und darauf basierend die Therapieplanung. Ist überhaupt eine Therapie erforderlich oder reichen einige Sicherheit gebende psychoedukative und ressourcenaktivierende beratende Sitzungen aus, um den Selbstheilungsprozess zu unterstützen?

Ganz anderes gilt für Traumaberatung: Auch wenn keine Traumafolgestörung vorliegt, ist die achtsame Begleitung, Psychoedukation und Beratung für Menschen, die ein Monotrauma erlebt haben, sinnvoll und hilfreich.

Außerdem gibt es einige Situationen, in denen eine Beratung besonders wichtig ist, da Menschen, die folgende Traumen erlebt haben, für die Entwicklung von Traumafolgestörungen besonders disponiert sind:

- nach Überfall
- nach Vergewaltigung
- Angehörige bei Vermisstensuche (häufig bei Suizid)
- Hinterbliebene nach plötzlichem oder gewaltsamem Tod

Wie bereits in Kap. A.5 beschrieben, gelingt zwei Dritteln der Betroffenen, mit einem erlebten Monotrauma irgendwie zurechtzukommen und ihren Alltag zu meistern.

Der Selbstheilungsprozess verläuft über wechselnde Symptome oder eine symptomfreie Zeit, in der das Trauma jedoch noch nicht verarbeitet ist, manchmal entsteht Vermeidungsverhalten. Wenn das Leben zu sehr davon beeinträchtigt wird, entschließen sich Betroffene zur Therapie. Oder wenn in der folgenden Zeit durch zusätzliche Belastungen weiterer traumatischer Stress oder durch Trigger Symptome ausgelöst werden.

Dann gehören zur Behandlungsplanung zunächst Psychoedukation zur „Normalisierung" der Symptome und stabilisierende Interventionen, bei ausreichender Stabilität auch frühzeitig Traumakonfrontation mit EMDR.

3.2 Beratungs- und Behandlungsplanung bei komplexen Traumafolgestörungen

Planung der Therapie komplexer Traumafolgestörungen

Vorrangig sind auch hier die Diagnostik der Traumafolgen, Klärung von Behandlungsrahmen und -grenzen, Aufbau eines tragfähigen Arbeitsbündnisses und die gemeinsame Formulierung realistischer Ziele. Und die Ausbildung, therapeutische Ausrichtung und Erfahrung der Therapeuten.

Ambulant arbeitende Therapeutinnen sollten bei der Behandlungsplanung und Indikationsstellung für stationäre Traumatherapie berücksichtigen, dass eine solche für Menschen mit komplexen posttraumatischen Störungsbildern meist viel Stress bedeutet. Auch in der stationären Therapieplanung ist dies natürlich zu berücksichtigen. Besonders für Klienten mit dissoziativen Störungen ist der Stress, mit anderen im Stationsalltag eng zusammenzuleben und zusätzlich in Gruppentherapien durch Inhalte, Affekte oder Ausstrahlung anderer Klienten getriggert zu werden, oft zu groß und kann sehr destabilisierend wirken.

Geplante stationäre Intervallbehandlungen mit Rückkehr in Alltagsanforderungen, kurze stationäre Kriseninterventionen sowie tagesklinische Angebote können stabilisierender und antiregressiv wirken, auch gegenüber der stationären „Rundumversorgung".

Stationär findet die Prozessplanung im multiprofessionellen Team statt, eine Hierarchie der Ziele sollte gemeinsam besprochen und festgelegt werden, auch wer wofür zuständig und verantwortlich ist, dies schließt auch die Dokumentation ein.

Im ambulanten Setting ist bei der Therapieplanung auch zu berücksichtigen, ob eine Entlastung durch ambulante Hilfen oder eine Distanz zur familiären Umgebung indiziert ist, ob überhaupt zunächst beratende sozialarbeiterische Unterstützung vorrangig ist und noch gar nicht Therapie. Falls eine Therapie erfolgt: Wie kann sich die Klientin Inseln im Alltag schaffen, wo sie nicht nur durchhalten muss, sondern Raum spüren kann für sich, eine Auszeit hat für regelmäßige Selbstfürsorge und Übungen und damit für die Bahnung neuer positiver (Körper-)Erfahrungen?

Zur Basis der Behandlungsplanung gehören auch Verträge für den Umgang mit Krisensituationen. Die Aufklärung des Klienten über Diagnosen, Therapieoptionen, Möglichkeiten der Traumakonfrontation und deren Risiken sowie die Einholung seines Einverständnisses sind obligat. Eine Hierarchisierung der Therapieziele ist sinnvoll: Die Veränderung selbstdestruktiver und therapieschädigender Verhaltensweisen muss vorrangig sein. Ansonsten sollte das, was im Alltag stark beeinträchtigt, als erstes Therapieziel fokussiert werden. Was muss sich am dringendsten ändern? Stets ist dabei auf die Aktivierung der Ressourcen der Klientin zu achten, die von Beginn an im Sinne achtsamen Beobachtens der Belastung und z.B. eines positiven Gegenbildes oder positiven Körpergefühls einbezogen werden können. So wird durch die Verknüpfung von Belastung und Ressource unmittelbar das Belastende etwas reduziert und integriert. Das ist auch gut im beratenden Kontext möglich, zumal Berater oft ganz alltagsnah die „Trauma-Ausläufer" miterleben und direkt die Verbindung mit Ressourcen herstellen und so Entlastung bringen können.

> Die Beraterin begleitet eine Klientin zu einem Behördengang, diese bekommt unterwegs eine Panikattacke, die Beraterin leitet sie an, die Panik nur achtsam zu beobachten und zugleich wahrzunehmen, dass jetzt keine Gefahr besteht. Über ruhigere Atmung und Wahrnehmung der positiven Auswirkung davon im Körper gelingt es der Klientin so, mit ihren eigenen Ressourcen die Panik zu beruhigen und sich wieder in einen handlungsfähigen Zustand zu bringen. Damit hat sie zugleich ihre Ressource „Selbstwirksamkeit" erlebt. Sie sollte dieses Vorgehen zukünftig allein ausprobieren und so „bahnen". Hier wird deutlich, wie die Beratung den Heilungsprozess direkt unterstützt und wie nah sie therapeutisches Vorgehen ergänzen kann.

Da viele posttraumatische Symptome auf dysfunktionaler neurobiologischer Speicherung und daraus resultierendem „Fehlalarm" und „falschen Überzeugungen" basieren, stellt deren anhaltende Veränderung ein zentrales Therapieziel dar. Bei der Verknüpfung dieser Netzwerke mit Gegenwarts- und Ressourcennetzwerken helfen die schon von Reddemann und Sachsse seit 1996 beschriebenen imaginativen Ressourcen (inklusive deren Körperresonanz) und schonenden Konfrontationsmethoden ebenso wie die Ego-State-Arbeit. Zwischenzeitlich weiterentwickelte Varianten einer frühzeitigen Kombination von paralleler Ressourcenaktivierung und partieller Exposition mit traumaassoziierten „Ausläufern" und Erinnerungen sollten in die Behandlungsplanung einbezogen werden. Dies ist schon früh im Therapieprozess auch mit EMDR möglich.

Direkte Traumafolgesymptome sollten von sekundären Symptomen wie Rückzug, Vermeidungsverhalten, aggressivem Sozialverhalten, Suchtmittelkonsum, Ess- und Zwangsstörungen unterschieden und Letztere als traumakompensatorische Symptome erkannt werden, um auch diese in eine traumaspezifische Behandlungsplanung einzubeziehen. Hier kann Ego-State-Arbeit auf der Inneren Bühne mit den Anteilen, die für diese Schutzstrategien „zuständig" sind, geplant werden (siehe Kap. A.9 und B.11). Ebenso für die Folgen früher Bindungstraumata, wo eine Nachversorgung der spezifischen Bedürfnisse der jüngeren Ichs auf der Inneren Bühne heilsam wirkt.

So wie sich die Palette posttraumatischer Symptome zwischen den Polen Überflutung und Vermeidung erstreckt, kann man auch in der Beratung und Therapie zu viel oder zu wenig riskieren. Klienten sollten weder über- noch unterfordert werden. Wenn wir uns von der Vermeidungstendenz von Klienten anstecken lassen, werden wir evtl. überängstlich endlos ausschließlich stabilisieren, obwohl längst traumakonfrontatives Vorgehen – auch in kleinen dosierten Pendelbewegungen zwischen Belastung und dazu passender eigener Ressource – möglich und langfristig entlastender wäre. Das gilt für die ambulante wie stationäre Therapieplanung.

Für die *Therapieplanung bei dissoziativen Klientinnen* gilt zudem:

Einzeltherapie ist die Methode der Wahl. Gruppensettings helfen nur, wenn die Klienten von den Erfahrungen anderer lernen können, ohne dauernd getriggert zu werden. Sinnvoll sind strukturierte Gruppen für Psychoedukation, Einübung von Stabilisierungs- und Skillstechniken (Boon et al., 2012), Mentalisierungstraining, stabilisierende Kunst-, Ergo-, Musik- oder Tanztherapie, ebenso vorsichtige traumaadaptierte körperorientierte Verfahren. Als Traumaprozesstechniken sind imaginative und hypnotherapeutische Verfahren wie Ego-State-Arbeit und Screentechnik sowie ein adaptiertes EMDR-Vorgehen geeignet (Huber, 2012).

Planung der Beratung komplex traumatisierter Klienten

Traumaberatung benötigt wie Traumatherapie angemessene Zeit. Letztere ist zudem erst bei einer gewissen sozialen und psychischen „Basisstabilität" des Klienten sowie dessen aktiver Mitarbeit möglich. Hier kann Traumaberatung in vielen kleinen Schritten im Vorfeld die Voraussetzungen für Therapie schaffen. Oder sie kann therapiebegleitend und in der Nachsorge nach einer Therapie erfolgen.

Für den Verlauf der Beratung ist wichtig, diese vor Beginn ausreichend zu planen und vorzubereiten. Die Berücksichtigung basaler Beratungsbedingungen in Verbindung mit traumaspezifischem Wissen der Beraterinnen ist Voraussetzung für einen gelingenden Beratungsprozess mit komplex traumatisierten Klienten. Ansonsten besteht die Gefahr, dass sie keinen Zugang finden oder rasch wieder „herausfallen".

Bereits beim ersten Kontakt zwischen Berater und Klientin beginnt eine Arbeitsbeziehung, und es wird ein Beratungsprozess in Gang gesetzt. Beim Aufbau der beratenden Beziehung sollten die Schwellenangst minimiert und interkulturelle Aspekte berücksichtigt werden. Es kann notwendig sein, die Beratung auch trotz zunächst minimaler Motivation der Klientin zu beginnen. Die Grenzen der Hilfemöglichkeiten sollten Klienten gegenüber jedoch klar und rechtzeitig angesprochen werden. Stets ist auf klare, transparente Information und Einbezug der Klientin bei allen Planungsschritten zu achten. Jeder Schritt muss für sie nachvollziehbar sein. Entscheidend ist zudem die Klärung des konkreten Arbeitsauftrags.

Zunächst sollen sich Beraterin und Klientin auch darüber verständigen, wie die Beratung gestaltet sein müsste, z.B.: Aufsuchend und begleitend? Welchen Themen sollte sie sich vorrangig widmen? Wovon möchte die Klientin weg – wohin möchte sie gelangen? Günstig kann eine Prioritätenliste sein, in der Minimalziele, Zwischenetappen und das Maximalziel gemeinsam festgelegt werden. Später, in der Rückschau der gemeinsamen Arbeit, werden diese ersten Zielbeschreibungen häufig mit Erstaunen und Verwunderung betrachtet. Manchmal scheint es dann kaum noch vorstellbar, dass sie anfangs nahezu unerreichbar schienen.

Erst im fortgeschrittenen Beratungsprozess, bei ausreichender Stabilität der Beziehung und des Klienten, sollte man sich schwierigen Themen zuwenden. Ein behutsamer Beratungseinstieg über zunächst einfachere alltagsnahe Themen ermutigt in der Regel den Klienten, auch komplexe Themen anzusprechen und zu bearbeiten. Transparenz und Klarheit helfen, falsche oder unrealisierbare Vorstellungen und Wünsche der Klienten zu klären.

Zur Klärung des Hilfebedarfs und der vorrangigen Ziele sind auch folgende Fragen mit der Klientin abzustimmen: Sind existenzsichernde oder vor Retraumatisierung schützende Maßnahmen erforderlich? Ist eine Unterstützung zur Alltagsbewältigung und ggf. Versorgung der Kinder nötig? Droht Abschiebung? Sind Sicherheitsverträge nötig? Gibt es ein unterstützendes soziales Netz? Besteht noch Täterkontakt? Für Opfer von Straftaten ist z.B. die Kooperation mit dem Weißen Ring e.V. sinnvoll, ggf. auch die Initiierung einer Strafverfolgung, die Klärung von Rechtsansprüchen nach dem Opferentschädigungsgesetz (OEG) sowie die Begleitung der Klienten bei den oft triggernden Behördengängen.

Parallel oder anschließend sollte stabilisierende innere Arbeit mit Ressourcenaktivierung und -ausbau (siehe Kap. B.10) erfolgen, wobei deren Transfer in den Alltag essenziell wichtig ist. Zur Planung gehört auch die Entscheidung, ob (schon) ein Traumatherapieplatz zu suchen ist, sowie ggf. die Kooperation mit der niedergelassenen Therapeutin.

Für die Planung und Gestaltung der traumaspezifischen Beratung sollten die Klientin und alle am Prozess beteiligten Helfer voneinander wissen, miteinander kooperieren, kommunizieren und sich abstimmen. Ideal ist die Vernetzung aller am Hilfeprozess Beteiligten, die die Traumatisierung als Ursache für die Problemsituation anerkennen und in das jeweilige Hilfekonzept einbeziehen.

4. Beziehungsaufbau und Beziehungsgestaltung in Traumaberatung und -therapie

Eine sichere Bindungsbeziehung in der frühen Kindheit ist einer der wichtigsten Schutzfaktoren bezüglich Traumafolgen. In den entscheidenden frühen Beziehungen aber wurden unsere Klienten oft traumatisiert (siehe Kap. A.10).

Deshalb ist die aktive Gestaltung eines Sicherheit und Halt gebenden „mütterlichen" beratenden/therapeutischen Beziehungsangebots zentral. Zudem wirkt es direkt neurobiologisch beruhigend. Die Beziehung ist gewissermaßen das tragende Fundament jeder weiteren Arbeit. „Maximaler Kontrast zur traumatischen Situation" ist das Grundprinzip der Beziehungsgestaltung (Wöller, 2006). Ein dauerndes Gefühl der Bedrohung dagegen ist eine typische Traumafolge.

Von der ersten Begegnung an – und gerade weil die Klientin sich als Traumafolge oft selbst nicht genügend schützen kann – sollten Beraterinnen/Therapeuten aktiv dafür sorgen, dass die Klientin sich in der Beratungssituation sicher fühlen kann: Wo möchte sie sitzen? Frontal zur Beraterin? Weiter entfernt von ihr? Ist der Raum vor plötzlichen Störungen sicher? Es ist ratsam, die Klientin zu informieren, wenn störende Telefonanrufe nicht auszuschließen sind. Braucht sie zwischendurch eine Pause oder etwas Bewegung? Wir würdigen ihr Kontrollbedürfnis und Misstrauen als selbstschützende Ressource, vermeiden Stress wie langes Schweigen und uns bekannte Trigger.

Wo frühe basale Bindungsbedürfnisse traumatisch frustriert wurden und als Folge auch die Stressverarbeitungs- und Selbstberuhigungsfähigkeiten nicht ausreichend entwickelt werden konnten, ist es für die Klienten besonders bedeutsam, wahrgenommen zu werden mit ihren legitimen Bedürfnissen, was sie oft zum ersten Mal erleben. Sie sollten auch ein Stück Befriedigung ihrer basalen Bindungsbedürfnisse durch eine haltende, schützende, solidarisch-abstinente – und zugleich nicht zu nahe – beratende/therapeutische Beziehung erleben. So können tröstende und spiegelnde Erfahrungen allmählich auch verinnerlicht und zu einem Teil der psychischen Struktur werden. Dies ist Voraussetzung für die Entwicklung von Selbstfürsorge, Selbstberuhigung und Selbstachtung. Ohne gute, sichere alternative Beziehungen können die Klienten alte destruktive Bindungen nicht aufgeben – und nicht realisieren, wie schlimm es einst war.

Die beratende/therapeutische Beziehung ist nur hilfreich, wenn sie Regression und Abhängigkeit nicht fördert. Denn viele jüngere Ich-Anteile (Innere Kinder) sind nach den Vernachlässigungserfahrungen noch ganz in diesem alten Mangelerleben gefangen und sehr bedürftig. Deshalb ist die Ego-State-Arbeit so wichtig (siehe Kap. B.11).

Auf der anderen Seite können diese Beziehung und jegliche Abhängigkeit als bedrohlich erlebt werden und müssen entsprechend vorsichtig dosiert werden, sonst besteht die Gefahr, dass die Klientin nur „um sich schlagen" kann, indem sie jedes Angebot der Beraterin entwertet. Oder sie reagiert mit Kampf oder Flucht, d.h. sie verhält sich aggressiv oder bleibt weg. Möglich ist auch, dass Täterintrojekte die wachsende Bindung zur Beraterin als zu großen Schritt weg vom Täter empfinden und diese „unterbinden und bestrafen" (siehe Kap. A.9 und B.11.2).

Zum Aufbau einer tragfähigen Arbeitsbeziehung gehört auch die Würdigung aller bisherigen Bewältigungsstrategien und der Symptome als Selbstheilungsversuche, die Ermutigung zu Abgrenzung ebenso wie zur Annahme von Hilfe.

Charakteristika der beratenden/therapeutischen Haltung:
- freundlich, zugewandt, anteilnehmend, wertschätzend,
- konsequent ressourcen- und lösungsorientiert von der ersten Stunde an,
- klar und eindeutig, verlässlich, glaubwürdig und Halt gebend,
- klare Grenzen setzen und wahren,
- Einverständnis der Klientin für jeden nächsten Schritt einholen,
- emotional für die Sorgen und Nöte – besonders auch der traumatisierten Kinder und Jugendlichen – feinfühlig empathisch verfügbar sein,
- erwachsenen Klienten als gleichrangig „auf Augenhöhe" begegnen, auch Kinder nicht besserwisserisch behandeln,
- klare transparente Angebote und Aufklärung einschließlich zeitlichem Rahmen, Finanzierung, Grenzen und Beendigung der Maßnahme,
- die professionelle Rolle und ethische Grundlagen wahren, keine private oder gar sexuelle Beziehung eingehen, keine Arbeiten von Klienten für Betreuer verrichten lassen, keine Geschäfte mit ihnen eingehen, keinen religiösen oder politischen Einfluss nehmen,
- klare Wertehaltung: Ablehnung von Gewalt und sexuellem Missbrauch.

Der Schlüssel für ein gutes Arbeitsbündnis ist die Hoffnung auf positive Veränderungen und ein Zusammenschluss mit den Selbstheilungskräften der Klientin. Die Kombination von Empathie und Entschiedenheit mit klaren Grenzen ist eine spezielle unter den vielen zu bewältigenden Anforderungen an uns Helferinnen. Wir geben durch Verständnis Halt, wenn anscheinend kleine Missverständnisse dazu führen, sich „mutterseelenallein“ zu fühlen. Wir helfen vor Urlaubstrennungen, Verlassenheitsängste zu bewältigen. Manchmal ist ein „Übergangsobjekt“ wie ein Stofftier oder ein Kissen tröstend hilfreich. Wir sind real präsent, bauen eine Brücke nach Brüchen in der Beziehung, wenn wir kränkend oder abweisend erlebt wurden, entschuldigen uns für Fehler. Und wir bestehen auf klaren Grenzen, sie geben Halt – auch gegen selbstdestruktives Verhalten.

Der beste Halt ist natürlich die sich in der Klientin selbst entwickelnde Fähigkeit zu Selbstfürsorge und Selbstregulation.

4.1 Beziehungsgestaltung im beratenden Kontext

Einfühlendes Verstehen und akzeptierende Wertschätzung sind die Grundlagen für den Beziehungsaufbau in Beratung und Therapie. Gleichzeitig sollte die Beraterin ihren Klienten in kongruenter Haltung begegnen, d.h. möglichst echt, ohne Maske oder Fassade gegenübertreten. Was sie bemerkt, sollte sie allerdings nicht ungefiltert und damit unreflektiert äußern.

Viele Klienten berichten, dass sie ihre Geschichte schon häufig erzählen mussten, was sie oft als sehr belastend erlebten, vor allem dann, wenn es danach nicht zu weiteren Hilfen oder Kontakten kam. Die Anamnese sollte sehr behutsam sein und Traumadetails sollten mit Distanz berichtet werden, die Beraterin kann mit Einverständnis des Klienten dazu auch auf schriftliche Vorberichte zurückgreifen.

Helfer sollten sich von den Schreckensgeschichten der Klienten nicht faszinieren lassen. Sie hingegen ganz daran zu hindern, ihr Leid zu erzählen, und damit die „Zeugenschaft“ zu verweigern, ist ebenfalls zu vermeiden. Zeugenschaft ist hier nicht im juristischen Sinn zu verstehen, sondern als „menschlicher“ Zeuge: wenn wir etwas anhören, was bisher im Inneren der Klientin verschlossen und von der äußeren Welt nicht wahrgenommen und gewusst wurde, so als hätte es nie stattgefunden (Herman, 2003).

Traumaberatung muss Klienten oft in desolaten äußeren Situationen „abholen“ und mitunter erste Schritte zur Stärkung der Alltagsfunktionen ermöglichen, noch lange bevor inhaltlich traumaspezifisch gearbeitet werden kann. Die scheinbar leichten und normalen Alltagsaufgaben sind für traumatisierte Menschen oft unüberwindbar. Im Rahmen der Traumaberatung bieten sich vielfältige Möglichkeiten, „nebenbei“ zu beraten. Dieses „Nebenbei“ ist gerade die Chance für Menschen, die übliche Beratungssettings, in denen sich Beraterin und Klient gegenübersitzen, noch gar nicht aushalten können.

Alltagsnahe Beratung kann bedeuten, mit der Klientin zusammen eine individuelle Tagesgestaltung zu planen und zu begleiten. Heikle Themen wie mangelnde Körperhygiene können taktvoll angesprochen und mit diskreten Anleitungen verbunden werden, ohne die Klientin zu beschämen. Sexuell traumatisierte Klienten haben oft wenig Bezug zum eigenen Körper (eventuell auch aufgrund dissoziativer Zustände). Gelegentlich dient ein intensiver Körpergeruch unbewusst als Schutzmechanismus, was vielfach zu Konflikten und verstärkten Ausgrenzungstendenzen im sozialen Umfeld führt. Die Schamproblematik ist meist bei diesen Klienten besonders ausgeprägt und wird manchmal von Beratern nicht als solche wahrgenommen, da sie mangelnde Körperhygiene mit Schamlosigkeit gleichsetzen. Traumaspezifisches Wissen und eine vertrauensvolle Beratungsbeziehung sind bei dieser Dynamik hilfreich. Auch der Mangel vieler Alltagskompetenzen ist häufig sehr scham- und angstbesetzt.

Therapeutinnen und Berater sind auch gefordert, Klienten mit Tatsachen zu konfrontieren, die belastend sind. Dies kann bereits erforderlich sein, bevor die Tragfähigkeit der beratenden Beziehung ausreichend gefestigt ist, z.B. wenn eine maligne Diagnose mitzuteilen ist. Ebenso ist die Aussichtslosigkeit eines Antrags zur Kostenübernahme einer Hilfemaßnahme enorm bedrückend für Klienten.

Die Beziehungsgestaltung sollte auch Akzeptanz für Rückschritte („Rückfall-Toleranz“) beinhalten. Manche Klientinnen erfahren erstmalig, dass sie vermisst werden, wenn sie zu einem Termin nicht erscheinen und dafür keine Vorwürfe, sondern Besorgnis erfahren. Eine solch akzeptierende Beziehung kann nur im Schutz einer Institution angeboten werden. Denn eine ambulante Therapie setzt die Fähigkeit voraus, Termine einhalten zu können.

Das Kräfteverhältnis zwischen Berater und Klientin sollte ausgewogen sein, beide sollten sich auf Augenhöhe begegnen. Die folgende Abbildung (Biberacher, 2012) illustriert die unterschiedlichen Kräfteverhältnisse.

B K	B K	B K
Beraterin – **K**lientin begegnen sich auf Augenhöhe: Beraterin und Klientin einigen sich paritätisch auf die jeweils möglichen und erforderlichen Aktionen. Weder Beraterin noch Klientin üben Druck aufeinander aus.	**B**eraterin dominiert **K**lientin: Beraterin fordert von Klientin Kompetenzen, die diese – noch – nicht leisten kann. Beraterin übt Druck auf Klientin aus.	**K**lientin dominiert **B**eraterin Klientin fordert von Beraterin zu viel und – derzeit – Unrealisierbares. Klientin übt Druck auf Beraterin aus.

Abbildung 6: Die Kräfteverhältnisse Beraterin/Klientin

Der jeweilige kulturelle Hintergrund, der Bindungsstil der Klientin und sicher auch der Beraterin wirken sich neben dem professionellen Auftrag der Beraterin und dem vorgebrachten Anliegen der Klientin auf den Beziehungsaufbau und die Gestaltung der beratenden Beziehung aus.

> Eine junge Muslima zeigt dependentes Verhalten gegenüber der Beraterin. Dieses ist in ihrem familiären und kulturellen Zusammenhang erwünscht und gefordert. In der sozialpädagogischen Zielvereinbarung, die Selbstständigkeit und Unabhängigkeit anstrebt, wird gerade die Überwindung von Abhängigkeit unterstützt und steht im Widerspruch zu allen bisherigen Werten und Traditionen der Ethnie.

Die Dynamik in der Beratungsbeziehung kann heftig und sehr komplex werden und rasch eine große Sogwirkung entwickeln, die vom Berater wahrgenommen und bestmöglich gesteuert werden sollte. Abstand, Ruhe und die Übersicht über die Situation – auch mithilfe von Supervision – zu bewahren kann heftige Übertragungsverstrickungen, voreiliges Handeln sowie ein drohendes Scheitern der Beratung verhindern (siehe Kap. B.5.3).

Eine gelingende vertrauensvolle Beratungsbeziehung wird die Beziehungsfähigkeit der Klientin allgemein fördern und damit auch die Therapiefähigkeit. In diesem Halt gebenden Rahmen können dann weiterführende Ziele sein, die Heftigkeit der Symptome und Impulse zu mildern, ihre Häufigkeit zu reduzieren, in „symptomfreien" Zeiten zu reflektieren, Ressourcen zu ermitteln und im Alltag zu erproben (Biberacher, 2011).

4.2 Auswirkungen von Beziehungstraumata und Bindungsstörungen im beratenden und pädagogischen Kontext

Traumaberater sollten beim Beziehungsaufbau und der Beziehungsgestaltung mit traumatisierten Klienten berücksichtigen, dass diese unter Umständen sehr destruktive Beziehungserfahrungen erlebt haben, die sich auch auf alle weiteren Begegnungen auswirken.

Die in Kap. A.10.2 beschriebenen Bindungsstile und Bindungsstörungen bleiben bis ins Erwachsenenalter hinein bestehen und wirken im Sozialverhalten. Sie werden besonders in Krisensituationen deutlich. Im Beratungskontext kann sich dies in vielfältiger Weise zeigen.

Menschen mit **sicherem Bindungsverhalten** können als Erwachsene in Krisensituationen Angebote in Beratung und Therapie gut für sich nutzen. Sie suchen Beratung am ehesten in einer akuten Krisensituation (z.B. nach Monotraumatisierung) auf, können eher leicht eine beratende Beziehung eingehen und Vertrauen entwickeln. Es wird gelingen, die zur Verfügung stehenden Ressourcen und Selbstheilungskräfte zur Überwindung der Krise zu nutzen.

Klienten mit **unsicher-vermeidender Bindung** wirken sehr distanziert gegenüber Beziehungen. Sie halten sich oft für stark und unabhängig und vermeiden die Nähe zu anderen Menschen. Sie verhalten sich z.B. im Beratungskontext so, als würden sie alle Aufgaben ohne Unterstützung bewältigen, bräuchten keine Hilfe. Sie verbergen ihre Ängste, Unsicherheit und Bedürftigkeit. Dies kann zu verfrühter Beendigung der Hilfen führen.

Erwachsene mit **unsicher-ambivalenter** Bindung entwickeln oft verworrene Beziehungen. In der Beratung verhalten sie sich z.B. einerseits freundlich, manchmal anklammernd und zugleich fordernd, bei Einsetzen der Hilfen weisen sie diese mitunter schroff zurück. Die Beraterin bekommt den Eindruck, dass all ihre Unterstützung und Hilfen unangemessen und inadäquat sind. Gleichzeitig vermittelt die Klientin ihre Hilfsbedürftigkeit und zeigt verdeckt die Notlage, in der sie sich befindet.

Desorganisiert gebundene Klienten zeigen wenig durchgängige Verhaltensstrategien. Sie sind gefangen in unlösbaren Annäherungs-Vermeidungs-Konflikten. Zugrunde liegt oft eine komplexe Traumatisierung seit früher Kindheit, oft auch mit schwerer dissoziativer Störung einhergehend. In Beratungssituationen zeigen diese Klienten schwere Kontaktstörungen, sie können Termine und Absprachen kaum einhalten, sind selten in der Lage, ein Arbeitsbündnis einzugehen. Sie greifen die Beraterin eher an, sind mitunter kaum zu einem Gespräch fähig, springen von einem Thema zum anderen oder nehmen von der Beraterin Gesagtes nicht wahr. Diese „hard to reach clients“ können nur erreicht und verstanden werden, wenn es der Beraterin gelingt, trotz des Annäherungs- Vermeidungs-Verhaltens das Kontaktangebot so anzupassen, dass es für die Klienten aushaltbar ist.

Bindungsorientierte pädagogische Arbeit sollte die aktivierten Bindungsbedürfnisse der traumatisierten Kinder und Jugendlichen und die Reinszenierung traumatischer Bindungsmuster erkennen, ohne dass es zu einer Wiederholung der ursprünglich traumatischen Erfahrungen kommt. Sie muss eine neue, kontinuierliche, sichere, feinfühlige Bindungserfahrung ermöglichen, damit sich das bindungsgestörte Verhalten langsam verändern kann. Auf neurobiologischer Ebene entsteht so allmählich ein neues inneres Arbeitsmodell von Bindung.

In der Beziehungsgestaltung mit traumatisierten Menschen ist zu beachten, dass auf sie auch Zuwendung und Freundlichkeit durchaus beängstigend wirken können. Denn möglicherweise mussten sie erfahren, dass sie durch zunächst freundliche Angebote in Situationen gelockt wurden, auf die Gewaltereignisse folgten. Dadurch wurde ihr grundsätzliches Vertrauen in Menschen getäuscht und missbraucht, in Folge erwarten und befürchten sie, dass jedes freundliche Beziehungsangebot in Verrat und Gewalt enden wird. Bei lang anhaltender familiärer Gewalt gehen die Klienten davon aus, dass Gewalt zur menschlichen Beziehungsgestaltung dazugehört. Die innere Überzeugung, „nach anfänglicher Freundlichkeit folgt Gewalt", durchzieht u.U. alle Gesprächssituationen und Gruppenangebote.

Klienten können sich aber auch durch eher abstinentes Verhalten der Traumaberater zurückgewiesen und abgelehnt fühlen. In diesen Fällen werden sie evtl. an ihre „wegschauende Mutter" erinnert, die dem Kind nicht geholfen und, ohne Schutz zu bieten, Übergriffe zugelassen hat.

Die Kontaktaufnahme kann zunächst von Angst und tiefem Misstrauen geprägt sein, Traumaberaterinnen können deshalb auch vehement aggressiv zurückgewiesen werden. Dieses Verhalten kann dann als scheinbar „mangelnde Motivation" jede Hilfemaßnahme von vornherein scheitern lassen. Wenn es der Beraterin gelingt, darin die Dynamik einer Bindungsstörung zu erkennen und zu verstehen, kann dies allmählich auch für die Klientin einsehbar, verstehbar, spürbar und im Folgenden dann auch veränderbar werden. Dann kann die Klientin verstehen, dass sie Helfer als „Retter und Täter" gleichzeitig erlebt. Sie kann begreifen, dass sie zwar Hilfe aufsucht, aber auch wieder abweisen muss, solange sie innerhalb dieser Dynamik gefangen ist. So kann sich – vorsichtig und mit gebührendem Abstand – doch noch eine vertrauensvolle Arbeitsbeziehung entwickeln (Wöller, 2006), in der Helfer weder als idealisierte Retter gelten, noch mit destruktiven Tätern verwechselt werden, sondern mit ihren Möglichkeiten und Grenzen wahrgenommen werden.

Auch sehr angepasstes, unterwürfiges oder devotes Verhalten der Klienten kann verstanden werden als die Aktivierung traumabedingter Bindungsmuster. Traumaberater sollten sich vergegenwärtigen, dass alles Verhalten der Klienten einen Sinn und eine Ursache hat (Weiß, 2008b). Eine gemeinsame Aufgabe besteht darin, zu überprüfen, ob dieses Verhalten heute noch notwendig und sinnvoll ist.

Das traumazentrierte Wissen der Beraterin kann hier die entscheidende Weichenstellung für einen positiven Verlauf der Beratung bewirken. Sie muss erkennen, dass das Verhalten der Klientin ggf. als deren „Traumafolge-Beziehungs-Einstiegs-Szenarium" zu sehen ist, das die Klientin braucht, um es überhaupt zu wagen, Hilfe anzunehmen. Es darf nicht ausschließlich als unüberwindlicher Widerstand gegenüber dem Beratungsangebot gesehen werden. Um dieses Geschehen verstehen zu können, ist die gemeinsame Reflexion auf einer Meta-Ebene erforderlich. In einer solch komplexen Dynamik kann traumaspezifische Supervision helfen, sich als Helfer nicht destruktiv verwickeln zu lassen.

Beraterinnen sollten es wertschätzen, wenn sie von Klienten bezüglich ihrer Vertrauenswürdigkeit geprüft werden, dies offen ansprechen und der Klientin z.B. sagen: „Nach all dem, was Sie erfahren haben, ist es wirklich angebracht, jemandem nicht zu bald zu vertrauen." Dadurch vermittelt sie ihr Verständnis für Not und Misstrauen der Klientin und würdigt dies als berechtigt. Es hindert nicht, zu fragen: „Können wir uns darauf einigen, dass wir zunächst Folgendes behandeln, klären …?" Das kann der Klientin zeigen, dass ihre Vorsicht wahrgenommen, sie ermutigt und dabei unterstützt wird, ihre Ziele und die Inhalte der gemeinsamen Arbeit zu formulieren, um damit ihr Hilfeersuchen zu unterstützen.

5. Beobachtendes Reflektieren statt reflexhaftes Agieren

Wir kennen von uns selbst, dass wir unter Stress manchmal überschießend und vielleicht wie reflexhaft immer wieder ähnlich reagieren, erst später mit Abstand nachdenken können, uns vielleicht entschuldigen oder auch schämen. Wie viel stressiger müssen Stresssituationen für früh traumatisierte Menschen sein, die leicht in Übererregung oder in Starre geraten und unkontrollierbar in überwältigende alte Gefühle und Verteidigungsreaktionen getriggert werden – oder gar unkontrolliert in rasch wechselnde dissoziative Zustände?

5.1 Die Bedeutung von Selbstreflexion und Mentalisierungsfähigkeit

Die Bedeutung guter früher Beziehungserfahrungen für die Entwicklung einer gesunden Emotionsregulationsfähigkeit wurde in Kap. A.10.3 beschrieben. Sie fördern ein „Urvertrauen" von Sicherheit in Beziehungen und die Fähigkeit, das eigene Erregungsniveau und Affekte regulieren und sich selbst beruhigen zu können.

Die Mentalisierungsfunktion entwickelt sich ebenso in guten frühen Bindungserfahrungen und bedeutet, sich eine differenzierte Vorstellung von der eigenen psychischen Verfassung und den Motiven, Bedürfnissen und Überzeugungen anderer Menschen machen zu können. Eine sichere Bindung fördert die Mentalisierung auch über die Entwicklung einer guten Emotionsregulationsfähigkeit, indem sie immer wieder in ein optimales Erregungsniveau zurückführt und das Toleranzfenster erweitert.

Mentalisieren ermöglicht, bedeutungsvolle Bezüge zwischen innerer und äußerer Welt herzustellen. Verhalten wird vorhersehbarer und bedeutungsvoll (Fonagy et al., 2004).

Eine gute Mentalisierungsfähigkeit zeigt sich u.a. in der Fähigkeit zu kritischer Selbstreflexion, zur Übernahme einer anderen Perspektive, Offenheit für Neues und Interesse an den Bedürfnissen anderer. Eine eingeschränkte Mentalisierung zeigt sich z.B. in unreflektierter feindseliger Haltung und Schuldzuweisungen an andere, fehlendem Interesse an oder Leugnen von Zusammenhängen und Gefühlen und Bedürfnissen anderer (Wöller, 2012).

Mentalisierend ist z.B.: „Ich vermute, meine Mutter war in sich selbst so belastet, dass sie gar nicht in der Lage war, über uns Kinder und unsere Bedürfnisse nachzudenken.“ Nicht mentalisierend wäre: „Das müssen Sie doch wissen, Sie sind doch der Fachmann.“

Bei gestörter Mentalisierungsfähigkeit ist nur eine einseitige rigide Sicht der Realität und anderer Menschen möglich, nach der dann das Handeln – oft reflexhaft – ausgerichtet wird (Fonagy et al., 2004).

Wenn traumatisierte Klienten Handlungen anderer unreflektiert nur auf der Basis zustandsabhängiger Überzeugungen und Gefühle interpretieren (kritischer Blick der Beraterin = sie hasst mich und will mich loswerden), nehmen sie diese leicht verzerrt und als bedrohlich wahr. Das wiederum verschlechtert die Mentalisierungsfunktion weiter, ein Teufelskreis. Solche rasch aktivierten und heftigen „negativen Übertragungen“ sollten vorrangig geklärt werden, damit die Klientin sich in der Beziehung zur Beraterin/Therapeutin wieder sicherer fühlen kann, womit der Stress reduziert und die Reflexionsfähigkeit wieder etwas besser werden kann.

Eine Klientin erlebt die Beraterin, die im Gespräch zwischendurch kurz nachdenklich auf den Boden schaut, als „völlig desinteressiert“ und sie als Person ablehnend, sie beginnt ihr massiv Vorwürfe zu machen. Sie interpretiert also nur negativ und aus einem Bedrohungsgefühl, kann ihre Wahrnehmung nicht unter einem alternativen Blickwinkel reflektieren, etwa dass die Beraterin gerade über den Gesprächsinhalt nachdenkt.

Eine eingeschränkte Mentalisierungsfunktion ist unter traumatischen Kindheitsbedingungen auch sinnvoll, es kann überlebensnotwendig sein, nicht über die Realität der Traumatisierung und die Motive des Täters zu reflektieren, sondern diese zu dissoziieren. In Gefahr ist Überwachheit auf äußere Signale hin notwendig statt Hinwendung nach innen und zur Selbstbeobachtung (Fonagy et al., 2004).

Zusätzlich und unabhängig von der Mentalisierungsfunktion bedingen vermutlich auch die tief eingespurten und automatisierten körperlichen Schockfolgen eine Veränderung des Grundlebensgefühls in Richtung permanenter Bedrohungsgefühle (Madert, 2007).

Voraussetzung für bessere Selbstreflexion und Mentalisierungsfähigkeit ist eine verbesserte Affektregulation, im Zustand hoher Erregung ist Reflexion kaum möglich, das geht uns allen so. Persönlichkeitsgestörte Klienten können Unsicherheiten und Konflikte schwer ertragen, nehmen eher schwarz-weiß wahr, haben oft in traumatisierenden frühen Bindungserfahrungen unsichere Bindungsstile oder Bindungsstörungen entwickelt, eine eingeschränkte Stressregulationsfähigkeit und entsprechend ein engeres Fenster optimaler Erregung. Zudem können verschiedene dissoziative Anteile oder Ego-States unterschiedliche Niveaus der Mentalisierungsfähigkeit aufweisen, die damit auch in raschem Wechsel schwanken kann. Dies ist am besten nach der Theorie der Strukturellen Dissoziation der Persönlichkeit zu verstehen (siehe Kap. A.8.3).

Sehr differenziert und klar verständlich beschreibt Wöller (2006) Entstehungsbedingungen, Auswirkungen und Vorgehen bei Mentalisierungsstörungen.

Klienten sollten lernen, ihr aktuelles Befinden und die Auslöser zu beobachten, zu überlegen, welche andere Sichtweise jeweils noch möglich wäre, welche Gefühle oder Reaktionen sie wohl durch ihr Verhalten bei anderen auslösen, also die Perspektive zu wechseln.

Zur Introspektion gehört auch das – oft erstmalige und schmerzliche – Kennenlernen eigener Wünsche und Bedürfnisse, die in der Kindheit missachtet wurden.

Mentalisierungsdefizite bei Klienten wahrzunehmen ist hilfreich auch gegen ungute Gegenübertragungsreaktionen und Schuldzuweisungen von uns Helfern („So dumm kann sie doch nicht sein, dass sie nicht wusste, was auf sie zukommt").

Wir sollten nicht meinen, besser zu wissen, was mit der Klientin los ist, sondern eine neugierige offene Haltung einnehmen und Fragen stellen, die der Klientin helfen, sich selbst besser zu verstehen. „Was meinen Sie, könnte x das auch noch anders gemeint haben?", „Was würden Sie einem anderen raten in so einer Situation?", „Ich bin nicht sicher, ob ..." oder „Könnte es sein, dass ...?"

Eine akzeptierende Haltung gegenüber Handlungsdialogen – was die Klientin mit uns reinszeniert statt ausspricht – ist ebenso wichtig. Frühe traumatische Beziehungserfahrungen sind vorwiegend im Körpergedächtnis gespeichert, werden durch Handlungen, Gesten und Körperhaltung aktualisiert, lösen oft Ablehnung oder gar Grenzüberschreitungen aus. Auch unsere Mentalisierung ist dann beeinträchtigt, wir müssen erst wieder „einen freien Kopf bekommen", statt unreflektiert aus Handlungsdruck zu re-agieren.

Klienten hören und reagieren oft eher darauf, *wie* wir etwas sagen, als was wir inhaltlich sagen, nehmen es als Angriff, Aufforderung oder eventuell als Verführung auf (z.B. nach Tonfall), manchmal auch als gute oder schlechte oder zu wenig Nahrung.

Innere Konflikte können interpersonell in Szene gesetzt werden, die Klientin vertritt dann eine Seite, die Beraterin die andere Seite des Konflikts.

> Eine Klientin stellt die Beziehung zu ihrem Partner als so bedrohlich dar, dass die Beraterin eine Trennung als Lösung in Erwägung zieht, die Klientin beschuldigt sie daraufhin, sie zu manipulieren und zur Trennung zu drängen, die sie nicht wolle.

Wir können nicht vermeiden, uns verwickeln zu lassen. Der Ausdruck im Verhalten statt in Worten kann der einzige Hinweis auf frühe Erfahrungen sein, die weder erinnert noch vergessen werden können. Das gilt erst recht für traumatisierte Kinder.

Dieses Verständnis kann uns zu einer akzeptierenden Haltung verhelfen und zur Bereitschaft, uns verwickeln zu lassen und dies nachträglich zu reflektieren und dann mit der Klientin gemeinsam zu verstehen. Dies fördert die Mentalisierung. Eine akzeptierende Haltung bedeutet hingegen nicht, die Klientin ihr inneres Erleben unkommentiert – d.h. ohne hilfreiche Intervention seitens der Beraterin – wie automatisch ausagieren zu lassen.

Gute Anregungen und Beispiele zum Mentalisierungstraining finden sich in *Mentalisieren in der Psychotherapeutischen Praxis* (Allen et al., 2011). Diese Arbeit kann gut in beratende Kontexte integriert werden.

5.2 Zum Verständnis fehlangepassten Verhaltens

Auch fehlangepasstes Verhalten, das meist reflexhaft statt reflektierend eingesetzt wird und zu großen Problemen in Beratung und Therapie führt, ist oft als Traumafolge zu verstehen. Gerade traumatisierte Kinder, die mit ihrem aggressiven Verhalten mitunter jeden Rahmen von Einrichtungen sprengen, stellen Berater und Therapeuten vor kaum lösbare Aufgaben (siehe Kap. C).

Fehlangepasstes Verhalten traumatisierter – kindlicher wie erwachsener – Klienten steht oft im Dienste der Selbst- und Beziehungsregulation. So dienen Wutausbrüche und selbstverletzendes Verhalten auch der Emotionsregulierung. Sie sind traumanahe Bewältigungsversuche oder unkontrollierbarer Ausdruck überwältigender Affekte und unsymbolisierter, oft nur körperlich erlebter Spannungszustände. Sekundär können sie eine interaktionelle Botschaft übermitteln, als Hilfsappell oder auch als Druckmittel dienen. Sozialer Rückzug soll oft vor Minderwertigkeitsgefühlen, Scham und Ohnmacht schützen (Wöller, 2006).

Jugendliche drücken mit selbstverletzendem Verhalten zunächst ihre psychische Belastung aus, später wird das Verhalten auch genutzt, um die eigenen Gefühle zu regulieren. Je länger selbstverletzendes Verhalten andauert, umso mehr Funktionen können damit verbunden werden und umso schwieriger wird es daher, es wieder aufzugeben.

Aufgrund der „eingefrorenen“ Traumaphysiologie mit emotionaler Taubheit (Numbing) kann überschießendes und Hochrisikoverhalten auch die Bedeutung einer Suche nach Lebendigkeit haben, Übererregung kann als Lebendigkeit erlebt werden (Madert, 2007). Wir alle brauchen lebenslang auch andere zur Regulation unseres Selbstwertgefühls – z.B. durch Anerkennung für Leistung – und zur Befriedigung von Bindungsbedürfnissen.

Bei beziehungstraumatisierten Menschen trugen wichtige Bezugspersonen nicht durch Bestätigung zu einem guten Selbstwertgefühl bei, schützten nicht vor Ohnmacht, Scham und Schuldgefühlen, ließen sich somit nicht entwicklungsfördernd zur Selbstregulation „verwenden“.

Das Dilemma (bindungs-)traumatisierter und persönlichkeitsgestörter Klientinnen besteht darin, dass ihre basalen Beziehungsbedürfnisse in der Kindheit traumatisch frustriert wurden und so lebenslang eine besondere Wichtigkeit behalten. Sie bleiben unbewusst darauf fixiert, die Erfüllung dieser Bedürfnisse noch nachholen zu wollen, wobei zugleich die verinnerlichte Überzeugung besteht, ihre Befriedigung nicht zu verdienen.

So wird durch Entwertung und Vernachlässigung des Kindes z.B. sein Bedürfnis, wahrgenommen und für wichtig gehalten zu werden, schwer frustriert. Zugleich entsteht die tiefe Überzeugung, nicht wichtig zu sein, keine Aufmerksamkeit zu verdienen – und parallel bekommt das Bedürfnis, als wichtig anerkannt zu sein, eine herausragende Bedeutung. Ebenso kann das Bedürfnis nach Versorgung und Bemutterung – etwa in der Beratung – ganz im Vordergrund stehen, zugleich die Überzeugung bestehen, keinen Anspruch auf jegliche liebevolle Zuwendung und Fürsorge zu haben (Wöller, 2006). Dann wird eine Klientin vielleicht sehr bedürftig und fordernd auftreten und zugleich jegliches Angebot der Helferin ins Leere laufen lassen.

Wenn Bezugspersonen nicht freiwillig bereit waren, die kindlichen Bedürfnisse angemessen zu beantworten, sondern sich schädigend und ausnutzend verhielten, mussten die Klienten andere Wege finden. Wo keine Aussicht auf Befriedigung bestand, lernten sie z.B. durch Manipulation oder verdeckt, etwas zu erzwingen. Diese vertrauten Muster – oft direktes Abbild familiärer Umgangsmuster – bringen sie dann auch in die beratende Beziehung mit. Manche Klienten erzwingen unbewusst Zuwendung durch besondere Hilfsbedürftigkeit oder Schwäche, Aufmerksamkeit durch Unterhaltsamkeit oder selbstverletzendes Verhalten. Manipulatives Verhalten kann einst also eine sinnvolle Überlebensstrategie gewesen sein, ist jetzt aber maladaptiv und löst zwischenmenschliche Konflikte und oft eine verurteilende Gegenübertragung aus. Hilfreich ist, das Verhalten als nur einen Teil der Klientin zu begreifen und dessen Auslöser und ursprüngliches adaptives Ziel zu verstehen.

Beispiele:

- Eine Klientin schädigt sich durch selbstverletzendes Verhalten, um mehr Aufmerksamkeit zu erlangen, und sie versetzt andere durch Suizidfantasien in Sorge. Dies kann – unbewusst – dem Bedürfnis nach Bindung dienen und drückt zugleich die schwere Bindungsstörung aus.
- Eine abhängige Klientin passt sich völlig an und gibt alle Verantwortung ab, um ihre Trennungsängste zu regulieren.
- Manche Klienten lösen im ganzen Team ein Gefühl völliger Ohnmacht aus, um das eigene Ohnmachtsgefühl zu verringern und wenigstens ein Minimum an Selbstwirksamkeit zu erleben. Auch dieses „Ziel“ wird meist unbewusst sein.
- Depressive Klienten lösen oft in anderen Schuldgefühle aus, um eigene Schuldgefühle zu lindern.
- Narzisstische Klienten entwerten, kritisieren, erniedrigen oder beschämen oft andere, um eigene Scham und Minderwertigkeitsgefühle zu mildern.

Sich klarzumachen, dass fehlangepasstes Verhalten nur einem Anteil der Klientin entspricht und einst dem psychischen und sozialen Überleben diente, ermöglicht eher eine weiterhin empathische beratende/therapeutische Haltung bei zugleich aktiver Begrenzung manipulativen Verhaltens. Destruktive Formen der Beziehungsgestaltung und Grenzüberschreitungen dürfen die Beratung/Behandlung nicht zerstören, indem sie uns handlungsunfähig machen. Wir dürfen uns nicht mit krankhaften Anteilen verbünden, müssen die Klienten zur Reflexion anregen und damit ihre Mentalisierungsfähigkeit fördern. Das Verhalten der Klienten übt oft großen Druck auf uns auf, z.B. aggressiv zu reagieren auf Entwertung oder Vorwürfe (ebd., siehe auch Kap. B.5.3).

Ein eindeutiger Rahmen der Beratung oder Therapie – mit Vereinbarungen zu Begrenzungen, klaren Regeln und Verträgen – ist ein wichtiger Stützpfeiler, der hilft, nicht in heftigen Übertragungs-Gegenübertragungs-Reaktionen hilflos verstrickt zu werden und das Ausagieren in der Beziehung zu begrenzen. Sonst besteht die Gefahr, wie in Alltagsbeziehungen komplementär darauf zu reagieren, nämlich bei Aggression in den Kampf einzusteigen oder auf Versorgungswünsche befriedigend oder überfürsorglich und damit die Klienten verunselbstständigend zu reagieren.

Verträge und „kleine Abmachungen“ eignen sich für viele kleine Alltagsschritte und sollten in den Beratungsalltag eingebunden werden, sie unterstützen Verantwortungsübernahme, Veränderung, Reifung und Entwicklung.

Diese Verträge sollten möglichst alltagsnah auch mit kurzfristiger Zeitspanne abgeschlossen werden, z.B. für Freitag bis Montag schriftlich vereinbaren, dass keine verbalen Attacken gegen Mitpatientinnen stattfinden. Danach sollte unbedingt besprochen – und die Klientin damit zu mehr Selbstreflexion angeregt – werden, wie der Vertrag eingehalten wurde, was einfach war, wo es schwierig für die Klientin wurde, welche Maßnahmen sie ergreifen konnte. Wenn Berater diese Reflexion vergessen, wirkt das wie mangelndes Interesse und wie „nichts ist verbindlich".

Ein wesentliches Ziel ist, alternative gesündere Strategien und Ressourcen zur Emotionsregulierung und Befriedigung elementarer Bedürfnisse zu entwickeln, z.B. einen Wunsch zu äußern oder um Hilfe zu bitten, statt immer weiter die alten Muster zu wiederholen und damit eine gesündere Weiterentwicklung zu verhindern.

Die zugrunde liegenden kindlichen Bedürfnisse werden oft zunächst von den Klienten selbst abgelehnt. Ziel ist dann, kindliche Anteile und die Berechtigung ihrer Bedürftigkeit erst einmal wahr- und anzunehmen und die Beziehungsbedürfnisse anzuerkennen: Geht es um Schutz, Anerkennung, Versorgung, Trost?

Die Klientin kann sich so ernst genommen und wertgeschätzt fühlen und sich selbst allmählich besser annehmen (siehe Kap. A.9, B.11 und B.11.1).

Häufige dysfunktionale Verhaltensmuster sind (nach Wöller, 2006):

- Aggressiv Forderungen zu stellen.
- Zu appellieren und Druck auszuüben kann Ausdruck unbewusst abgewehrter beschämender Hilfsbedürftigkeit und Angst vor Kränkung sein.
- Häufiges Krankwerden als Konfliktlösungsstrategie und Selbstschutz anstelle des Versuchs, Herausforderungen zu bewältigen.
- Den Berater zu entwerten kann ablenken von übermäßigen Scham- und Schuldgefühlen, um etwas bitten zu wollen.
- Anderen rechthaberisch und dominant Vorschriften zu machen kann Ausdruck des Bedürfnisses nach Kontrolle sein und vor der Angst vor Ohnmacht schützen. Gegenübertragung ist oft Hilflosigkeit oder Verstimmung.
- Sich anzupassen und es recht zu machen kann der Abwehr von Demütigung und Verlassenwerden dienen, ebenso distanzloses Verhalten.
- Risikoreiches Verhalten kann vor negativen Gefühlen wie Ohnmacht, Scham, Leere, Verlassensein schützen. Es kann das Bedürfnis nach Bewunderung, aber auch nach Schutz und aktiver Begrenzung ausdrücken.
- Aggressives Einfordern einer konkreten Handlung als Beweis für unsere Solidarität kann einen beschämenden Beziehungswunsch zum Ausdruck bringen.

Fazit für die Traumaberatung

Nach frühkindlichen Bindungs- und Gewalttraumata resultiert eine gestörte Entwicklung der Emotionsregulierung. Diese beeinträchtigt die Mentalisierungsfähigkeit weiter, beides führt zu verstärktem Bedrohungserleben, Folge daraus ist wiederum fehlangepasstes Verhalten auf der Basis dieses Bedrohungserlebens (Wöller, 2012). Je mehr das Bindungssystem aktiviert wird – z.B. bei Stress in der Beratungsbeziehung oder bei regressionsförderndem therapeutischem Vorgehen –, je schlechter wird die Mentalisierung. Daraus ergibt sich für das Handeln der Helfer: Keine Förderung von Regression in Beratung/Therapie, nicht bemuttern, sondern Selbstverantwortung der erwachsenen Klienten fördern, Nachdenken und eigene innere Suchprozesse anregen.

5.3 Traumaspezifische Übertragungs- und Gegenübertragungsmuster

Zu den Auswirkungen früher Bindungs- und Gewalttraumata sowie mangelnder Affektregulations- und Mentalisierungsfähigkeit in der beratenden/therapeutischen Beziehung gehören auch trauma-typische Übertragungs- und Gegenübertragungsthemen. Daher brauchen auch Berater entsprechendes Wissen, um diese verstehen und damit möglichst konstruktiv umgehen zu können.

Übertragung wird als unbewusste Wiederholung vergangener Beziehungserfahrungen und gewissermaßen Verschiebung der dazugehörigen Affekte, Wünsche und Erwartungen auf Personen der Gegenwart definiert. Dies geschieht unbewusst, in allen Lebensbereichen und primär unabhängig von Traumata. Nach frühen Traumata und Vernachlässigung kommen weitere Aspekte hinzu.

Generell prägen frühe Bindungs- und Beziehungserfahrungen unsere lebenslangen inneren Haltungen und die Wahrnehmung wichtiger Bezugspersonen der Gegenwart – und damit die Übertragungen. Und sie prägen den Bindungsstil. Sicher gebundene Personen erleben andere eher als zuverlässig und vorhersagbar, unsicher gebundene eher als bedrohlich und zurückweisend.

Nach frühen Erfahrungen von Gewalt und Misshandlung können aktuelle Bezugspersonen besonders leicht verzerrt wahrgenommen werden. Auf sie gerichtete Erwartungen, Wünsche und Bedürfnisse nehmen leicht die Färbung einer Retter-Opfer-Täter-Dynamik an. Das gilt besonders für die beratende/therapeutische Beziehung, gerade weil diese so bedeutend und damit so stark mit frühen Beziehungen zu wichtigen Bezugspersonen, von denen man abhängig war, assoziiert ist. Diese Machtposition der Beraterin/Therapeutin löst leicht kindliche Erwartungen und Ängste aus.

Traumatisierte Menschen erwarten in dieser Beziehung sowohl bei Nähe wie bei Distanz Bedrohliches (Wöller, 2006).

Alle alten traumatischen Erlebnisse und Gefühle, aber auch alle kindlichen Bedürfnisse nach Rettung, Liebe und Geborgenheit können durch Aspekte der therapeutischen Beziehung getriggert und so neu belebt werden. Aktuelle Situationen werden gewissermaßen aus der Perspektive der Vergangenheit und auf potenzielle Bedrohungen zentriert interpretiert. So können geringfügige Anlässe wie ein als kritisch oder ablehnend wahrgenommener Blick der Beraterin heftige Stimmungseinbrüche, „Gegenattacken" oder – auch körperliche – Fluchtimpulse auslösen. Der Aufbau eines Arbeitsbündnisses kann dadurch massiv erschwert werden. Zumal Klienten oft zunächst die Tragfähigkeit der beratenden Beziehung auch unbewusst testen, z.B. durch Provokation, Entwertung oder vorwurfsvoll forderndes Verhalten, aber auch durch Einladung zu regressiver Versorgung oder zu grenzüberschreitendem Kontakt.

Intensive negative Übertragungen von Hass und Misstrauen können den Aufbau einer Beziehung behindern. Aber auch eine idealisierende Übertragung („Nur Sie können mir helfen") mit magischen Heilserwartungen kann ein Hindernis sein, weil die Klientin nicht aktiv und erwachsen ihren Teil der Verantwortung in der gemeinsamen Arbeit übernimmt und die Idealisierung zudem zwangsläufig in Enttäuschung und oft Entwertung kippt.

Nicht erkannte Übertragungs-Gegenübertragungs-Verstrickungen sind häufig die Ursache von Scheitern und Abbrüchen der Beratung oder Therapie.

Generell gilt: Übertragungs- und Gegenübertragungsgefühle und -reaktionen bei komplex traumatisierten und dissoziativen Menschen sind sehr heftig, bisweilen von nahezu überwältigender Intensität. Sie haben oft den Charakter von „es geht um Leben und Tod" (Herman, 1993/2003). Oberstes Gebot ist daher: erkennen, innehalten, Handlungsdruck reflektieren, Supervision.

Häufige Übertragungsformen bei traumatisierten Menschen

Besonders typisch für Traumaopfer sind Opfer-, Täter- und Retter-Übertragungen (modifiziert nach Wöller, 2006):

- Macht und Ohnmacht, sadistischer Missbraucher und hilfloses, ohnmächtig wütendes Opfer: Die Klientin erlebt die Beraterin machtvoll-kontrollierend (Täter) und sich selbst ihr ohnmächtig ausgeliefert (Opfer). Oder umgekehrt: Durch unbewusste Identifikation der Klientin mit dem Täter kann die Beraterin in die Position eines hilflosen, missbrauchten Kindes gebracht werden, das mit Vorwürfen gequält oder manipuliert und ohnmächtig gemacht wird.

- Variante der Täterübertragung: Aspekte einer misshandelnden Person werden auf den Berater übertragen, der dann als potenzieller Täter wahrgenommen wird, der Gehorsam verlangt und beruhigt werden muss, oder dem man alles recht machen muss, um ihm zu gefallen oder nicht bestraft zu werden.
- Übertragung einer vernachlässigenden Bezugsperson, die keinen Schutz gewährt und Bedürfnisse missachtet: So wird nun die Beraterin erlebt, die Klientin erlebt sich als das vernachlässigte Kind.
- Übertragung von Aspekten der hilflosen Eltern = Parentifizierung: Die Klientin sorgt sich um die Beraterin statt um sich, schont sie.
- Idealisierter, omnipotenter Retter und nach Rettung suchendes Kind: Der Klient idealisiert die Beraterin, erwartet Rettung, klammert sich an sie als omnipotent fantasierte Retterfigur.
- Übertragung des wegschauenden Elternteils, der vom Missbrauch wusste, aber nicht eingriff.
- Suche nach perfekten Eltern: Die Beraterin hat z.B. die Fantasie, die Klientin durch „Beelterung" zu heilen, die bessere Mutter zu sein. Oder der Berater reagiert überbehütend und väterlich und mit Scham, dass ein Vertreter des eigenen Geschlechts „so etwas" tun kann. Verführer und Verführte: Die Klientin bringt die Beraterin dazu, Grenzen zu überschreiten, eine „besondere" Beziehung mit ihr einzugehen, ihr besonders viel Zeit zu widmen, besondere Aufgaben für sie zu übernehmen, privaten Kontakt zuzulassen. Und umgekehrt: Die Beraterin verführt die Klientin, schlimmstenfalls dazu, eine intime Beziehung mit ihr einzugehen.
- Flashback-Übertragung: Aspekte der Beraterin wie Kleidung oder Stimme können traumatische Erinnerungen/Flashbacks triggern, die Beraterin wird evtl. als Täter verkannt.

Übertragungen sind umso heftiger, je früher das Kind traumatisiert wurde, je weniger ausgereift und stabil also die Persönlichkeit war (Ich-strukturelle Störungen), und je dissoziativer die Klientin ist (ebd.).

Typisch für Klienten mit Borderline-Persönlichkeitsstörung sind rasch wechselnde Idealisierung und Entwertung. Oft werden eigene unerträgliche Affekte oder Selbstanteile im Dienst der Emotionsregulierung im anderen „deponiert" (projektive Identifikation). Die Beraterin wird so lange manipuliert, bis sie sich der unbewusst zugewiesenen Rolle entsprechend verhält, z.B. wütend wird und Schuldgefühle bekommt. So hat die Klientin Abstand zu den eigentlich zu ihr gehörenden Affekten und kann diese im Außen an jemandem kontrollieren oder bekämpfen. Das Team streitet sich etwa plötzlich heftig, und die zuvor aufgewühlte Klientin wirkt erstaunlich ruhig. Eine Beraterin nannte das „die Ruhe im Auge des Sturms".

Übertragungswut ist oft Folge von Missverständnissen und Empathie-Unterbrechungen, die als Kränkung und Verlassenwerden erlebt werden. Die Wut ist häufig ein Schutz gegen Gefühle von Scham, Schuld und gegen heftige Selbstvorwürfe, zumal die Klienten oft tief greifende Selbstwertprobleme und eine beeinträchtigte Fähigkeit zur Affektregulation haben.

Übertragungswut kann auch ein unbewusster Test der Tragfähigkeit der beratenden Beziehung sein: Wie die Beraterin/Therapeutin mit heftigen Gefühlen umgehen kann, ob sie zurückschlägt, sich rächt oder ob sie die Klientin auch als „schwieriges Kind" (aus)hält, ob sie Grenzen setzen und Nein sagen kann, ohne sich oder das Setting zerstören zu lassen.

Typisch für Klienten mit Missbrauchserfahrung ist auch, dass sie ihr Misstrauen überspielen, sich scheinbar vorbehaltlos auf die Therapie/Beratung einlassen, bis – subjektiv erlebt – ein neuer „Übergriff" erfolgt (Reddemann, 2004a, 6. Auflage 2011), die Therapeutin etwas versäumte, zu viel oder zu wenig sagte o.Ä. Solche Beziehungstests machen es extrem schwer für die Therapeuten/Berater, selbst eine Wertschätzung ihrer Kompetenz aufrechtzuerhalten (van der Kolk et al., 2000). Supervision ist auch hier besonders wichtig. Bei Klienten mit dissoziativer Problematik können Übertragungsthemen verschiedener Persönlichkeitsanteile wie unvermittelt nebeneinanderstehen oder es kann plötzlich eine Flashback-Übertragung auftreten.

Was hilft, negative Übertragungen zu begrenzen:

- Aktive Beziehungsaufnahme, reale Präsenz.
- Wohlwollende, wertschätzende Haltung.
- Jeweils das Einverständnis der Klientin für jeden nächsten kleinen Schritt einholen.
- Kein längeres Schweigen entstehen lassen.
- Kontrolle und Wahlmöglichkeiten geben Sicherheit.
- Klarheit und Transparenz, alles erklären.
- Ego-State-Arbeit auf der Inneren Bühne.
- Klärung eigener Gegenübertragungsreaktionen (Supervision).
- Was in ihr selbst noch Unerträgliches bringt die Klientin vielleicht gerade in der Beraterin unter?
- Eigene Fehler klar eingestehen, sich entschuldigen.
- Klärung der aktuellen Realität in der beratenden Beziehung, bei Missverständnissen die eigene positive Absicht erklären.
- Ärger, Wut und Angst als Reaktion auf eine wahrgenommene Bedrohung in der beratenden Beziehung verstehen.

Entlastend und wichtig zu wissen ist: Alles kann traumatische Affekte triggern, wir können es nicht verhindern, eine Handbewegung oder ein Blick kann reichen, Gefühle von Ohnmacht und Verlassenheit auszulösen. Eine wohlmeinende Erklärung kann als klein machend oder demütigend ankommen. Oder die Klientin schluckt alles, macht alles mit, um bloß nicht verlassen zu werden. Heftige negative Übertragungsreaktionen sollten möglichst rasch geklärt und damit die Basis der kooperativen Arbeitsbeziehung wieder gesichert werden.

Hilfreich ist, der Klientin Kontrolle und Wahlmöglichkeiten zu geben, sie zu bitten, Fragen zu stellen, Stopp zu sagen, Rückmeldung zu geben, wie sie eine Intervention erlebte. „Yes Sets“: Aussage der Klientin wiederholen, ihr Ja/Einverständnis „abholen“: „Habe ich das richtig verstanden, Sie möchten ...?“ (Huber, 2011). „Woran würden Sie erkennen, wenn Sie mir doch zu schnell zugestimmt hätten?“

Auch Verständnis und Wertschätzung für die Schutzfunktion einer negativen Übertragung hilft: Oft ist der Hintergrund von Entwertung und Misstrauen gegenüber der Beraterin die Angst vor erneutem Verrat, Ausbeutung und Machtmissbrauch, Angst vor der zugleich ersehnten und gefürchteten Nähe und Abhängigkeit.

Grenzen müssen unbedingt klar gewahrt werden! Das ist besonders wichtig bei erotisierter Übertragung, aktiv verführerisches Verhalten der Klientin kann eine Form des Schutzes gegen passives Ausgeliefertsein und damit die Umkehr einer erlebten missbräuchlichen Verführung sein (Wöller, 2006). Die Verantwortung liegt stets eindeutig beim Therapeuten/Berater. Es gilt kein „aber sie hat es doch selbst gewollt“ – das sagte oft schon der Täter in der Kindheit.

Typische Gegenübertragungsprobleme in der Beratung und Therapie von traumatisierten Klienten

Der Begriff Gegenübertragung meint alle Emotionen, Wünsche, Erwartungen, Körperempfindungen und Handlungsimpulse, die in uns im Kontakt mit unseren Klienten entstehen.

Je stärker dysfunktionale Beziehungsmuster traumatisierter Klienten die beratende Beziehung erfassen, je mehr belastende und oft ungewohnt heftige Gefühle, Gedanken und Impulse erleben wir Helfer: Ablehnung, Rückzugswünsche, Wut, Schuldgefühle, Verletztheit, Ohnmacht, Trauer, Hilflosigkeit, Verlassenheit, Orientierungslosigkeit etc. – und desto schwerer wird es, eine reflektierende Distanz zu behalten (ebd.). Der Druck zum Handeln wird übergroß. Man möchte sich wehren, die Klientin vielleicht gar loswerden. Oder man beschuldigt sie konkret, bricht den Kontakt ab. So wiederholt sich leicht ein gegenseitig sich aufschaukelnder entgleister Dialog – wie in der Kindheit der Klientin.

Auch die körperliche Gegenübertragung bestimmt dies stark mit. Von einem Klienten, der als chronische Schockfolge körperliche Erstarrung ausstrahlt, wird sich ein Therapeut eher abwenden wollen – auch als Selbstschutz –, weil sie in ihm über Spiegelneurone ähnlich unangenehme Körperempfindungen auslöst oder eigene Traumata triggert (Madert, 2007). Von jemandem, der Lebendigkeit ausstrahlt, wird sich auch ein Berater/Therapeut eher angezogen fühlen. Auch hier gilt: Erkennen, innehalten, Handlungsdruck reflektieren.

Für eine erfolgreiche Traumafachberatung oder -therapie kann ein reflektierter Umgang mit der Gegenübertragung entscheidend sein, dafür ist Supervision sehr hilfreich und wichtig, oft Voraussetzung.

Häufige Gegenübertragungsreaktionen in der Arbeit mit traumatisierten Klienten:

- Mitgefühl, Mitleid
- Wut auf den Täter, etwas unternehmen wollen gegen den Täter
- Fürsorgeimpulse bis Retterimpulse
- Ohnmacht und Hilflosigkeit, Resignation
- Gefühl von Ungenügen, Inkompetenz, Versagensängste
- Blockiertsein, nicht mehr denken können
- Gefühl der Abneigung und des Abgestoßenseins, eventuell (körperlich) Ekel
- Sexuelle Fantasien und Handlungsimpulse
- Der Klientin nicht glauben, ihr die Schuld zuweisen (wie z.B. einst die Mutter)
- Zurückweisung, Entwertung, den Klienten meiden oder loswerden wollen
- Faszination
- Gefühl, kontrolliert, manipuliert, missbraucht, entwertet zu werden
- Schuldgefühle, etwa bei berechtigter Grenzsetzung
- Schamgefühle
- Wut oder Hass auf die Klientin aktiviert eventuell Überfürsorge
- Angst vor der Klientin, sich klein und ihr ausgeliefert fühlen
- Verwirrung, Orientierungslosigkeit und Überflutung (besonders bei Klienten mit dissoziativen Störungen und rasch wechselnden Übertragungen)

Typisch für traumatische Gegenübertragungen können die überwältigende Intensität und die Fremdheit der erlebten Gefühle und Impulse sein. So kann intensive Verzweiflung ein „deponiertes“ Gefühl des Klienten sein. Wir erleben dann ein von dem Klienten abgewehrtes oder dissoziiertes Gefühl, fühlen uns wertlos, beschämend dumm o.Ä. (psychoanalytisch: projektive Identifikation).

Oder wir nehmen über Spiegelneurone die Schockphysiologie der Klienten auf und erstarren emotional und körperlich selbst, können uns nicht mehr einfühlen. Das kann auch über die Aktivierung eigener Traumata geschehen (Madert, 2007).

Eine typische Gegenübertragungsreaktion auf feindselige und traumatische Übertragung ist meist ein Gefühl von Unzulänglichkeit und Inkompetenz. Auch heftige erotische Wünsche und Handlungsimpulse können als Gegenübertragungsreaktion auftreten: Sexuell traumatisierte Klientinnen sind es gewohnt, von Vertrauenspersonen und Menschen in Macht- und Autoritätspositionen, von denen sie Schutz erwarten, missbraucht zu werden. Sie müssen die Sicherheit der Grenzen eventuell testen. Aufgabe der Beraterin/Therapeutin ist eindeutig, die Grenzen zu wahren und jeder Verführung klar und unbedingt zu widerstehen. Falls das nur schwer gelingt oder die Grenzsetzung zu scheitern droht, unbedingt Supervision aufsuchen (Wöller, 2006; Huber, 2003b, 4. Auflage 2009).

Wichtig ist die Gefahr des Ausagierens der Gegenübertragung – sowohl aus Überidentifikation mit der Klientin wie aus übermäßiger Distanzierung (modifiziert nach Huber, 2003b):

- Bei unsicher-ambivalentem Bindungsstil versorgen wir eventuell die Klientin überfürsorglich-grenzüberschreitend, ziehen uns dann aus Ärger über ihre maßlosen ausbeuterischen Forderungen frustriert zurück, bekommen Schuldgefühle und versorgen sie wieder – manchmal bis zum Burnout.
- Wir agieren Retterimpulse aus und überfordern uns grenzenlos.
- Wir distanzieren uns aus Angst vor der Heftigkeit der traumatischen Inhalte, glauben dem Klienten nicht, beteiligen uns an der täterloyalen „Verschwörung des Schweigens".
- Wir identifizieren uns mit dem Täter, bagatellisieren oder leugnen den Missbrauch.
- Wir instrumentalisieren die Klientin für unsere eigenen narzisstischen Bedürfnisse.
- Wir reagieren destruktiv auf Verletzungen und Entwertungen.
- Wir wehren Hass durch Überversorgung, Langeweile oder Entwertung der Klientin als hoffnungsloser Fall ab.

Was hilft bei negativer Gegenübertragung (u.a. nach Reddemann, 2004a):

- Wieder reflektierenden Abstand gewinnen, nicht aus Druck heraus entscheiden oder handeln, das gilt für das ganze Team!
- Verstehen mithilfe von Supervision.
- Liebens- und schätzenswerte Seiten der Klienten entdecken.
- Mitgefühl für die leidenden Inneren Kinder.
- Daran denken, dass die Klientin mit Aggression evtl. ihre Würde schützt.

- Positive Vision der Zukunft entwerfen.
- Imaginative Techniken der Distanzveränderung, eigenes Helferteam, eigenes Verletzliches in Sicherheit bringen.
- Eventuell empathisch dosierte Mitteilung der eigenen Gefühle.
- Psychohygiene, traumatisches Material nicht behalten, sondern z.B. imaginativ entsorgen.

6. Interventionen bei Krisen

Krisen können je nach Institution unterschiedlich definiert werden. Generell versteht man darunter eine durch meist äußere Belastungen ausgelöste Situation, für die keine Bewältigungsmechanismen zur Verfügung stehen. So kommt es häufig zu regressivem Verhalten oder ungeeigneten Bewältigungsversuchen wie Selbstverletzung, Suizidalität, Suchtrückfall, massiven Essstörungen wie Erbrechen, Nahrungsverweigerung oder aggressiven Impulsdurchbrüchen.

Krisen bei traumatisierten Menschen können sehr vielfältiger Art sein. Akute Krisen können bei komplex traumatisierten Klienten sowohl durch selbstverletzendes Verhalten oder Suizidalität wie durch intensive Flashbacks mit vorübergehendem Realitätsverlust (siehe Kap B.10.4.7) oder durch dissoziative Zustände oder (Krampf-) Anfälle bedingt sein.

Bei Klienten mit schweren Persönlichkeitsstörungen auf Borderline-Niveau oder mit schweren dissoziativen Störungen können „Krisen als Normalzustand" imponieren. Berater/Therapeuten versuchen dann ständig nur, eine Krise der Klienten nach der anderen zu managen. Mitunter erscheint die Beratung/Therapie dann wie eine einzige chronische Krisenintervention, erwachsene Ich-Funktionen oder Ego-States der Klientin scheinen wie nicht mehr erreichbar. Zu klären ist dann, was zu dieser Dekompensation führte und was sie jetzt noch aufrechterhält, welche Funktion sie hat. So kann sie einer malignen Regression entsprechen, die durch zu regressionsfördernde Angebote mitbedingt wurde. Mitunter lässt ein Klient auf diese Art viele Helfer intensiv für sich arbeiten und zugleich alles wirkungslos an sich abprallen. So kann sich auch ein anscheinend destruktives Introjekt auswirken.

Durch vielfältige Alltagsprobleme überforderte Klienten befinden sich oft in einer permanenten Erschöpfung und können nur noch mit dysfunktionalen Verhaltensweisen reagieren.

Eine anhaltende krisenhafte Dekompensation kann aber auch Ausdruck einer Retraumatisierung nach zu früher Traumakonfrontation ohne ausreichende Stabilisierung sein. Oder bei Klienten mit dissoziativen Störungen Ausdruck eines Anteils, der mit Macht verhindern muss, dass es in Beratung/Therapie vorwärts geht oder zu intensive Affekte oder Erinnerungen aktiviert werden. Krisen können die Bedeutung einer Nebelwand haben, die ablenkt von Inhalten, um die es sonst gehen könnte und die von der Klientin oder inneren Anteilen mehr gefürchtet werden. Dann sind Klientin wie Beraterin/Therapeutin mit Krisenbewältigung beschäftigt und abgelenkt von brenzligeren Themen – so wie „Problemkinder" oft die psychodynamische Funktion haben, von Konflikten der Eltern abzulenken, denen diese sich nicht stellen wollen oder können.

Einrichtungen sollten Krisen in ihren Konzepten bereits präventiv minimieren, dazu dienen Analysen häufig vorkommender Krisensituationen und die Implementierung von Deeskalations-Strategien. „Sicherheitsverträge“ wie z.B. ein Anti-Suizid-Vertrag als Bestandteil des Aufnahmevertrags haben sich bewährt, um die erforderliche und erwartete Mitverantwortung der Klienten „abzustecken“.

Die Auslöser einer Krise sollten im Nachhinein analysiert werden, um Signale und Vorstufen zu erkennen und zu überlegen, welche Interventionsmöglichkeiten zu einem frühen Zeitpunkt bestanden hätten.

Gegen Ende einer Betreuung oder eines stationären Aufenthalts kommt es häufig zu massiven Rückfällen, es scheint, als stünde alles wie am Beginn. Abschiede sollten gut vorbereitet, die zu erwartende Trennungskrise antizipiert und „Rückfallschleifen“ lösungsorientiert vorbesprochen werden.

Krisen als Ausdruck einer Gruppendynamik in Form einer „Ansteckung“ der Klienten untereinander benötigen eine andere Vorgehensweise als individuelle Krisen. Nach dem Suizidversuch einer Klientin in einer stationären Einrichtung ist eine Krisensitzung mit allen Klientinnen der Station sinnvoll, um auf die durch das Ereignis ausgelösten Gefühle und evtl. suizidale Gedanken oder Impulse aller eingehen zu können. Werden Krisen durch Besucher oder gar Täter von außen in die Einrichtung gebracht? Kann die vorübergehende Änderung des Settings die Krise bewältigen? Gibt es strukturelle Gegebenheiten, die verändert werden sollten?

Interventionen

Äußere Maßnahmen können in zusätzlichen ambulanten Hilfen, tag- oder nachtklinischer Aufnahme, kurzfristigen stationären Maßnahmen oder kurzfristiger Verlegung auf eine Intensivstation bestehen.

Für beratende/therapeutische Kriseninterventionen wichtig:

- Ruhe bewahren oder schnellstmöglich wiedererlangen, sich nicht abwerten lassen, Teamspaltungstendenzen eruieren, keine Teamspaltung zulassen.
- Klienten nicht abwerten im Sinne von „die inszeniert nur“ und die Klienten nicht vorwurfsvoll konfrontieren.
- Sich maximale Hilfe holen.
- Abklärung des Ausmaßes der Selbst- oder Fremdgefährdung und ggf. Veranlassung einer stationären Einweisung.

- Geschehenes nicht verharmlosen, aber auch nicht dramatisieren, Nebenschauplätze stoppen.
- Stabilisierung auffrischen oder einführen, kleine Schritte, sehr klare konkrete Anleitung.
- Psychoedukation und Reorientierung bei dissoziativen Zuständen, geduldige Wiederholung ohne Vorwürfe.
- Arbeitsbündnis mit der erwachsenen Klientin oder dem ANP wiederherstellen, kleinschrittige schriftliche Verträge „bis zum nächsten Gespräch am … vereinbaren Klient und Berater, dass … eingehalten wird“ (z.B. keine Selbstverletzung). Keine zu großen Ziele oder zu allgemein gehaltenen Vereinbarungen.
- Beruhigung und Besprechen der Dynamik und möglicher Bewältigungsstrategien.
- Abklärung der Auslöser und der evtl. Funktion der Krise.
- Organisationshilfe bei überfordernden Alltagsproblemen.
- Ego-State-Arbeit auf der Inneren Bühne mit anscheinend negativen Introjekten.
- Ego-State-Arbeit mit kindlichen (regressiven) Anteilen und deren Versorgung konkret anleiten.
- Nach Beendigung einer Krise einen Neuanfang definieren, wieder mit Zuversicht und Mut in die Zukunft blicken.

Für Krisen an Schulen und den traumapädagogischen Kontext wichtig:

Nach den Ereignissen an einer Freisinger Schule 2002 wurde für alle bayerischen Schulen ein „Kriseninterventions- und -bewältigungsteam bayerischer SchulpsychologInnen“ (KIBBS) gegründet. Flächendeckend wurden Krisenpläne unter Einbeziehung von Gewaltprävention, Verbesserung des Schulklimas und Erkennen von Warnsignalen entwickelt. Neben der Analyse von Bedrohungslagen und dem Umgang mit Mobbing (Bullying) sollen Führungskräfte Coaching in Konflikt- und Krisenbewältigung erhalten. Lehrer sollten zur Erhöhung ihrer Handlungssicherheit spezifisch für Gewaltsituationen trainiert werden und ausreichend Unterstützung erhalten. Dies wurde jüngst auch zum zehnjährigen Jahrestag der Ereignisse in Erfurt von der dortigen Schulleitung gefordert.

Es gibt kein Patentrezept, wie solche Unterrichtsgespräche ablaufen sollten. Es gibt auch keine richtigen oder falschen Formulierungen, wenn man den Grundsatz beherzigt, sich auf dem jeweiligen Entwicklungsniveau der Kinder respektvoll auf deren Fragen und Vorstellungen einzulassen. Durch Sachlichkeit bekommen diffuse Ängste ein Gegengewicht. Vorurteile können schlecht wachsen, wo Wissen herrscht. Dies gilt auch für kleine Kinder (KIBBS, 2012).

7. Ressourcenorientierte Arbeit und Resilienz

Der Begriff Ressourcen und „wir arbeiten ressourcenorientiert" wird inzwischen sehr inflationär und pauschalisierend verwendet. Wichtig ist hingegen oft ein differenzierter, „passgenauer", ziel- und lösungsorientierter Einsatz von Ressourcen in Traumaberatung und -therapie: Welche Fertigkeiten genau bräuchte der Klient zur Bewältigung des spezifischen Problems? Was war in Bezug auf das Problem bereits früher einmal hilfreich?

Aber auch die Wiederaktivierung und der Ausbau aller individuellen Ressourcen aus allen Lebensphasen und -bereichen der Klienten sind wichtig.

Die besondere Bedeutung einer konsequenten Ressourcenorientierung in Traumaberatung, -therapie und -pädagogik ergibt sich u.a. aus folgenden Faktoren:

- Komplex traumatisierte Menschen konnten in wenig fördernden oder gar massiv schädigenden frühen Bindungsbeziehungen und Umgebungen nur unzureichend Ressourcen entwickeln, z.B. soziale Kompetenzen, Beziehungsfähigkeit, Möglichkeiten der Selbst- und Affektregulation und Selbstfürsorge.
- Der Blick auf ihre eigenen Fähigkeiten ist ihnen durch traumabedingte negative Überzeugungen verstellt, die Selbstwahrnehmung nur negativ gefärbt.
- Bei Triggerung impliziter Traumanetzwerke landen die Klienten „im alten Film" und im Wiedererleben und sind abgeschnitten von ihren – auch den sonst durchaus verfügbaren – Ressourcennetzwerken.
- Viele Ressourcen sind kontextbezogen abgespeichert oder nur situationsspezifisch zugänglich, z.B. Mut oder motiviertes Engagement im Sport. Ein Ressourcentransfer in neue Situationen ist dann schwierig. In Problemsituationen dominieren die dann aktivierten neuronalen Netzwerke negativer Selbstwahrnehmung, engen die Sicht ein und blockieren.
- Ressourcenorientierte Arbeit hilft hier, anscheinend verschüttete Fähigkeiten zu aktivieren, ins Erleben zu heben und den Transfer zielgerichtet in die belastende Situation im heutigen Alltag zu ermöglichen.
- Bewältigungs- und Überlebensstrategien wie „Angriff ist die beste Verteidigung" wurden oft auch von Helfern nicht als Ressourcen gewürdigt, sondern nur als Problem oder Defizit gesehen, weil sie als der heutigen Realität unangemessen imponieren und negative Auswirkungen im sozialen Umfeld, bei der Bewältigung der Anforderungen des Alltags (Schule, Arbeitsplatz) und in der Gegenübertragung

der Helfer auslösen, aber auch für die Betroffenen selbst mit Leid und psychischen wie körperlichen Störungen einhergehen.

Es gilt also, konsequent in allem die auch verborgenen Fähigkeiten aufzuspüren und wieder nutzbar zu machen. So kann eine schwierige Situation imaginiert werden, während der Klient zugleich mit seinen Fähigkeiten in Kontakt bleibt, gewissermaßen mit dem Ressourcenbein in der Gegenwart, was für schonende Traumaintegration nutzbar ist. Eine weitere lösungsorientierte Möglichkeit besteht darin, im Sinn einer Zukunftsprojektion situationsspezifische Ressourcen imaginativ (etwa mit Screentechnik oder als imaginatives Ressourcenteam) in eine zu erwartende Problemsituation zu transferieren und diese zu verändern.

Eine Klientin hat panische Angst vor einem Bewerbungsgespräch. Mit ihr können spezifische Fähigkeiten wie Mut und angemessen selbstbewusstes Auftreten geübt werden, indem Erinnerungen an Momente, wo sie diese Ressourcen einmal – wenn auch in ganz anderem Kontext – spürte, wieder sinnesnah aktiviert werden. Dann wird sie angeleitet, sich sozusagen hautnah verbunden mit diesen Fähigkeiten die Bewältigung der Angstsituation imaginativ vorzustellen und dies täglich zu üben.

Ausführlich ist Weiteres zur konkreten Ressourcenarbeit nachzulesen in den Kapiteln B.9, B.10 und B.16.

Lange beschäftigte sich die medizinische und psychologische Forschung damit, was Menschen krank macht (Pathogenese), auch die psychotherapeutischen Ausbildungen waren vielfach defizitorientiert. „Positive Psychologie“ dagegen (Seligman, 2003), Salutogenese (Antonovsky, 1997) und Resilienzforschung beschäftigen sich damit, was Menschen seelisch gesund erhält, auch wenn sie schwere Schicksalsschläge erleiden. Was half den Personen, die an seelischen Belastungen nicht zerbrachen, sondern sogar noch daran wachsen konnten? Und was verhilft überhaupt Menschen zu einem glücklichen und zufriedenen Leben?

Unter **Resilienz** versteht man die Fähigkeit, schwierige Lebenssituationen und Krisen wie schwere Krankheiten, Verlust nahestehender Menschen oder andere Traumata ohne anhaltende Beeinträchtigung zu überstehen. Gemeint ist also die Stärke oder psychische Widerstandsfähigkeit („biegen statt brechen“) eines Menschen, natürlich auch unabhängig von Krisen.

Resilienz ist nicht nur angeboren, sondern erlernbar, und zwar in jedem Lebensalter. Frühe Förderung von Resilienz ist primäre Prävention: Kinder frühestmöglich für Stress- und Problemsituationen zu stärken kann verhindern, dass unangemessene Bewältigungsstrategien entwickelt und „gelernt“ werden, die den Umgang mit Belastungen in späteren Entwicklungsabschnitten erschweren.

Ressourcenorientierung ist **Resilienzförderung!**

Resiliente Personen haben ein realistisches Bild von ihren Fähigkeiten und sind überzeugt, dass sie über ihr eigenes Schicksal bestimmen (Kontrollüberzeugung), sie vertrauen nicht auf Glück oder Zufall, sondern nehmen die Dinge selbst in die Hand, entwickeln realistische Ziele und eine Langzeitperspektive, ergreifen sich bietende Möglichkeiten, nutzen soziale Kontakte, verlassen so die Opferrolle.

Die „Positive Psychologie“ erforschte positive Gefühle und Charaktereigenschaften, Stärken und Tugenden, die als innerseelische Widerstandskräfte bei der Verarbeitung schlimmer Lebenserfahrungen helfen und zum Glücklichsein beitragen. Als besonders hilfreiche Faktoren für die Bewältigung schwieriger und traumatischer Ereignisse erwiesen sich: Hoffnung und Zuversicht, Vertrauen, Kreativität, Humor, Selbstständigkeit, Selbstwirksamkeit, Mut, Einsicht, Glaube, Spiritualität, Fantasie, Entschlossenheit u.a. (Seligman, 2003; Reddemann, 2004a, 6. Auflage 2011).

Salutogenese bedeutet „Entstehung von Gesundheit“, das Konzept wurde von Aaron Antonovsky entwickelt. Die Kernfrage war: Was hält Menschen trotz vieler potenziell gesundheitsgefährdender Einflüsse gesund (Antonovsky, 1997)?

Nach seiner These ist das sogenannte Kohärenzgefühl zentral für die Frage, wie Gesundheit entsteht. Kohärenz („Sinn für Zusammenhalt“) bedeutet:

- das Gefühl von Verstehbarkeit der Zusammenhänge des Lebens,
- die Überzeugung, das Leben gestalten und bewältigen zu können, genügend Stärken zu haben, Situationen richtig einordnen zu können und nicht die Kontrolle zu verlieren,
- Vertrauen, dass die Welt und man selbst „zusammenhalten“ wird und alles gut ausgeht,
- der Glaube, dass das Leben einen Sinn und eine Bedeutung hat.

Die autobiografischen Berichte einiger Überlebender aus Konzentrationslagern des Naziregimes sind eindrucksvolle Beispiele dafür, wie hilfreich eine den Kohärenzprinzipien entsprechende aktive Haltung für die Bewältigung des Grauens war (Frankl, 1973).

Alle präventiven und stabilisierenden Maßnahmen und die Förderung aller Ressourcen bedeuten Gesundheitsförderung. Das gilt auch im (trauma-)pädagogischen Alltag (siehe Kap. C).

Resilienz hat große Bedeutung für die (trauma-)pädagogische Praxis. Resilienzförderung auf individueller Ebene direkt beim Kind wirkt präventiv, indem man es für den Umgang mit Belastungen stärkt und ihm hilft, wichtige Lebenskompetenzen zu lernen: Problemlösefertigkeiten, Eigenaktivität und persönliche Verantwortungsübernahme, Selbstwirksamkeit, Stärkung des Selbstwertgefühls, Förderung von sozialen Kompetenzen und Stärkung von sozialen Beziehungen, Förderung von effektiven Stressbewältigungsstrategien wie z.B. die Fähigkeit, Unterstützung zu mobilisieren oder sich zu entspannen.

Resilienzförderung geschieht auf der Beziehungsebene über eine hohe Erziehungs- bzw. Interaktionsqualität sowie über die Stärkung der Eltern in ihren Erziehungskompetenzen (Wustmann, 2005).

In Kindergärten, Spielgruppen, Schul- und Lernpatenschaften etc. kann explizit auf Resilienzförderung geachtet werden.

8. Die Bedeutung der Psychoedukation

Psychoedukative Interventionen mit dem Ziel der Verbesserung der Selbstmanagementkompetenzen haben in den letzten 25 Jahren in der Behandlung von psychischen und psychosomatischen sowie somatischen Erkrankungen an Bedeutung zugenommen.

Der Begriff der Psychoedukation wurde zunächst in den USA für Behandlungsansätze bei chronisch psychisch Kranken verwendet, um deutlich zu machen, dass diese Erkrankten umfassend über ihre Erkrankung aufgeklärt und informiert werden sollten. Zwei wesentliche Ziele sollten damit erreicht werden: Die Verbesserung der Behandlungsbereitschaft (Compliance) für die medikamentöse Therapie, damit verbunden auch die Senkung der Rückfallwahrscheinlichkeit, sowie insgesamt die Verbesserung des Krankheitsverlaufs. Psychoedukative Angebote wurden für viele Bereiche der psychischen Erkrankungen erarbeitet, wie Depressionen und bipolare Störungen, Angst- und Belastungsstörungen, Suchterkrankungen, Zwangserkrankungen, Persönlichkeitsstörungen sowie die posttraumatische Belastungsstörung.

Nachdem Psychoedukation zu Beginn hauptsächlich in der Informationsvermittlung über die Erkrankung bestand, zeigte sich im Lauf der Zeit, dass der gemeinsame Austausch der Patienten über das Erleben ihrer Erkrankung sowie die gemeinsame Erarbeitung von Hilfs- und Bewältigungsstrategien eine wichtige Ergänzung der psychoedukativen Interventionen darstellten. „Im Rahmen einer Psychotherapie bezeichnet Psychoedukation denjenigen Bestandteil der Behandlung, bei dem die aktive Informationsvermittlung, der Austausch von Informationen unter den Betroffenen und die Behandlung allgemeiner Krankheitsaspekte im Vordergrund stehen“ (Bäuml & Pitschel-Walz, 2003, S. 3). In der Forschung nachgewiesene Effekte der Psychoedukation sind u.a. Wissenszuwachs, Erhöhung der Behandlungsbereitschaft, höhere Lebensqualität und größere Behandlungszufriedenheit.

Auch in der Beratung und Behandlung von traumatisierten Menschen stellt die Psychoedukation einen wichtigen Baustein dar. Nach Wienberg & Sibum (2003, S. 200) zielt Psychoedukation vor allem darauf ab, „zum Verstehen und zur Verarbeitung des Krankheitsgeschehens beizutragen, Ängste zu reduzieren, ein positives Selbstbild zu fördern und die Autonomie der Betroffenen zu stärken“. Menschen, die an einer posttraumatischen Belastungsstörung leiden, erleben ihre Symptome häufig als beängstigend oder beschämend und befürchten, verrückt zu werden. Auch haben traumatisierte Patienten oft ein unklares Bild von den Veränderungen, die das Trauma in ihnen ausgelöst haben könnte. Betroffene, die an dissoziativen Symptomen oder immer wiederkehrenden Erinnerungsattacken sowie Gedächtnis- und Konzentrationsstörungen leiden, trauen sich oft nicht, darüber zu sprechen, und befürchten, eine Psychose zu bekommen oder den Verstand zu verlieren. Auch länger anhaltende depressive Verstimmungen und Schlafstörungen veranlassen Patienten, sich selbst infrage zu stellen und von der Entwicklung einer schweren psychischen Erkrankung auszugehen. Veränderungen in der Wahrnehmung und im Erleben, Verlust an Gefühlen, Nervosität und Gereiztheit sowie eine Zunahme an aggressiven Verhaltensweisen können die Betroffenen oft nicht als eine Folge des Traumas einordnen, sondern erleben zusätzlich noch Scham und Schuldgefühle. Häufig werden auch Angstsymptome, wie Herzklopfen, Zittern oder Panikzustände, als Vorboten einer ernsthaften körperlichen Erkrankung erlebt und gedeutet. Daher soll Psychoedukation den Betroffenen die Ohnmacht und Angst vor ihrer Erkrankung nehmen, ihre Symptomatik in einen verstehbaren Zusammenhang einordnen und somit zur Entlastung beitragen.

Erstes Ziel des psychoedukativen Angebots ist die Wissensvermittlung über die möglichen Auswirkungen des traumatischen Ereignisses. Dabei soll eine Nachvollziehbarkeit der erlebten Beeinträchtigungen hergestellt und vermittelt werden, dass die posttraumatische Belastungsstörung eine normale Reaktion auf eine verrückte oder extrem unnormale Situation darstellt. Ziel der Wissensvermittlung ist auch das Verstehen der automatischen Abläufe im Körper und damit, die Symptomatik als einen Selbsthilfeversuch des Körpers anzuerkennen und so mit den Symptomen besser umgehen zu lernen. So kann vermittelt werden, dass die körperlichen Reaktionen zu automatischen Schutzreaktionen des Körpers gehören und damit eine „Weisheit des Körpers" ausdrücken. Der Patient wird dabei – mit dem vermittelten Wissen – als Experte seiner Erkrankung gesehen. Die Einordnung der Symptomatik mit dem Ziel der Entlastung von Ängsten und Befürchtungen über den eigenen Gesundheitszustand ist ein weiterer wichtiger Baustein der Psychoedukation. In einem Gruppensetting trägt der Austausch über die eigenen Erlebnisse und Erfahrungen zur Wirksamkeit der psychoedukativen Interventionen bei. Im Einzelsetting kann es sehr wirkungsvoll sein, wenn der Berater oder die Therapeutin berichtet, wie andere Klientinnen, mit denen er/sie schon gearbeitet hat, ihre Symptome erlebt und bewertet haben. Im Gruppensetting macht die gemeinsame Erarbeitung von Bewältigungsstrategien, wie im Alltag mit Symptomen umgegangen werden kann, die Patienten wieder handlungsfähig und zeigt ihnen Wege zum selbstbestimmten Umgang mit der Symptomatik. Gleichzeitig sollte immer bedacht werden, dass das Angebot der Psychoedukation keine Traumatherapie darstellt und daher auch keine Aufarbeitung der erlittenen Traumatisierungen erfolgen kann. Liedl et al. (2010) schlagen vor, sich neben dem Trauma und der PTBS (Definition, Symptomatiken, Bewältigungsstrategien) u.a. mit Themen wie Depression, Schmerzen, Schlafstörungen, Angst, Aggression, Trauer und Dissoziation zu beschäftigen. Dabei wird zum einen immer wieder Wert darauf gelegt zu beschreiben, dass diese Symptome normale Reaktionen auf ein abnormales Ereignis darstellen, aber auch mit den Patienten zusammen zu überlegen, wie sie im Alltag damit umgehen können. Dafür eignen sich Atem-, Achtsamkeits- und Entspannungsübungen. Auch Informationen über allgegenwärtige Trigger, die zu einer Symptomverstärkung führen können, sind wichtige Bestandteile psychoedukativer Interventionen. So soll erreicht werden, dass die Symptomatik ihren oft überraschenden und überwältigenden Charakter verliert. Zur Vorbereitung einer Psychotherapie kann in der Psychoedukation auch geklärt werden, dass durch die Beschäftigung mit dem Trauma die Symptome zunächst stärker werden können, bevor sie sich dann verbessern. Der Gebrauch von Metaphern oder das Erarbeiten elaborierter Erklärungen kann im Rahmen der Psychoedukation zu größerem Verständnis der Symptomatik und auch der Therapie beitragen.

Einer 20-jährigen Patientin gelingt nach jahrelangem sexuellem Missbrauch durch den Stiefvater die Flucht aus der in einem kleinen Dorf lebenden Familie. Sie begibt sich innerhalb der nächsten 14 Tage in traumatherapeutische Behandlung. Sie berichtet über ihre Symptomatik mit Flashbacks, Angst- und Panikattacken, Verfolgungsängsten, Albträumen sowie starken aggressiven Tendenzen. Sie äußert große Angst davor, verrückt zu sein und in stationäre psychiatrische Behandlung eingewiesen zu werden. Auch drängt es sie, ausführlich über ihre traumatischen Erfahrungen zu erzählen. In der Psychoedukationsgruppe kann sie ihre Symptomatik mit immer wieder auftretenden Erinnerungen und Gefühlen, als fände der Missbrauch gerade wieder statt, verstehen und einordnen. Durch tröstendes Mitgefühl der anderen Gruppenmitglieder hört sie, dass alle diese Symptomatik selbst erlebt haben, und sie bekommt erste Ideen, wie sie sich bei wiederkehrenden Flashbacks besser zu schützen lernen kann. Ebenso kann sie verstehen, weshalb es für sie und die anderen Gruppenmitglieder ungünstig ist, wenn sie ausführlich über ihre Missbrauchserfahrungen berichtet. Sie lernt in der Psychoedukation die Bedeutung von Selbstberuhigungs- und Distanzierungstechniken kennen und kann neuen Gruppenmitgliedern sehr anschaulich erläutern, wie Wissen über die Erkrankung zu einem besseren Verständnis für sich selbst und so zu einer Steigerung des Selbstvertrauens führen kann.

Psychoedukation hilft den Betroffenen, ihre Symptomatik als Selbstheilungsversuch und Reaktion des Körpers auf Extremstress zu erkennen. Ein Verständnis dafür, wie Traumaberatung und Traumatherapie ablaufen werden, entwickelt sich. Daraus folgen Gedanken wie „es gibt Hoffnung“, „ich kann lernen, es zu bewältigen“, „ich verstehe mich und meinen Körper wieder“ oder „ich bin nicht verrückt“.

9. Grundlagen ressourcenorientierter Gesprächsführung

Der Therapieforscher Klaus Grawe hat in seinem letzten Buch *Neuropsychotherapie* (2004) die Behandlung der PTBS als gutes Beispiel beschrieben, wie durch Kombination von psychologischer und neurowissenschaftlicher Forschung über die Störungsgrundlagen ein gutes Verständnis der Störungszusammenhänge erarbeitet werden konnte. Gerade in der Traumatherapie und -beratung wurden Techniken aus den unterschiedlichsten Ansätzen, wie z.B. der Hypnotherapie, der Verhaltenstherapie, dem NLP (Neurolinguistisches Programmieren) sowie den systemischen und psychodynamischen Ansätzen, kombiniert und integriert. Grawe betont die Bedeutsamkeit von Stabilisierungstechniken, damit Patienten in den Zustand kommen, in dem das therapeutische Arbeiten angstfrei möglich wird.

Grawe (2004, S. 107) fasste einige Aspekte zusammen, die es Patienten erleichtern sollten, ihre Therapie angstfrei und damit in einem stabilen und auch sicheren Zustand erleben zu können.

- „Eine sichere Bindungsbeziehung mit einem Kompetenz, Verständnis und persönliches Engagement ausstrahlenden Therapeuten,
- den Patienten mit möglichst vielen Wahrnehmungen versorgen (...),
- Gestaltung der Therapiesituation so, dass die positiven Fähigkeiten und Ressourcen, die der Patient in die Therapie mitbringt, zum Zuge kommen,
- Auslösung möglichst vieler positiver Emotionen,
- Steigerung der Kompetenzerwartung für das Bestehen der bevorstehenden Konfrontation (...),
- Einüben positiver Selbstäußerungen und angstbewältigender Gedanken, damit der Patient sie in der Angstsituation leicht aktivieren kann."

Aus diesen Aspekten ergibt sich zwingend die Bedeutung einer ressourcenorientierten Haltung und damit verbunden auch einer ressourcenorientierten Gesprächsführung in der Arbeit mit traumatisierten Patienten. Manche Klientinnen möchten bereits in der allerersten Beratungs- oder Therapiestunde sehr ausführlich über ihre erlittenen Traumatisierungen berichten. Entweder, weil sie dies schon sehr häufig getan haben und Übung darin haben, oder weil sie nun erstmalig das erlittene Leid berichten wollen, um Zeugen, Mitwisser und Unterstützer zu gewinnen. Wenn Klienten früh über Traumadetails berichten möchten, sollten sie dies zum Schutz vor überflutenden Gefühlen mit Distanz tun (siehe Kap. A.7.1).

Neben der Würdigung des Leids, die auch für den Aufbau einer beraterischen oder therapeutischen Beziehung sehr wichtig und gleichzeitig resilienzfördernd ist, sollte auch immer wieder bereits in den ersten Gesprächen die Hinwendung auf die Fähigkeiten und Ressourcen erfolgen. Damit die Klientinnen dies verstehen können, ist es notwendig, ihnen ein Modell der beraterischen oder therapeutischen Arbeit zu vermitteln, in dem sich Ressourcenorientierung und Berichte über schreckliche Lebenserfahrungen die Waage halten. Hilfreich sind Metaphern wie der duale Blick oder die Erklärung der beiden Gehirnhälften, in der die Gehirnhälfte mit den schlechten Erfahrungen bereits wie ein gut trainierter Muskel hervorragend ausgebildet ist, während die andere Gehirnhälfte, die für die Wahrnehmung positiver Erfahrungen des Lebens zuständig ist, nur sehr klein ausgebildet ist und wie ein dünner, kaum benutzter Muskel aussieht. Den meisten Klienten ist einsichtig, dass die schon gut trainierte Seite nicht weiter gefördert werden muss, während die andere, sehr dünne und unscheinbar aussehende Seite kräftiges Training benötigt. Bekannt gemacht mit diesem Konzept der beraterischen Arbeit, gelingt es leichter, mit Klienten über ihre Fähigkeiten und Möglichkeiten zu sprechen. Dazu ist es auch notwendig, mit den Klientinnen immer wieder zu überlegen, wie sie es denn geschafft haben, trotz teilweise widrigster Lebensbedingungen und Schwierigkeiten ihr Leben in großen Teilen zu bewältigen, und was ihnen dabei geholfen hat. Welche persönlichen Stärken, Fähigkeiten oder Erfolge bilden eine wichtige Basis ihres sozialen Unterstützungssystems, die auch für die weitere Beratung und Therapie von großem Nutzen sein werden?

Wöller (2006) hat eine ganze Reihe von Themen zusammengestellt, um nach Ressourcen und Möglichkeiten zu fragen:

- Angenehme Beschäftigungen und Aktivitäten wie Hobbys, Sport und anderes
- Erfolgreiches Lernen, Abschluss von Ausbildungen sowie berufliche Leistungen
- Besondere Fähigkeiten und Interessen wie das Spielen von Musikinstrumenten, Singen, besondere handwerkliche Fähigkeiten, kreative Neigungen oder andere Begabungen
- Intellektuelle Interessen, gelesene Bücher, Filme oder Musik
- Fähigkeiten des Körpers wie Fitness und Sport, aber auch die Fähigkeit, sich selbst zu spüren
- Bestimmte Eigenschaften wie Ausdauer, Konzentration, Flexibilität sowie Geduld
- Spiritualität und Religion
- Soziale Kompetenzen wie Beziehungsaufnahme, Einfühlungsvermögen, Mitgefühl und Kontaktfreude
- Liebe zur Natur, Lieblingsplätze, Lieblingsbäume, Berge, Strände und Parks
- Beziehungen zu Tieren
- Positive Erinnerungen an Vorbilder, etwa Lehrer oder andere wichtige Menschen des Lebens

- Beschäftigung mit Idolen und Figuren aus Filmen, Büchern oder Märchen
- Verwenden von Kuscheltieren oder Puppen als Gesprächspartner oder Helfer
- Positive Beziehungserfahrungen wie Kontakte zu Nachbarn, früheren Freunden, Mitschülern
- Die Fähigkeit zur Imagination und Fantasie, die vielleicht schon als Kind ausgebildet war, wenn Spielgefährten aus dem Fernseher oder Büchern heraustraten und halfen

Neben der Frage nach den Ressourcen ist die nach den Bewältigungsstrategien, die die Patienten in belastenden Lebenssituationen entwickelt haben, genauso wichtig: So bieten folgende Fragen oder Formulierungen eine gute Möglichkeit, Bewältigungsstrategien mit den Klienten zu erforschen: „Es mag für Sie jetzt sehr komisch klingen, wenn ich Sie frage, aber wie haben Sie es überhaupt geschafft, aus dieser oder jener Situation wieder herauszukommen? Welche Fähigkeiten oder Bewältigungsstrategien haben Ihnen dazu verholfen, weiterzuleben und schließlich hier und heute um Hilfe nachzusuchen?“ Oder: „Wie haben Sie es geschafft, diese schrecklichen Situationen auszuhalten oder zu überstehen? Was hat Ihnen geholfen, welche Haltung, welche Menschen oder welche Fähigkeiten, um mit diesen schrecklichen Erfahrungen weiterzuleben und schließlich heute hier sitzen zu können?“

Eine Vielzahl von Bewältigungsstrategien können Patienten nutzen, um den erlebten Horror auszuhalten, auch viele Traumasymptome sind als solche zu verstehen. Bewältigungsstrategien sollten bereits in einer frühen Phase des Kontakts in einer der ersten Gesprächsstunden erfragt und besprochen werden. Dazu gehören z.B.:

- Die Strategie, aktiv zu sein und sich etwas zuzutrauen sowie Vertrauen in die eigenen Fähigkeiten zu setzen
- Ausdauernd an einem Ziel festzuhalten
- Misstrauisch mit neuen Menschen umzugehen
- Sich in bestimmte Tätigkeiten zu vertiefen und sich erfolgreich abzulenken
- Sich in sehr schwierigen Situationen – wie Misshandlungssituationen – abzuschalten und zu dissoziieren
- Nicht aufgeben zu wollen, sondern durchzuhalten
- Den Glauben an eine bessere Zukunft zu behalten
- Den eigenen Körper sowie die eigenen Gefühle wahrzunehmen
- Nach Verbündeten oder Helfern Ausschau zu halten und um Hilfe bitten zu können
- Sich in Fantasiewelten zurückzuziehen
- Die Lösung vieler Alltagsfragen, wie Einkaufen gehen, kochen, zuhören zu können, ein guter Gesprächspartner sein zu können sowie am sozialen Leben teilnehmen zu können
- Den Glauben an eine Weiterentwicklung und dass man etwas Besseres verdient habe niemals aufzugeben

- Sich selbst zu verletzen, wenn alle anderen Möglichkeiten nicht geholfen haben

Diese Liste ließe sich noch beliebig fortsetzen, und die Erarbeitung von Ressourcen und Bewältigungsstrategien bietet für die darauf aufbauende Beratung und Therapie einen sehr wichtigen Grundstock und eine gute Basis. Michaela Huber schlägt in ihrem Buch *Wege der Traumabehandlung* (2003b) vor, sowohl ein Ressourcen- als auch ein Belastungsdiagramm zu erstellen. Dabei kann ein großes U auf ein Blatt Papier gemalt werden, links oben wird eine 0 markiert und rechts oben das derzeitige Alter, in die Mitte die Zahl, die das halbe Alter der Patientin anzeigt. Nun werden alle Ressourcen eingetragen, die es im Leben gegeben hat, beginnend vor der Geburt, ob man ein erwünschtes Kind war, wie die Eltern sich auf die Geburt und das Kind eingestellt haben, wie die Geburt verlaufen ist usw. Dann werden für den weiteren Lebensverlauf sämtliche Fähigkeiten, schöne Erlebnisse, Erfolge, Lieblingsbeschäftigungen sowie gute Begegnungen mit anderen Menschen herausgearbeitet. Da vielen Klienten sofort die negativen Seiten und die unglücklichen Erfahrungen einfallen, soll parallel auch ein Belastungsdiagramm erstellt werden, in dem alle Blockaden, kritische und schwierige Lebensereignisse, negative Beschreibungen, Unfälle etc. eingetragen werden. Besonders schwierige Belastungen werden nur mit einem Stichwort eingetragen und aus großer Entfernung wie aus der Vogelperspektive betrachtet. Immer wieder zeigt sich, dass viele Patientinnen, die vor Erstellung dieser beiden Diagramme der Meinung waren, sie hätten nur Schlechtes im Leben erfahren, sehr überrascht sind, wie viel ihnen für das Ressourcendiagramm einfällt und welch vielfältige positive Lebenserfahrungen sie gemacht haben. Im Anschluss an eine ausführliche Ressourcenanamnese kann ebenso eine stichwortartige Traumaanamnese erstellt werden, bei der nicht auf Details der Traumatisierungen eingegangen wird, sondern nur stichpunktartig wie in einer Liste Ereignis und Alterszahl sowie der jeweilige Belastungsgrad auf einer Skala von 0 bis 10 eingetragen werden. Anhand einer solchen Liste kann man zum einen herausfinden, wann es gute und angenehme Lebenszeiten gegeben hat, aber auch wann eine Traumabearbeitung erfolgen und mit welchen Traumatisierungen möglicherweise gearbeitet werden soll.

Zusammenfassend ist von großer Bedeutung, dass bei aller Hinwendung zu einer ressourcenorientierten Sichtweise die Würdigung und Anerkennung des Leids und der Probleme der Klientin zu Beginn von großer Bedeutung sind. Ohne diese Würdigung ist ein Beziehungsaufbau nicht möglich. Auch besteht dann die Gefahr, dass die Patientin Ähnliches erlebt wie früher mit wichtigen Bezugspersonen, die entweder von ihren leidvollen Erfahrungen nichts wissen wollten oder ihr das Gefühl gaben, sie würden ihr nicht glauben.

In der Arbeit mit traumatisierten Kindern und deren Eltern gibt es einige weitere wichtige Merkmale für den Aufbau einer guten therapeutischen Beziehung und der

Gesprächsführung. Die Beziehung zu den Eltern und deren Unterstützung der Therapie nehmen entscheidend Einfluss auf die Wirksamkeit der Therapie. Auch sind die innere Haltung der Therapeuten und die daraus resultierende Gesprächsführung bedeutsam. Eine zu starke Katastrophisierung des Ereignisses kann sich begrenzend auf den Behandlungserfolg auswirken. Als wichtige Aspekte der Gesprächsführung werden genannt:

- Für das Kind ein durchschaubares und strukturiertes Handeln praktizieren.
- Sowohl dem Kind als auch den Eltern gegenüber Empathie, Interesse und Respekt vermitteln.
- Keine falschen oder ungenauen Angaben machen.
- Partnerschaftliche Beziehung und transparente Vorgehensweise werden angeboten und deren Notwendigkeit aus traumatherapeutischer Sicht erklärt.
- Die Eltern loben und validieren für ihre bisherigen Versuche, ihr Kind zu unterstützen.
- Optimistische Erwartungen äußern.
- Modell für vertrauensvolles Verhalten sein.
- Betonung der positiven Seiten des Kindes.

Kind und Elternteil sollten so viel Kontrolle über die äußeren Bedingungen der Behandlung wie möglich haben, etwa bezogen auf Sitzplatz und Abfolge von Interventionen bzw. deren Erklärung. Außerdem sollte man sich häufige Rückmeldungen des Kindes über die erlebte Therapiesitzung einholen zu den Themen:

- „Was war heute wichtig für mich?"
- „Was war so unangenehm, dass ich vielleicht nicht mehr kommen möchte?"
- „Was wünsche ich mir anders in der Behandlung?"

Dadurch soll Kontrolle für Kind und Erwachsene hergestellt und Verständnis für die Therapieinhalte und den Ablauf der Behandlung vermittelt werden. Auch Therapieabbruchstendenzen können so frühzeitig erkannt werden. Dem Kind wird dadurch Verantwortung übertragen, und es kann seine Kompetenzen erfahren. Schließlich sollten die positiven Seiten des Kindes immer wieder betont werden, erwünschtes Verhalten sollte verstärkt und Orientierungen gegeben werden, indem Normen für erwünschtes Verhalten aufgestellt werden. Wenn das Kind von den traumatischen Erfahrungen erzählen möchte, sollte sich der Therapeut zum einen auf die Sprache des Kindes einstellen und andererseits zu erkennen geben, dass er belastbar ist und keine Scheu hat, schreckliche Dinge auszuhalten und ggf. auch beim Namen zu nennen. Schließlich ist der Wille der Eltern, ihr Kind zu entlasten und bei der Bewältigung der traumatischen Ereignisse zu unterstützen, zu würdigen, da sie dessen Traumatisierung sehr häufig als Versagen in ihren elterlichen Kompetenzen erleben. Besonders bedeutsam ist dies in den Fällen, in denen Eltern selbst Opfer von Traumatisierungen geworden sind, dies ist im Beziehungsaufbau unbedingt zu berücksichtigen. Auch eine altersgerechte

Psychoedukation zur Erklärung der Folgen des Traumas sollte erarbeitet werden. Von großer Bedeutung ist schließlich auch, dem Kind immer wieder zu erklären, dass das erlebte Ereignis nun vorüber ist. Eine gute Zusammenfassung für die Arbeit mit Kindern und deren Eltern bieten Krüger & Reddemann (2008) sowie Steil & Rosner (2009).

10. Die Stabilisierungsphase

Wie schon beschrieben (siehe Kap. B.1), verlaufen die traumatherapeutischen Phasen nicht streng trennbar nacheinander, sondern überlappen sich ständig. Innerhalb einer therapeutischen Sitzung kann ein pendelnder Wechsel zwischen stabilisierendem Ressourcenkontakt und kleinschrittig dosiertem Traumakontakt stattfinden. Nach einer Therapiesitzung mit Traumakonfrontation ist evtl. wieder Stabilisierung und selbstfürsorgliche Erholung nötig. Dazu können im stationären Rahmen auch fürsorgliche Ratschläge und Nachfragen des Pflegepersonals, was aus dem eigenen „Ressourcenkoffer" jetzt hilfreich wäre, ausreichend sein. Zudem verstärkt dies eine positive Beziehungserfahrung. Die gesamte Stabilisierungsarbeit ist auch ein Kernstück beratender Arbeit.

Die Indikation zu stabilisierenden Maßnahmen und deren erforderliches Ausmaß sind stark vom Ergebnis der Diagnostik abhängig. Wichtige Fragen sind u.a., wie stabil sich die Persönlichkeit der Klienten entwickeln konnte und welche Ressourcen sie vor den Traumata hatten, wie resilient sie also sind, wie gut sie sich bei Stress regulieren können, wie das Funktionsniveau im Alltag ist. Wenn durch Trigger aktivierte implizite Traumaerinnerungen, Affekte und Übererregung die aktuelle Gegenwart „wie ein alter Film" überlagern, ist der Klient aus seinem optimalen Toleranzfenster herauskatapultiert, ohne dies steuern zu können. Er braucht also Fähigkeiten zur Distanzierung und Selbstberuhigung und speziell zur Reorientierung in solchen Situationen.

Das ist basale Selbsthilfe und kann bei einfachen posttraumatischen Störungen mitunter rasch durch Psychoedukation und einige imaginative Übungen gelernt werden. Bei einer komplex und früh traumatisierten Klientin aber kann das lange Zeit brauchen, wenn sie eben nie Selbstberuhigung lernen konnte, gravierende dissoziative Symptome oder gar eine tiefer reichende dissoziative Störung ihrer Identität als Überlebensschutz entwickelte und nun darin gefangen ist.

Allgemeine Ziele der Stabilisierungsphase und basale Voraussetzung für Traumakonfrontation sind stets ausreichende innere und äußere Stabilisierung und Ich-Stärkung (Strukturaufbau) der Klienten.

Es geht um Stabilisierung im Alltag, sozial, körperlich und psychisch.

Ganz wesentlich gehört dazu Sicherheit – auf allen Ebenen: in der beratenden Beziehung, äußerlich und innerlich.

10.1 Äußere Sicherheit – körperliche und soziale Stabilisierung

Zur äußeren Sicherheit gehört wesentlich die körperliche und soziale Stabilisierung: Viele Klienten leben in sehr instabilen sozialen Bedingungen. Die klassische sozialarbeiterische Domäne ist, das Chaos zu sichten und Hilfen zu organisieren. Ziel ist das Herausführen aus Handlungsunfähigkeit und Abhängigkeit zu mehr Selbstwirksamkeit, Handlungsmöglichkeit, persönlicher Freiheit und Selbstverantwortung (Empowerment). Dabei sollten auch die Auswirkungen struktureller Gewalt bedacht werden, ebenso die Bedeutung eines sozialen Netzes. Existenzsichernde Hilfen bei sozialen und finanziellen Problemen, Kooperation mit Jugendhilfe und anderen Einrichtungen stehen oft zunächst im Vordergrund.

Äußere Belastungen wie Scheidung, Umzug, Schulden, körperliche Krankheiten kosten viel Energie und haben Vorrang vor der kraftfordernden inneren Arbeit oder gar Traumakonfrontation.

Ein wichtiges Prinzip ist: Immer zunächst Alltagsfunktionieren klären vor Innenleben.

Allgemeine Inhalte und Ziele der sozialen Stabilisierung in der Beratung

- Beruhigung im Alltag unterstützen.
- Welche „Baustellen“ haben Vorrang und welche Ressourcen hat der Klient selbst für deren Bewältigung, welche beratenden Angebote und Hilfen sind erforderlich?
- Struktur geben und kleine, bewältigbare Schritte planen.
- Unterstützendes soziales Netz anregen.
- Für Abklärung und Behandlung körperlicher Beschwerden sorgen.
- Basale Fähigkeiten zu Grenzsetzung und Selbstschutz vermitteln.

In der Kindheit emotional und/oder körperlich vernachlässigte Klienten können nicht gut für sich sorgen und vernachlässigen auch ihren Körper, achten zum Teil wenig auf Hygiene, kümmern sich nicht um ihre Zähne, nehmen Wunden nicht ernst. Oft ist Anleitung zu ausreichender Flüssigkeitszufuhr, gesunder Ernährung oder Körperpflege nötig.

Hass auf den eigenen Körper ist häufig Folge von Gewalt gegen den Körper wie bei sexuellem Missbrauch und führt oft zu Essstörungen oder dazu, den Körper gar nicht berühren, duschen oder eincremen zu können. Hier kann die vorsichtige, kleinschrittige Heranführung an Selbstberührung, Eincremen zunächst der Hände, Duschen in T-Shirt etc. hilfreich sein und entlasten.

Oft werden ärztliche Versorgung und Untersuchungen aus extremer Angst vor Auslieferung abgelehnt. Hier sind begleitende, unterstützende und vorbereitende Maßnahmen inklusive Information des Arztes nötig, Planung und Durchfantasieren des genauen Ablaufs einer Untersuchung – mit allen wichtigen Ressourcen.

> Für die von der Klientin extrem gefürchtete gynäkologische Untersuchung – sie war bisher mehrfach in einen dissoziativen Teil geswitcht und geflohen – wurde eine mit dissoziativen Störungen vertraute Gynäkologin gesucht und zuvor informiert, die Klientin konnte zunächst mit ihrer Bezugsschwester die Praxis „besichtigen" und die Ärztin kurz kennenlernen. Sie übte den Ablauf mit ihrem imaginativen Ressourcenteam und durfte ihr Krafttier (symbolisch als Stofftier) mitnehmen.

Ermutigung und Begleitung zu körperlicher Bewegung und Verankern guter Körperempfindungen als Ressourcen sind basale Maßnahmen, die Berater hilfreich einsetzen können.

Eine weitere entscheidende Frage ist: Gibt es noch Täterkontakt? Auch zu ‚neuen' Tätern in einer Gewaltehe? Kontakt zu den alten Eltern, die einst Täter waren?

Ohne Unterbrechung von Täterkontakt kann letztlich keine Stabilisierung erreicht werden, weil die verletzten jüngeren Ego-States ständig wieder in ihrer Not getriggert werden … und entsprechend auch die Täterintrojekte! Die erwachsene Funktionsfähigkeit wird so torpediert.

In dysfunktionalen Familien existieren sehr starke Bindungen. Die Klienten sollen lernen, welche Beziehungen guttun und welche nicht, welche Kontakte sicher sind und wo man sich schützen muss. Auch die Kinder der Klientin müssen – manchmal auch vor der Klientin selbst – geschützt werden.

> Eine Klientin lässt die ebenerdige Terrassen-, Haus- und Wohnungstür geöffnet. Einen Bekannten ihrer Mitbewohnerin, der nachts auftaucht, lässt sie in die Wohnung, obwohl die Mitbewohnerin nicht zu Hause ist. Sie ist nicht in der Lage, ihre Wohnung sicher zu gestalten, indem sie die Tür verschlossen hält oder jemandem den Zutritt zur Wohnung verweigert. Zudringlichkeiten kann sie sich nicht entziehen oder „rechtzeitig" beenden usw.

10.2 Sicherheit in der beratenden/therapeutischen Beziehung

Für Menschen, die in wichtigen Beziehungen traumatisiert wurden, ist jede Beziehung Stress. Erst recht wird fast jede Form von Körperkontakt oder körperlicher Nähe als bedrohlich erlebt.

Die aktive Förderung einer positiven, Sicherheit gebenden Beziehung ist essenziell wichtig (siehe Kap. B.4). Wir alle wissen, wie schwierig und zeitaufwändig gerade dies sein kann – eben weil in existenziell wichtigen abhängigen Beziehungen das Vertrauen zutiefst verletzt und die Grenzen zerstört wurden. Arbeitsbündnis und Aufbau einer tragfähigen Bindungsbeziehung haben oberste Priorität und sind Voraussetzung für innere Sicherheit. Aber ohne Vertrauen ist es schwer, sich zu öffnen und Hilfe anzunehmen. Und Berater wie Therapeuten sind nur vertrauenswürdig, wenn sie die persönlichen Grenzen der Klienten aus eigener Verantwortung heraus zuverlässig wahren und respektieren. Sie tragen die gesamte Verantwortung für die Aufrechterhaltung der Grenzen, zumal sich traumatisierte Klienten auf ihre eigene Fähigkeit zur Grenzsetzung oft nicht mehr verlassen können. Auch transparente und klare Grenzen des Beratungsrahmens sind enorm wichtig, geben Halt und werden oft getestet. Typische Themen sind der Wunsch nach Kontaktaufnahme außerhalb der Beratung oder nach Körperkontakt, der Umgang mit der Schweigepflicht oder mit selbstzerstörerischem Verhalten.

Traumatisierte Klienten brauchen das Gefühl eigener Kontrolle. Wir sollten auf vegetative Zeichen von Angst und Erregung schon im Erstkontakt achten: hektische Flecken, feuchte Hände, Starre, kein Blickkontakt. Misstrauen sollte nach Erfahrungen von Verrat und Verlassenwerden als gesunde Ressource gewürdigt werden. Stressreduktion ist der beste Dissoziationsstopp, das gilt auch für die therapeutische Beziehung. Wir machen uns auch oft nicht klar genug, wie viel Stress das Zusammenleben mit anderen in stationären Einrichtungen bedeutet – und dann noch mehrere Gruppentherapien ... Oder die Bedingungen auf einer psychiatrischen Aufnahmestation, wenn andere schreien oder wenn gar Fixierung oder Zwangsmedikation droht.

Ein durch Kriegsgewalt in seinem Heimatland traumatisierter Klient rastete auf der psychiatrischen Station mehrfach gewalttätig aus und wurde fixiert. Als Auslöser wirkte offenbar, wenn sich ihm beim Rundgang jemand von hinten näherte, dies triggerte ihn in einen dissoziativen Anteil, der sich massiv bedroht wähnte, örtlich und zeitlich nicht orientiert war. Statt ihn zusätzlich überwältigendem Stress durch Fixierung und Wachbereich auszusetzen, wirkten Psychoedukation, Stabilisierungsübungen und Verlegung in ein ruhiges Zweibettzimmer hilfreich.

Ein Grundprinzip ist: „Maximaler Kontrast zur traumatischen Situation" (Wöller, 2006). Wir sollten verlässlich und vorhersagbar sein, Auftrag und Ziele gemeinsam mit den Klienten klären, ihnen nichts überstülpen, Autonomie und Selbstwirksamkeit beachten und stärken. Dies wirkt auch als neue positive Beziehungserfahrung, erlaubt, fördert und fordert gewissermaßen Autonomie. Dazu gehört: keine Willkür, alles erklären, jeweils das Einverständnis der Klientin vor dem nächsten kleinen Schritt einholen, nichts überstürzen, nicht zu viel versprechen. Zuverlässigkeit und Transparenz bedeuten Kontrolle und Wahlmöglichkeit im Gegensatz zu traumatischem Kontrollverlust.

Wir sollten klare Grenzen einhalten und eigene Fehler eingestehen, Modell sein. Ein klares und rechtzeitiges Nein signalisiert, dass Autonomie und konstruktive Aggression erlaubt und nicht zerstörerisch sind. Viele Teams kennen folgende Dynamik: Mit hohem Anspruch an eigene Toleranz, Verständnis und Wohlwollen wird z.B. das destruktive Agieren eines Klienten zu lange mitgetragen, bis dann ein rigides und zorniges „jetzt reicht es" erfolgt. Die Klienten erleben so eher eine unberechenbare Gummiwand statt Halt, sichere Bindung und ein Lernmodell.

Unsere Klientinnen erlebten frühe Beziehungstraumata von Verrat, Ausbeutung, Erpressung und Gewalt in dysfunktionalen Familien, bringen all das auch mit in die Beziehung (und Übertragung) zu uns. Stark idealisierende oder negative Übertragungen müssen entzerrt werden. Wir relativieren übertriebene idealisierende Erwartungen und erklären unsere Absicht, wenn sie missverstanden wurde. Das fördert zugleich die Mentalisierungsfähigkeit.

> Eine Klientin, für die eine Beraterin sich sehr bemüht, unterstellt dieser durchgehend negative Absichten: „Sie wollen mir nur schaden und dass ich mich ganz brav ducke und alles mitmache, wie Sie wollen." Die Beraterin erklärt ihr die konkrete wohlmeinende Absicht und das Ziel ihrer Interventionen und regt die Klientin zur Reflexion an: „Was genau an meinem Verhalten oder Worten haben Sie so erlebt, dass ich Ihnen schaden will?"

Neue bessere und sichere Beziehungserfahrungen – oft erstmals in Beratung und Therapie erlebt – sind Voraussetzung, um die alten destruktiven Bindungen überhaupt realisieren und allmählich aufgeben zu können. Sonst bleiben die Muster der alten Beziehungen „Heimat", und sie kleben wie Pattex. Wir alle kennen Klienten, die sich jedes Wochenende, motiviert durch den Wunsch nach Nähe und Zuwendung, erneut schwere emotionale Verletzungen von der Mutter „abholen" – und sich dann selbst verletzen.

Nur in einer haltenden Beziehung kann der Klient es sich leisten hinzuschauen und zu realisieren, was wirklich war und ist. Wir müssen ein aktives und warmherziges

Beziehungsangebot machen, aber so viel Eigenverantwortung und Aktivität wie möglich von der Klientin selbst fordern und fördern, um unkontrollierte Regression und damit weitere Destabilisierung zu vermeiden.

Dabei helfen besonders die Arbeit mit dem Ego-State-Konzept und die Innere-Kind-Arbeit (siehe Kap. B.11).

Die Beziehung ist der wichtigste Wirkfaktor in Beratung und Psychotherapie. Ein gelingendes Arbeitsbündnis ist der beste Prädiktor positiver Ergebnisse der Beratung.

Weil einst basale Bindungsbedürfnisse traumatisch frustriert wurden und diese Zustände völliger Verlassenheit leicht getriggert werden, müssen die Klienten neue Beziehungserfahrungen erleben und verinnerlichen können, in denen auch basale Bindungsbedürfnisse befriedigt werden. Aber die erwachsene Klientin sollte möglichst bald lernen, dies für ihre jüngeren Ego-States auch selbst zu übernehmen.

Damit die beratende/therapeutische Beziehung eine neue sichere Bindungserfahrung werden kann, sollte die Beraterin – z.B. durch traumaspezifische Fortbildungen – wissen, was auf sie zukommt. Und für sich klären und entscheiden, ob sie bereit und in der Lage ist, auch angesichts brutaler Traumadetails und in schwierigen Gegenübertragungssituationen zur Klientin zu stehen, wenn diese sie etwa aus ihrer Angst vor Nähe und Vertrauen heraus immer wieder entwertet und „wild um sich schlägt", oder wenn Täterintrojekte mal wieder alles Erreichte „für null und nichtig" erklären, oder wenn sie wieder zu den Tätern geht.

Supervision ist oft beziehungsrettend (siehe Kap. F.3).

Hilfreich für Sicherheit in der beratenden/therapeutischen Beziehung:

- Klarer Rahmen und professionelle Rolle
- Arbeitsbündnis
- Therapeutische Haltung der Traumatherapie: aktiv, wertschätzend, ressourcenorientiert
- Keine Regressionsförderung
- Beziehung auf Augenhöhe
- Arbeit der Erwachsenen mit den verletzten jüngeren Ego-States, Innere-Kind-Arbeit
- Stabilisierende Arbeit mit Inneren Verfolgern/Täterintrojekten
- Supervision

Weiteres zu Beziehungsaufbau und Beziehungsgestaltung in Beratung und Therapie finden Sie in Kap. B.4.

10.3 Innere Sicherheit: Psychische Stabilisierung und Affektregulation

Neben äußerer Sicherheit und einer Sicherheit gebenden Beziehung fördern vielfältige weitere Faktoren das Erleben und Erlernen innerer Sicherheit.

Komplex traumatisierte Klienten brauchen Distanz zum affektiven Erleben – das bedeutet Stressreduktion und mehr Sicherheit. Hierzu gehört auch die Identifizierung und zunächst ggf. Meidung von Auslösereizen, sogenannten Triggerreizen, sowie das Erstellen von Notfallplänen oder die Ausstattung eines „Notfallkoffers". So werden Fähigkeiten zum Stressmanagement ausgebaut, um z.B. mit Spannungszuständen anders umgehen zu lernen als durch die bisherige Bewältigungsstrategie selbstverletzenden Verhaltens. Zunächst ist stets auch die Frage nach Ausnahmen sinnvoll, wo es mal anders war oder was denn bisher geholfen hat.

Der Einsatz von stabilisierenden imaginativen Techniken dient der Stärkung und dem Aufbau von Ich-Funktionen. Imaginative innere Begleiter helfen, Selbsttröstung zu lernen. Nur gute Bilder schaffen eine Gegenwelt zu den schlimmen Bildern der Vergangenheit. In der Fantasie können wir zaubern und alles sofort und mühelos verfügbar haben. Wenn man in Kontakt ist mit seinen inneren Kraftquellen, kann man sich besser um das Leid kümmern und Probleme bewältigen. All das gibt innere Sicherheit.

TRAUMATISCHE SITUATION	THERAPIE/BERATUNG
Bedrohung, Unsicherheit	Sicherheit
Kontrollverlust	Kontrolle
Fehlende Entscheidungsfreiheit	Entscheidungsfreiheit, Wahlmöglichkeit
Missachtung basaler Bedürfnisse	Respektieren basaler Bedürfnisse
Unterlegenheit	Geichwertige Beziehungsgestaltung
Verwirrung, Intransparenz	Aufklärung, Transparenz
Gefühl, „verrückt" zu sein	Entpathologisierung
Alleingelassensein	Reale Präsenz
Grenzverletzung	Wahrung von Grenzen

Abbildung 7: Prinzip des maximalen Kontrasts zur traumatischen Situation (Wöller, 2006)

10.3.1 Verbesserung der Affektdifferenzierung und Emotionskontrolle

Wenn sich aufgrund anhaltender früher Bindungstraumata die für eine autonome Affektkontrolle wichtigen präfrontalen Hirnstrukturen nicht ausreichend entwickeln konnten (siehe Kap. A.10.3), müssen Klienten nachträglich Techniken lernen, um undifferenzierte Spannungszustände in differenzierte Affekte übersetzen, diese benennen und steuern zu können.

Traumatisierte Menschen haben oft früh gelernt, alle Gefühle als bedrohlich „wegzumachen". So konnten sie aber nicht lernen, dass es viele unterschiedliche Affekte gibt und sie durchaus mit manchen Gefühlen und deren Intensität als Erwachsene umgehen könnten. Die Bewältigungsstrategie hält sie also im traumanahen Vermeiden und in der Angst fest. Sie können lernen, dass sie differenzierte Gefühle wie eine Abstufung von leichter Angst bis Panik, von leichtem Ärger über Wut bis zu Hass, eine ganze Palette von Gefühlen wie Scham, Ekel, Empörung etc. erleben können – statt nur pauschal „Mir geht es total schlecht" oder diffuse Spannung mit Schneidedruck.

Traumata führen nicht nur in der Kindheit, sondern auch im Erwachsenenalter zu Affektüberflutungen. Ziel ist dann stets Distanz – unter eigener Kontrolle und gezielt statt durch Dissoziation – zu traumatischen Affekten wie Wut, Panik, Schuld- und Schamgefühlen, Ekel, Leere, Ohnmacht, Verlassenheit. Denn die Tendenz zu raschem Überschreiten des zu schmalen Toleranzfensters – mit Übererregung und heftigen Affekten und Spannungen – begünstigt wiederum das Auftreten von Panik, Intrusionen und ungesunden Bewältigungsstrategien wie Dissoziation, selbstverletzendem Verhalten, Essattacken und Sucht.

10.3.2 Selbstverletzendes Verhalten verstehen und verändern helfen

Selbstverletzendes Verhalten (SVV) erfolgt meist in einem dissoziativen Zustand, kann aber auch die Funktion haben, eine quälende Dissoziation zu beenden. SVV ist eine traumanahe dysfunktionale Bewältigungsstrategie, die damit auch ans Trauma bindet und möglichst bald durch ein gesünderes Copingverhalten ersetzt werden sollte. Dazu müssen die Klienten meist lernen, ihre Affekte und Impulse besser wahrzunehmen und zu regulieren. SVV hat stets eine wichtige Bedeutung und kann vielfältige innere Funktionen erfüllen (Sachsse, 1996; Wöller, 2006).

Funktionen selbstverletzenden Verhaltens:

- Affektregulation gegen Überflutung von Grauen und Einsamkeit
- Antidissoziativum
- „Selbstfürsorge", Selbstheilungsversuch („Blut tut gut")
- Hinweis drohender Selbstfragmentierung
- Ventil für unerträglichen inneren Druck
- Suizidprophylaxe
- Sich wieder lebendig fühlen
- „Antidepressivum", evtl. suchtartig eingesetzt
- Kommunikationssignal, -appell
- Manipulatives Machtmittel
- Selbstbestrafung, Reduktion von Schuldgefühlen
- Selbstentwertung und Selbsthass
- Strafaktion sadistischer dissoziativer Innenanteile
- Reinigung („Mit dem Blut fließt der Schmutz raus")
- Narzisstische Reparation (Stolz), Allmachtsgefühl
- Selbstbestimmung, Autonomie („Ich tue es wenigstens selbst")

10.3.3 *Allgemeine und spezifische Ressourcen aktivieren*

Gerade traumatisierte Menschen mussten zum Überleben besondere Ressourcen entwickeln, die ihnen aber als solche oft nicht bewusst sind, da ihre Sicht von negativer Selbsteinschätzung und erlernter Hilflosigkeit geprägt ist. Schon die Ressourcendiagnostik kann das negative Selbstbild relativieren.

Ressourcen wieder aktiv verfügbar zu machen oder neue auszubauen und diese mit den zugehörigen Körperempfindungen und/oder mit einem Ankerwort zu verankern hilft vielen Klienten sehr. Der Transfer in ängstigende Alltagssituationen ermöglicht, diese zu meistern, sich im Jetzt präsenter und wieder selbstwirksam zu fühlen und das Selbstwertgefühl zu verbessern.

Man kann *unspezifische* oder zielgerichtet „maßgeschneiderte", *spezifische* Ressourcen für ein bestimmtes Problem aktivieren oder aufbauen. In Anlehnung an die Absorptionstechnik des EMDR kann so durch die Aktivierung spezieller Ressourcen, die exakt zu der Problemsituation passen, die Belastung gekappt (absorbiert) werden (Rost, 2008).

Beispiel: Angst vor einem Zahnarztbesuch

„Wie belastend fühlt sich die Vorstellung des Zahnarztbesuchs auf einer Skala von 0 bis 10 jetzt an? Welche Fähigkeiten würden helfen?“

Die Klientin gibt Mut und Gelassenheit an. Sie wird gebeten, nach einer Erinnerung zu suchen, in der sie die Ressource Mut schon einmal hatte, z.B. im Sport. Die Erinnerungssituation wird als Bild mit dem zugehörigen Körpergefühl aktiviert: „Wo spüren Sie jetzt im Körper: ‚Ich bin mutig‘?“

Dann wird die Ressource mit der Vorstellung der Problemsituation verknüpft, indem die Klientin aus der Ressourcenposition – im Kontakt mit der Fähigkeit Mut, dem Bild und dem Körpergefühl – auf die Problemsituation schaut.

„Wie belastend fühlt es sich jetzt an auf der Skala 0 bis 10?“

Die Ressource kann z.B. mit dem Wort „Mut“ oder einer Körpergeste verankert werden, sodass die Klientin sie zukünftig auch allein reaktivieren und dies einüben kann.

Entsprechend können nacheinander mehrere Ressourcen aktiviert werden, hier Mut und Gelassenheit, um dann durch die „Brille“ der beiden aktivierten Ressourcen auf die Zahnarztsituation zu schauen. Deren Belastung auf der Skala wird erneut gemessen und ist meist um einige Punkte gesunken.

Eine computertomografische Untersuchung kann für eine dissoziative Klientin eine unüberwindbare Hürde sein, etwa weil dissoziative Anteile getriggert werden, die panische Angst haben, wieder eingesperrt und ausgeliefert zu sein. In der Therapie können Ego-States, die gewünschte Stärken und Fähigkeiten haben, gebeten werden, den geängstigten Ego-States als Helfer beizustehen, sie zu beruhigen und die Situation zu steuern.

Sehr hilfreich sind positive oder neutrale Körperempfindungen oder Körperhaltungen als „Ressourcenpol“, zu denen die Klientin vom „Problempol“ aus immer wieder gezielt hinpendeln und sich so in der Gegenwart halten kann, wenn sie in traumanahe Empfindungen gerät (Levine, 2011; Plassmann, 2007).

Auch eine Schatzkiste mit allen schönen Erinnerungen und Symbolen lässt sich immer wieder als Ressourcenpool öffnen. Ebenso können wichtige Ressourcen wie in einem Fotoalbum mit entsprechenden Beispielen in ein besonderes Heft geschrieben oder gemalt werden.

Auf der imaginativen Inneren Bühne können Helfer-Ego-States oder ein Ressourcenteam notleidende Ego-States versorgen, beruhigen, schützen, innere Konflikte und Blockaden lösen.

10.3.4 Selbstfürsorge entdecken und stärken

Komplex traumatisierte Klienten können oft entsprechend ihrer leidvollen Erfahrung, dass ihre kindlichen Bedürfnisse nicht zählten und sie diese besser „verbannten", die eigenen Bedürfnisse nicht wahrnehmen. Sie vermeiden aber auch jetzt, damit in Berührung zu kommen, weil sie sich für ihre Bedürfnisse schämen und den Schmerz um das einst Vermisste fürchten – und nah dabei die Traumaerinnerungen. Außerdem mussten sie als Kinder alle Antennen nach außen richten, um dauernd wachsam gegen Gefahren zu sein. Das alles erschwert unsere Bemühungen, ihnen zu vermitteln, wie sie selbstfürsorglicher mit sich und ihren verletzten jüngeren Ego-States umgehen können.

Psychoedukation zum Verstehen dieser Dynamik und zu den typischen kindlichen Bedürfnissen in bestimmten Entwicklungsphasen kann helfen, gemeinsam mit der Beraterin nun als Erwachsene oder mit Inneren Helfern/Team sich selbst in der liebevoll-fürsorglichen Arbeit mit Inneren Kindern ein Stück „nachzubeeltern" und Versäumtes und tröstende Fürsorge nachzuholen. Dann wird oft auch tiefere Trauerarbeit möglich.

So können spezifische Bedürfnisse wiederum „maßgeschneidert" auf der Inneren Bühne versorgt werden und die kindliche Not des in der Gegenwart ständig getriggerten Mangelerlebens gemildert und tröstend gehalten werden. Eine liebevolle Amme kann etwa das Bedürfnis des Kindes nach Nähe und sicherer Bindung oder nach Schutz und sicheren Grenzen erfüllen. Klienten, die traumatisch vernachlässigt wurden, brauchen liebevolle Förderung ihrer Autonomie, Ermutigung und Fürsorge, die ihnen – unterstützt durch die Therapeutin – wiederum imaginative ideale Innere Helfer zuverlässig und jederzeit geben können.

> Eine depressive Klientin imaginiert ihre einst völlig vernachlässigten und verlassenen Inneren Kinder in der Obhut des „Heidi-Opas" und einer gütigen Fee auf einer Alm, wo sie mit Ziegen und vielen kleinen Tieren leben. Die Kinder lernen vom Opa, die kleinen Tiere zu versorgen, die Ziegen zu melken und spielerisch Verantwortung zu übernehmen – eingebettet in dauernde liebevolle Nähe zuverlässiger idealer „Elternersatzwesen".
>
> Sie fühlt sich durch diese regelmäßige innere Selbstversorgung bald viel lebendiger und zuversichtlicher. Zugleich beginnt sie zu realisieren und zu betrauern, dass es in ihrer Kindheit so schlimm war wie es war und dies nicht zu ändern ist. Ihren Schmerz erlebt sie als gute verarbeitende Trauer, im Gegensatz zum vorherigen „Versinken in Depression".

Parentifizierte Kinder, die z.B. für ihre psychisch kranken – oft suchtkranken – Eltern „zuständig" waren, haben diese Überforderung als Norm verinnerlicht und fühlen sich schuldig, als hätten sie versagt. Sie erlauben sich keine Selbstfürsorge. Sie brauchen die Bestätigung der Unmöglichkeit ihrer „Aufgabe“ und ihrer völligen Überforderung. Die jüngeren Ich-Zustände brauchen diese Entlastung aus ihrer Verwirrung und Hilflosigkeit – und endlich kindgerechtes Beschützt- und Getröstetwerden, zumindest nachträglich durch liebevolle Innere Helfer. Das erlaubt ihnen, endlich Kind zu sein und zu spielen, jeden Tag – am guten Ort in der Gegenwart.

Nach körperlicher Gewalt erleben sich Menschen häufig wertlos, ohne Vertrauen in andere, einsam und voller schwer kontrollierbarer Wut. Sie bestrafen sich mitunter, indem sie sich jegliche Selbstfürsorge verbieten. Sie brauchen die Bestätigung des Unrechts und dass ihre Gefühle und Bedürfnisse berechtigt waren – und dass z.B. eine Innere Helfergestalt oder besser noch die erwachsene Klientin zuverlässig zu ihnen steht, an sie glaubt und sich liebevoll um ihre Bedürfnisse kümmert (siehe Kap. B.11). So kann Selbstfürsorge verinnerlicht und Trauerarbeit ermöglicht werden. Zugleich bleibt klar, dass das schlimme Damals nicht veränderbar ist, nur nachträglich betrauert und integriert werden kann.

10.3.5 Sich Schutz und Abgrenzung erlauben lernen

Traumatisierte Klienten sind gewohnt, dass ihre Grenzen übergangen werden und keinerlei Schutz da war, sie brauchen die Ermutigung und Erlaubnis, ihre Grenzen wahrnehmen und schützen zu lernen. Dies wird oft zunächst als verboten und gefährlich gefürchtet – und es bringt wieder in die Nähe des Schmerzes und des Realisierens, wie schlimm es einst war. Sie müssen in kleinen Schritten wahrzunehmen lernen, was sich noch in Ordnung anfühlt und was nicht mehr. Und dann müssen sie auch noch lernen und üben, Nein zu sagen, was alte Ängste vor völligem Verlassensein und Bestrafung aktiviert. Es kann nur eingebettet in jetzt wohlwollende, geduldige Beziehungen gelingen – zu Beraterinnen und Therapeuten oder zu einem Lebenspartner oder Freundinnen, die ganz anders sind als die früheren Bezugspersonen. Wir helfen den Klienten als Modell, wenn wir Nein sagen können und Grenzen in Beratung und Therapie nicht zerstören lassen – und natürlich selbst einhalten.

10.3.6 Körper- und Sinneswahrnehmung verfeinern

Da der Körper oft der Ort des Traumas war, lehnen Klienten ihren Körper häufig ab, hassen ihn, geben ihm die Schuld. Vorsichtige Hinführung zu Körperwahrnehmungsübungen, zu Selbstfürsorge für den Körper, zur Wahrnehmung körperlicher Grundbedürfnisse und zu Abgrenzungsfähigkeit sind nötig. Vegetative Stresszeichen wie Herzklopfen führen oft direkt in dissoziative Reaktionen und müssen von aktueller Gefahr zu unterscheiden gelernt werden. Dabei hilft wiederum das Verankern guter Körperempfindungen als Ressourcen, zu denen die Klientin pendeln kann, bevor sie dissoziiert, damit sie so bei Übererregung allein wieder ins Toleranzfenster zurückkehren kann.

Hilfreich können körperorientierte einfache Wohlfühl-, Distanzierungs- und Erdungsübungen sein, ebenso Achtsamkeits- und Atemübungen, wie in Kap. B.10.4.6 näher beschrieben.

10.3.7 Entlastung von Schuld und Scham

Traumatisierte Kinder übernehmen die Schuld und Scham statt der Täter und quälen sich oft lebenslang damit herum. Sie fühlen sich hässlich, beschmutzt, zutiefst beschämt und schuldig, die Situation selbst herbeigeführt und „mitgemacht" zu haben. Die Klienten brauchen Erklärungen dazu, dass sie keine Wahl hatten – und unsere solidarische Abstinenz, dass wir ihr Opfersein validieren und klar die Verantwortung zuordnen. Erst dann können sie sich allmählich etwas entlastet fühlen, oft aber zunächst nur der Kopf, während der Bauch sich erst nach Traumaverarbeitung oder geduldiger Ego-State-Arbeit wirklich entlastet und befreit fühlt. Wenn Klienten hartnäckig davon ausgehen, selbst schuld an dem Missbrauch gewesen zu sein, helfen mitunter Fragen wie: „Wäre Ihre kleine Tochter auch selbst schuld, wenn sie mit sechs Jahren missbraucht würde?"

10.3.8 Bedeutung des Übens

Wie können die wichtige Übernahme von positiven Verhaltensalternativen und die Umsetzung neuer Ressourcen im Alltag gesichert werden? Nur durch Üben! So werden neue Strategien gelernt und neue neuronale Netzwerke gebahnt, die dann immer rascher aktiviert werden. Nur *einmal* Erfahrenes – und sei es ein noch so positives Erlebnis, z.B. ein jüngeres Ich in Not beruhigt zu haben – geht sonst leicht wieder verloren im Dickicht der lange „eingespurten" traumassoziierten Netzwerke. Verankerung von Ressourcenzuständen – mit allen Sinnes- und Körperempfindungen, einem Wort oder durch Malen oder eine Geste – hilft, sie rasch wieder aktivieren zu können und lebendiger „online" zu haben.

10.4 Spezielle Stabilisierungstechniken

10.4.1 Imaginativ-hypnotherapeutische Techniken und Übungen

Das Wissen um heilsame Imaginationen ist uralt. Wir können auf allen Sinneskanälen imaginieren, nicht nur visuell in Form von Bildern. Die auditive Imagination einer Melodie oder eines Mantras kann genauso mit Geborgenheit assoziiert sein wie bei einer anderen Klientin ein Duft oder die kinästhetische Imagination, sich in einer Hängematte von Schutzengeln gewiegt zu fühlen. Neurobiologisch werden beim Imaginieren weitgehend die gleichen neuronalen Netzwerke aktiviert wie bei konkretem Handeln. Durch wiederholtes eigenständiges Üben (Hausaufgaben) wird nicht nur die Unabhängigkeit von äußeren Helfern gefördert, sondern es werden auch neurobiologisch Ressourcennetzwerke ausgebaut und gebahnt. Entscheidend sind konkrete handlungsorientierte Ziele und der Transfer in konkrete Alltagssituationen: „*Was* genau wird sich *wie* verändern, wenn Sie .... können?"

Die Themen der Übungen können auch im Gespräch erarbeitet werden, was dissoziativen Klienten oft besser gelingt. Da positive Inhalte bei vielen komplex traumatisierten Klienten immer wieder von negativen kontaminiert werden – in den sicheren Ort dringen gleich wieder Feinde und Bedrohtheitsgefühle ein –, sollte die Dissoziationsfähigkeit hier genutzt werden, um z.B. Helferwesen zu schaffen, die nur ideal sind (Reddemann, 2004a). Und der imaginative Wohlfühlort sollte in der Gegenwart liegen statt in der Vergangenheit und damit zu traumanahe.

Die ressourcenorientierte imaginative Arbeit eröffnet einen kreativ-spielerischen Raum auch in der therapeutischen Beziehung und würdigt die unglaubliche Kreativität der kindlichen Psyche, die das Kind einst zum Überleben brauchte. Sie bietet auch Zugang zu archetypischen Weisheiten und spirituellen Kräften, die dem Bewusstsein zuvor nicht verfügbar waren und für schwer traumatisierte Menschen oft eine besonders heilsame Ebene darstellen. Sie können so wieder Anschluss an vermutlich universelle Fähigkeiten in sich finden, wie Glück oder Geborgenheit zu empfinden. Auch Hüther & Krens betonen, dass wir alle jenseits auch schrecklicher Traumata stets ebenso pränatale Erfahrungen von Eingebettetsein (zumindest in der Placenta) gemacht haben und vor allem als Grundressource die Fähigkeit, „über uns hinauszuwachsen", in uns tragen. Denn das taten wir seit der Befruchtung der Eizelle unentwegt und in wunderbarer Weise (Hüther & Krens, 2005). Und psychisches Wachstum setzt voraus, jeweils einen nächsten kleinen Schritt über die bisherige Grenze und Angst hinaus zu riskieren. Auch dazu sind die Übungen hilfreich.

> Eine Klientin mit dissoziativer Störung floh zuvor mehrfach vor einer EKG-Untersuchung. Ihr half, den Gegenwartsbezug zu stärken, indem sie über eine Innere Wächterin die Botschaft „überallhin" brachte und körperlich verankerte, dass jetzt nur eine harmlose Untersuchung anstehe und nichts Schlimmes passiere. Dann versorgte sie die geängstigten jüngeren States am imaginativen Wohlfühlort und ging schließlich als Erwachsene mit ihrem Ressourcenteam, das ihr schon von anderen ängstigenden Alltagssituationen vertraut war, zur Untersuchung. Intensive Scham und Fluchtimpulse traten dabei zwar auf, sie konnte diese jedoch zuordnen, sich selbst beruhigen und distanzieren – und so diesen Entwicklungs- und Wachstumsschritt über eine bisher starre Grenze hinaus riskieren und bewältigen.

Eine grundsätzlich andere Sicht vertritt Renate Hochauf, die die Anwendung imaginativer Übungen und selbstständiges Einüben durch die Klienten ablehnt, besonders wenn es um sehr frühe Traumata aus der vorsymbolischen Zeit geht (Hochauf, 2007). Viele der inzwischen bekannten und verbreiteten imaginativen Stabilisierungsübungen stammen aus der Hypnotherapie.

Die Indikation und Auswahl von Übungen sollten sich nach den Zielen und Grundbedürfnissen richten: Sicherheit, Selbstberuhigung, Selbstfürsorge, Distanz zu Belastendem, Kontrolle, Gegenwartsbezug (Sack, 2010). Ein zentral wichtiger Effekt ist zudem, dass Klienten unter eigener Regie ihr inneres Erleben verändern können, statt wie früher fremdbestimmt und hilflos ausgeliefert zu sein. Dazu müssen sie die Sicherheit haben, dass sie jederzeit „Stopp" sagen und selbst steuern können.

Wenn etwas nicht guttut, sollen sie es einfach pragmatisch verändern, bis es stimmig ist. Es geht nicht um psychodynamisches Verstehen und Deuten. Klienten und Berater können – auch gemeinsam – neue Varianten von Übungen entwickeln. Besonders stimmig sind natürlich die von der Klientin selbst gefundenen Vorstellungen. Der Fantasie sind keine Grenzen gesetzt, solange die Techniken positive und hilfreiche Wirkung haben. Wir können zaubern und uns gestatten lernen, dass positive Imaginationen genauso machtvoll sind wie die alten negativen. Wir können immer wieder nur staunen über die Selbstheilungskräfte unserer Klienten und über die oft unvorhersehbare positive Eigendynamik, die sich über die Übungen entwickelt.

> Eine Klientin gestaltete sich stationär real die Bettnische zu einem „Wohlfühlort" um mit Tüchern, Kissen, persönlichen Dingen, Kuscheltieren, Bildern usw., den Schlaf bewachte ein imaginativer Engel, das Bett war nur für die Klientin zugänglich, eine imaginative undurchlässige Schutzwand hielt potenzielle Gefahren ab, ließ nur positive Energien durch.

Hinweise zur Anwendung imaginativer Übungen (modifiziert nach Reddemann, 2004a)

- Psychoedukation: Erklären, was Imagination bewirken kann und dass hilfreiche positive imaginative Bilder ebenso wirksam sind wie die gut gebahnten alten negativen Bilder. Alle Erinnerungen sind Imaginationen! Die Klientin sollte stabil genug für Imagination sein. Sich ein Helferwesen auszudenken kann genauso wirksam sein, Denken bietet mehr Kontrollgefühl. Achtsamkeit scheint auch hier das wichtige Prinzip zu sein: ganz bei der Imagination im Jetzt zu sein und das gute Gefühl auch im Körper wahrzunehmen. Also: „Wo im Körper spüren Sie jetzt, dass Sie sich sicher fühlen an Ihrem Wohlfühlort?" Bei dissoziativen Klienten können zunächst und immer wieder Achtsamkeits- und Erdungsübungen wichtig sein zur Verankerung oder Reorientierung in der Gegenwart.
- Klären, ob dies der Klientin einleuchtet.
- Wir achten stets auf das Einverständnis der Klientin mit dem nächsten Schritt. Auch kleine Teilschritte sind kostbar, ebenso Teile von Übungen. So kann die Klientin z.B. zunächst einmal nur ihre Hand achtsam wahrnehmen oder Entspannung nur in einem Arm zulassen, während der übrige Körper noch angespannt bleibt. So behält sie die Kontrolle und Entscheidung, statt traumabedingt erneut Angst vor Ausgeliefertsein und Kontrollverlust fürchten zu müssen.
- Transparenz und Wahlmöglichkeiten sind für traumatisierte Menschen wichtige Prinzipien: Alle Übungen vorstellen, damit die Klientin die Kontrolle und Wahl hat.
- Wir klären, in welcher Form die Klientin die Übung durchführen will: Möchte sie eine Anleitung, möchte sie darüber sprechen, darüber nachdenken, beim nächsten Mal von ihren Erfahrungen berichten usw.
- Man kann die Übungen auch auf eine Kassette sprechen oder auf CDs z.B. von L. Reddemann oder M. Huber verweisen.
- Wir erklären den Sinn und die Notwendigkeit des Übens: Wir können lebenslang neue Erfahrungen im Gehirn bahnen und durch Üben daraus neue „Synapsen-Straßen" bauen und alte „Autobahnen" allmählich überwachsen. Damit haben wir einen wichtigen Hebel zur Selbstheilung in der Hand.
- Wir interessieren uns in der folgenden Sitzung für die häusliche Arbeit mit den Imaginationen. Dies ist auch eine wichtige neue Beziehungserfahrung, die den alten, tief eingespurten Kognitionen wie „Ich bin nicht wichtig" entgegenwirkt.
- Speziell für die Anleitung von Stabilisierungsübungen in Gruppen und für Klienten mit dissoziativen Störungen gilt: Die Klientin darf und kann jede Übung bei Anzeichen von Belastung abbrechen und sich reorientieren, um sich nicht erneut hilflos ausgeliefert zu fühlen. Dies zu lernen ist schon ein wichtiger Schritt der Selbstfürsorge und Selbstwirksamkeit.

Bewährte Basisübungen sind u.a.:

- Imaginativer Tresor/Behältnis, um „heißes" Material wegzupacken
- Sicherer oder Wohlfühl- oder Geborgenheitsort
- Ideale Innere Helfer, Fabelwesen, Krafttiere etc.
- Innere Weisheit oder Ratgeber
- Innerer Beobachter als Gestalt
- Innerer Garten zum Auftanken und Ausruhen
- Baumübung zum Erleben von Genährtwerden und Wachsen
- Schatztruhe für die Ressourcenschätze
- Imaginativer Regler für Gefühle
- Innerer Notfallkoffer
- Leinwand-/Screentechnik: a) zur Verankerung real erlebter äußerer Ressourcen z.B. durch Anreicherung und Intensivierung, b) zur Externalisierung und Distanzierung von Belastendem

Die Screentechnik kann sowohl zum Ressourcenausbau wie auch besonders zur Distanzierung und Traumabearbeitung genutzt werden. Per imaginativer Fernbedienung können Aspekte abgeschwächt oder näher hergezoomt und verstärkt werden. Zur Ressourcenaktivierung wird man eine positive Vorstellung wählen und diese eher verstärken, indem man lauter, bunter, größer oder schärfer einstellt (siehe Kap. B.10.4.2) Auch zukünftige Situationen, Prüfungsängste etc. können so mit allen Ressourcen, Helfern etc. probehandelnd „bestanden" und eingeübt werden.

Welche Übungen sind bei welchen Zielen geeignet?

Ziel der (Affekt-)Kontrolle und Distanzierung von Belastendem

Tresor-Übung: Die Belastung/Traumaerinnerung/Flashback wird z.B. als Traumapäckchen oder Filmkassette in ein imaginatives verschließbares Behältnis gepackt und dieses fest verschlossen, Zugang mit Schlüssel oder Zahlenkombination hat nur der Klient. Einzelne Traumapäckchen können dann gezielt – etwa zur gut vorbereiteten Traumabearbeitung in sicherem Rahmen – wieder herausgeholt werden. Tipp: Wenn es schwer ist, etwas zu verpacken, oder etwas immer wieder aus dem Tresor herausdrängt, kann dieser durch imaginative Wächter, Gitter, in einem Bunker oder unterirdischen Gang, unter dem Meeresboden oder per Rakete auf dem Mond etc. weiter gesichert werden. Belastende Gefühle können durch einen am Tresor angebrachten „Staubsauger" automatisch eingesogen werden, und „Einwegschleusen" sorgen dafür, dass nur etwas hinein, aber nichts ohne Kontrolle heraus kann.

Beobachter-Übung: Klienten lernen durch achtsames Beobachten, dass sie ihre Gedanken, Gefühle und Körperempfindungen beobachten können, also mehr als diese sind und „vom Ufer aus auf den Strudel schauen“ können. Wer Meditationserfahrung hat, kennt dieses achtsame „Wahrnehmen und Loslassen“ seiner Gedanken, Gefühle und Körpersensationen bereits.

Imaginativer Regler mit Fernbedienung, um die Intensität von Spannung und (Körper-)Gefühlen schrittweise (z.B. auf einer imaginierten Skala um 10 %, dann weitere 10 %) wieder ins Toleranzfenster herunterzuregeln. Allein durch die Beschäftigung mit dem Regler und dessen detailreiche technische Schilderung verändert sich schon der Fokus.

Eine wirksame **Angstkontrolltechnik** ist, sich die Angst als Spirale im Uhrzeigersinn drehend vorzustellen und die Spirale durch einen imaginativen Gegenwirbel abzubremsen und anzuhalten.

Bildschirmtechnik zur Distanzierung: Eine imaginative Leinwand und Fernbedienung dienen hier zur Veränderung von alten Filmen oder zum Anschauen von Triggersituationen aus sicherer Distanz. Man kann das Bild kleiner und unscharf stellen, Farbe und Ton rausnehmen, die Stopptaste drücken. Triggersituationen und dissoziative Übergänge können so zugleich genau und vorsichtig exploriert und damit u.a. die Kontrolle über den Wechsel von dissoziativen Anteilen gefördert werden. Die Technik ermöglicht viel Kontrolle. Es gibt zahlreiche Abwandlungen davon, u.a. beschrieben von Huber (2011) und Sachsse (2004).

Man kann die **Grenzen des eigenen Raums** um sich herum in alle Richtungen mit undurchdringlichen „Neins“ pflastern und diese mit energischen abweisenden Handbewegungen „festklopfen“ oder etwa mit nach außen grimmig fauchenden Drachen ausrüsten.

Man kann sich in einem **schützenden Raum aus Licht** imaginieren, z.B. einem Lichtei oder einer Kugel, evtl. verstärkt mit starken Außenwänden, an denen alles abprallt oder die nur mit ausdrücklicher Erlaubnis der Klientin etwas – und nur Gutes – durchlassen.

Alternativ mag ein „**Schutzmantel aus Ruhe und Licht**“ als Schutzraum wirken.

Abstand kann auch durch eine **imaginative (Glas-)Wand** erreicht werden, ebenso durch eingebaute **Schleusen oder Filter**, durch die nur sehr genau dosiert (etwa „jeweils 2 %“) oder nur ausgewählte Gefühle zugelassen werden können.

Für Klienten mit schwer kontrollierbaren aggressiven Affekten und Impulsen können auch **imaginative „Wut- oder Krafträume“** hilfreich sein zum nichtzerstörerischen Zulassen und Umwandeln heftiger Wut, auch von Täterintrojekten/anscheinend destruktiven inneren Anteilen. In diesem Raum kann die heftige Wut – geplant und zeitlich begrenzt, z.B. kann ein Wächter dazu bis zehn zählen – imaginativ auf konstruktive Weise ausagiert werden, etwa durch Holzhacken. Die Rückkehr aus dem Raum erfolgt dann durch eine Schleuse, durch die die restliche Wut neutralisiert wird und nur sozial verträgliche und nützliche Gefühle mit hinausgelassen werden (H. Mattheß, mündliche Mitteilung).

Distanzierend wirken auch verhaltenstherapeutische **Gedankenstopp- und Zähltechniken** und gezielte Umfokussierung der Aufmerksamkeit.

Eine wirksame innere Distanzierung kann auch durch Nutzung der Dissoziationsfähigkeit zur **„Vogelperspektive"** erreicht werden: Man kann etwa als Adler oder von einem imaginativen Hubschrauber aus auf das ängstigende Geschehen schauen.

Für dissoziative Klienten sind oft **imaginative Schutzräume** für gefährdete oder unkontrolliert aggressive Anteile sinnvoll, weit getrennt von verletzten Anteilen.

Um erstmals vorsichtig etwas Kontakt zu dissoziierten Anteilen zu wagen, kann die Klientin einen **Kundschafter** aussenden, der – immer wieder nur ein wenig – in fremdem Land erkundet und die Information zurückbringt (n. Huber, 2005, 4. Auflage 2010).

Ziel der Sicherheit, Selbstberuhigung und Selbstfürsorge

Wohlfühl- oder **Geborgenheitsort,** auch **„sicherer Ort"** (wobei das Wort „sicher" auch problematische Assoziationen auslösen und damit triggern kann): Es geht um das Erleben von Geborgenheit an einem imaginierten frei fantasierten oder ideal umgestalteten realen Ort. Verschiedene Anteile und Altersstufen können verschiedene Wohlfühlorte brauchen. In der Fantasie können wir zaubern und auch unter Wasser oder auf einem eigenen Stern leben, auf einer Wolke, einer schwebenden Melodie, unter einer Baumwurzel, in einer Muschel am Meeresgrund oder in einer eigenen Oase in der Wüste. Dort kann man von zehn Zwergen und einem eigenen Gourmetkoch verwöhnt werden o.Ä. Der Ort kann je nach den Erfordernissen und Bedürfnissen weiter beliebig aus- und umgestaltet werden, auch mit Plätzen für die jüngeren Ego-States, die dort von Helferwesen wie mütterlichen Tieren liebevoll versorgt werden. Zunächst sollte der Ort aber ermöglichen, dass man sich dort allein und damit unabhängig von anderen gut aufgehoben fühlen kann. Und selbstverständlich sollte er sichere Grenzen haben, natürliche oder gebaute, Blumenhecken, Wälle, Wassergräben, Elektrozäune, undurchdringliche Glaskuppeln oder Laserwände. Der imaginative Ort wirkt nicht allein durch die visuelle Vorstellung, sondern besonders durch die Körperresonanz: „Wo im Körper spürt die Klientin jetzt, dass sie sich dort geborgen/sicher fühlt?" Der „sicherste Ort" ist oft die aktuelle beratende/therpeutische Beziehung und Situation, und das häufige Pendeln der inneren Wahrnehmung zu dieser Ressource.

Ergänzung für dissoziative Klienten: Dissoziierte Anteile, die noch Angst voreinander haben, sollen sich an getrennten inneren sicheren Orten zurückziehen können (Huber, 2011).

Anteile können zunächst weit entfernt voneinander per E-Mail, Telefon oder Boten ersten Kontakt und Austausch miteinander wagen.

Zartes, Verletzliches und verletzte Anteile können an einen geschützten Ort „weiter hinten im inneren Universum" gebracht werden (ebd.).

Ideale **Innere Helferwesen** können frei erfunden oder Gestalten aus Mythen, Romanen, Kinderbüchern, Helden wie Harry Potter, Riesen, Zauberer, Schutzengel, riesige Erzengel, Lichtwesen, eine Erdgöttin, eine weise Alte etc. sein, aber auch Tiere, Bäume, Sterne etc., die natürlich sprechen können. Helfer können individuell und bedarfsgerecht mit Fähigkeiten ausgestattet sein, z.B. eine natur- und instinktverbundene Amme für das Baby, ein liebevoller Heidi-Großvater, Krafttiere wie Löwen und Elefanten, Eulen für Mut, Stärke, Weisheit. Innere Helfer können als gute innere Objekte und zugleich Selbstanteile auch die enorme Nähe- und Verlustangst „abpuffern". Sie sind ja jederzeit zuverlässig da und nur gut und vertrauenswürdig.

Eine **„sichere Tätigkeit"** kann als Ressourcenzustand eine gute Alternative sein, wenn der „sichere Ort" stets bedroht erlebt wird oder Klienten sich mit dem visuellen Imaginieren schwertun. Das kann eine beliebige Tätigkeit wie Kochen, Angeln oder Gartenarbeit sein, die der Klient gut kann und bei der er sich wohlfühlt. Diesen Zustand kann er sich dann beliebig auf allen Sinneskanälen wieder „online" holen.

Der **Innere Garten** zum Auftanken in wunderschöner Natur ist eine sehr beliebte Übung ohne „Nebenwirkungen": Der Garten kann beliebig klein oder groß sein, mit einem Zaun oder einer Hecke als Grenze geschützt, Büsche, Bäume und Blumen oder Gemüse können wie von Zauberhand sofort wunschgerecht wachsen oder blühen. Vielleicht gibt es einen Komposthaufen zur Entsorgung und Umwandlung von Altem in nützliches Neues, eine Obstwiese, einen Bach oder Teich, eine Sitzecke, eine Hängematte, in der man ausruhen kann, Tiere. Und nur gute Wesen und geladene Gäste dürfen hinein.

Die **Baum-Übung** kann dem Erleben von Stärke, Wachstum, Würde, Erdung, Eingebunden- und Genährtsein dienen. Am besten sollte man in der Anleitung einen „gesunden starken Baum" vorgeben. Manche Klienten erleben das Verwurzeltsein als bedrohlich, dann darf der Baum natürlich auch gehen können. Man kann vorübergehend selbst zum Baum werden oder sich vorstellen, wie es wäre, als Baum aus der Erde und von Himmel und Licht Nahrung zu bekommen und zu wachsen.

Ein imaginatives **Reinigungsbad** kann wahlweise innen und außen erfrischen, kühlen oder wärmen, beleben oder beruhigen.

Die **Lichtstromübung** wirkt besonders bei Körpersymptomen lösend: Heilsames Licht in selbst gewählter Farbe und Temperatur strömt aus einer unerschöpflichen Quelle z.B. durch den Scheitel in und um den Körper und löst körperliche Erschöpfung, Spannungszustände und Schmerzen, die zusätzlich durch eine Form und Farbe symbolisiert werden können, gezielt auf. Mit jedem Ausatmen kann alles, was nicht mehr gebraucht wird, durch die Fußsohlen in den Erdboden oder in den Strom der Zeit abgegeben werden.

Der **Innere Notfallkoffer** wird ganz individuell mit vielerlei Hilfen ausgestattet, wie etwa Aromaöl, Musik-CD, Fotos, Igelball, Stofftier, Cool-Pack, Imaginationsübungen, Steinen, hilfreichen Texten etc.

Das **Innere Ressourcenteam** aus ressourcenreichen jüngeren und alten weisen Ich-Zuständen, ergänzt wiederum durch andere Helferwesen wie etwa Krafttiere, bewunderte reale Gestalten oder Romanfiguren, kann in guter Kooperation für spezielle Ziele maßgeschneiderte Lösungen erarbeiten. So werden zugleich Regeln von gegenseitiger Rücksichtnahme und Unterstützung eingeübt.

Ein imaginatives Ressourcenteam mit speziellen Eigenschaften kann als Begleiter in ängstigenden Situationen helfen, besonders auch dissoziierten Alltags-Ichs.

Ein **Inneres Notfallteam** zur Versorgung verletzter jüngerer Ich-Zustände in Not kann aus eigenen starken Anteilen wie älteren Jugendlichen, Beschützern, Wächtern, aber auch imaginativen Helferwesen und Tieren bestehen. Und vielleicht gehört bald auch ein „geläuterter“ Innerer Verfolgeranteil dazu.

Auch über tägliche **Teamkonferenzen** in einem imaginativen inneren Arbeitsraum – mit jüngeren Ego-States und z.B. einem alten weisen Ich-Anteil – können deren spezielle Fähigkeiten genutzt und für den Alltag koordiniert werden.

In einer **Tagesrückblickrunde** können die Ego-States austauschen, was jeder heute positiv erlebte, dies stärkt zudem die positive Selbstwahrnehmung und den Gegenwartsbezug.

Und viele weitere **Selbstheilungskräfte** können imaginativ entdeckt und erschaffen werden wie die Innere Weisheit, Innere Ratgeber, Innere Supervisoren.

Eine Klientin mit ausgeprägter Prüfungsangst (die zu mehrmaligem Nichtbestehen einer wichtigen Prüfung geführt hatte) brachte ihre jüngeren Ichs an den Wohlfühlort und versammelte ihre „Hilfsmannschaft“ für die Erwachsene um sich, bestehend aus einem jüngeren Ich, ihrem alten weisen Ich, dem Drachen Fuchur, einem Bär, Brad Pitt und ihrem Schutzengel. Jeder bekam seinen festen Platz und sagte ihr einen für die Prüfung hilfreichen Satz, z.B.: „Du schaffst das, ich bin bei dir.“ Dies übte sie täglich und spielte direkt vor dem Prüfungstag als Generalprobe den Tag vom Aufwachen an bis nach der Prüfung imaginativ durch und entlastete alle potenziell ängstigenden Momente. Alle begleiteten sie zur konkreten Prüfung, die sie nun ohne Angst und Blockade bestand.

Ziel der Verankerung in der Gegenwart

Den Gegenwartsbezug können besonders Achtsamkeits- und Erdungsübungen stärken und wiederherstellen und damit als Realitätsverankerung wirken (siehe Kap. B.10.4.6). Achtsamkeits-Übungen verankern über die Sinne in der Gegenwart, sowohl Imaginationsübungen als auch Körperübungen unterstützen die Achtsamkeit.

Achtsamkeit auf die Sinneswahrnehmungen im Jetzt hilft dazu ebenso wie sensorische Reize wie Aromaöle, Kältereize u.a. Ausführliche Beispiele, Anleitungen und weitere hilfreiche Übungen siehe u.a. Bücher und CDs von M. Huber (2003, 2011) oder L. Reddemann (2002). Auch M. Hubers „Ressourcium", eine Art Kartenspiel, fördert auf unterhaltsame Art Ressourcen.

Gut wirksame Basis-Übungen von hypnotherapeutischen Ego-State-Therapeuten

(u.a. Phillips & Frederick, 2003; Fritzsche & Hartman, 2010)

Der **inneren Stärke/Kraft** begegnen: Dies ist eine Basisübung der Ego-State-Therapie und wird auch als eine konfliktfreie Kern-Ressource gesehen, die in jedem Menschen schon von Anfang an da war und half, Schwieriges zu überwinden. Mit dieser Stärke kann man als Gestalt in Kontakt treten oder durch die Körperempfindungen, die bei der Erinnerung an eine von Kraft, Freude oder Stolz geprägte Situation aktiviert werden.

Auch das **„beschützende, nährende Selbst"** und der **Innere Beobachter** sind konfliktfreie Kern-Selbst-Ressourcen, die ohne emotionale Verwicklung im inneren Team unterstützend, nährend und vermittelnd tätig werden können. Sie können z.B. auch befragt werden, welcher Schritt als nächster ansteht.

Das Zukunfts-Selbst oder **„ältere weise Selbst"**, das alle Probleme bereits überwunden hat, kann gut als Ressource und Ratgeber genutzt werden.

Neben dem sicheren Inneren Ort als „home base" wird ein geschützter **Innerer Arbeitsraum** („work space") empfohlen, in dem die Auseinandersetzung mit schwierigen Themen im Inneren Team – also mit mehr Kontrolle – stattfinden kann und von wo man jederzeit an den sicheren Ort zurückkehren kann (Forgash u. Copeley, 2008).

Bewährt hat sich die **„Dissociative Table Technique“** (Fraser, 1991), in der Anteile gemeinsam an einem Tisch konferieren, miteinander kommunizieren, sich gegenseitig besser verstehen lernen, zu Konfliktthemen einen Konsens, Lösungen und Zukunftspläne erarbeiten.

Hindernisse, die Techniken zur Selbsthilfe zu nutzen

Oft bedarf es nur einer Erklärung, wozu die Übung gut sein kann und was sie bei anderen bewirkte, um die Motivation, Neugier und Hoffnung zu wecken. Oder der Erklärung, dass wir mit der imaginativen Arbeit und dem Üben einen wichtigen Hebel der Selbstheilung in der eigenen Hand haben, statt abhängig zu sein.

Bei Hinwendung zu imaginativen Vorstellungen kann jedoch Angst vor Überflutung mit belastenden Bildern oder Gefühlen aufsteigen, mitunter sogar einen dissoziativen Zustand auslösen. Dann ist erneut Psychoedukation und Üben erforderlich, um ansteigenden Stress rechtzeitig wahrnehmen und sich durch Distanzierung und Reorientierung ins Toleranzfenster zurückholen zu können.

Es gibt aber auch hartnäckigere Hindernisse. So kann ein inneres Verbot der Selbstfürsorge aufgrund verinnerlichter negativer Botschaften und Erwartungen der frühen Bezugspersonen die Stabilisierungsangebote scheitern lassen. „Anscheinend feindliche Introjekte“ können machtvoll jegliche Bemühungen, es sich besser gehen zu lassen, sabotieren oder gar bestrafen. Dann ist direkte Arbeit mit diesen Ego-States erforderlich (siehe Kap. B.11.2).

Ebenso können Loyalitätskonflikte – wie die Verbundenheit des Kindes mit der leidenden Mutter – verhindern, sich von Leiden zu lösen.

Ausgeprägte regressive Tendenzen oder mangelndes Reflexionsvermögen und Mentalisierungsdefizite können dazu führen, dass die Klientin gar nicht einsieht, warum sie sich selbst bemühen soll, damit es ihr besser geht.

Wenn Imaginationen durch Dissoziationen oder Flashbacks gestört und deshalb gemieden werden, hilft Reorientierung und eher nur über Imagination zu sprechen und nachzudenken, denn das erlaubt mehr Kontrolle. „Angenommen, Sie *hätten* einen Wohlfühlort, wie *könnte* der ausschauen?“

Für Klienten, die sich mit dem Imaginieren schwertun, gibt es zahlreiche Alternativen:

Kreative Gestaltungsmöglichkeiten wie symbolische Gestaltung des Tresors oder Wohlfühlorts aus Naturmaterialien, Ton oder Pappmaschee, Malen, eine Collage der inneren Landschaft/Anteile anfertigen, Figürchen aufstellen, konkret Blumen pflegen, Fotos von Vorbildern für wichtige Fähigkeiten, aber auch konkret in der Natur sich einen Baum aussuchen, sich anlehnen und seine Stärke spüren, die Blätter im Wind säuseln hören und erleben, wie leicht sie loslassen und sich dem Wandel anvertrauen können. Oder man kann bei konkreter Gartenarbeit auftanken und Wachstum erleben. Besonders bei Kindern bewährt sich, konkrete Gegenstände zum Üben einbeziehen, z.B. sich mit ihnen vor einen realen Monitor zu setzen, auf dem „der alte Film läuft", und ihnen eine alte Fernbedienung in die Hand zu geben.

Der kreativen Fantasie sind keine Grenzen gesetzt, auch bezüglich der Entwicklung eigener „maßgeschneiderter" Übungen. Und jede Klientin hat die stimmigste Lösung in sich selbst – das ist Selbstheilungspotenzial pur. Je sinnesnäher die Gestaltung von Ressourcen erfolgt, je besser sind sie „verankert" und wieder aktivierbar.

Stationär hat die ressourcenorientierte Gestaltung in der Kunst- oder Ergotherapie eine große Heilkraft, es lohnt sich, hingebungsvoll über einige Stunden oder Wochen den Wohlfühlort liebevoll detaillreich zu gestalten, schon der Prozess selbst ist ichstärkend, und in der Gruppe verstärkt sich diese heilsame, wachstumsfördernde Energie der Mitglieder gegenseitig. Aber nur, wenn sie an Ressourcen statt an Schreckensbildern malen, die sie gegenseitig „runterziehen". Diese gehören allenfalls in die Einzeltherapie.

Eine Klientin brachte zur EMDR-Traumaverarbeitung jeweils ihren in der Kunsttherapie über Wochen sorgsam gestalteten Geborgenheitsort mit und stellte ihn vor sich hin: In einer Schachtel waren ihre Helfertiere und Inneren Kinder liebevoll in Moos gebettet, kleine bunte Papierschmetterlinge saßen auf Blumen, ein Uhu beobachtete im Gebüsch sitzend sorgsam alles. Während der Traumaverarbeitung mit EMDR immer wieder zu diesem Ort zu pendeln erleichterte die Traumaintegration und hielt die Belastung in gut erträglichen Grenzen.

Durch die imaginativ-hypnotherapeutische Arbeit auf der Inneren Bühne mit Versorgung verletzter jüngerer Ego-States können Klienten oft rasch Selbstberuhigung und Selbsttröstung lernen. Innere Helfer können zu guten, stets verfügbaren inneren Anteilen werden. Dabei sollte die beratende Arbeit „weg vom Trauma" gerichtet, also nicht aufdeckend sein.

Nach jeder Beratungssitzung sollten konkrete Schritte der Umsetzung im Alltag geplant werden: „Wie wird es sich auswirken, wenn Sie Ihre jüngeren Ichs gut versorgt wissen und (z.B.) morgen als Erwachsene in der Gruppe sitzen und jemand Sie etwas fragt? Was wird konkret anders sein? Was werden Sie konkret handelnd anders machen?"

Das ist aktive Selbsthilfe, ermöglicht das Erleben von Selbstwirksamkeit, verbessert das Selbstwertgefühl und befreit so allmählich aus der Opferrolle. Zu empfehlen ist stets das Verankern von Ressourcen durch Worte, Gesten, Körperhaltung – etwa die Haltung einer Erinnerung an Stolz oder Mut wieder einnehmen –, damit sie leichter wieder abrufbar sind.

10.4.2 Screentechnik zum Ressourcenaufbau

Die Screentechnik (Bildschirmtechnik) ist einerseits eine inzwischen gut bewährte und steuerbare Technik zur Traumakonfrontation, andererseits eignet sie sich auch hervorragend zum Ressourcenaufbau. Anstelle traumatischer Erinnerungen wie in der Traumakonfrontation (siehe Kap. D.6) oder Suchtrückfallsituationen, wie bei der Anticraving-Technik (siehe Kap. B.12.3) beschrieben, können hier Glücksgefühle, schöne Lebenserfahrungen oder auch zukünftige erwünschte Verhaltensweisen sehr plastisch mit allen Sinneserfahrungen, dennoch gleichzeitig gut steuerbar auf einem inneren Bildschirm betrachtet werden. Mithilfe einer imaginären Fernbedienung können die Bilder in allen Qualitäten verändert und in ihrer Wirksamkeit verstärkt oder abgeschwächt werden.

Da es bei Traumatisierten auch bei positiven Erlebnissen zu Überflutungen kommen kann, sind folgende Voraussetzungen nötig: Imaginativer innerer sicherer Ort, Innere Helfer bzw. ideale Eltern, Tresor sind bekannt und werden erfolgreich angewendet. Zunächst wird dann an einem neutralen Beispiel mit der Fernbedienung geübt, die Bilder zu vergrößern oder zu verkleinern, sie schärfer oder unschärfer einzustellen, die Farbe zu reduzieren oder die Bildgröße größer oder kleiner zu machen. Auch das Anhalten der Bilder zu einem Standbild sowie Vor- und Zurückspulen werden trainiert. Schließlich erleben die Patienten den Wechsel von assoziativem (aus der Ich-Perspektive, quasi mit eigenen Augen) zu dissoziativem Erleben (sich selbst aus der Beobachterposition zu betrachten), indem sie an einem neutralen Beispiel, z.B. einem Einkauf, diesen Perspektivenwechsel trainieren.

Folgendes Vorgehen hat sich bewährt (Sachsse, 2004):

- Stellen Sie sich ein positives Ereignis vor, das Sie vertiefen möchten.
- Schätzen Sie auf einer Skala von 0 bis 10 ein, wie glücklich Sie diese Erinnerung macht (0 bedeutet neutral, 10 höchstes Glücksgefühl).
- Fällt Ihnen dazu ein Satz ein, der das Glücksgefühl beschreibt? Er sollte mit „Ich bin ..." beginnen.
- Stellen Sie sich vor, dass Sie das Ereignis wie einen Film auf einem Bildschirm betrachten.

- Sie haben eine Fernbedienung, die es Ihnen ermöglicht, das Bild, den Ton etc. zu verändern. Was können Sie alles damit machen? Spielen Sie einmal mit den Möglichkeiten.
- Erzählen Sie mir bitte die Geschichte einmal in der dritten Person, während Sie den Film betrachten. Sie können dabei die Fernbedienung nutzen.
- Die Beraterin achtet darauf, dass alle Bereiche nach dem BASK-Modell (Bilder, Kognitionen, Emotionen, Körpergefühl) benannt werden, und fragt ggf. nach.
- Wie glücklich macht Sie diese Erinnerung jetzt auf der Skala von 0 bis 10?
- Erzählen Sie mir bitte die Geschichte in der ersten Person. Ich werde wieder darauf achten, dass alle Bereiche des seelischen Erlebens wahrgenommen werden, und frage ggf. nach.
- Welche Gefühle sind jetzt in Ihnen wahrnehmbar?
- Wie glücklich macht Sie diese Erinnerung jetzt auf der Skala von 0 bis 10?
- Wo im Körper spüren Sie das Wohlbefinden?
- Imaginativ-hypnotherapeutische Verankerung des schönsten Moments mittels eines Bildes/einer Überschrift/einer positiven Kognition.
- Werten Sie gemeinsam die Erfahrungen aus.

Wichtig ist, dass die Klientin die Erfahrung macht, dass sie die Kontrolle über die Bilder hat, und lernt, mit der Fernbedienung umzugehen. Der erste Durchgang in der dritten Person wird bei positiven Ereignissen oft als unnötig empfunden, aber es geht um das Erlernen und Einüben einer Fähigkeit.

Diese Technik hat die Klientin dann auch für die distanzierte Betrachtung von negativem oder traumatischem Material und zum Flashback-Stopp zur Verfügung.

10.4.3 Kognitive Umstrukturierung

Ein Kernstück kognitiver Verhaltenstherapien besteht im Prozess der kognitiven Umstrukturierung, in dem die Bewertungen von Ereignissen oder Handlungen herausgearbeitet werden und diese Bewertungssysteme dann auf Realitätsbezug, Logik sowie Zielgerichtetheit und Funktionalität geprüft werden. So können die für eine emotionale Störung oder ein problematisches Verhalten verantwortlichen Denkmuster herausgearbeitet und anschließend modifiziert werden.

Kognitive Umstrukturierung bedeutet also das Aufspüren und Verändern irrationaler dysfunktionaler Bewertungsmuster, die für unangemessenes emotionales Leid verantwortlich sind. Häufig sind dysfunktionale Kognitionen daran beteiligt, wenn Patienten sich abwerten, sich Dinge nicht zutrauen, sich unglücklich oder unzufrieden fühlen, keinen Platz im Leben finden, keine Kontakte knüpfen können oder andere schwierige und unbefriedigende Lebenssituationen erleben. Zunächst müssen die blockierenden oder problematischen Denkmuster identifiziert werden. Ein erstes Nachfragen kann mit der Leitfrage beginnen: „Können Sie mir genau erklären, was Sie in dieser Situation gedacht und gefühlt haben?"

Eine Patientin berichtet, dass sie einige Päckchen bekommen habe, der Fahrer sie jedoch nicht angetroffen und daher die Päckchen zu den Nachbarn gebracht habe. Diese hätten sich nun deswegen über sie beschwert. Sie sei erschrocken, habe sich geschämt, gedacht, die Nachbarn fühlen sich durch sie belästigt, und befürchtet, sie würde nun ihre Wohnung verlieren. Die nächsten Tage habe sie Ängste entwickelt, schlecht geschlafen und viel gegrübelt, sich unsicher gefühlt und die Wohnung nur dann verlassen, wenn sie sich sicher war, den Nachbarn nicht zu begegnen.

Zur Erklärung des Verhaltens wird das ABC-Modell herangezogen:

ABC-Modell: Inhalt und Struktur

	Was steht hier?	**Mit welchen Hilfsfragen finde ich das heraus?**
A Ausgangssituation	Die objektive, sachliche Beschreibung der Situation.	Was geschieht gerade zum Zeitpunkt, als ich diesen Gedanken oder dieses Gefühl habe? Was könnte hier jeder Mensch ohne Vorwissen wahrnehmen und beschreiben?
B Bewertungssystem	Alle bewussten und verdeckten Gedanken zum Zeitpunkt A.	**1. (Meine persönliche Sichtweise von A):** Was sehe ich mit meinem Vorwissen und meinen persönlichen Normen in der Situation A? **2. (Schlussfolgerungen und vermutete Konsequenzen):** Wie interpretiere ich das? Welche Schlussfolgerungen ziehe ich aus meiner persönlichen Sichtweise von A? Welche Konsequenzen vermute ich? **3. (Bewertung):** Wie finde bzw. fände ich das?
C Konsequenzen	Gefühls- und Verhaltenskonsequenzen aus der Bewertung.	**1. (Gefühlskonsequenz):** Welches Gefühl habe ich nach B? Gibt es körperliche Begleitsymptome? **2. (Verhaltenskonsequenz):** Was genau tue ich daraufhin? Wie verhalte ich mich?

Abbildung 8: Das ABC-Modell (Stavemann, 2008, S. 209)

Beispielhafte Anwendung des ABC-Modells		
	Was steht hier?	**Mit welchen Hilfsfragen finde ich das heraus?**
A Ausgangssituation	Die objektive, sachliche Beschreibung der Situation.	*Während eines gemeinsamen Essens beginnt eine Patientin, den anderen Teilnehmern etwas zu erzählen. Nach kurzer Zeit wird jedoch die Aufmerksamkeit durch das Aufdecken neuer Speisen von ihrer Erzählung abgelenkt, und niemand hört ihr mehr zu.*
B Bewertungssystem	Alle bewussten und verdeckten Gedanken zum Zeitpunkt A.	**1. (Meine persönliche Sichtweise von A):** *Ich will etwas erzählen, und kaum habe ich begonnen, hört keiner mehr hin.* **2. (Schlussfolgerungen und vermutete Konsequenzen):** *Bestimmt bin ich rot geworden, wie ich gemerkt habe, dass mir niemand mehr zuhört und ich nur noch für mich rede. Die denken, das ist völlig uninteressant, was ich erzähle, und wahrscheinlich lachen sie heimlich, wenn ich schon anfange, meinen Mund aufzumachen. Ich bin ein Versager und total uninteressant.* **3. (Bewertung):** *Es ist total peinlich, und ich bin blöd, dass ich denke, die anderen würden mir zuhören.*
C Konsequenzen	Gefühls- und Verhaltenskonsequenzen aus der Bewertung.	**1. (Gefühlskonsequenz):** *Ärger, Erröten, Unsicherheit, Niedergeschlagenheit.* **2. (Verhaltenskonsequenz):** *Ich rede den restlichen Abend nichts mehr. Ich sollte auch in Zukunft nur noch reden, wenn ich gefragt werde, dann kann ich solch peinliche Situationen vermeiden. Ich darf nicht auffallen.*

Abbildung 9: Anwendungen des ABC-Modells

Durch die Rekonstruktion dieser bewussten und unbewussten Denkmuster können die für die Patienten typischen Zusammenhänge zwischen Gedanken und Gefühlen herausgearbeitet werden. An jedem Teil dieser Verhaltens-Bewertungs-Kette kann überlegt werden, welche Veränderung möglich wäre und wie die Patientin sich eine Veränderung wünscht und vorstellt. Modifikationen können dann sehr konkret imaginiert und durch Verhaltensaufgaben bis zum nächsten Termin eingeübt werden. Wichtig sind die genaue Herausarbeitung der Denkmuster und die sehr konkrete Formulierung von Veränderungszielen. Je unkonkreter und allgemeiner Verhaltensziele bleiben, desto weniger erfolgreich werden sie umgesetzt.

Nach dem Aufdecken der dysfunktionalen und einschränkenden Kognitionen ist das Infragestellen derselben das eigentliche Kernstück der kognitiven Therapien. Dabei ist der Dialog das wesentliche Werkzeug. Der Sokratische Dialog ist die bekannteste Form der kognitiven Disputationsmethoden. In ihr werden die irrationalen Bewertungen durch Auseinandersetzung mit ihrer Zweckmäßigkeit, Zielverträglichkeit, Logik und empirischen Belegbarkeit infrage gestellt. Es sollen Widersprüche zwischen dem Denken des Patienten und seinen kurz- und langfristigen Zielen oder der Realität aufgedeckt werden.

Hilfreiche Fragen dazu sind:

- „Wie kommen Sie darauf?“
- „Woraus schließen Sie das?“
- „Weshalb muss das so sein?“
- „Steht das in Ihrer Macht?“
- „Was hat das mit Ihrem Wert zu tun?“
- „Ist das zwangsläufig so?“
- „Hilft dies?“
- „Wie wahrscheinlich ist es, dass ...?“
- „Was ist so typisch daran?“
- „Wie schätzen Sie solche Situationen generell ein?“
- „Welche Lebensphilosophie/Lebensregel könnte da zugrunde liegen?“
- „Von welchem inneren Befehl lassen Sie sich in diesem Moment so unter Druck setzen?“
- „Muss das so kommen, oder was könnte noch geschehen?“
- „Kennen Sie jemanden, bei dem das anders war?“
- „Hilft das dabei, Ihr Ziel zu erreichen?“
- „Was sind die Konsequenzen dieser Einstellung/Handlung?“
- „Kann man ohne Ziele Erfolg haben und ohne Erfolg zufrieden mit sich sein?“
- „Welche anderen Sichtweisen kennen Sie?“
- „Möchten Sie das weiterhin glauben?“

Neben den genannten Fragen können Satzergänzungen hilfreich sein, bei denen der Berater mit kleinen Interventionen immer wieder an die Antwort des Patienten anknüpft, damit dieser den Satz weiter vervollständigt:

- „und dann ...“
- „und das würde für Sie bedeuten, dass ...“
- „und wenn das wahr wäre, dann ...“
- „und das bedeutet, dass Sie ...“

Bei Verallgemeinerungen ist es wichtig, diese aufzulösen, indem bei Worten wie „immer“ oder „alle“ oder „jedes Mal“ nachgefragt oder nach Ausnahmen von der behaupteten Verallgemeinerung gefragt wird. Von großer Bedeutung bei der kognitiven Umstrukturierung ist, gemeinsam mit dem Patienten einen neuen Gedanken oder eine neue Sichtweise zu erarbeiten. Die Aufgabe des Beraters oder Therapeuten besteht vor allem im Stellen von Fragen, jedoch nicht darin, die Patienten zu überreden, zu überzeugen oder zu dirigieren.

Neue Sichtweisen und Gedanken können auch durch Fragen nach Modellen und Vorbildern, Realitätsüberprüfungen oder Imaginationen (Üben in der Vorstellung), Analogien oder Fragen nach Beweisen entstehen.

Eine Vielzahl weiterer Anregungen für die Gesprächsführung finden sich bei Stavemann (2008) sowie Leahy (2007).

10.4.4 DBT und Skills-Training in der Beratung

Die dialektisch-behaviorale Therapie (DBT) wurde in den 80er-Jahren von Marsha Linehan als eine der ersten störungsspezifischen ambulanten Therapien für chronisch suizidale Patienten mit Borderline-Persönlichkeitsstörung entwickelt (Linehan, 1996a, 1996b). Die DBT besteht aus vier Modulen: Einzeltherapie, Telefonberatung, Skills-Training in der Gruppe sowie Supervision (siehe Kap. D.2).

Linehan verwendet den Begriff dialektisch zur Beschreibung ihrer Therapiemethode und meint damit die Akzeptanz von Gegensätzen und Polaritäten ohne Betrachtung eines Richtig oder Falsch sowie einer entsprechenden Bewertung. Gerade für Borderline-Patientinnen, die die Welt in Schwarz und Weiß aufteilen ohne Abstufungen und Grautöne, ist es schwer zu glauben, dass zwei Positionen gleichzeitig wahr sein können.

Beratern ist gut bekannt, dass sich Betroffene häufig in ernsthaften und immerwährend erscheinenden Krisenzuständen aufhalten und keinen anderen Ausweg als dysfunktionale Verhaltensweisen kennen. Aufgrund schwieriger Lebensumstände können sich die Betroffenen auch oft nicht von einzelnen Ereignissen erholen, sondern befinden sich in einer permanenten Erschöpfungsphase. Um diese ständigen Krisen nicht zu einer Störung in der Therapieplanung werden zu lassen, hilft das Konzept der Dialektik, indem die DBT eine Balance anstrebt, die ein Gleichgewicht zwischen Akzeptanz und Veränderung herstellen soll. Validierungs- und Veränderungsstrategien werden in der Beratung abwechselnd oder kombiniert eingesetzt. Auch hilft die Dialektik zu verstehen, dass es immer mehr als eine Art gibt, Dinge und Situationen zu sehen.

So wird auch dysfunktionales Verhalten von Betroffenen als Lösungsversuch zur Regulation oft unerträglich erscheinender Spannungszustände und zur Linderung unerträglicher Schmerzen gesehen. Validierungsstrategien helfen dem Gegenüber zu vermitteln, dass seine subjektive Sicht der Dinge stimmig und daher nachvollziehbar ist. Dies ist besonders wichtig in der Beratung von Patienten, denen in Kindheit und Jugend vermittelt wurde, dass ihre Gefühle falsch oder unpassend seien. So konnten sie für sich keine Sicherheit in ihren Gefühlen entwickeln und kein Vertrauen in ihre eigene Wahrnehmung aufbauen. Für eine erfolgreiche Beratung ist es notwendig, diese Verwundbarkeit zu verstehen. Einzugehen ist auch auf emotionale Reaktionen wie

- Wut auf die Beraterin, weil sie unsensibel ist,
- Angst und Panik, weil sie die Verwundbarkeit nicht versteht,
- Schuldgefühle wegen der eigenen Unfähigkeit,
- Scham wegen der erlebten Emotionen und Kognitionen.

Validierung vermittelt den Patienten, dass ihre augenblicklichen Gefühle verstehbar und nachvollziehbar sind, jedoch gleichzeitig eine Veränderungsmöglichkeit in sich tragen. Die DBT misst dem Entdecken und Fördern von Stärken große Bedeutung zu. Die Berater vermitteln ihren Klienten immer wieder, dass sie an deren Fähigkeiten zur Veränderung glauben und sie unterstützen wollen, damit sie ihre Lebensqualität erhöhen und eigene Lebensziele erreichen können.

Die erste Therapiephase dient der Stabilisierung der Patientin mit dem Ziel, die emotionale Belastbarkeit zu erhöhen, damit in der zweiten Therapiephase die Symptome, die im Rahmen eines PTBS aufgetreten sind, verringert werden können und das Erlernen nicht traumatisierender Emotionen möglich ist. In der ersten Phase stehen die Problembereiche im Zentrum, die im direkten Zusammenhang stehen mit

- suizidalen und selbstverletzenden Verhaltensmustern,
- Verhaltensmustern, die die Psychotherapie erschweren oder behindern,
- Verhalten, das die Lebensqualität beeinträchtigt.

Skills-Training

Marsha Linehan bezeichnet in ihrem Trainings-Manual zur DBT (1996b) das Skills-Training als Ton, aus dem der Einzeltherapeut und der Patient eine Figur modellieren können. Skills-Training soll helfen, eigenes Denken, Fühlen und Verhalten zu verstehen, dysfunktionales Verhalten zu verändern, neue Fähigkeiten zu erwerben und zu trainieren sowie Ressourcen zu aktivieren – und überhaupt zu überleben.

Sendera & Sendera (2007, S. 99) fassen verschiedene Formen der Skills-Anwendung zusammen:

- Handlungsbezogene (behaviorale) Skills: „Was kann ich tun?" (Ausführung)
- Gedankenbezogene (kognitive) Skills: „Wie kann ich meine Gedanken ändern?" (Steuerung)
- Sinnesbezogene (sensorische) Skills: „Welcher Sinnesreiz (sehen/hören/fühlen/riechen/schmecken) hilft?"
- Körperbezogene (physiologische) Skills: „Wie kann ich mich bewegen, statt zu erstarren?" (motorische Umsetzung)
- Sensomotorische Skills: Koordination und gezielte Bewegungen
- Interaktionsfertigkeiten zwischen zwei Personen

Im Folgenden werden zu den einzelnen Modulen des Skills-Trainings Beispiele für die Beratungsarbeit vorgestellt (Bohus & Wolf, 2009).

1. Achtsamkeit

Konzentration auf die **Was-Fertigkeiten:** wahrnehmen, beschreiben und teilnehmen.

Übungsbeispiel zur Fertigkeit „Wahrnehmen": Genau 10 Minuten an einem belebten Ort wie mit einer Kamera beobachten, wahrnehmen, was passiert, ohne etwas zu bewerten. Diese Übungen sind in allen anderen Sinnesmodalitäten, wie mit Nase, Ohren, aber auch dem Schmecken oder Beobachtung des Atmens, möglich.

Übungsbeispiel zur Fertigkeit „Beschreiben": In der Spiegelbildübung stellt der Patient sich vor einen Spiegel und beschreibt, was er sieht, wobei die Beschreibung von sich in der dritten Person erfolgen soll.

Übungsbeispiel zur Fertigkeit „Teilnehmen": 30 Minuten lang eine Alltagstätigkeit, wie Putzen oder Geschirrspülen, so verrichten, dass ich alle meine Handgriffe sowie das Arbeitstempo beobachte und mich nur auf diese Tätigkeit konzentriere, ohne gedanklich abzuschweifen.

Einüben der **Wie-Fertigkeiten:** annehmend (nicht bewertend), konzentriert und wirkungsvoll.

Übungsbeispiel zur Fertigkeit „Annehmend": Eine Situation, so wie sie sich im Augenblick darstellt, wahrnehmen und genau so akzeptieren.

Übungsbeispiel zur Fertigkeit „Konzentriert": Sich eine Tätigkeit vornehmen und sich ausschließlich auf diese konzentrieren, ohne mehreres gleichzeitig zu machen oder mit den Gedanken abzuschweifen.

Übungsbeispiel zur Fertigkeit „Wirkungsvoll“: Etwas, was man tun möchte, so tun, dass es auch funktioniert, ohne sich von störenden Gedanken oder Bewertungen ablenken zu lassen (Kontakte knüpfen, etwas reparieren etc.).

2. Stresstoleranz

Erlernen von Skills zur Krisenbewältigung:

- Sich ablenken durch unterschiedlichste Möglichkeiten wie Aktivitäten, Konzentrationsübungen oder das Spüren von Körperempfindungen.
- Sich beruhigen mithilfe der fünf Sinne, indem ich mich darauf konzentriere, mit einem meiner Sinne ganz bewusst wahrzunehmen, und dieses auf mich wirken lasse.
- Stresstoleranz durch Erstellen einer Pro-und-Kontra-Liste, indem ich sowohl für mein Problemverhalten wie auch für die Anwendung von Skills die kurzfristigen und auch die langfristigen Vor- und Nachteile in eine Tabelle eintrage.
- Stresstoleranz durch die gelenkte Aufmerksamkeit, bei der ich mich auf eine bestimmte Anzahl von Dingen in meiner Umgebung konzentriere und die suche, die eine Gemeinsamkeit besitzen, wie z.B. fünf gelbe Objekte, eine bestimmte Anzahl von Bäumen im Park oder eine bestimmte Automarke auf der Straße.
- Von großer Bedeutung ist schließlich das Erarbeiten eines Notfallkoffers, in dem zuverlässig wirkende Skills für Notfälle aufbewahrt werden und der immer bei sich getragen wird.

3. Umgang mit Gefühlen

Erkennen und Unterscheiden verschiedenster Gefühle wie Freude, Liebe, Stolz, aber auch Angst, Scham, Ekel, Verachtung, Trauer und Einsamkeit, indem man sich für jedes Gefühl typische Auslöser und Interpretationen sowie Körperreaktionen überlegt, aber auch über die Berechtigung des Gefühls nachdenkt sowie über die Möglichkeiten, dem Gefühl vorzubeugen oder es abzuschwächen (z.B. durch entgegengesetztes Handeln, Denken oder Körperhaltung). Weitere Übungen sind das Auflisten angenehmer Aktivitäten, die Überprüfung emotional belastender Glaubenssätze und schließlich die Erarbeitung eines Problemlöseschemas mit dem Namen „Stopp-Denk“.

4. Zwischenmenschliche Fertigkeiten

Hier wird geübt zu erkennen, dass Verhalten nach drei Gesichtspunkten gegliedert werden kann:

- Orientierung auf das Ziel
- Orientierung auf die Beziehung

- Orientierung auf die Selbstachtung

Ebenso wird geübt, eine Bitte oder Forderung in unterschiedlichen Intensitätsgraden und deutlich zu stellen sowie einen Wunsch deutlich abzulehnen, wenn es angemessen erscheint. Ziel ist, die eigene Wirkung auf andere zu verbessern und realistischer einschätzen zu lernen. Auch Validierung wird trainiert, d.h. dem Gegenüber zu vermitteln, dass ich seine subjektive Sichtweise nachvollziehen und verstehen kann, ohne sie unbedingt gutheißen zu müssen.

5. Selbstwert

Ziel des Moduls ist, die Wahrnehmung für dysfunktionale Einstellungen sich selbst gegenüber zu schärfen, diese zu relativieren, durch sinnvollere Einstellungen zu ergänzen und auf der Verhaltensebene umzusetzen. Selbstwertsteigerung soll durch einen fairen Blick auf sich selbst, das Überprüfen von Glaubenssätzen dysfunktionaler Art sowie bewusstes Handeln gegen die Glaubenssätze verbunden mit der Entwicklung hin zu positiven Selbstbewertungen erreicht werden.

Genauere Beschreibungen einer Vielzahl von Übungen für das Skills-Training finden sich in den Büchern von Bohus & Wolf (2009) und Sendera & Sendera (2007) sowie in zahlreichen Internetforen über Skills-Training oder Borderline-Persönlichkeitsstörung.

10.4.5 Entspannungstechniken

Entspannungstechniken sind bei komplex traumatisierten Menschen mit Vorsicht anzuwenden, da Entspannen und Loslassen oft ängstigen und mit traumatischen Erinnerungen verknüpft sein können. Häufig wurden aus anscheinend entspannt-harmlosen und zärtlichen Situationen Übergriffe, etwas Positivem folgte die Katastrophe. Also behält man lieber die Kontrolle und meidet Nähe wie Entspannung.

Bei dissoziativen Störungen kann Entspannung ebenso direkt dissoziative Symptome und Wechsel von Anteilen auslösen. Deshalb muss eine Entspannungsanleitung pragmatisch mit fester Stimme erfolgen, es soll keinesfalls eine Trance induziert werden. Die Klienten müssen klar jederzeit die Kontrolle behalten und aussteigen oder Stopp sagen dürfen. Hilfreich kann sein, mit offenen Augen zu üben und nur einen oder einige Körperteile zu entspannen, während andere angespannt bleiben und die Kontrolle sichern. So können auch Klienten mit DIS teilnehmen und profitieren, indem sie mit geöffneten Augen z.B. zugleich die Erdung der Füße am Boden und/oder die Hände an der Sitzlehne spüren, einzelne Körperteile oder den Rest des Körpers entspannen und dies als jetzt gefahrlos erleben können.

Diese Erfahrung und das Körpergefühl der entspannten Region kann die Klientin dann in der Einzeltherapie vorsichtig sich in andere Körperregionen und zu anderen Ego-States ausbreiten lassen, mit zugleich achtsamer Wahrnehmung, dass dies alles jetzt in der Gegenwart geschieht. Auch so können Ressourcen – neurobiologisch gesehen – mit Problemnetzwerken verknüpft werden.

Als Entspannungsmethode erscheint die Progressive Muskelentspannung nach Jacobson wegen der Eigensteuerung von An- und Entspannen über die Willkürmuskulatur am besten geeignet.

Auch einfache Atem- und Achtsamkeitsübungen entspannen gezielt oder nebenbei, ebenso übrigens wohltuende imaginative Übungen.

Merke:

- Risiken und Angst vor Entspannung berücksichtigen
- Selbststeuerung und Stresszeichen beachten
- Kontrolle und Wahl lassen, bei der Progressiven Muskelentspannung (PMR) z.B. einzelne Körperpartien angespannt und Augen geöffnet lassen
- Körperorientierte Achtsamkeits- und Erdungstechniken mit Entspannung verbinden

10.4.6 Körperorientierte Übungen

Die Körperwahrnehmung überhaupt und erst recht körperorientierte Übungen sind für traumatisierte Menschen – speziell nach sexueller Gewalterfahrung in der Kindheit – oft sehr angstbesetzt. Die Annäherung an dieses Thema muss daher entsprechend vorsichtig und in kleinen Schritten dosiert erfolgen. Viele Klientinnen sind zunächst in einer Gruppe klar überfordert, weil Bewegungen oder Liegen vor anderen schambesetzt sind oder triggern. Übungen mit gegenseitigen Berührungen sind zunächst meist völlig überfordernd. Einzelarbeit mit Achtsamkeitsübungen und Arbeit an der Wahrnehmung der Körpergrenzen und der Grenzen des eigenen Raumes sind dann zunächst vorrangig.

Besondere Vorsicht ist auch mit wohlgemeinter Verordnung von Massagen, z.B. bei schmerzhaften Verspannungen, angezeigt, die „intime" Situation kann – besonders allein mit der massierenden Person und liegend – sehr ängstigend sein. „Ich habe es (wie früher) über mich ergehen lassen, war ganz erstarrt." Mitunter wird eine kurze Handmassage durch die Bezugsschwester – eingebettet in ein verständnisvolles Gespräch über die Ängste der Klientin vor Berührung und deren Wertschätzung als berechtigte Vorsicht – zu einer unerwartet wohltuenden Erfahrung.

Berührung kann jedoch gerade für traumatisierte Menschen auch heilsam sein. Dazu bedarf es der Erfahrung einer klaren Berührung, die sich von Grenzüberschreitung unterscheidet, indem sie weder als zu leicht noch zu stark oder gar zu drängend empfunden werden kann, sondern Halt und Grenze vermittelt.

Sinneswahrnehmung verfeinern: Achtsamkeit und Erdung (Grounding)

Achtsame Sinnes- und Körperwahrnehmung sind stets nur im jetzigen Augenblick möglich, verankern im Jetzt und erden damit automatisch. Auch Atemübungen wirken – seit Jahrtausenden – u.a. über Achtsamkeit. Stress macht „atemlos". Einfache Atemübungen können tief greifende Wirkungen haben. Oft helfen schon einige ruhige Atemzüge über die Aktivierung des Parasympathikus, sich zu beruhigen und wieder ins Lernfenster zurückzuregulieren.

Eine beliebte und fast immer sofort wirksame – zudem fast jederzeit mögliche – Übung ist folgende: ruhig atmen, die Hände aneinanderreiben, eine warme Hand dann auf den Bauch (Solarplexus oder Uterus) legen, die andere auf die Herzgegend. Das beruhigt sofort und gibt oft ein Gefühl liebevoller Selbstberührung.

Die Herzkohärenz-Übung wurde durch den Bestseller *Die neue Medizin der Emotionen* (Servan-Schreiber, 2006) bekannt. Herzkohärenz bedeutet die Harmonie von Herzrhythmus und vegetativem Nervensystem, ihr Indikator ist die Herzratenvariabilität. Bei Ausgeglichenheit und positiven Emotionen zeigt eine sinusförmige Kurve die gesunde Kohärenz an, im Gegensatz zu einer chaotisch gezackten desynchronisierten Kurve bei chronischem Stress. Eine verminderte oder starre Herzratenvariabilität erhöht das Risiko eines plötzlichen Herztodes z.B. bei Depressionen oder Koronarer Herzkrankheit.

Herzkohärenz-Übung: Man atmet mehrmals ruhig ein und bewusst bis zum Ende langsam aus (parasympathische Anregung), spürt die kurze Pause zwischen den Atemphasen, richtet dann die Aufmerksamkeit gezielt auf die Herzgegend, atmet in der Vorstellung ins oder durch das Herz und stellt sich vor, dass der frische Sauerstoff – oder Dankbarkeit und Liebe – direkt in das Herz strömt. Nach Bedarf kann man zusätzlich imaginieren, dass das Herz sich freut oder wie ein fröhliches Kind darin badet und man zuschaut und sich daran mitfreut. Mit dem Ausatmen wird „alles, was nicht mehr gebraucht wird", reinigend ausgeatmet, z.B. durch die Fußsohlen. „Wenn es genug ist", spürt man zur Mitte der Brust und nimmt dort Empfindungen von Wärme und Weite wahr.

Achtsamkeits- und Erdungsübungen wirken gegen den Sog traumaassoziierten Erlebens und helfen Klienten bei Triggern und Dissoziationsdruck, die Aufmerksamkeit in die Gegenwart zurückzuholen. Sie bieten Struktur und Realitätskontakt.

Über den gezielten Einsatz der quergestreiften (Willkür-)Muskulatur kann das Gefühl von Kontrolle, Sicherheit und Selbstwirksamkeit gestärkt werden, etwa eine Hand zur Faust ballen oder bewusst beim Gehen auf die Muskelanspannung achten.

Schon das achtsame Beschreiben der aktuellen Umgebung oder der Körperwahrnehmungen wirkt erdend und holt ins Jetzt, etwa auf den verschiedenen Sinneskanälen: drei Dinge, die man sieht, laut benennen, dann drei Geräusche, dann drei momentane Körperempfindungen.

Achtsamkeitsübungen sind jederzeit und überall auch unbemerkt möglich, z.B. einen Daumen oder eine Hand einige Minuten lang genau beobachten oder langsam den ganzen Körper Schritt für Schritt beobachtend wahrnehmen.

Tanz, Rhythmus, Spiel und Bewegung einzeln oder in kleinen Gruppen können ebenfalls gut im Jetzt erden.

Körperwahrnehmungs- und Aktivierungsübungen sind u.a.:

- Körperschulung: wie und was wir im Körper wahrnehmen können (Wärme/Kälte, Schwere/Leichtigkeit, Anspannung/Entspannung, Härte/Weichheit, Druck/Erleichterung, Fülle/Leere, Strömen, Kribbeln etc.)
- Spannung aufbauen und halten: z.B. Unterarme oder Beine übereinander und gegeneinander halten

Erdende Übungen sind u.a.:

- Beide Füße fest stehend auf dem Boden spüren
- Sehr langsam gehend die Fußsohlen beim Abrollen genau spüren
- Stampfend laufen – und ggf. dazu tiefe Laute ausstoßen
- Sich selbst abklopfen
- Baum-Imaginationsübung, die eigenen Wurzeln tief in der Erde verankert spüren

Auch **Gleichgewichts- und Geschicklichkeitsübungen** haben das Ziel, die Aufmerksamkeit in die Gegenwart zurückzuholen und damit zu erden:

- Einbeinhüpfen
- Stelzenlaufen
- Jonglieren mit Bällen
- Barfuß auf einem am Boden liegenden dicken Seil balancieren

Verstärkung der eigenen Grenzen, Abgrenzung, sich Raum schaffen

- Grenzübung: die eigenen Körpergrenzen wahrnehmen, unklare Stellen oder „Löcher" spüren, eine Hand auf eine schwache Grenzstelle legen und einige Male ruhig zu der Hand hin einatmen. Sich vorstellen, dass der Atem, die Energie mit dem Einatmen zu dieser Stelle strömt und sich mit dem Ausatmen dort verteilt, dann nachspüren, wie sich diese Stelle nun anfühlt (Müller-Schwefe, mündliche Mitteilung, 2012).
- Die Arme als klares „Nein" gerade vorstrecken, die Hände aufgestellt als Grenze, sich ganz auf die Wahrnehmung der angespannten Muskeln konzentrieren und dies beschreiben.
- Sich einen Schutzmantel um den ganzen Körper vorstellen, der dazu noch mit kleinen Spiegeln belegt sein kann, die unangenehme Wahrnehmungen oder Bedrohung nach außen zurückspiegeln.
- Die eigenen Körpergrenzen imaginativ verdicken und undurchlässig machen, nachspüren und verankern.
- Zu den Körpergrenzen summen (Zapchen).
- Die eigenen Körpergrenzen malen und die Konturen viele Male kräftig nachzeichnen.
- Den Raum hinter dem eigenen Herzen oder den gesamten Rückenraum imaginativ weiten, mit guter heilsamer Energie füllen, die Grenze nach außen verstärken – und dann üben, diesen inneren Schutz- und Rückzugsraum immer wieder aufzusuchen und von dort aus zu reagieren.

Bei **dissoziativen Störungen** zu empfehlen:

- Sich mit dem Rücken an die Wand lehnen und die Berührungsfläche wahrnehmen, dabei die Füße fest am Boden spüren. Diese Übung bindet viel Aufmerksamkeit und ist daher gut zur Flashbackkontrolle geeignet.
- Sich in die „Schwimmhaut" zwischen Daumen und Zeigefinger kneifen.
- Den jüngeren Ego-States zeigen, wie groß der Körper/die Hände der Erwachsenen heute real sind.

Den Körper als Ressource nutzen

Den Körper können wir nur im Jetzt spüren, alles andere ist eine Erinnerung. Das achtsame Wahrnehmen der augenblicklichen Körperempfindung kann als positiver Anker im Jetzt genutzt werden. So lässt sich Übererregung bremsen, indem man regelmäßig bei Belastung zu einer positiven Körperressource pendelt, z.B. zu einem ruhigen Ort im kleinen Zeh, diese ruhige Energie darf sich dann langsam im Körper ausbreiten bis zu der übererregten Stelle hin. Das ist jederzeit möglich, so für Klienten auch während einer Traumabearbeitung nutzbar. Es unterstützt das Verarbeiten innerhalb des Toleranzfensters und „hält ein Bein in der Gegenwart". Zugleich fördert es das Erleben von Selbstwirksamkeit und Kontrolle und erleichtert das Wahrnehmen von Triggerreizen (Levine, 1998; Plassmann, 2007).

Durch das zusätzliche Verankern der Körperempfindung jeder Ressource wird der zielgerichtete Transfer in eine aktuelle Problemsituation im Alltag wesentlich erleichtert, und auch die Verankerung bleibt stabiler.

Übung „Titrieren":

Den Körper durchgehen und eine Stelle finden, die sich gut anfühlt. Diese Stelle genauer spüren: Welche Eigenschaften fühlen sich angenehm an (Wärme, Festigkeit, Lebendigkeit o.Ä.)? – einen Moment verweilen. Dann eine andere Stelle im Körper spüren, die schmerzt oder sich schlecht anfühlt, identifizieren, welche Eigenschaften unangenehm sind, auch da etwas verweilen. Anschließend wieder zurückkehren zur angenehmen Stelle und so lange da bleiben, bis sie wieder richtig spürbar ist, dann zurück zur „schlechten" und diese jetzt spüren. Noch einige Male hin und her wechseln, etwas länger bei der angenehmen Stelle bleiben. Wie fühlt sich der Klient nun? (Müller-Schwefe, mündl. Mitteilung, nach P. Levine)

Zapchen-Körperübungen:

Zapchen somatics (Henderson, 2010) ist eine sehr schonende ressourcenorientierte Methode mit vielen praktischen Körper- und Aufmerksamkeitsübungen aus der westlichen und tibetischen Psychosomatik. Die einfachen, spielerischen, zuweilen meditativen Übungen – wie z.B. Atemübungen, Seufzen, Gähnen, „spielerisches Kotzen", Summen in die Gewebe hinein etc. – unterstützen die Autoregulierung des Organismus und bringen direkt physiologisch beruhigende Botschaften in ihn. Außerdem verbinden sie den Körper mit Ressourcen der Sicherheit und des Wohlgefühls „trotz allem", um so traumatischer Überstimulierung zu begegnen und die in Erstarrung fixierten körperlichen Strukturen mit Botschaften der „Sicherheit jetzt“ zu verbinden und dieses Wohlfühlen neu zu „verkörpern“. Durch Stärkung des Parasympathikotonus und Lockerung der Diaphragmen wie des Zwerchfells weitet sich das Autoregulationsfenster. Ziel ist, dass heftige Affekte und Erregungszustände nicht mehr ungebremst durch den Körper „rasen“.

Bewährt haben sich auch Körperübungen z.B. aus Qigong, Tai Chi, Feldenkrais und anderen strukturierenden Körpertherapietechniken. Zum Abbau von Spannungszuständen können aber auch einfache körperliche Aktivitäten hilfreich sein wie Spaziergänge in der Natur, sportliche Aktivitäten wie ein Ausdauertraining oder auch ein modifiziertes Kampfsporttraining wie Karate. Männliche Jugendliche bevorzugen Kampfsportarten wie Kickboxen oder intensives Muskelaufbautraining. Vorsicht ist bei Klienten mit mangelnder Impuls- und Aggressionskontrolle angebracht. Der Fokus liegt auf der Kontrolle der Bewegungen, der Verbindung zwischen geplanten Handlungen und der Wahrnehmung der dadurch erzielten körperlichen Veränderung. Es geht nicht um das bloße Ausagieren aggressiver Impulse. Ein vorsichtiges Körpertraining mit Verteidigungsbewegungen kann gerade nach Ausgeliefertsein und körperlicher Erstarrung im Trauma und anschließender Fixierung in diesem Defensivmuster ermöglichen, wieder Selbstvertrauen und ein Gefühl des Wiedererstarkens zu erleben. Für Frauen, die durch sexuelle Gewalt traumatisiert wurden und Erstarrung erlebten, kann ein Selbstverteidigungstraining stärkend sein, wobei darauf zu achten ist, dass die Anregung keinesfalls als Vorwurf verstanden wird, die Klientin „hätte sich ja verteidigen können“.

Psychoedukation zu den durch Traumatisierung (re-)aktivierten Reflexen und den immer wieder getriggerten Körperreaktionen erleichtert Klienten, ihre oft ängstigenden Körperreaktionen besser verstehen und einordnen zu können. Die Traumaphysiologie sitzt gewissermaßen in allen Zellen und müsste auch vom Körper ausgehend befreit werden. Denn sie bestimmt unsere Sicht der Welt wesentlich mit, z.B. ob wir schnell in einen Erstarrungs- und Rückzugsreflex geraten, aus dem alles bedrohlich „eingefärbt“ wahrgenommen wird.

Über schonende körperorientierte Traumatherapiemethoden wird in Kap. D.4 berichtet. Gute Anregungen zu einigen körperorientierten Techniken sind auch auf der Hör-CD „Entspannung und Präsenz – Anleitung zum Abbau von Ängsten & Panik“ von Müller-Schwefe & Poschmann zu finden (www.augsburger-institut.de).

10.4.7 Spezielle Interventionen bei Flashbacks

Charakteristika von Flashbacks

- Flashbacks sind durch Triggerreize (auch allgemeine physiologische Erregung wie z.B. Hitzegefühl und Pulsbeschleunigung beim Bergwandern) reaktivierte traumatische Erinnerungen.
- Teilweises oder vollständiges Wiedererleben sensorischer Fragmente oder ganzer Traumaszenen, nicht nur visuell, sondern auf allen Sinneskanälen und/oder emotional (etwa plötzliches Gefühl von Ohnmacht, Hoffnungslosigkeit, Panik, Suizidimpulse). Auch der traumaassoziierte körperliche Stress, die damaligen Überzeugungen („jetzt ist alles aus") und Verhaltensmuster können wieder aktiviert werden.
- Als Gegenwart erlebt
- Emotional hoch belastend
- Oft ohne Zugang zur Sprache

Flashbacks sind dissoziative Symptome und reine Wiederholung traumatischer Inhalte, in ihnen findet keinerlei Verarbeitung statt.

Flashback-Stopp:

- Orientierung im Hier und Jetzt
- Aufmerksamkeit und Sinneswahrnehmung nach außen lenken, Gegenstände beschreiben lassen
- Selbstfürsorge anregen
- Distanzierungstechniken wie Flashback auf Bildschirm vorstellen, ausschalten und wegpacken
- Flashback imaginativ mit Farbe übermalen.
- **Vorsicht:** Keine Exploration der emotionalen Zustände! Ziel ist Affektkontrolle!

Weitere **konkrete Tipps**, was bei Triggerung helfen kann:

- Versuchen, eine Beobachterposition einzunehmen
- Wechsel von Körperhaltung, Raum und Situation
- Sich umziehen, duschen, körperliche Aktivität zur Ablenkung
- Positive Triggerreize entgegensetzen
- Imaginationsübungen anwenden
- Selbsthilfeliste/Inneren Notfallkoffer nutzen, um Ressourcen zu aktivieren
- Malen, auch Gegenbilder und Ressourcen
- Schreiben: Tagebuch, Briefe, drauflosschreiben
- Das Schlimme aufschreiben oder symbolisch darstellen und wegpacken

- Düfte, Aromatherapie
- Tee kochen
- An „sicheren" Dingen riechen (Holz, Erde, Apfel, Bücher)
- Heiß/kalt duschen, sich abrubbeln, eincremen
- Kontakt mit „sicheren" Personen aufnehmen
- Irgendetwas ordnen, putzen, aufräumen, verschönern
- Laufen
- Körperlich arbeiten, aber Belastungsgrenze beachten

10.4.8 Spezielle Interventionen bei dissoziativen Zuständen

In dissoziativen Zuständen kann nichts aufgenommen werden und es findet keine Verarbeitung statt. Die beste Intervention ist zu verhindern, dass es zu Dissoziationen kommt! Das heißt: Stress reduzieren (Reddemann, 2004a). Da dissoziative Zustände aber auch durch vielfältige äußere und innere Trigger ausgelöst werden, sollten die Klienten angeleitet werden, diese achtsam wahrzunehmen und Vorboten zu bemerken. Die Übergänge zur Dissoziation können mit der Screentechnik vorsichtig exploriert werden. Ein wichtiges Ziel ist, Affekttoleranz und Umgang mit Affekten zu lernen, um nicht mehr gewohnheitsmäßig vorschnell zu dissoziieren.

Vorgehen bei dissoziativen Zuständen:

- Zunächst ist eine ruhige Reorientierung im Hier und Jetzt anzustreben, mit Bitte um Blickkontakt: „Öffnen Sie bitte die Augen, jetzt hierher in diesen Raum in die Gegenwart zurückkommen und hier bleiben, mich mal anschauen."
- Erklärung an den dissoziativen Anteil, der jetzt „vorn" ist, „Durchsprechen" zu den inneren Anteilen, Kontakt mit erwachsenem Anteil herzustellen versuchen
- Achtsamkeit: von dem inneren Geschehen ablenken durch Anleitung zur Wahrnehmung der jetzigen äußeren Situation
- Hinlenken zu anderen Wahrnehmungsinhalten
- Gegenstände in verschiedenen Farben benennen lassen
- Die Aufmerksamkeit ins Jetzt holen, z.B. durch starke sensorische Reize („Riechfläschchen")
- DBT-Skills und Notfallkoffer
- Wegpacken von belastendem Material
- Über Alltagsthemen sprechen, den ANP „her-triggern" (Rechenaufgabe o.Ä.)
- Ortswechsel, Themenwechsel

- Pacing („Da ist gerade etwas ganz schwierig in Ihrem inneren Erleben") und Leading („Und jetzt bitte alles Schwierige ganz nach hinten schieben und an meiner Stimme entlang wieder ganz hierher zurückkommen") (Huber, 2010a)
- „Filmrücklauf" anregen („Sie sind in einem alten Film, bitte jetzt den Film stoppen, Stopptaste auf Ihrer Fernbedienung jetzt drücken, zurückspulen, auf eine Kassette speichern, Auswurftaste drücken und in den Tresor einschließen")
- Körperlich erden, Klient sich selbst (!) abklopfen lassen
- Vorsicht: Berührung allenfalls mit Vorankündigung und Erklärung, dann nur an „ungefährlichen" Stellen wie am Unterarm, und nur klare – nicht zu fest zupackende oder zärtlich wirkende – Berührung, dabei sprechen („Ich lege meine Hand auf Ihren Unterarm, damit Sie bitte jetzt hierher zurückkommen"). Kein Vertiefen oder Erfragen des inneren Geschehens!

10.4.9 Spezielle Interventionen bei selbstverletzendem Verhalten

In Kap. B.10.3.2 wurden bereits die vielfältigen möglichen Funktionen selbstverletzenden Verhaltens als dysfunktionale Bewältigungsstrategie beschrieben. Hier folgen Hinweise zum praktischen Umgang damit.

Bei bereits bekannten Tendenzen zu Selbstverletzungen sollte im Vorfeld der Therapie/Beratung mit der Klientin gemeinsam ein Sicherheitsvertrag formuliert werden, in dem die Verantwortung der Klientin „abgesteckt" wird. Wir sollten nicht zu viel übernehmen, um nicht eine regressive Spirale zu fördern, in der das Verhalten ausufert. Selbstverletzendes Verhalten sollte nicht durch zu viel Zuwendung belohnt und damit positiv verstärkt werden. Stationär kann dies sonst eine Art Wettbewerb auslösen, wer – etwa durch noch tieferes Schneiden – am meisten Zuwendung bekommt. Das wäre das Gegenteil eines entwicklungsfördernden Ziels. Die Klientin soll eher lernen, dass sie auch ohne Not Kontakt aufnehmen darf und willkommen ist. Ein klares, Halt gebendes, pragmatisches und nicht dramatisierendes Vorgehen ist in Krisen am hilfreichsten. Oberflächliche Wunden können von der Klientin selbst versorgt werden.

Parallel ist die Arbeit mit dem Ziel gesünderer Bewältigungsstrategien und damit die Stärkung des Selbstwertgefühls vorrangig. Dazu gehört die Stärkung sozialer Kontakte ebenso wie alle Techniken zur Verbesserung der Selbstregulation, Affektkontrolle und Distanzierung, um mit starken negativen Gefühlen besser umgehen zu können

Hilfreich ist zudem die Vermittlung von Techniken zum Dissoziationsstopp, u.a. Skills aus der DBT, bekannt sind Eiswürfel, Igelbälle, Gummibänder (siehe Kap. 10.4.4). Wichtig ist die Arbeit an den Auslösern und der Differenzierung der Affekte hinter der diffusen Spannung: War es Wut, Angst, Scham, die den inneren Druck steigen ließ? Welche Ressourcen helfen, damit besser umzugehen?

Bei ausgeprägter Selbstverletzungstendenz ist die Abklärung von Suizidalität und Bündnisfähigkeit wichtig und ggf. die Indikation zu stationärer Einweisung zu prüfen.

Interventionen bei selbstverletzendem Verhalten (SVV) und SVV-Druck:

- Im Intervall: gesündere Bewältigungsstrategien erarbeiten, Ressourcen eruieren, nach Ausnahmen fragen, wo trotz Schneidedrucks Steuerung möglich war, achtsam Beginn bemerken und früh genug „aussteigen" üben
- Auslöser eruieren
- Differenzierung der Affekte hinter dem SVV-Druck
- Möglichst pragmatischer Umgang ohne verstärkende Extrazuwendung
- Pendeln von Selbstverletzungsdruck zu Ressourcenpol, wo der Körper sich ruhig anfühlt
- Techniken wie bei Flashback- und Dissoziationsstopp
- Techniken zur Emotionsregulation (s.o.)
- Zur Spannungsreduktion Skills aus der DBT wie Eiswürfel etc.

10.4.10 *Interventionen bei suizidalem Verhalten*

Wenn eine Klientin in der Beratung suizidale Äußerungen macht oder die Beraterin den Eindruck hat, die Klientin könnte suizidal sein, ist es wichtig, genau und präzise nachzufragen. Zur Diagnostik der Suizidalität siehe Kap. B.12.1.

Von größter Bedeutung ist eine achtsame und empathische Grundhaltung der Beraterin, damit eine vertrauensvolle therapeutische Beziehung entstehen und das Thema Suizid offen angesprochen werden kann.

Zunächst gilt es, bereit zu sein, sich auf die Klientin einzulassen, sich in ihre Situation hineinzuversetzen, ohne gleich Lösungen vorzuschlagen, die auf eigenen Wertungen und Deutungen basieren. Vielmehr geht es darum, gemeinsam mit der Klientin ein Verständnis für ihre Situation zu gewinnen und dann gemeinsam Lösungen zu finden.

Ein weiterer wichtiger Punkt ist, stellvertretend Hoffnung zu übernehmen, d.h. eine sehr negativ vorgetragene Zukunftsvorstellung zu relativieren und vorzuschlagen, auch alternative Möglichkeiten einzubeziehen.

Wenn man mit dem Ego-State-Konzept arbeitet, ist es möglich, mit den verschiedenen Anteilen Kontakt aufzunehmen, mit dem suizidalen Teil und dem Teil, der leben will, und beide Anteile zu Wort kommen zu lassen. Von Anfang an sollten „haltende Anteile“ oder Halt gebende Faktoren mit einbezogen werden. Verletzte Anteile können an den imaginativen sicheren Ort gebracht werden.

Es ist nicht möglich, der Klientin Suizidalität auszureden, aber man kann ihre Sätze und Äußerungen umformulieren und so einerseits konkret nachfragen, andererseits zu einer erweiterten Sichtweise anregen und ressourcenorientiert intervenieren.

Ich kann nicht mehr!	Was genau können Sie nicht mehr?
Ich will nicht mehr leben!	Sie wollen **so** nicht mehr leben! Was müsste sich verändern, dass Sie wieder Lebensmut finden?
Ich werde nie mehr froh, das halte ich nicht aus.	Wann hat die Niedergeschlagenheit/Traurigkeit begonnen?
Ich bin so anders.	Was hat sich verändert, was ist gleich geblieben?
Ohne diesen Menschen kann ich nicht mehr leben!	Was war so einzigartig an diesem Menschen und an der Beziehung?
So etwas zu erleben, heißt sterben müssen!	Sie haben ja bis jetzt überlebt, wie haben Sie das geschafft?

Abbildung 10: Nachfragen bei Suizidalität

Die Formulierungen müssen wertschätzend sein, können ein Gespräch einleiten oder wieder „in Gang“ bringen, jedoch nicht „die Suizidalität bannen“.

Wichtig ist, mit dem Suizidalen „Brücken in die Zukunft zu bauen“, d.h. als Berater

- die Entscheidung zum Suizid aufschieben helfen,
- für konkrete Entlastung sorgen,
- verbindliche Vereinbarungen und Verabredungen treffen,
- erreichbare Ziele anvisieren,
- die Gestaltung der nächsten Zeit konkret besprechen.

Wenn sich die Patientin nach dem Gespräch nicht entlastet fühlt und sich von Suizidalität nicht distanziert, sollte sich die Beraterin die eigenen Grenzen eingestehen und erlauben können, bei einem Kollegen oder einer Vorgesetzten Unterstützung zu holen.

Auch eine psychiatrische Behandlung, evtl. auch medikamentös, und die Einweisung in eine Klinik müssen dann erwogen werden.

11. Arbeit mit dem Ego-State-Konzept: die Ego-State-Therapie

Das Ego-State-Konzept wurde in Kap. A.9 erläutert, hier soll nun die Ego-State-Therapie als Arbeit mit den Persönlichkeitsanteilen beschrieben werden. Allgemein gilt: Je ausgeprägter die dissoziative Problematik und frühe Bindungstraumata, je unersetzlicher ist die Ego-State-Arbeit. Wie schon erwähnt, kann sie auch bei neurotischen Problemen und Konflikten sehr hilfreich sein.

Ego-State-Arbeit findet von Anfang an integrativ auf der Inneren Bühne statt, alle Ego-States sind gleich wichtig, alle sollen in der Gegenwart orientiert werden und realisieren lernen: „Jetzt ist nicht Trauma (wenn es hoffentlich so ist!), jetzt ist Gegenwart, die Vergangenheit ist vorbei, was immer damals passiert ist."

In der Kindheit entstandene Ego-States haben oft eine konkretistische und magische Denkweise, kognitive Lücken und Verzerrungen, sind sozusagen im Alter und Reifegrad des Kindes zum Entstehungszeitpunkt stecken geblieben und durch die Logik erwachsener Argumente zunächst schwer erreichbar. Leichter gelingt dies oft in der hypnotherapeutischen Ego-State-Therapie in Trance (Fritzsche & Hartman, 2010). Bei hochdissoziativen Klienten hingegen ist Arbeit in Hypnose nicht angezeigt.

Abgespaltene Selbstanteile entsprechen der Strukturellen Dissoziation der Persönlichkeit (siehe Kap. A.8.3). Sie können lange unerkannt bleiben und manifestieren sich häufig als Symptome wie Angst oder Depression, Selbstverletzungsdruck, innere Stimmen oder unangepasste Verhaltensweisen. Stark dissoziierte States wissen mitunter zunächst nicht einmal, dass sie sich einen Körper teilen.

Ego-States ringen oft zunächst um Kontrolle und Macht, jeder kämpft gewissermaßen um sein Überleben. Oft haben sie miteinander unvereinbare Ziele und sind deshalb verstrickt in gegenseitige Konflikte oder auch in Geheimnisse und Traumata. Mitunter bekämpfen oder verachten sie sich gegenseitig, wiederholen so die traumatischen Beziehungserfahrungen auf der Inneren Bühne. Dissoziierte Ich-Zustände werden oft nur auf bestimmte Auslösereize hin aktiviert und überlagern dann die aktuelle Realität, führen zu realitätsfremdem Verhalten bis zur Verkennung von Personen und Situation.

Eine Klientin springt auf ein Triggerwort wie „Keller“ plötzlich auf und verkriecht sich zusammmengekauert hinter dem Sessel, verkennt die Beraterin, fühlt sich real akut bedroht, zittert vor Angst, fleht mit kindlicher Stimme: „Nein, nein, bitte nicht ...“

Alle Ego-States dienten dem Schutz und der Bewältigungsfähigkeit des Kern-Selbst und hatten damit ursprünglich eine adaptive und Überlebensschutzfunktion. Sie balancieren das innere Gleichgewicht aber heute noch nach dem damaligen Muster und verursachen so nun Probleme. Es ist wichtig, die Ego-States in dieser ursprünglich positiven Absicht und Funktion zu würdigen, statt zu bekämpfen. Für alle – auch und besonders für die „ungeliebten“ Ego-States – gilt, sie einzubeziehen und als gleichwertig zu behandeln, allen klarzumachen, dass sie nur gemeinsam existieren können und sich gegenseitig brauchen (van der Hart et al., 2008; Fritzsche & Hartman, 2010). Alle Ego-States müssen mit der heutigen Realität in Kontakt gebracht werden, nur dann können ihre alten traumabedingten kognitiven Verzerrungen und Befürchtungen korrigiert werden. Und nur dann werden sie zu einer Veränderung hin zu einem heute angemesseneren Verhalten motivierbar sein.

Innere Sicherheit und Stabilität sind stets von Verbesserungen der inneren Beziehungen abhängig. Therapieziele sind somit stets Verbesserung der inneren Kooperation und Kommunikation, der Empathie der Ego-States füreinander und damit der Förderung ihrer Reifung und gegenseitigen Unterstützung. Auch Innere Helfer, die Innere Stärke oder Innere Weisheit und Innere Beobachter sind Ich-Anteile, die innere Kommunikation, inneren Überblick und die Suche nach Lösungen sehr unterstützen können (Wöller, 2006).

Die innere Vielfalt kennenzulernen und alle Anteile als gleich wichtig und ursprünglich adaptiv zu würdigen, wirkt integrativ und beruhigt innere Kämpfe. Man kann keinen Ego-State eliminieren, obwohl gerade die ungeliebten negativen Introjekt-States (Täterintrojekte) dies fürchten – nicht zu Unrecht, denn die Alltagspersönlichkeit möchte diese Schattenseiten natürlich gern loswerden. Sie werden aber nur umso hartnäckiger um ihre Existenz kämpfen, je mehr sie sich ausgeschlossen, abgelehnt und bekämpft fühlen. Wichtig und oft verblüffend wirksam dagegen ist, sie in ihrer ursprünglichen Schutzfunktion zu würdigen, sie einzubeziehen und als gleichwertig zu behandeln. Das ist zugleich eine neue Beziehungserfahrung, oft wurde in der Kindheit unserer Klienten nichts gewürdigt und gesehen. Besonders die anscheinend destruktiven Ego-States müssen verstehen, dass sie zur inneren Familie statt zur äußeren Realität gehören.

Aufgrund seines aggressiv-überheblichen Auftretens hatte ein Klient erhebliche Probleme in seinen Beziehungen und am Arbeitsplatz. In der Therapie ließ sich ein „dafür zuständiger" Ego-State eruieren, der sich „Triumph" nannte. Er war als Schutz des Kindes vor den unerträglichen Entwertungen und Beschämungen durch den Vater entstanden. Noch im Erwachsenenalter wurde dieser Ego-State nun stets aktiviert, wenn sich der Klient unsicher fühlte und Angst vor Verurteilung hatte. Nur bewirkte er jetzt nicht mehr Schutz, sondern löste gerade Ablehnung und Beziehungskonflikte aus, war also dysfunktional für die heutigen Bedürfnisse.

Nur bei Wertschätzung werden diese Anteile bereit sein, ihre Fähigkeiten in heute angemessener Weise zur Verfügung zu stellen und vielleicht eine neue Aufgabe im inneren Team zu übernehmen, z.B. als Wächter, der nur bei realer Bedrohung in der Gegenwart Signale gibt.

Ziel ist, dass alle Ego-States zu einem gut kooperierenden loyalen Inneren Team werden. Mit einer Verbesserung der inneren Kommunikation und Kooperation der Ego-States wird gegenseitige Unterstützung und Empathie füreinander möglich. Das fördert einen Reifungs- und Wachstumsprozess (Watkins & Watkins, 2008; Wöller, 2006). Watkins nannte das Vorgehen „Demokratisierung der Psyche" und „Innere Diplomatie". Ein weniger rigider Blick auf die Probleme wird möglich und neue Perspektiven sichtbar. Erstaunliche Ressourcen werden deutlich und wieder verfügbar, oft rasche konkrete Veränderungen möglich (Fritzsche & Hartman, 2010). Eine Klientin: „Mein Blick auf die Welt wird weiter und ruhiger, ich merke jetzt erst, wie eng ich die Welt gesehen habe, als ob ich mich dauernd vor Gefahren wegducken und einigeln müsste, das ist ja wie eine falsche Brille."

Es ist also eine Chance, die eigene innere Vielfalt kennen und als Ressource im Alltag nutzen zu lernen. Dies kann die Klientin dann auch allein mit ihrem Inneren Team fortführen.

Eine komplex traumatisierte Klientin fühlte sich in ihren beruflichen Aufgaben oft völlig blockiert, sie wagte nicht, notwendige Informationen einzuholen, hatte lähmende Angst, etwas falsch zu machen und entlassen zu werden. In der hypnotherapeutischen Ego-State-Arbeit meldete sich zunächst ein angepasst-ängstlicher kindlicher Ego-State, der noch in der Angst vor dem jähzornig-unberechenbaren Vater wie gefangen war. Zusätzlich tauchte dann ein kämpferischer Ego-State auf, der sie einschüchterte und bedrohte. Auf die Frage, was geschähe, wenn er dies nicht täte, antwortete dieser, dann werde sie für ihre Neugier bestraft. Das war in der Kindheit real geschehen, dieser ebenfalls kindliche Ich-Anteil versuchte sie also auf seine – heute unangemessene – Weise zu beschützen. Nachdem beide verstanden und akzeptiert hatten, dass die Klientin inzwischen erwachsen war und entsprechend andere Fähigkeiten hatte als in der Kindheit und statt einer Strafe nun Anerkennung für die gute Arbeit zu erwarten war, war der ängstliche Ego-State beruhigt, der anscheinend aggressive war bereit, seine Kraft und Energie in neuer Funktion konstruktiv einzusetzen und sie dabei zu unterstützen, sich Informationen zu besorgen und sich beruflich besser durchzusetzen.

Ein wichtiger Leitsatz ist: Ein Teil ist nur ein Teil. Auch wenn ein Symptom noch so laut „lärmt": Dafür ist/sind nur ein oder mehrere Anteile der Klientin zuständig, die aus ihrer eingeengten Sicht das einzig Mögliche tun und noch nicht optimal zusammenarbeiten. Meist gibt es aber noch mehr Ego-States der Klientin, die nur momentan nicht alle „online" sind. Oft genügt für eine konkrete Lösung, ausschließlich mit den an einem speziellen Konflikt beteiligten Ego-States zu arbeiten (Fritzsche & Hartman, 2010; siehe auch Kap. B.12.4).

Arbeit mit Teilen fördert mehr Ganzheit. Wir sollten stets das ganze System im Blick haben.

Hilfreich ist das Erstellen einer inneren Landkarte, welche States bislang bekannt sind, wer jeweils momentan weiter „vorne auf der Bühne" ist und wer weiter hinten oder hinter einem Vorhang derzeit unsichtbar. Schultz von Thun schreibt (1998) dazu, bezogen auf unser aller ungeliebte Schattenseiten, dass die Anteile, die unerhört bleiben, dazu neigen, sich irgendwann unerhört zu benehmen.

Bei Klienten mit dissoziativen Störungen gilt – für Berater wie Therapeuten – allgemein: Zunächst immer die Alltagspersönlichkeit/ANP stärken, welche Anteile könnten diese unterstützen? Das kann auch mit einem Inneren Ressourcenteam von imaginativen Helfern, Beschützern, Krafttieren geschehen. Beobachtende Anteile mit hilfreicher Distanz können oft im System vermitteln und wichtige Informationen zur Verfügung stellen, die die Alltagspersönlichkeit bisher nicht hat.

Die Therapie dissoziativer Störungen wird ausführlicher in Kap. D.5 beschrieben.

Ein stabiles Arbeitsbündnis hat immer oberste Priorität und sollte zudem möglichst mit allen Anteilen entwickelt werden. Ego-States sind mit verschiedenen Übertragungshaltungen verbunden, evtl. mit entsprechend verwirrender Gegenübertragung. Es ist nicht leicht, alle States gleichermaßen zu schätzen, wir Helfer mögen oft die zutraulich-bedürftigen Kind-States lieber als die „Grobiane", wen wundert es? Wenn sich aber einzelne States ausgeschlossen oder missachtet fühlen, wird sich dies in entsprechenden negativen Übertragungsreaktionen von z.B. Angst oder Wut oder sabotierendem Verhalten zeigen.

Kindliche bedürftige oder rebellische jugendliche Ego-States werden von der angepassten Alltagspersönlichkeit oft abgelehnt, weil sie „nur lästig sind und Probleme machen". Auf diese Weise erleben die jüngeren Ich-Zustände eine dauernde retraumatisierende Fortsetzung der ursprünglichen traumatischen Beziehungserfahrungen. So setzen sich Traumata auf der Inneren Bühne fort, die Erwachsene geht mit sich selbst so lieblos um, wie sie es selbst einst schmerzvoll erfuhr (Reddemann, 2004a). Sie will nicht mit dem alten Leid in Kontakt kommen, auch später bei ihren eigenen Kindern nicht. Und so gibt sie es der nächsten Generation genau so weiter, schottet sich mit Härte gegen deren Bedürftigkeit und Schmerz ab, ein endloser Kreislauf von Leid setzt sich fort. Dies ist als transgenerationale Weitergabe von Traumata bekannt. Oft sind unsere Klienten die Ersten, die in Beratung oder Therapie kommen und damit wagen, etwas zur Unterbrechung der destruktiven Spirale zu tun. So kann man dies – ressourcenorientiert – als ersten mutigen Schritt heraus aus einer langen leidvollen Familiengeschichte würdigen.

Eine in der Kindheit vom Vater über Jahre sexuell missbrauchte und von der Mutter nicht geschützte Klientin quälte sich mit Schuldgefühlen, weil sie durch die Therapie ihre Familie verrate. Ein traumatisierter kindlicher Ego-State fühlte sich also noch loyal und existenziell gebunden, ein anderer Teil – die junge erwachsene Frau – hatte hingegen den Schritt in die Therapie gewagt. Deren Mut und Ziel, sich selbst zu befreien, statt sich weiter zu verraten, wurde gewürdigt, ebenso ihre Kraft, sich als Erste in der Familiengeschichte einer Trennung und Klärung zu stellen, für die sie ja nie ein Vorbild hatte. Dieser starke Ego-State konnte den kindlichen beruhigen und trösten. Die Mutter der Klientin war selbst als Kind Opfer gewesen, blieb weiter beim Ehemann-Täter und verleugnete das Leid ihrer Tochter. Die Klientin schaffte es, den Kontakt zu den Eltern abzubrechen.

Ziel der Arbeit mit den einzelnen Anteilen ist die Förderung eines einheitlichen Selbstbewusstseins und die Verankerung aller in der Gegenwart, somit zunehmende Integration über die Entwicklung von Kobewusstsein und gegenseitiger Empathie. Die dissoziierten Ego-States sollen allmählich lernen, ihr Bewusstsein, ihre Fähigkeiten und später die traumatischen Erinnerungen miteinander zu teilen, sodass die dissoziativen Barrieren ihre bisherige, vor Überflutung schützende Funktion verlieren und entbehrlich werden (van der Hart et al., 2008; Fritzsche & Hartman, 2010).

In der beratenden Arbeit ist allerdings zu beachten, mit Klienten nicht „zu tief" und zu traumanah in die innere Arbeit einzusteigen, sondern „weg vom Trauma" mehr die Gegenwartsorientierung und die Ressourcen der Anteile zu betonen und auszubauen. Psychoedukation, Stabilisierung der Alltagsfunktionen und der Ego-States mit Versorgung der jüngeren Ichs im Jetzt sind die Domäne traumaberatender Arbeit. Zur Stärkung der Verankerung eines klaren Selbstgefühls in der Gegenwart hilft besonders auch die Konzentration auf aktuelle gute Körperempfindungen und Körpererfahrungen wie beim Laufen, Sport, Yoga, Zapchen etc. (siehe Kap. B.10.4.6).

Mit den verschiedenen Ego-States, die sozusagen eine innere Familie bilden, kann mit jeder psychotherapeutischen Technik gearbeitet werden.

Sehr effektiv ist die hypnotherapeutische Ego-State-Therapie in Trance/Hypnose (Watkins & Watkins, 2008; Phillips & Frederick, 2003; Fritzsche & Hartman, 2010). Sie ist klar eine therapeutische und nicht beratende Aufgabe. Verborgene Ego-States können gut in Hypnose aktiviert werden. Bei schweren dissoziativen Störungen hingegen ist Hypnose nicht indiziert. Die hypnotherapeutische Ego-State-Therapie folgt den oben beschriebenen Prinzipien, Behandlungsgrundlage ist sehr strukturiert und lösungsorientiert das SARI-Modell (Phillips & Frederick, 2003), das dem in der Traumatherapie bekannten Phasenmodell sehr ähnlich ist.

Die vier Phasen sind: S = Sicherheit und Stabilisierung; A = Zugang (Accessing) zum Trauma; R = Auflösen (Resolving) des Traumas und korrigierende Erfahrung; I = Integration in die (neue) Gesamtidentität. Die vier Phasen verlaufen eher spiralförmig als linear. Die innere Kommunikation erfolgt in Stufen, vom gegenseitigen Erkennen der Ego-States über die Entwicklung von Empathie hin zu kontinuierlichem Kobewusstsein und dem Teilen von Gefühlen und (traumatischen) Erfahrungen.

Eine sehr lesenswerte und praxisbezogene Einführung zur hypnotherapeutischen Ego-State-Therapie schrieben Fritzsche & Hartman (2010).

Besondere Bedeutung hat in der Ego-State-Therapie die in den folgenden Kapiteln beschriebene Arbeit mit den Inneren Kindern und mit sogenannten Täterintrojekten.

Zentrale Aspekte der Ego-State-Therapie in Kürze:

- Die Arbeit mit Ego-States findet auf der Inneren Bühne statt, bei hypnotherapeutischer Ego-State-Arbeit auch in Trance.
- Ego-States sind oft in der Kindheit/Trauma fixiert, reagieren in der Gegenwart dysfunktional.
- Ego-States haben verschiedene Meinungen, verursachen Konflikte und Symptome.
- Sie fürchten häufig ihre Vernichtung – besonders die anscheinend destruktiven Ego-States – und verteidigen ihre Funktion, bekämpfen sich gegenseitig.
- Ego-States kann man nicht eliminieren, nur verstehen und verändern lernen.
- Sie fürchten oft jede Veränderung, daher besonders die Therapie und die Therapeutin.
- Ziel ist Entwicklung von Kobewusstsein und gegenseitiger Empathie sowie Verankerung aller in der Gegenwart.

- Wenn sie mit Wertschätzung einbezogen und verstanden werden, können sie lernen, harmonischere Beziehungen zueinander zu entwickeln, und damit reifen und ihre Funktion verändern, zu einem loyalen inneren Team zusammenwachsen.
- Die Würdigung und Nutzung ihrer Ressourcen kann erstaunlich schnell zu konkreten Veränderungen und Lösungen führen.

11.1 Arbeit mit Inneren Kindern/verletzten jüngeren Ich-Zuständen

„Du hast deine Kindheit vergessen, aus den Tiefen deiner Seele wirbt sie um dich, sie wird dich so lange leiden machen, bis du sie erhörst."
(Hermann Hesse, Narziss und Goldmund*)*

Die Innere-Kind-Arbeit bedeutet Arbeit mit jüngeren Ich-Zuständen auf der Inneren Bühne und ist eine Form der Ego-State-Arbeit, die für die Traumatherapie von unersetzlicher Bedeutung ist, besonders wenn es um Kindheitstraumata geht. Sie ist dann geradezu eine Voraussetzung traumakonfrontativer Arbeit. Nach frühen Bindungstraumata mit Vernachlässigung durch die nahen Bezugspersonen ist sie oft die beste Form der Traumaintegration – und zugleich jeder beratenden Stabilisierung (Reddemann, 2004a; Wöller, 2006).

Viele unserer alltäglichen Probleme haben ihre Wurzeln in unverarbeiteten Erfahrungen aus der Kindheit, nicht nur in Traumata i. e. S. Wir alle kennen „Altersregressionen", wo wir uns plötzlich nichts zutrauen, wie abgeschnitten sind von unseren sonst verfügbaren Ressourcen und Selbstbewusstsein, uns dumm und beschämt oder hilflos und ängstlicher als sonst fühlen. Dann sind „Innere Kinder am Werk".

Nach Schicksalsschlägen wie dem Tod eines nahestehenden Menschen, einer unerwarteten Trennung oder Kündigung fühlen wir uns vielleicht sogar für lange Zeit wie ein ängstliches, verlassenes Kind, trost- und haltlos. Bei komplex traumatisierten Klienten, die oft real von ihren Eltern völlig im Stich gelassen und vernachlässigt wurden, werden solche Zustände häufig und unkontrollierbar durch anscheinend banale Trigger ausgelöst, ein Blick oder das Dienstende der Beraterin kann genügen.

> Eine Klientin in einer Einrichtung für wohnungslose Frauen hat zu einer Beraterin Vertrauen gefasst. Wenn diese einige Tage freihat, reagiert die Klientin jeweils schwer depressiv und regressiv, wirkt auf das Team hilflos wie ein noch völlig auf die Versorgung durch die Mutter

angewiesenes Kleinkind, das sich noch nicht selbst beruhigen kann und nach einer helfenden Bindungsperson schreit.

Klienten lernen und erleben in der Inneren-Kind-Arbeit, wie sie mit ihren erwachsenen Anteilen den verletzten und verlassenen kindlichen Ego-States in sich „nachbeelternde" Fürsorge, Trost und Zuwendung geben, die Kinder trösten und auffangen können. Sie können sie aus der traumatischen Vergangenheit in die Gegenwart holen und z.B. an einem imaginativen sicheren Ort im Jetzt mithilfe Innerer Helfer kontinuierlich gut versorgen und nicht mehr im Stich lassen. Diese Art der Selbststabilisierung und Selbstfürsorge wurde u.a. von L. Reddemann ausführlich beschrieben (Reddemann, 2004a, 6. Auflage 2011; Sachsse, 2004; siehe Kap. D.3) und gehört wohl mittlerweile zum Standardrepertoire der meisten Traumatherapeuten und -berater.

Wichtig ist, mit dem akzeptierenden, nicht verurteilenden erwachsenen Teil der Klientin ein Arbeitsbündnis einzugehen und sie darin zu unterstützen, für das verletzte und geschädigte, einsame und verzweifelte Kind eine gute und tröstende Elternfigur zu werden.

Voraussetzung ist, dass der erwachsene Anteil stabil genug ist, sich um die traumatisierten kindlichen Anteile zu kümmern. Viele traumatisierte Patienten waren einmal im Leben leistungsfähig und stark genug. Sie kommen zwar in dekompensiertem Zustand zu uns, haben aber oft ihr Leben zuvor besser gemeistert, diese Ressourcen müssen „nur" wieder aktiviert werden.

Es kann schwierig sein, die Mitarbeit der akzeptierenden und nicht verurteilenden erwachsenen Anteile zu gewinnen, zumal traumatisierte Klienten dazu neigen, ihre verletzten Inneren Kinder abzulehnen und sie dafür zu verachten, was sie mit sich geschehen ließen. Oft muss die Erwachsene zunächst lernen, wofür Kinder keine Verantwortung haben können. Parallel sollten dann zunächst ideale Innere Helferwesen sich liebevoll kümmern. Der erwachsene Anteil kann auch Angst haben, das Kind könnte sich unersättlich breitmachen, dann kann vereinbart werden, wie ihm Grenzen gesetzt oder der Arbeit täglich eine festgelegte begrenzte Zeit gewidmet werden kann (Reddemann, 2004a; Wöller, 2006).

Der erwachsene Teil sollte zunächst mit der ressourcenreichen Seite des Kindes in Kontakt treten, dann allmählich die verletzten Inneren Kind-Anteile mit einbeziehen und deren Not und Funktion würdigen, sie trugen evtl. die gesamte Trauer oder Wut seit der Kindheit.

Ziel ist, dass die erwachsene Person dem verletzten und vernachlässigten Kind den Trost und die Zuwendung gibt, die es damals gebraucht hätte. Die Erwachsene sollte in direktem Dialog das Kind fragen und ihm zuhören, endlich für es da sein (Reddemann, 2004a). Wenn das Kind diese Hilfe zunächst misstrauisch zurückweist und befürchtet, wieder betrogen und verraten zu werden, sollte diese Sorge validiert und die Erwachsene darin unterstützt werden, sich weiter – auch mit Inneren Helfern – ernsthaft, zuverlässig und regelmäßig um das Kind zu bemühen und sich damit als vertrauenswürdiger als die früheren Bezugspersonen zu erweisen. Wenn die erwachsene Klientin dies noch ablehnt, sollte vorübergehend die Beraterin/Therapeutin sich zur Anwältin des Kindes machen.

In der hypnotherapeutischen Ego-State-Therapie in Trance nimmt der Therapeut direkt Kontakt zu den jüngeren Ego-States auf und strebt neben einer verbesserten inneren Kommunikation der „Ego-State-Familie" eine Veränderung und Lösung in der kindlichen Notsituation im Sinn einer korrigierenden emotionalen Erfahrung an.

Zentral ist das Arbeitsbündnis zwischen der erwachsenen Klientin und der Beraterin. Symptome und Ängste werden gewissermaßen als „Hilferufe der jüngeren Ego-States aus der Vergangenheit" verstanden. Frage: „Wer in Ihnen hat denn die Angst gerade? Ist das die Erwachsene oder meldet sich da ein jüngeres Ich?"

Die direkte Arbeit mit den jüngeren Ego-States auf der Inneren Bühne verhindert, dass sich die Regression in der therapeutischen Beziehung und der aktuellen Realität ausbreitet und die erwachsene Funktionsfähigkeit der Klientin untergräbt (ebd.). Die Arbeit muss zudem im optimalen Toleranzfenster bleiben, denn bei Über- oder Untererregung ist kein Lernen möglich.

Eine traumatisierte Klientin würde sich sonst z.B. konkret wie das Kind fühlen, das sich völlig hilflos und auf die Beraterin existenziell angewiesen fühlt. Sie verhält sich dann anklammernd, als könne nur die Beraterin die (Er-)Lösung bringen. In einer solchen Altersregression sitzen Klienten oft vor uns, weil sie durch äußere Trigger – dazu kann schon eine als ablehnend erlebte Bemerkung oder ein Blick genügen – in (neurobiologisch gesehen) alte Traumanetzwerke und damit in jüngere Ego-States „rutschten". Dann ist das Bindungssystem aktiviert wie bei einem nach der Mutter um Hilfe schreienden Kind. Eine Klientin krümmt sich plötzlich im Sessel zusammen und klammert sich an ein Kissen, hinter dem sie sich zu verstecken versucht, als sei die Beraterin eine Bedrohung und wolle ihr etwas antun. Oder sie kämpft wütend gegen alles, was die Beraterin anbietet.

Auch durch ein insgesamt zu regressionsförderndes Angebot oder durch traumabedingte aktualisierte Ängste kann dies geschehen. Manchmal haben Klienten aber auch gelernt, dass sie dann besonders viel Mühe und Zuwendung bei – mitunter sogar vielen – Helfern aktivieren können. Nur bringt sie dies in ihrer Entwicklung leider nicht weiter.

Zentral ist in Beratung wie Therapie, dass auf der Inneren Bühne konkret für Beruhigung und Befriedigung der einst traumatisch frustrierten Bedürfnisse der kindlichen Ego-States gesorgt wird. Was genau braucht das Kind? Trost, Schutz, Anerkennung, Bestätigung der Berechtigung seiner Gefühle, körperliche Nähe und Gehaltenwerden? Und genau das sollte es bekommen. Dies wirkt direkt antiregressiv und beginnt – bei regelmäßiger Zuwendung – die sonst mitunter lebenslange Fixierung auf das Mangelerleben allmählich zu lösen. So gelingen ein oft tiefer empathischer Selbstkontakt und eine Vertiefung der Fähigkeiten zu Selbstfürsorge und Selbstberuhigung. Die Erwachsene kann wieder erwachsen und eigenständiger handeln, was auch ihrem Selbstwertgefühl zugute kommt.

Zunächst muss die Therapeutin oft lange und geduldig für die Inneren Kinder Partei ergreifen und werben: „Mir tut das Kind leid, wie soll es ihm besser gehen, wenn es weiter ganz allein bleibt mit seiner Not?“ Erst die klare Entscheidung des Klienten, selbst Verantwortung für die Inneren Kinder zu übernehmen und sich um deren Not zu kümmern, öffnet das Tor zu echtem Selbstkontakt, zu Selbstempathie, Gefühlen der Freude, Verbundenheit und Dankbarkeit, auch für die Inneren Kinder, die so viel Leid so tapfer trugen und damit dem Erwachsenen erst ermöglichten, im Alltag zu funktionieren.

Eine 45-jährige Klientin, die wegen schwerer depressiver Episoden mit Suizidalität zum wiederholten Male in stationärer Therapie war, hatte in ihren Beziehungen immer wieder Zuwendung manipulativ erzwingen wollen, womit sie Partnerschaften überforderte und zerstörte. Die Mutter hatte sie als Kind mit manipulativen Suiziddrohungen in Schach gehalten und parentifiziert, die kindlichen Bedürfnisse nicht wahrnehmen und beantworten können. Die Zuflucht beim Vater endete in inzestuöser traumatischer Verstrickung. Die Klientin klagte auch in der therapeutischen Beziehung die Erfüllung ihrer Wünsche als „ihr Recht auf Liebe“ vorwurfsvoll ein, wies jedoch zugleich jedes Hilfsangebot aggressiv zurück und entwertete es. So lehnte sie auch die Innere-Kind-Arbeit zunächst strikt ab. Indem die Therapeutin sich zur liebevollen Anwältin des verletzten Kindes machte, konnte die Klientin schließlich berührt Zugang und Mitgefühl zu diesem Kind in sich entwickeln und begann, sich allmählich liebevoll mit Inneren Helfern darum zu kümmern. Sie begann ihr Verhalten als verzweifelte Hilferufe des verletzten und verlassenen Kindes in sich zu verstehen, ihr „Agieren“ beruhigte sich. Deutlich wurde, wie groß zugleich die Angst des Kindes vor einer erneuten Enttäuschung und Verlassenwerden war und dass es deshalb auf alle Beziehungsangebote „draufhaute“ – und so die Kontrolle behielt, statt wieder hilflos ausgeliefert zu sein. Sie konnte die Bedürfnisse des Kindes als berechtigt würdigen, war berührt von dem verlassenen kleinen Mädchen und damit erstmals in wirklichem Kontakt zu sich. Sie schuf sich imaginativ liebevolle Helferwesen: für das Baby war eine Fee da, und es war an eine uralte Landschildkröte geschmiegt, die in tiefen beruhigenden Tönen summte. Das etwas größere Mädchen schaukelte auf dem Rüssel eines Elefanten, der sie treu begleitete und beschützte. Sie verstand, dass sie als Schutz vor dem tieferen Schmerz der Verlassenheit und Leere in sich so „laut“ agiert hatte. Das dysfunktionale Beziehungsverhalten veränderte sich zu einer tragfähigen Arbeitsbeziehung mit ihrem erwachsenen Anteil. Durch den liebevollen selbstfürsorglichen Kontakt zu eigenen inneren Ressourcen konnte sie die wütende Suche nach Befriedigung ihrer Bedürfnisse im Außen, die doch immer aussichtslos bleiben musste, allmählich aufgeben.

Durch die Innere-Kind-Arbeit fühlte das Kind sich gehalten, es entstand ein Selbst-Containing auch für die schmerzlichen Gefühle des Kindes, die Klientin fand so Kontakt zu sich statt Leere und suchtartiger Suche außen. Sie konnte das regressive Agieren aufgeben, was besonders stationär leicht in eine maligne Regression hätte führen können. Die Innere-Kind-Arbeit half ihr auch, die Trennung der Entlassung erstaunlich erwachsen zu bewältigen und ihre Freundschaften nicht mehr durch überfordernde Ansprüche zu verunmöglichen.

Eine solche Entwicklung kann jedoch lange Zeit brauchen.

Vorteile der Inneren-Kind-Arbeit/Arbeit mit den verletzten jüngeren Ichs sind:

- Sie ermöglicht gleichzeitig eine Aktivierung der traumatisierten kindlichen Ego-States und der erwachsenen Klientin mit ihren Ressourcen. Im beratenden Kontext ist das Herausholen der jüngeren Ichs aus der Vergangenheit an den sicheren Ort in der Gegenwart und ihre zuverlässige Versorgung entscheidend.
- Der Gefahr einer malignen Regression wird begegnet, indem die Regression auf die Innere Bühne begrenzt und dosiert wird, die jüngeren Ego-States können die korrigierende emotionale Erfahrung von Trost und elterlicher Versorgung nachholen.
- Ressourcenstärkung, Selbstfürsorge und Selbst-Empathie, Distanzierung und Intensivierung des Erlebens – eben aus dem beobachtenden Abstand der Erwachsenen – werden gleichzeitig möglich (Reddemann, 2004a; Wöller, 2006).

Zuvor geübte imaginative Selbstberuhigungs- und Distanzierungstechniken fließen direkt in die Innere-Kind-Arbeit ein, indem die Erwachsene beobachtend auf die Gefühle des Kindes schaut und dessen Not durch liebevolle Fürsorge lindert. So wird die frühe Beziehungstraumatisierung geheilt, indem die einst vernachlässigten spezifischen Grundbedürfnisse nach Trost, Schutz, Anerkennung u.a. nun – gezielt und im direkten Kontakt mit dem jüngeren Ich – erfüllt werden und damit oft erstmals auch Trauer möglich wird um das Schicksal des Kindes.

Hinweise zur Inneren-Kind-Arbeit (IKA) im Beratungskontext:

- Berater können Klienten in kleinen Schritten an das Konzept heranführen und sollten auch die „Sprache der Traumatherapie" mit Ausdrücken wie „Erwachsenen-Ich" und „Kind-Ich" erklären, die den Klienten zunächst oft fremd ist.
- Allein das Wort „Kind" kann komplex traumatisierte Klienten schon triggern, häufig reagieren sie zunächst ablehnend: „Damit will ich nichts zu tun haben", „Ich bin doch kein Kind mehr". Geklärt werden sollte, dass die Klienten nicht abwertend als „kindisch" gesehen werden. Manchen fällt es im Beratungskontext zunächst schwer, sich auf eine so „konstruierte" Sichtweise einzulassen, vor allem wenn sie noch über keine spezifische Therapieerfahrung verfügen.
- Sinn und Chancen der IKA müssen zunächst von der Klientin verstanden und sie einverstanden sein, bevor inhaltlich damit gearbeitet wird. Wir sollten nicht stillschweigend davon ausgehen, dass Klienten dies nach einer kurzen Erklärung nachvollziehen können. Hilfreich können Matroschkas (Puppen in Puppen) und Zeichnungen sein, um die Normalität von „Inneren Kindern in uns allen" aufzuzeigen.
- Traumaberatung kann erste Versuche geduldig und ermutigend unterstützen. Wenn die Interventionen nicht gründlich genug vorbereitet und unterstützt werden, erleben Klienten sie vorschnell als unwirksam, wieder „können" sie etwas nicht und fühlen sich inkompetent. Bei entsprechendem Bindungsmuster lasten sie den mangelnden Erfolg der Beraterin als Inkompetenz an, das verstärkt zugleich altvertraute Muster von „niemand kann mir helfen, niemand versteht mich".
- Durch Psychoedukation verstehen die Klienten allmählich besser, dass sich z.B. in ihrem Anklammern ein verlassenes kindliches Ich in seiner Not und Angst meldet, das sich nur hilfesuchend anklammern kann, weil es allein völlig hilflos war, dass sie aber jetzt zugleich Erwachsene mit mehr Fähigkeiten und damit unabhängiger sind als damals.
- Die verletzten Inneren Kinder können mithilfe eines Inneren (Notfall-)Teams imaginativ in die Gegenwart an den sicheren Ort geholt und durch Innere Helfer beruhigt werden. Die Erwachsene muss davon gar nichts mitbekommen. Ein anschauliches Konzept dazu hat G. Kahn als „das Innere Kinder Retten" ausführlich beschrieben (Kahn, 2010).
- Bei Jugendlichen kann der „erwachsenste" Ego-State oder eine Helfergestalt sich um die kindlichen Anteile kümmern.
- Parallel können „Übergangsobjekte" wie eine Postkarte, ein Kissen oder Stofftier Trennungen zu überbrücken helfen.

Eine dissoziative Klientin schuf für sich selbst als Erwachsene einen Wohlfühlort mit eigenen Inneren Helfern für die Alltagsbewältigung und parallel dazu einen Ort für die verletzten Kinder und Jugendlichen. Diese wurden von einem magischen Fabelvogel aus der Vergangenheit geholt und fühlten sich zunächst nur – zu Däumlingsgröße geschrumpft, zusammengerollt und aneinandergeschmiegt – in einer Tulpenblüte geschützt, in der sie niemand entdecken konnte oder vermutete.

Zum konkreten Vorgehen in der Arbeit mit Inneren Kindern:

- Das Erwachsenen-Ich sollte ausreichend stabil sein und möglichst schon Kontakt zu ressourcenvollen jüngeren Ichs hergestellt haben.
- Die Klientin wird angeregt, in der aktuellen Problemsituation zwischen der Erwachsenen und dem Kind zu unterscheiden, sich zu fragen: „Verhalte ich mich erwachsen? Zu welchem Alter/welcher Zeit gehört dieses Verhalten?"
- Die erwachsene Person stellt imaginativ einen Kontakt mit dem Kind her, es muss deutlich sein, dass es sich um zwei voneinander getrennte Wesen handelt.
- Die erwachsene Person versichert dem Kind, dass jetzt eine andere Zeit ist und diese viele Möglichkeiten bietet, die das Kind damals nicht hatte.
- Das Kind wird aus der belastenden Szene herausgeholt und an den sicheren oder Wohlfühlort – in der Gegenwart – gebracht, falls die erwachsene Person das nicht kann, kann sie dazu die Helferwesen oder idealen Eltern beanspruchen.
- Im Dialog mit dem jüngeren Ich wird geklärt, was es damals gebraucht hätte und nicht bekommen hat und deshalb noch heute braucht.
- Die Erwachsene oder Innere Helfer sollten dem Kind am Wohlfühlort Trost und Unterstützung geben, so viel es braucht. Alle Gefühle des Kindes sind in Ordnung.
- Nach ausreichend Würdigung und Trost verabschiedet sich die Erwachsene und verspricht dem jüngeren Ich, das in der Obhut guter Helfer bleibt, regelmäßige Besuche.
- Eine entscheidende Frage ist danach: „Wie verändert sich die heutige Ausgangssituation, wenn das jüngere Ich gut versorgt ist?"
- Zum Transfer in den Alltag sollte eine konkrete zukünftige Situation imaginiert werden.

(modifiziert n. Reddemann, 2004a, 2011)

Zur Arbeit mit anscheinend sabotierenden „Widerständen" wie Misstrauen und Entwertung folgt mehr in Kap. B.11.2.

11.2 Innere Verfolger, Innere Führer, Täterintrojekte und täteridentifizierte Persönlichkeitsanteile – Theorie und Praxis

Die Arbeit mit negativen Introjekt-Anteilen ist eine Spezialform der Ego-State-Arbeit.

Jeder mit komplex traumatisierten Menschen arbeitende Helfer kennt Phänomene wie diese: (selbst-)destruktives Verhalten, Selbsthass der Klienten und sogenannte negative therapeutische Reaktionen, bei denen anscheinend jeder Fortschritt und Erfolg immer wieder zunichte gemacht werden. Alle Bemühungen scheinen aussichtslos, anscheinend darf nichts vorwärtsgehen. Oder die Klientin verhält sich mal wie ein hilfloses kindliches Opfer, das ganz existenziell auf die Beraterin angewiesen ist, und bald darauf wie eine entwertende mächtige überlegene Person, die sich nur zynisch lustig macht über die Bemühungen der Helferin und sich über alle vereinbarten Regeln hinwegsetzt, d.h. gar nicht im Arbeitsbündnis ist. Eine schwierige Herausforderung, die in uns Helfern oft schwer zu handhabende Gegenübertragungsgefühle und -reaktionen auslöst: Wir fühlen uns völlig ohnmächtig, inkompetent, verzweifelt und schuldig, oder wütend bis hasserfüllt, wollen die Klientin evtl. nur endlich los sein, „die will ja gar nicht, dass es ihr besser geht, jetzt reicht es mir mit der“ (siehe Kap. B.5.3).

Wie können wir dies besser verstehen und wieder konstruktiven beobachtenden Abstand einnehmen, um nicht destruktiv mitzuagieren? Grundlage dafür sind hilfreiche theoretische Modelle.

Was sind Introjekte?

Im Zusammenhang mit Traumafolgen ist der Begriff Täterintrojekt geläufig. Was ist mit Introjekt und Introjektion gemeint?

Der Begriff Introjektion wird unterschiedlich verstanden, hier meinen wir Folgendes:

Introjektion ist wie Identifikation eine Form der Verinnerlichung wichtiger Erfahrungen mit äußeren Bezugspersonen und Rollenvorbildern der Kindheit, sodass daraus innere Abbilder/Repräsentanzen entstehen, die fortan die Funktion der äußeren Objekte übernehmen. Unter günstigen Bindungsbedingungen – die Eltern verhalten sich fürsorglich und vertrauenswürdig – verinnerlicht ein Kind im Sinne normaler oder adaptiver Introjektion das Bindungsverhalten. Es übernimmt die Werte und Normen der Eltern als Rollenmodelle in seine innere Welt als Selbst- und Objektrepräsentanzen und identifiziert sich damit. Das trägt zur gesunden Ich- und Überich-Entwicklung bei. Aus äußeren Geboten der Eltern wird so unser Gewissen, das dann als eigene innere Instanz Schuldgefühle hervorruft, wenn wir in Konflikt geraten mit internalisierten moralischen Geboten. Es bedarf dann nicht mehr der Mahnung der realen äußeren Eltern. Auf der Basis „guter innerer Objekte“ kann das Kind fortan mit sich selbst unterstützend und wertschätzend umgehen, hat angemessene moralische Maßstäbe und reagiert bei Verstößen dagegen mit „Gewissensbissen“. Neurotische Menschen haben dann als Ego-State z.B. einen strengen Kritiker, der bewirkt, sich noch mehr anstrengen zu müssen.

Bei unsicheren und traumatischen Bindungsbedingungen wie elterlicher Kälte und Ablehnung wird ein Introjekt als Abwehr gegen Angst und Verlust gebildet, das wie ein Abbild der ablehnenden Elternfigur wirkt. Es reagiert wie eine eigene innere Instanz, die etwa sagt: „Ich bin ohnmächtiges Opfer“ oder „Ich bin nichts wert“.

Bei noch feindseligerem, das Kind zurückweisendem elterlichem Verhalten wird diese Botschaft zu einem feindseligen, unterdrückenden Introjekt, das als Innerer Verfolgeranteil z.B. sagt: „Du bist böse und wertlos.“ Und die Klientin sieht dies als nicht hinterfragbare Realität an. Ein kindlicher, mit der dauernden Härte und Kritik der Mutter identifizierter Anteil sagt: „Ich bin böse und wertlos.“ Diese destruktive Selbstkritik wird von dem Inneren Verfolgeranteil ständig bestätigt und verstärkt. Die „Ladung“ der frühen negativen Botschaften und Bindungserfahrungen, denen das Kind ausgesetzt war, bestimmt die Macht dieses Introjekts und entscheidet darüber, wie dominant es innerlich herrscht (modifiziert n. Peichl, 2010a).

Bei traumatischer Überwältigung mit Hilflosigkeit und Kontrollverlust kommt neurobiologisch noch der Mechanismus der Dissoziation hinzu. Denn durch Menschen zugefügte Gewalttraumata bedeuten immer eine massive Grenzverletzung innerhalb einer Beziehung. Neben absoluter Ohnmacht und dem Gefühl des Ausgeliefertseins kommt dies einer an Todeserleben grenzenden Verlassenheit gleich, die unerträglich ist und dissoziiert werden muss. Das gilt besonders bei Gewalt- und Bindungstraumata, die einem Kind durch wichtige Bindungspersonen zugefügt werden, auf deren Schutz und Zuwendung es existenziell angewiesen ist.

In der Folge kommt es zur fixierten Aufspaltung der durch Introjektion entstandenen Selbstanteile im Sinne der Strukturellen Dissoziation, zu ANP und EPs (siehe Kap. A.8.3). Diese neurobiologisch verankerten dauerhaften Erlebens- und Handlungsmuster sind auch die Basis der Ego-State-Bildung. Dann gibt es z.B. Ego-States, die durch Kampf, Wut und Angriff das Selbst vor erneuter seelischer oder körperlicher Verletzung schützen und jede vertrauensvolle, konstruktive, freundliche Bindung ablehnen – nach außen bleibt die dahinter verborgene Hilflosigkeit und Ohnmacht unsichtbar. Und es gibt parallel ängstliche, unterwürfige, bedürftige und anklammernde kindliche Anteile. Und selbstdestruktiv wirkende Introjekt-Anteile, die als Innere Verfolger eine quälende Herrschaft über das Opfer ausüben. So entsteht im Inneren des Opfers eine sadomasochistische Beziehung: Ein Teil der Klientin behandelt nun einen anderen

Teil von sich selbst sadistisch, quält und bestraft etwa das schwache, verletzte Innere Kind, dieser Anteil unterwirft sich in masochistisch wirkender Weise.

Das kleine Kind, das von seinen nahen Bezugspersonen traumatisiert wird, erlebt „so ist es in der Welt“, zumal es mangels anderer gesünderer Erfahrungen keine Vergleiche anstellen kann. Es erlebt seine kleine Welt als Normalität und kann auch aufgrund fehlender kognitiver Reife noch keine kritisch-reflektierende Distanz dazu einnehmen.

Das traumatisierte Kind muss gewissermaßen sich und seine Realitätswahrnehmung opfern, um sich das äußere Objekt und die Beziehung zu ihm, auf die es aufgrund seiner Abhängigkeit existenziell angewiesen ist, als ausreichend gut zu sichern. Wenn es innerlich mit dem Täter übereinstimmt, kann es die äußere Beziehung weiter erträglich erleben und ist nicht völliger Verlassenheit ausgeliefert. Die Gewalt, der Hass der Tat und die Tätersicht sind dann innen, es gibt wieder einen Sinn („Ich bin böse, es geschieht mir recht“) und Hoffnung gegen die unerträgliche absolute Ohnmacht und Hilflosigkeit („Wenn ich schuld bin, kann ich etwas ändern, muss mich nur genügend anstrengen, dann wird alles wieder gut“). Die Täterintrojektion wirkt wie eine Einverständniserklärung und war häufig überlebensrettend („Wenn ich tue, was er will, bringt er mich nicht um“) (modifiziert nach Reddemann, 2004a).

Eine andere Bewältigungsform gegen unerträgliche Ohnmacht ist die Täteridentifikation: Dann identifiziert sich das Kind/Opfer mit dem Täter und dessen Macht und handelt wie dieser aggressiv und übergriffig gegen andere, z.B. gegen schwächere Kinder, ohne dabei Schuldgefühle zu empfinden.

Neurobiologisch hat der Vorgang der Introjektion auch mit Empathielernen über Spiegelneuronen zu tun, wir können nicht anders, als uns in wichtige Gegenüber einzufühlen, das ist unser biologisches Programm. Unter lebensbedrohenden Umständen hat dies eine verheerende Wirkung und prägt sich besonders tief ein. Durch peritraumatische Dissoziation bleibt es vom übrigen Erleben abgespalten und wird bei anhaltender und wiederholter Traumatisierung zu einem dissoziativen Persönlichkeitsanteil, dem Inneren Verfolger, der unintegriert und wie autonom funktioniert, den die Klientin gar nicht kennt oder als innere Stimme hört. Solche Introjekt-Anteile übernehmen Funktionen von innerer Kontrolle und Selbstbestrafung, besonders wenn die Person in der Beratung/Therapie oder im Leben Entwicklungsfortschritte in Richtung Autonomie und damit innerlich „weg vom Täter“ wagt. Das ist, wie ein Verbrechen zu begehen. Denn eigenständige Impulse und Erfolge sind verboten, schon eigene Bedürfnisse zu haben wird unbewusst oft wie ein Schwerverbrechen erlebt. Das ist die verinnerlichte Botschaft, wenn ein Kind nicht als eigenes Wesen wertgeschätzt, gefördert und gespiegelt wurde, sondern zum Objekt der Bedürfnisbefriedigung anderer degradiert und damit in seinem eigenen „Sosein“ wie nicht existent behandelt wurde. Zudem schien dem traumatisierten Kind nur identitätslose Anpassung und Selbstaufgabe zu garantieren, dass es nicht tödlich verlassen war. Jeder eigene Entwicklungsschritt „weg vom Täter" aktiviert also diese frühen Verlassenheitsängste. Eine Klientin nannte ihr Grundgefühl, „mutterseelenallein und zernichtet" zu sein. Aus diesem Autonomieverbot heraus werden Erfolgsschritte in Beratung und Therapie oft wieder zerstört, als sei dort nie etwas Gutes geschehen. Oder traumatisierte Frauen gehen immer wieder zum gewalttätigen Partner zurück. Das ist frustrierend und entmutigend für Klienten wie Berater, besonders wenn man kein Modell zum Verstehen und Einordnen dieser Dynamik hat.

Wichtig ist: Dieses masochistisch wirkende und aufgrund der starken Bindung an die Täter schwer zu verändernde Verhalten hat nichts mit „Lust am Leiden" zu tun.

Diese Verständnismodelle basieren wie jedes Theoriemodell auf Hypothesen, sind jedoch in der praktischen Arbeit sehr hilfreich, nicht zuletzt, um belastende Gegenübertragungsreaktionen (siehe Kap. B.5.3) durch mehr Verständnis für das anscheinend destruktive und autoaggressive Agieren der Klienten auflösen zu können und nicht die Hoffnung in deren Entwicklungsmöglichkeiten zu verlieren. Den Klientinnen hilft, über Psychoedukation mehr Aufklärung über die eigene innere Dynamik zu erfahren. Das fördert mehr Verständnis und Einsicht in die eigenen problematischen Verhaltensweisen. Und das wiederum ermöglicht mehr Selbstakzeptanz und Hoffnung auf Veränderung und Befreiung aus dieser „Gefangenschaft in der Vergangenheit".

Als Hintergrund der Beratung – auch zur Vorbereitung und bei der Begleitung einer Traumatherapie – kann dies eine wertvolle und anhaltende Hilfe bedeuten.

Da der Begriff Täterintrojekt leicht negativ konnotiert ist – natürlich sind nicht Teile des Täters im Opfer –, sind Begriffe wie Innerer Führer, Innerer Verfolger, Innerer Kritiker, Innerer Widersacher oder Feind, täterimitierende Anteile sowie innere verletzende Anteile, kämpferische oder Power-Anteile geeigneter. Damit wird verhindert, dass die Klientin sich als nur böse bestätigt fühlt. Wichtig für deren (Selbst-)Verständnis ist, dass sie eben nicht böse ist wie der reale Täter, sondern diese Anteile als unbewusster Selbstrettungsversuch ihrer Psyche entstanden. Sie sollten in ihrer ursprünglich in höchster Not lebensrettenden Funktion wahrgenommen und gewürdigt werden. Ihre Kraft – auch ihre enorme aggressive Power – wird in konstruktiver Weise dringend zur Weiterentwicklung gebraucht. Diese Art der Ego-State-Arbeit erleichtert Klienten oft sehr.

Indikationen für diese Form der Ego State-Arbeit sind u.a.:

- (Selbst-)destruktives Verhalten
- Hindernisse, die Stabilisierung zu nutzen

- Hass auf die Inneren Kinder
- Negative Übertragung
- Dysfunktionale Überzeugungen („Ich verdiene nichts Gutes“)
- Negative therapeutische Reaktionen

Wichtige Aspekte in Kürze:

- Anscheinend destruktive Introjekte entstehen in höchster Not als Überlebensstrategie und wollten noch Schlimmeres verhüten.
- Sie machen sich in selbstdestruktivem Denken oder Verhalten bemerkbar.
- Sie sind auch Ego-States/EPs/Innere Kinder.
- Sie sind im Alter und Reifegrad ihres Entstehens „stecken geblieben“ und auf Bedrohung fixiert.
- Sie fühlen sich durch Schwäche und Ohnmacht bedroht.
- Sie sind oft dissoziierte Anteile der Persönlichkeit.
- Die hilfreichsten Modelle zum therapeutischen Umgang mit Introjekten sind das Ego-State-Konzept und die Theorie der Strukturellen Dissoziation der Persönlichkeit.

Umgang mit negativen Introjekt-Anteilen in Beratung und Therapie:

1. Arbeitsbündnis

Entscheidend wichtig und zugleich schwierig sind die Etablierung und Sicherung eines tragfähigen Arbeitsbündnisses. „Antisoziales“ oder autoaggressives Verhalten führt häufig zu Beziehungsabbrüchen in Beratungen und Therapien oder zur Beendigung von Maßnahmen bei stationären Aufenthalten. Es führt oft auch bereits im Vorfeld von Hilfemaßnahmen zu großen Problemen betroffener Kinder in Kindergarten oder Schule und in Jugendhilfemaßnahmen.

> Frau A. kann sich aus dem gewaltgeprägten familiären Umfeld lösen, beginnt eine Ausbildung und strebt an, erstmals in eine eigene Wohnung zu ziehen. Die Beraterin plant und unternimmt alle dafür notwendigen Schritte zusammen mit der Klientin. Diese bringt die letzten erforderlichen Unterlagen jedoch nicht zum Wohnungsamt. Plötzlich kommt sie nicht mehr zur Beratung und zur Ausbildung. Sie ist wieder zur Familie zurückgezogen, bewegt sich erneut in einer sehr destruktiven Szene und verweigert den Kontakt zum Helferteam.

Bei erwachsenen Klienten muss destruktives Agieren in der beratenden/therapeutischen Beziehung möglichst mit Vereinbarungen und klaren Regeln begrenzt werden.

Eine Regel kann lauten: „Hier herrscht Gewaltverbot gegen sich und andere." Grundlage des Arbeitsbündnisses ist, dass jetzt die erwachsene Klientin verantwortlich ist. Bei Kindern und Jugendlichen ist ein zugleich einfühlsames wie klare, Halt gebende Grenzen vermittelndes Vorgehen besonders entscheidend – und eine enorme Herausforderung für die Helfer. Für den Umgang mit traumatisierten Kindern sollte das Betreuungspersonal daher traumapädagogisch fortgebildet sein.

In der Therapie von Klienten mit dissoziativen Störungen sollte versucht werden, Kontakt zu den dissoziierten Anteilen herzustellen, die für das dysfunktionale Verhalten „zuständig" sind. Ziel ist, diese möglichst für ein Arbeitsbündnis und zur Kooperation in heute angemessener Weise zu gewinnen. Bevor man mit verletzten kindlichen Ego-States arbeiten kann, muss ggf. zunächst ein Arbeitsbündnis mit einem täteridentifizierten Ego-State aufgebaut werden, da dieser sonst mit Drohungen, inneren Strafaktionen, Suizidimpulsen o.Ä. die kindlichen Anteile retraumatisieren und Fortschritte immer wieder zunichte machen kann.

Das ist besonders nach anhaltender Beziehungstraumatisierung im frühen Kindesalter wichtig, weil diese Introjekte gewissermaßen in die noch unreife Persönlichkeitsstruktur eingebaut und ein Teil der Identität geworden sind. Sie wurden im Alter und Reifegrad des Kindes damals dissoziiert und „blieben stecken" (siehe Kap. A.8.3). Manche Anteile/Ego-States fürchten in kindlich-magischem Denken immer noch Strafe für Auflehnung oder wenn sie etwas Verbotenes preisgeben. Oder sie bestrafen als aggressive täteridentifizierte Anteile andere Anteile und lehnen die verletzten und verlassenen Kind-Anteile als schwach und verachtenswert ab, denn Lebensbedrohung und Ohnmacht bedingten einst ihre „rettende" Funktion und Entstehung. Sie haben nur die eindimensionale Sicht des jeweiligen dissoziativen Zustands und auch nur dessen eingeschränkte Ressourcen zur Verfügung. Ihre Antennen sind sozusagen nur auf die Wahrnehmung von vermeintlicher Bedrohung – aus der Sicht des Kindes damals als real erlebt – ausgerichtet. Sie verachten jede Schwäche, die sie im Grunde als lebensbedrohlich panisch fürchten. Deshalb meiden sie die „schwachen" EPs phobisch oder bekämpfen sie, um sich weiter stark und mächtig fühlen zu können (van der Hart et al., 2008).

2. Vorgehen in der therapeutischen Arbeit

Die therapeutische Arbeit besteht darin, die Bedürfnisse dieser Anteile zu explorieren, sie nach ihren ursprünglichen Zielen und ihrer Funktion zu fragen und warum sie ihre Ziele so und nicht anders verfolgen.

Ein Ego-State – als innere Stimme wahrgenommen – beschimpft die Klientin immer wieder wütend, dass sie sich als Kind gegen den sexuellen Missbrauch nicht wehrte und somit selbst schuld sei und Strafe verdiene.

Eine entscheidende therapeutische Frage kann sein, was der Anteil (der für das Nicht-Wehren zuständig war) gefürchtet hätte, wenn er die Klientin nicht auf seine – anscheinend destruktive – Weise unterstützt hätte. Dann kommt evtl. heraus, dass es sehr sinnvoll war, sich nicht zu wehren, weil das Kind sonst nur noch mehr Gewalt erlebt hätte oder vom Täter gar getötet worden wäre. Und der das Kind beschuldigende Anteil (Täterintrojekt) versuchte, die unerträgliche Ohnmacht des Kindes zu leugnen, denn selbst schuld zu sein impliziert, es hätte etwas tun und sich wehren können.

Zudem konnte sich das Kind aus neurobiologischen Gründen nicht wehren, weil es in der überwältigenden traumatischen Situation vermutlich nur dissoziativ erstarren konnte.

Zunächst jedoch muss ein Kontakt gelingen. „Dabei hilft es sehr, wenn die Therapeutin zwischen verschiedenen Bereichen der Persönlichkeit vermittelt und stellvertretend für die Klientin, die Widersprüchliches noch nicht gut aushält, den ‚schwierigen', weil täterimitierenden oder -loyalen Persönlichkeitsanteilen sozusagen die Hand hinstreckt, sie befragt und in den therapeutischen Dialog einbezieht" (Huber, 2012).

Durch dieses Vorgehen wird die ursprüngliche überlebenswichtige und stets schützende Absicht des anscheinend destruktiven Anteils deutlich und gewürdigt. Er fühlt sich erstmals gesehen und wertgeschätzt und kann so allmählich weicher, zugänglicher und kooperativer werden. Letztlich verbirgt sich hinter jedem noch so tyrannischen Introjekt ein zerbrechliches Kind, das um jeden Preis nach außen mächtig wie der Täter erscheinen muss, um nicht wieder der alten unerträglichen Ohnmacht – und zwar immer wieder als konkrete Bedrohung im Jetzt erlebt – ausgeliefert zu sein.

Ein wichtiger Schritt ist danach die Orientierung solcher Anteile in der Gegenwart, denn sie wissen so gut wie nie, wie alt die Klientin jetzt ist und dass sie inzwischen viel mehr Ressourcen hat als das Kind im Trauma damals. Sie behandeln also die erwachsene Klientin weiter so, als wäre sie das bedrohte Kind. Wenn diese wichtige integrative Einsicht „angekommen" ist, kann der Anteil gebeten werden und wird eher bereit sein, seine schützende Kraft auf heute angemessene Weise zur Verfügung zu stellen, z.B. durch eine Funktion als Innerer Wächter oder Warner.

Die Kontaktaufnahme zu solchen Introjekt-Anteilen kann schwierig sein, wenn diese Ego-States stark dissoziiert sind, nicht offen in Erscheinung treten oder sich etwa wegen eines Schweigegebots oder aus Angst vor Strafe nicht mitzuteilen wagen.

Eine hilfreiche Technik zur Kontaktaufnahme kann dann das „Durchsprechen" („talking through") sein, bei dem die verborgenen Ego-States durch die Gesamtpersönlichkeit hindurch angesprochen werden: „Gibt es in Ihnen einen Anteil, der bei dem jetzigen Problem helfen könnte/etwas dazu weiß/zuständig ist für das Verhalten? Könnte sich dieser Teil melden?" Eine Kommunikation ist evtl. über ideomotorische Fingersignale möglich. Diese anscheinend feindseligen Anteile müssen – wie alle dissoziativen Persönlichkeitsanteile/Ego-States – lernen, dass jetzt eine andere Zeit und eine gewaltfreie Kommunikation mit den übrigen Ego-States die Voraussetzung dafür ist, dass es ihnen und allen gemeinsam – und damit dem ganzen System als Gesamtpersönlichkeit – besser gehen kann (Reddemann et al., 2004; Huber, 2003b; Wöller, 2006).

> Eine Klientin vergisst ständig vereinbarte Termine und Übungen oder es kommt nach einem Fortschritt zu selbstverletzendem Verhalten.

Die Therapeutin fragt die Klientin, ob es in ihr ein oder mehrere Teile geben könnte, die der Arbeit nicht zustimmen, und arbeitet dann direkt mit diesen auf der Inneren Bühne.

Diese Teile müssen beachtet und gewürdigt werden, ohne Zustimmung des möglichst gesamten Systems sollte auch keine Traumabearbeitung stattfinden. Zumindest muss sichergestellt sein, dass die Introjekt-Anteile die weitere Arbeit nicht behindern, sich zu Absprachen oder Stillhalteabkommen verpflichten können. Eine solche Absprache könnte sein, die Klientin etwas Neues ausprobieren zu lassen, zuzuschauen und es erst danach zu bewerten, statt ganz zu verhindern.

Auch wenn nach anscheinend positiver Arbeit Rückfälle – sogenannte negative therapeutische Reaktionen – mit Intrusionen, Schuld- und Schamgefühlen und Selbsthass wieder zunehmen, ist die Arbeit mit diesen Inneren Verfolgern notwendig (Reddemann, 2004a).

> Eine in einer Einrichtung lebende sehr schlanke Klientin fiel auf, da sie mit ihren Mitbewohnerinnen nicht gemeinsam kochen und essen konnte. Auf Nachfrage der Beraterin erklärte sie, sie fühle sich zu dick und könne nur alleine, wenn niemand zusehe, essen. Auf die Frage, ob es da einen inneren Satz gebe, der dieses Verhalten steuere, berichtete sie, sie höre „du fette Sau". Diesen Satz habe ihre Mutter immer wieder zu ihr gesagt, wenn sie als Kind aus

dem Kühlschrank oder der Vorratskammer genascht oder sich verbotenerweise Lebensmittel genommen hatte. Nachdem die Beraterin ihr das Modell der Täterintrojektarbeit erklärt hatte und die Klientin einverstanden war, damit zu arbeiten, fragte die Beraterin sie, welche Gestalt die Worte „du fette Sau" am besten repräsentieren könne. Die Klientin nannte eine zahnlose alte Hexe namens „Husch". Im inneren Dialog mit Husch wurde geklärt, wann sie entstanden sei: circa im vierten Lebensjahr der Klientin. Was die Absicht von Husch war: Sie sollte das Kind davor bewahren, noch mehr schreckliche Strafen wegen verbotenen Essens zu bekommen. Denn die waren sehr grausam: etwa in den Keller gesperrt oder eine Tüte Gummibärchen komplett in den Mund gestopft zu bekommen. Nachdem die Klientin von der zunächst schützenden Aufgabe von Husch erfahren hatte, konnte sie nach einigem Nachdenken diese Aufgabe würdigen und dies auch im inneren Dialog Husch mitteilen. Danach fragte sie Husch, was sie glaube, wie alt sie denn heute sei? Die Antwort war: vier Jahre. Daraufhin erklärte die Klientin der Gestalt, dass sie inzwischen 21 sei und was sie bis zu diesem Alter schon alles geleistet habe (Schulabschluss, Ausbildung, Beziehungen etc.). Danach veränderte sich die Gestalt deutlich hin zu einer jungen, selbstbewussten Frau namens Cleopatra. Die wollte mit einem neuen Satz für die Klientin weiter tätig sein. Der sollte helfen, auf männliches Interesse nicht zu schnell mit großer Nähe zu reagieren, sondern selbst Grenzen zu bestimmen. Erprobt wurde der Satz „Du bist es wert, dass sich jemand um dich bemüht und kämpft". Nach Imagination einer konkreten Zukunftssituation gelang es der Klientin mithilfe dieser neuen Inneren Helferin, in sozialen Situationen deutlich besser Grenzen zu setzen. Ihr Essverhalten änderte sich innerhalb der nächsten zwei Monate, sie nahm zunächst am gemeinsamen Kochen teil und begann schließlich mit den anderen gemeinsam zu essen.

Vorgehen in der Arbeit mit verletzenden Ego-States:

- Den selbstsabotierenden Satz benennen.
- Dysfunktionalen Kontextbezug klären.
- Dem Inhalt des Satzes eine Gestalt geben/den „zuständigen" Ego-State identifizieren.
- Begegnung des erwachsenen Ichs mit dem verletzenden Anteil (imaginativer innerer Dialog): „Wer bist du? Seit wann gibt es dich? Warum und wofür bist du entstanden?" (ursprünglich schützende Funktion/Absicht klären)
- Die ursprüngliche Funktion würdigen: Was an Schlimmerem hat er verhindert?
- Erklären, dass heute eine andere Zeit ist: „Was glaubst du, wie alt ich bin?" Orientierung im Jetzt: Die Ressourcen des erwachsenen Ich nennen, die Gestalt verändert sich daraufhin oft schon.
- Wie kann der Teil seine (Schutz-)Funktion in heute angemessener Weise zur Verfügung stellen? Ist der Teil bereit dazu, es auszuprobieren? Oder will er in den Ruhestand?

- Gemeinsame Zukunftsperspektive entwerfen, evtl. auf respektvolle Koexistenz bestehen.
- Transfer in den Alltag wichtig und resilienzfördernd! „Was wird konkret wie anders sein, wenn der Teil mich auf heute angemessene Art unterstützt?"
- Konkrete Zukunftssituationen imaginieren!

(modifiziert nach Reddemann, 2011)

Unterschiede in Beratung und Therapie in der Arbeit mit negativen Introjekt-Anteilen

Diese Arbeit ist eine therapeutische, sie erfordert eine psychotherapeutische Ausbildung und Erfahrung mit komplex traumatisierten Klienten, um mit unerwarteten inneren Dynamiken, heftigen Übertragungs- und Gegenübertragungsreaktionen und Krisen umgehen zu können. Das beschriebene Vorgehen kann so aber unter folgenden Bedingungen auch von erfahrenen Beratern angewendet werden: wenn es eingebettet ist in ein traumatherapeutisches Gesamtkonzept des Teams und in Absprache und Kooperation mit den zuständigen Therapeuten und unter Supervision. Generell werden Berater eher psychoedukativ vorgehen und den Klienten Verständnis und Wissen über die Entstehung und die Auswirkungen sowie die „guten Gründe" der anscheinend destruktiven Anteile vermitteln. Das allein wirkt oft schon sehr entlastend. Wichtig ist, in schwierigen Situationen immer wieder lösungsorientiert zu hilfreichen Ressourcen überzuleiten sowie erklärend an den vereinbarten Grenzen festzuhalten.

Außerdem kann hilfreich sein, immer wieder anzuregen, dass Innere Kinder weiter weg von Introjekt-Anteilen an Geborgenheitsorten geschützt und versorgt sind. Auch eine imaginative schallundurchlässige Mauer kann die Bereiche der verletzten und der verletzenden Anteile voneinander trennen (siehe Kap. B.10.4.1).

Besonders wichtig ist also:

- Die Arbeit mit negativen Introjekt-Anteilen ist eine spezielle Form der Ego-State-Arbeit.
- Aggressive Persönlichkeitsanteile, Täter-identifizierte Anteile oder Innere Verfolger müssen in den Dialog und die therapeutische Beziehung einbezogen werden.
- Feindselige Ego-States können sonst zu erheblichen Problemen und zum Scheitern der Beratung oder Therapie führen, zu selbstzerstörerischen suizidalen Handlungen und antisozialem Verhalten, besonders wenn sie ihre Macht, das innere System in ihrem Sinne im Gleichgewicht zu halten, bedroht sehen.

- Vor der aufdeckenden therapeutischen Arbeit mit verletzten jüngeren Ichs muss ggf. mit den anscheinend destruktiven Anteilen gearbeitet werden, da sonst die Inneren Kinder gefährdet sind, retraumatisiert, bestraft oder verletzt zu werden (Wöller, 2006).

12. Beratung und Begleitung bei speziellen Themen der Traumatisierung

12.1 Trauma und Suizidalität

Die Suizidgefährdung ist bei Menschen, die unter einer Traumafolgestörung leiden, grundsätzlich erhöht.

Begriffsdefinition und allgemeine Aspekte von Suizidalität

Suizid und Suizidversuch sind keine klar definierten Begriffe, sondern beschreiben eine Vielzahl von Verhaltensweisen, die mehr oder weniger stark auf Selbstschädigung und den eigenen Tod ausgerichtet sind. Die Bandbreite der verschiedenen Verhaltensweisen ist allerdings groß, angefangen von häufig unbewussten passiven Todeswünschen über riskantes Verhalten, bei dem eine suizidale Komponente nicht auszuschließen ist, selbstgefährdende und selbstverletzende, sogenannte parasuizidale Verhaltensweisen bis hin zur bewussten lebensbilanzierenden Suizidhandlung.

Zudem hat suizidales Verhalten neben dem Aspekt des Sterbenwollens fast immer zusätzlich andere Beweggründe, wie den Wunsch nach Ruhe, einen Kontaktwunsch oder Hilferuf, der sich an eine bestimmte Person richtet, Rache oder den Impuls, sich zu opfern für eine Person, eine Idee etc.

Auch die Wahl der Suizidmethode, der Zeitpunkt und der Ort des Suizidversuchs bzw. des Suizids haben häufig symbolischen Charakter: z.B. aus einer bestimmten Lebenssituation „herausspringen", einen „Schnitt machen", einem anderen Menschen „in den Tod folgen", das Schicksal über Leben und Tod entscheiden lassen, an einem bestimmten Tag oder Ort, an dem etwa der Verlust eines geliebten Menschen eingetreten ist, einen Suizidversuch begehen.

In der praktischen Arbeit mit suizidalen Menschen hat sich herausgestellt, dass es essenziell wichtig ist, diese Beweggründe zu verstehen, um sie in der Krisenintervention oder Psychotherapie zu bearbeiten.

Suizidalität bei Traumatisierung

Suizidalität zeigt sich nach Traumatisierung zu unterschiedlichen Zeiten in unterschiedlichen Formen und hängt natürlich eng mit den Beschwerden, der psychischen

Symptomatik, aber auch mit Beziehungsaspekten zu Angehörigen oder Beratern und äußeren Faktoren zusammen.

So zeigt sich in der ersten Phase – der Schockphase – und auch im Rahmen der akuten Belastungsstörung häufig ein nicht im eigentlichen Sinne suizidales Verhalten, sondern eher ein selbstgefährdendes Verhalten im Zusammenhang mit Dissoziation und einem „Normal-funktionieren-Wollen". Ein häufiges Phänomen nach Unfällen ist z.B., dass Unfallbeteiligte über eine (mehrspurige) Fahrbahn laufen, sich beim Aufstellen des Warndreiecks gefährden oder in brennende Autos oder Häuser klettern, um einen bestimmten Gegenstand zu holen.

Sehr oft tendieren Menschen in der Zeit kurz nach dem Trauma dazu, „nicht mehr auf sich zu achten", nicht mehr regelmäßig zu essen, zu schlafen, keine Medikamente mehr zu nehmen, Suchtmittel zu konsumieren und sich insgesamt riskanter zu verhalten als vor dem traumatischen Ereignis.

Im weiteren Verlauf tritt Suizidalität häufig auf und sollte deshalb immer wieder von der Beraterin aktiv angesprochen werden. Das Risiko ist besonders dann erhöht, wenn eine stark depressive Symptomatik besteht, bei wahnhaft-psychosenaher Symptomatik und bei Suchtverhalten, wenn für längere Zeit keine Besserung der Symptomatik eintritt, bei Therapiepausen oder Therapeutenwechsel oder wenn die Therapie misslingt.

Auch äußere Faktoren, wie etwa Enttäuschungen, wenn sich Freunde abwenden, kritische gerichtliche Situationen, wie z.B. Gegenüberstellung mit dem Täter, Verlieren eines Prozesses oder Haftentlassung des Täters fördern oder intensivieren suizidale Gedanken.

Diagnostik der Suizidalität

Die Abschätzung des aktuellen Suizidrisikos gehört zu jedem ersten Beratungs- wie auch zu jedem Krisengespräch. Dabei handelt es sich immer um eine subjektive Einschätzung, die jetzt aktuell Gültigkeit hat. Immer wieder wurde versucht, diese Einschätzung anhand von Skalen oder Tests zu objektivieren, diese haben sich jedoch in der Praxis nicht bewährt.

Einerseits geht es um die Abschätzung des basalen Risikos anhand von Risikofaktoren, wie familiäre Belastung, frühere Suizidalität oder Suizidversuche, und um die Frage nach haltenden Faktoren, also wie der Betroffene es geschafft hat, weiterzuleben. Andererseits soll die aktuelle Gefährdung eingeschätzt werden: Suizidgedanken, Suizidimpulse, konkrete Vorbereitungen für einen Suizidversuch.

Zentral für die Einschätzung des aktuellen Risikos ist die Gegenübertragung, wie der Betroffene mit der Beraterin in Beziehung ist oder diese Beziehung gerade meidet.

Häufige Gegenübertragungsgefühle bei Suizidalen sind: Sorge um den Klienten, Angst vor dem Klienten, aggressive Impulse wie Wut, Hass oder Feindschaft, Schuldgefühle, Gefühle des Ausgeliefertseins, in die Enge getrieben zu sein oder manipuliert zu werden, das Gefühl, den Klienten im Gegenzug selbst in den Griff bekommen zu wollen, ihn medikamentös (Injektion) behandeln zu wollen, ihn einsperren zu wollen, den Patienten los werden zu wollen oder auch: Alle Aktivitäten des Beraters sind auf den Klienten gerichtet oder das andauernde Denken an ihn (Kind, 1992).

Beratung suizidaler Menschen

Ziel der Krisenintervention und Suizidprävention ist das Erfragen der Auslöser und Beweggründe sowie deren Bearbeitung, d.h. Möglichkeiten zu finden, die meist unbewussten Impulse und Beweggründe auszudrücken, ohne sterben zu müssen.

Es geht zunächst wie bei jeder Krisenintervention um einen Beziehungsaufbau, oft mit kurzfristigen Beratungsintervallen und ggf. Telefonaten. Wichtig ist auch, einen Notfallplan zu besprechen und für den Fall, dass keine verlässliche Abmachung im Sinne eines Non-Suizid-Vertrags mehr möglich ist, eine Vereinbarung mit der Klientin zu treffen, in welche Klinik oder Kriseneinrichtung eine Ein- bzw. Überweisung erfolgen soll.

Wenn Suizidalität in einer laufenden Traumatherapie auftritt, ist es wichtig zu klären, ob sie mit der Traumatisierung und den Erfahrungen aus der Vergangenheit zusammenhängt oder mit dem therapeutischen Setting, dem Arbeitsbündnis oder der therapeutischen Beziehung im Jetzt.

Häufiges Motiv für Suizidalität nach einem Trauma, z.B. einem traumatischen Verlust einer nahen Person, ist u.a. der Wunsch nach Wiedervereinigung mit dieser, aber auch die Belastung durch die Symptome nicht mehr aushalten zu wollen oder zu können oder eine stark depressive Stimmung.

Im therapeutischen Setting kann Suizidalität etwa bei Urlaubsabwesenheit des Therapeuten auftreten oder auch bei einem Konflikt in der therapeutischen Beziehung, z.B. darüber, ob und wann das Trauma bearbeitet werden soll. Dieser Konflikt muss daher sofort angesprochen werden, um nach einer entsprechenden Klärung und Intervention die Psychotherapie fortsetzen zu können.

Suiziddrohungen sollten grundsätzlich immer ernst genommen werden, auch wenn Betroffene häufig mit Suizid drohen. Aus der praktischen Erfahrung gilt, „eher einmal zu oft reagieren als einmal zu wenig", da ein Versäumnis nicht nur für den Klienten schlimme Folgen haben kann, sondern auch in der Beraterin schwere Schuldgefühle auslösen wird.

Suizidalität sollte nicht „zwischen Tür und Angel" angesprochen werden, sondern es muss eine Gesprächsmöglichkeit in einem ruhigen Raum, ohne Störungen und ohne Zeitdruck, geschaffen werden. Wenn wenig Zeit zur Verfügung steht, sollte dies vorher kommuniziert werden, damit sich die Betroffenen darauf einstellen können.

Entscheidend ist, das Thema offen anzusprechen, ohne Angst, „schlafende Hunde" zu wecken, d.h. einen Menschen durch die Frage erst auf die Idee des Suizids zu bringen. In der Praxis ist es eher umgekehrt, dass Menschen, die suizidale Gedanken haben, erleichtert reagieren und in der Regel auch offen darüber sprechen. Es gilt die Erfahrung aus der Psychotherapie: „Was angesprochen werden kann, muss nicht gehandelt werden." Das offene Ansprechen beinhaltet auch das konkrete Nachfragen nach Suizidgedanken oder -impulsen, konkreten Vorbereitungen, um sich als Beraterin ein möglichst genaues Bild über die Gefährdung machen zu können. Das entscheidet über das weitere beraterisch-psychotherapeutische Vorgehen.

Es geht um empathisches Zuhören und nicht darum, sofort Lösungen zu wissen und anzubieten, diese sollten gemeinsam entwickelt werden. Wenn solche gefunden sind, sollten sie konkret formuliert und überlegt werden, was die Klientin macht, was die Beraterin.

In komplexen Problemsituationen ist vernetztes Arbeiten von Beratern/Therapeuten und unterschiedlichen Einrichtungen, ambulant und stationär, mit unterschiedlichen therapeutischen Angeboten unbedingt notwendig (Sonneck, 2000).

Bei Suizidalität ist es auch wichtig, an eine Angehörigenberatung zu denken, da die Angehörigen und Freunde eines suizidalen Menschen oft sehr belastet sind.

12.2 Trauma und Trauer

Der Begriff der Trauer wird im Rahmen des Themenkreises Trauma unterschiedlich verwendet. Zum einen ist Trauer ein wichtiger Teil der Traumaverarbeitung und damit auch der Traumatherapie: Nach Stabilisierung und Traumabegegnung folgt die dritte Phase, die der Trauer und Integration. Trauer ist jedoch in allen Phasen wichtig (Reddemann 2004b; siehe auch Kap. E.1)

Des Weiteren gibt es den Begriff der traumatischen Trauer, einer Form der komplizierten Trauer, der Trauer beschreibt, die wegen traumatisierender Umstände oder zusätzlich bestehender Traumafolgestörungen nicht „normal" ablaufen kann.

Der Begriff der komplizierten Trauer erscheint uns angemessener als pathologische Trauer, da dieser impliziert, dass es normale und pathologische Trauer gibt, nach unserer Erfahrung sind die Übergänge jedoch fließend.

Es gibt ein Sprichwort: In jedem Verlust ist ein Trauma, in jedem Trauma ein Verlust.

Wie bei einem Trauma werden in der Trauer oft die Grundvorstellungen über das Leben, den Sinn des eigenen Lebens über die Welt und Gott verletzt.

Definition des Trauerbegriffs

Trauern ist eine Reaktion auf verschiedene Arten von Verlust. Neben dem Verlust durch Tod gibt es viele andere Verlusterlebnisse, wie z.B. dass man gewisse Dinge nie hatte (etwa bei Kinderlosigkeit), oder den Verlust eines Körperteils oder der Gesundheit insgesamt, der Jugend, bestimmter Lebensfunktionen (im Alter), einer Vision, Lebensidee, Heimat, Beziehung, Arbeit oder einer wichtigen Funktion.

Unter Trauer versteht man den unmittelbaren seelischen Schmerz, die natürliche emotionale Reaktion auf einen Verlust. Verluste sind notwendig, ohne Verlust und Veränderung gibt es kein Wachstum (dies zeigt auch die neurobiologische Forschung).

Der Tod ist die unbarmherzigste, unwiederbringliche und endgültige Form des Verlusts. Der Trauerprozess, in dem es um das Anerkennen und das Akzeptieren des Verlusts geht, hat psychologische, physische, soziale und spirituelle Aspekte. Der Prozess der Trauer wurde in verschiedenen Phasenmodellen beschrieben.

Die fünf Phasen des Trauerns nach Verena Kast, angelehnt an die Phasen des Sterbens von Elisabeth Kübler-Ross (Kast, 1984):

- Leugnen
- Zorn
- Verhandeln
- Depression
- Zustimmung

Die vier Aufgaben des Trauerns nach Worden (2004):

- Die Wirklichkeit des Verlustes verstandes- und gefühlsmäßig annehmen.

- Die Schmerzen des Trauerns durchleben.
- Sich an eine Umgebung anpassen, in der der/die Tote fehlt.
- Der oder dem Toten einen neuen Platz zuweisen und sich dem eigenen Leben zuwenden.

Obwohl diese Phasenmodelle einen möglichen Ablauf der Trauer beschreiben, sollte man sich nicht vorstellen, dass die Phasen genau so und chronologisch nacheinander ablaufen und dann die einzelnen Themen „erledigt" sind. Vielmehr werden die verschiedenen Phasen oder Aufgaben der Trauer zu unterschiedlichen Zeiten und mit unterschiedlicher Dauer durchlaufen, nicht in einer Reihenfolge, manchmal auch mehrmals, nicht in einem linearen, sondern eher in einem „spiralförmigen" Verlauf, d.h. ein Thema wird mehrmals berührt, aber mit abnehmender Intensität.

Eine Störung des Trauerverlaufs kann sich auf unterschiedliche Weise zeigen, z.B. darin, dass bestimmte Themen überhaupt nicht berührt werden oder der Trauernde in einer Phase „stecken bleibt".

Komplizierte Trauer

Man geht davon aus, dass Trauer in circa 5 % bis 15 % einen komplizierten Verlauf nimmt (Znoj, 2004). Besonders häufig kommt es zu komplizierten Verläufen bei:

- Plötzlichem unerwartetem Tod
- Suizid
- Gewaltvollen Umständen des Todes
- Tod eines Kindes
- Kumulativer Trauer (vorhergehende Trauer oder andere Verluste)
- Tabu oder Geheimnis (Suizid, verschwiegene Beziehung)
- Belastende Beziehungskonstellation mit dem Verstorbenen (konfliktreiche, ambivalente oder abhängige Beziehung)
- Schuldzuschreibungen oder Ohnmachtserleben (z.B. keine ausreichende Hilfe geleistet zu haben)
- Unzureichender Bearbeitungsmöglichkeit (Überlebensmanagement, Existenzsicherung der Trauernden im Vordergrund)
- Mangel an sozialer Unterstützung (Freunde ziehen sich zurück bis zur gesellschaftlichen Ausgrenzung)

Typische Kennzeichen für komplizierte Trauer

Typische Verhaltensweisen sind Hyperaktivität und ein dauerndes Beschäftigtsein, um nicht zur Ruhe und zum Nachdenken zu kommen. Eine andere Variante ist ein starres, von Ritualen bestimmtes Verhalten im Alltag. Des Weiteren zeigen sich häufig eine Überängstlichkeit und eine Besorgtheit z.B. die Kinder betreffend, wenn diese abends ausgehen oder auch wenn sich jemand verspätet, ansonsten jedoch die Unfähigkeit, unterschiedliche Gefühle wie Wut, Liebe oder Neid wahrzunehmen.

Häufig sind auch katastrophisierendes Denken („worst case"), selbstschädigendes Verhalten (riskantes Autofahren, Suchtmittelabusus, keine Behandlung von Erkrankungen) und daraus resultierend Vermeidungsverhalten, auch in Bezug auf neue Kontakte und Beziehungen (Angst vor erneutem Verlust).

Ein weiteres Kennzeichen ist die ständige Beschäftigung mit dem Verstorbenen und eine anhaltende Idealisierung der/des Verstorbenen und der Beziehung mit ihr/ihm, manchmal werden auch „unangenehme" Verhaltensweisen des Verstorbenen übernommen.

Außerdem kommt es vor, dass Angehörige unter Schuldgefühlen und Selbstvorwürfen leiden, weil sie z.B. lebensverlängernde Maßnahmen (Beatmung, Herzschrittmacher, Magensonde, Dialyse) abgelehnt oder entschieden haben, sie abzusetzen, und sich dann für den schnellen Eintritt des Todes verantwortlich fühlen.

Nicht zuletzt können Einzelsymptome oder das Vollbild einer Traumafolgestörung vorliegen: Suchtverhalten, Ängste, Zwänge, ABS oder PTBS.

Kriterien zur Unterscheidung:

Zur normalen Trauer gehören (Znoj, 2004):

- Wiederaufleben von Fragen, Konflikten, Gefühlen, früheren Verlusten, die scheinbar überwunden waren
- Erleben von anderen Gefühlen als Trauer, wie z.B. Schuld, Scham, Wut
- Das Gefühl, dass ein Teil von einem selbst gestorben ist
- Selbstmitleid
- Das Gefühl, dass die Beziehung, die Liebe bleibt
- Die Traurigkeit verstärkt sich bei bestimmtem Verhalten, etwa beim Hören einer speziellen Musik
- Den Verstorbenen hören, sehen, spüren
- Ärger, Hass auf andere, die leben und nicht trauern
- Dinge nicht ändern wollen

Formen komplizierter Trauer (nach Spierings, 2004):

- Fehlende oder verleugnete Trauer (keine Trauer möglich, da der Tod nicht bestätigt wurde, Angehöriger ist z.B. vermisst oder verschwunden oder Hinterbliebene nehmen den Tod nicht wahr)
- Verspätete Trauer (Angehöriger hat keine soziale Unterstützung, kann aktuell nicht trauern, muss sich etwa um kleine Kinder kümmern, oder eine Trauernde ist schwanger)
- Traumatische Trauer
- Sich überlagernde Trauer (mehrere Verluste durch Tod oder etwas anderes, z.B. Heimatverlust, kurz hintereinander)
- Verlängerte oder chronische Trauer (der Schmerz ist eng mit der Erinnerung verbunden, oder dem Verstorbenen wurde ein Versprechen gegeben)
- Verzerrte Trauer (andere Gefühle sind vorherrschend, z.B. Wut, Schuld)
- Somatisierte Trauer (die Trauer wird fast nur im Körpersystem wahrgenommen, etwa Herz- oder andere Schmerzen, Atemnot)

Traumatische Trauer
Die traumatische Trauer ist eine Form der komplizierten Trauer nach traumatisierenden Umständen des Todes mit Symptomen einer Traumafolgestörung oder Einzelsymptomen. Wichtig ist auch, dass die Intensität und das Thema der Trauer sich im Lauf der Zeit nicht verändern, sondern von Betroffenen mit Begriffen beschrieben werden, die wir von einer Traumatisierung kennen: „Es ist so, als wäre es gerade geschehen“, „Ich sehe es noch wie damals vor mir“, auch wenn lange Zeit vergangen ist („freeze“).

Beratung und Begleitung Trauernder

Trauertherapie im eigentlichen Sinne gibt es nicht, da Trauer keine seelische Krankheit ist, sondern eine normale, gesunde Reaktion auf einen Verlust.

Trauernde werden primär nicht behandelt, sondern liebevoll begleitet. Häufig geschieht dies durch Freunde, Verwandte oder durch eine Trauergruppe. Unserer Erfahrung nach ist für Menschen, die ein traumatisches Trauererlebnis hatten, ein Gruppensetting nicht ausreichend oder manchmal ungeeignet. Es gilt auch hier, dass traumatische Erinnerungen nicht „einfach so erzählt“ werden sollten, da dies für die Betroffenen nicht erleichternd ist und außerdem andere Trauernde, die ebenfalls traumatische Erlebnisse hatten, zusätzlich belastet oder retraumatisiert. Eine Ausnahme bilden Stabilisierungs-, Körper- und Entspannungsübungen (siehe Kap. B.10.4), die gut in der Gruppe durchgeführt werden können.

Für das Gespräch gelten die Erkenntnisse über Gespräche mit Trauernden unter besonderer Berücksichtigung möglicher Traumasymptome.

Leitfaden für das Gespräch mit Trauernden (ergänzt nach Znoj, 2004):

- Den Trauernden spontan über seine Befindlichkeit sprechen lassen.
- Ihn/Sie ermutigen, so zu sein, wie er/sie gerade ist, sich mit allen Gefühlen zu zeigen.
- Achtsam sein und das Ausgesprochene nicht bewerten.
- Ggf. nachfragen oder Impulse geben wie die Folgenden:
- Gibt es Spannungszustände oder Gefühlsausbrüche oder Gefühle großer Müdigkeit und Antriebslosigkeit?
  - Wird der Verlust akzeptiert? Welche Rolle spielt die verstorbene Person im täglichen Leben?
  - Kann Abschied realisiert werden und in welcher Form?
  - Kommt es zu zwanghaften Gedanken, die um den Tod kreisen?
  - Bestimmt der/die Verstorbene das Leben des Trauernden?
  - Gibt es Tabuisierungen im Zusammenhang mit dem/der Verstorbenen?
  - Wird das Thema Tod vermieden?
  - Stellt sich die Frage nach dem eigenen Lebenssinn?
  - Gibt es eigene Todeswünsche, Todessehnsucht oder Suizidgedanken?
  - Gibt es körperliche Symptome oder allgemeine Missachtung körperlicher Bedürfnisse?
  - Wird versucht, die Trauer mit Alkohol oder anderen Substanzen zu bewältigen?
  - Bestehen private oder berufliche, finanzielle Schwierigkeiten?

Zusätzlich sind Symptome von Traumafolgestörungen zu eruieren (siehe Kap. A.4 und A7)

Es ist also dringend notwendig, einen „diagnostischen Blick“ auf kompliziert Trauernde zu werfen. Wenn sich der Verdacht einer Traumafolgestörung ergibt, ist nach einer ausführlichen Psychoedukation (siehe Kap. B.8) eine traumazentrierte Psychotherapie anzuraten, die im Einzel-Setting durchgeführt wird.

Traumazentrierte Psychotherapie kann die Trauer nicht nehmen oder beschleunigen, aber sie kann Traumafolgesymptome und -störungen, Belastendes und Unerledigtes, Konflikte oder Streit (kurz vor dem Tod) „bearbeiten“ und behandeln und somit Blockaden in Form von Angst, Schuld- und Schamgefühlen nehmen, die Menschen von der Trauer(-arbeit) abhalten. Eine hilfreiche Methode ist hier EMDR.

Ziele sind, wie bei der „normalen Trauer“, eine Würdigung des Toten, das Wahrnehmen der eigenen Grenzen in der Beziehung zum Verstorbenen, ein Verzeihen der Versäumnisse, sich selbst und dem Verstorbenen, und das Akzeptieren des Todes.

Die Dauer der Trauerbegleitung ist individuell sehr verschieden, sie kann einige Monate bis zu einem Jahr dauern, in seltenen Fällen auch darüber hinaus. Zu erwartende Krisensituationen z.B. an Jahrestagen oder Feiertagen sollten angesprochen und bisher schon bewährte und neue Bewältigungsmöglichkeiten aufgezeigt werden.

Wenn mehrere Angehörige bzw. Hinterbliebene in Beratung sind, ist ein häufiges Phänomen, dass sich die einzelnen Familienmitglieder in unterschiedlichen Trauerphasen befinden und/oder auch auf unterschiedliche Art trauern. Das macht es nötig, für jede Person eine eigene Trauerbegleitung zu finden.

Ein ressourcenorientierter neuer Ansatz der Trauerbegleitung ist die hypnosystemische Arbeit nach R. Kachler (2010). Trauerarbeit wird als kreativer Beziehungsprozess verstanden, der zu einer neuen inneren sicheren und freien Beziehung zum Verstorbenen führt. Nicht das Loslassen, sondern die Liebe zum Verstorbenen steht im Zentrum des Trauerprozesses. Der verlorene geliebte Mensch und die Beziehung zu ihm werden zum Begleiter der Trauernden und damit zur Ressource.

Viele hilfreiche Übungen und Rituale können von Beratern und Therapeutinnen in der Trauerbegleitung und Therapie – gerade auch bei traumatischer Trauer – genutzt werden.

12.3 Trauma und Sucht

Sucht und komorbide PTBS

Im Vergleich zur Allgemeinbevölkerung sind bei Patienten, die an Suchterkrankungen leiden, Traumatisierungen sehr häufig, wobei in Untersuchungen nicht immer zwischen frühkindlichen und späteren Traumatisierungen unterschieden wird. Durchschnittlich 70 bis 90 % der Suchtkranken haben schwere Traumatisierungen erlitten. Substanzbezogene Störungen sind jedoch nicht nur mit Erfahrungen frühkindlicher Gewalt, sondern auch mit Gewalterfahrungen in späteren Lebensphasen eng verbunden. Verschiedene Aspekte können dazu beitragen, dass Personen mit Suchterkrankungen eine erhöhte Wahrscheinlichkeit von Traumatisierungen aufweisen. Bestimmte Konsumsituationen machen den Kontakt zu potenziellen Tätern wahrscheinlicher, und Risikosituationen können im intoxikierten Zustand weniger gut eingeschätzt werden. Bei Drogenabhängigen führen Beschaffungsprostitution und die Gewaltbereitschaft in der „Szene“ zu einem deutlich erhöhten Risiko traumatischer Erfahrungen. In vielen Untersuchungen zeigen sich klare Zusammenhänge zwischen kindlichen Traumatisierungen, Reviktimisierung im Erwachsenenalter und psychischen Folgen bei Alkohol- und Drogenkonsumenten, wobei sich die durch traumatische Erfahrungen erworbenen psychischen Beeinträchtigungen sowie der Substanzkonsum bei vielen Betroffenen über die Lebensspanne hinweg in unterschiedlichster Art und Weise wechselseitig bedingen und aufrechterhalten. So können kindliche sexuelle Traumatisierungen zu problematischem Alkohol- oder Drogenkonsum im Jugendalter führen mit einer dann vor allem für Frauen erhöhten Wahrscheinlichkeit, erneut Opfer sexueller Gewalt zu werden, um daraufhin den Konsum im Sinne einer Selbstmedikation der posttraumatischen Symptome weiter zu steigern, später retraumatisierende Partnerschaften zu ebenfalls süchtigen Männern einzugehen, mehrfach Gewalterfahrungen in Beziehungen zu machen, um nach jeder schmerzhaften Trennung mit traumwandlerischer Sicherheit erneut einen trinkenden oder Drogen konsumierenden Partner zu finden. Auch für junge männliche Prostituierte dürfte diese Dynamik häufig zutreffen.

Zurzeit werden drei Hypothesen diskutiert, um funktionelle Zusammenhänge von Substanzmittelkonsum und PTBS zu erklären (Lüdecke et al., 2010):

- An erster Stelle steht die **Selbstmedikationshypothese**, nach der Patienten Suchtmittel benutzen, um Symptome der posttraumatischen Belastungsstörung zu kontrollieren und zu mildern. So lassen sich Flashbacks traumatischer Ereignisse vorübergehend verringern, und Vermeidungsstrategien können kurzfristig aufgegeben werden. Patienten mit sexuellen Traumatisierungen berichten häufig, dass es ihnen nur unter Einwirkung von Drogen oder Alkohol möglich ist, Sexualität zu ertragen.
- Die **Sensibilitäts- oder Vulnerabilitätshypothese** ist ein weiteres Erklärungsmodell. Danach sind Alkohol- und Drogenkonsumenten empfänglicher, nach Traumaexposition eine posttraumatische Belastungsstörung zu erleiden. Möglicherweise sind die limbischen Strukturen bei Suchtkranken sensibilisiert, einerseits durch häufige traumatische Erfahrungen, andererseits durch wiederholte Alkohol- und Drogenentzüge. Diese Entzüge erhöhen die Alarmbereitschaft des Gehirns so weit, dass vermehrt PTBS nach Traumatisierungen auftritt und häufig einen verlängerten Verlauf nimmt.
- Die **Hochrisikohypothese** ist die dritte häufig genannte Hypothese. Danach ist Drogenkonsum ein hochriskantes Verhalten, und Drogenkranke sind daher einem erhöhten Risiko einer Traumaexponierung ausgesetzt. So ist die Reviktimisierungsrate bei Frauen, die sich sexuell prostituieren, um sich Drogen zu beschaffen, deutlich erhöht. Diese Frauen hatten überdurchschnittlich häufig sexuellen Missbrauch in der Kindheit erlitten, und auch im Rahmen der Prostitution kam es

deutlich häufiger zu erneuten Viktimisierungen als bei Prostituierten, die keiner Beschaffungsprostitution nachgingen.

Die Selbstmedikationshypothese wurde in vielen Untersuchungen bestätigt und bedeutet für die beratende Praxis, dass Klienten, die keine Behandlung der PTBS erfahren, zur Symptomlinderung wiederholt auf Suchtmittel zurückgreifen werden. Daher werden diese Klienten auch nur eine geringe Motivation haben, auf diese zu verzichten. Sie würden sich die Möglichkeit nehmen, durch Suchtmittel ihre PTBS-Symptomatik zu lindern. Die zentrale Aufgabe im beraterischen Kontext ist deshalb, die Bereitschaft zur Motivation und zum Erlernen gesünderer Selbststabilisierungsstrategien zu fördern.

Die Behandlung traumatisierter Personen wird auch von Sucht-Therapeutinnen als deutlich schwieriger empfunden (Schäfer et al., 2004). Bei traumatisierten Patientinnen und Patienten sei es schwieriger, ein therapeutisches Bündnis aufzubauen, es komme häufiger zu Kontaktabbrüchen, die Betroffenen benötigten eine deutlich längere Stabilisierungsphase und es komme häufiger zu Rückfällen sowie insgesamt zu einer Verlängerung der Therapiedauer. In der Therapie bewährt hat sich die sogenannte integrative Behandlung, d.h. die parallele Behandlung von Traumastörung und Suchterkrankung. Eine genaue Beschreibung eines integrativen Behandlungsansatzes, wie er inzwischen in einigen deutschen Kliniken angeboten wird, findet sich bei Lüdecke et al. (2010).

Interventionsmöglichkeiten in Beratung und Therapie

Für die spezielle Behandlung und Beratung von Patienten mit Traumastörungen und Suchterkrankung haben sich einige Stabilisierungstechniken bewährt, z.B. die Anticraving-Technik. Sie ist ein hypnotherapeutisches Verfahren und dem Dissoziationsstopp sehr ähnlich, der zur Unterbrechung von Flashbacks eingesetzt wird. Dabei lernen Patienten gezielt, sich ihrem Suchtverlangen in allen Einzelheiten in der Imagination auszusetzen, um dann dieses innere Bild in allen Sinnessystemen zu verändern. Schließlich wird das veränderte Bild des Suchtverlangens, das imaginativ auf einem Video gespeichert ist, ähnlich wie bei der Screentechnik und Tresorübung aus dem Videogerät genommen, verpackt und an einem unzugänglichen Ort in einem Tresor verschlossen oder vernichtet. Dadurch sollen Patienten aus ihrer Hyperarousal gebracht werden, sie berichten anschließend von einem Gefühl großer Entlastung von ihrem Suchtverlangen. Durch diese Technik wird Suchtverlangen nicht dauerhaft gelindert, sondern sie wirkt als eine Notfall-Intervention. Diese Intervention eignet sich auch für die Anwendung im beratenden Kontext.

Eine weitere Stabilisierungstechnik stellt die Filmtechnik (Screentechnik, siehe auch Kap. 10.4.2) dar, bei der im ersten Teil Therapeut und Patient gemeinsam einen auf einer imaginativen Leinwand ablaufenden Film betrachten, in dem der Patient aus der Distanz seinen eigenen zukünftigen Rückfall sehr genau betrachten und erleben kann. Zur Vorbereitung auf den zweiten Teil wird der Patient nun gefragt, was er über sich denkt („Wenn Sie das sehen, wie denken Sie dann über sich?"), wenn er diesen Film betrachtet. Nachdem meist eine negative Kognition genannt wird („Ich schaffe es nicht ohne Drogen"), wird dann gefragt, was der Patient gerne positiv denken würde („Ich brauche keine Drogen mehr"). Mit dieser positiven Kognition wird dann der Film nochmals, jetzt in der assoziierten Position (Ich-Form) betrachtet und so verändert, dass der Patient nach gleicher Ausgangslage des Films eine ressourcenreiche und positive Erfahrung ohne Drogen machen kann (Suchtmittelalternative). Zum Schluss erzählt der Therapeut dem Patienten nochmals den positiven Filmablauf. Auch diese Form der Screentechnik lässt sich im beratenden Kontext gut durchführen.

Ein sehr hilfreiches und gut ausgearbeitetes Therapieprogramm stellt das Manual „Sicherheit finden" von Najavits (2009) dar, das speziell für Menschen mit der Doppeldiagnose posttraumatische Belastungsstörung und Substanzmissbrauch entwickelt worden ist. Es verfolgt einen konsequent integrativen Ansatz und kombiniert in jeder Sitzung Interventionen aus Phasen der Trauma- und der Suchttherapie.

Die Grundprinzipien von „Sicherheit finden" sind:

- Sicherheit als das übergeordnete Ziel,
- integrierte Behandlung von Substanzmissbrauch und posttraumatischen Störungen,
- vier inhaltliche Bereiche werden gleichmäßig abgedeckt: Kognitionen, Verhalten, interpersonelle Aspekte sowie Case-Management,
- Berücksichtigung von Therapieprozessen und therapeutischer Haltung.

Das Manual umfasst 25 Sitzungen, die zu gleichen Teilen kognitive, verhaltensbezogene und interpersonelle Aspekte behandeln. Außer der Einführungs- und Abschlusssitzung ist keine bestimmte Reihenfolge festgelegt, die Sitzungen sind prinzipiell austauschbar und können den individuellen Bedürfnissen der Gruppe oder des Einzelnen angepasst werden.

Beispiele für Sitzungsthemen sind:

- Sicherheit
- PTBS: die eigene Stärke zurückgewinnen
- Distanzierung von emotionalem Schmerz
- „Wenn Substanzen Sie beherrschen"
- Um Hilfe bitten
- Mitgefühl
- Ehrlichkeit
- Die innere Spaltung überwinden
- Grenzen setzen in Beziehungen
- Unterstützungsangebote
- Umgang mit Auslösern
- Gesunde Beziehungen
- Sich eine Freude machen
- Heilung von Wut

Diese Themen können sowohl in einem stationären Rahmen in einer Gruppe als auch individuell in der Beratungstätigkeit verwendet werden. Sie sind jeweils sehr sorgfältig ausgearbeitet und folgen einem immer gleichen Ablauf mit Begrüßung, einem Zitat, in dem auf das Thema vorbereitet wird, ausführlich erarbeiteten Materialien zur Auseinandersetzung mit dem Thema sowie einer Abschlussrunde mit einer Selbstverpflichtung, indem der Betroffene sich selbst und auch dem Therapeuten gegenüber eine Verpflichtung abgibt, was er in der nächsten Zeit an seinem Verhalten oder seiner Einstellung verändern wird. Einige Evaluationsstudien belegen bereits die Wirksamkeit dieses Programms.

12.4 Beratung in Zwangskontexten

Viele Klientinnen in Zwangskontexten sind komplex traumatisierte Menschen. Das betrifft sowohl Opfer, die als Traumafolge extrem selbstdestruktives Verhalten entwickelten, als auch die, die selbst zu Tätern wurden. Sie können ohne Hilfe den Zusammenhang zwischen ihrem Opfer-geworden-Sein und ihren aggressiven Täterseiten nicht sehen, kontrollieren und beenden. Traumaberatung kann den Weg in Therapie eröffnen. Traumaberatung und -therapie können zu mehr Kontrolle destruktiver Introjekt-Anteile und zur Veränderung in hilfreiche Introjekte führen. So kann viel Leid der Betroffenen gelindert und vor allem für die Zukunft auch präventiv gewirkt werden.

Traumaberatung und -therapie sind auch innerhalb von Zwangskontexten möglich, z.B. in ambulanter Beratung in der Bewährungshilfe, im Jugendarrest, in Einrichtungen der Jugendhilfe, selbst bei richterlich angeordneter Behandlung in geschlossenen Stationen in der Psychiatrie und in der Forensik. Die Wirkfaktoren von Psychotherapie können auch in solchen Einrichtungen genutzt werden.

Unerwünschte Hilfen, die zustande kommen ohne oder mit minimaler Eigeninitiative der Klienten, existieren in großer Bandbreite innerhalb der Sozialarbeit. Sie reichen von milden Formen fremdinitiierter Kontaktaufnahme durch besorgte Partner bis hin zu geschlossener psychiatrischer Unterbringung oder Haft.

Während einer Zwangsunterbringung befinden sich Klientinnen und Berater in einer Sondersituation innerhalb des helfenden Kontexts. Denn Helferinnen sind hier auch Beauftragte des Staates oder der Institution und nicht ausschließlich ihrer Klienten. Ihre Funktion besteht häufig neben Hilfe auch in Kontrolle. Ihren Beratungs- und Behandlungsauftrag erhalten sie nicht oder nur eingeschränkt durch die Betroffenen selbst. Sie können von ihnen vorläufig, aber auch dauerhaft als Gegner erlebt werden. Selbst wenn der Beratungsauftrag ohne Freiwilligkeit der Klienten zustande gekommen ist, schließt dies jedoch nicht aus, dass sich eine innere Freiwilligkeit entwickeln kann. Vielfach muss um solche Klienten geworben werden.

Empathie in Zwangskontexten bedeutet, sich einzufühlen, ohne destruktives oder auch kriminelles Verhalten, aufgrund dessen sich Klientinnen dort befinden, zu billigen oder gar zu befürworten. Traumaspezifisches Wissen hilft, die Dynamik und Auswirkungen destruktiver Anteile – z.B. von Täterintrojekten (siehe Kap. B.11.2) – zu verstehen und dies den Klienten durch Psychoedukation zu vermitteln, in der Hoffnung und mit dem Ziel der Veränderung hin zu angemessenem Verhalten.

> Ein 15-jähriges Mädchen, das auf der Straße lebte, überfiel in einer Gruppe eine Passantin mit vorgehaltenem Messer. Nach der Inhaftierung wurde sie zur Bewährung entlassen und wurde rückfällig, indem sie eine Handtasche raubte und mit der darin vorgefundenen Scheckkarte einkaufen ging.
>
> Intervention: Klientin und Beraterin kommunizierten offen über den Diebstahl, mithilfe der Ego-State-Arbeit konnten alle beteiligten Anteile eruiert werden, auch der schambesetzte Teil, der „klaute", sowie ein mit dem strafenden Vater identifizierter Anteil. Die Klientin war Opfer extremer Gewalt bereits im Kleinkindalter geworden. Nach Anerkennung und Trost dieser kindlichen Teile übernahm der Anteil „Scham" in der Realität die Aufgabe, das Überfall-Opfer anonym anzurufen und sich zu entschuldigen, und der Bestohlenen die Handtasche zurückzubringen und den finanziellen Schaden in Raten zurückzuerstatten. Nach langer Betreuung und Vermittlung in eine Traumatherapie endeten die Straftaten.

Zwangsmaßnahmen sollen als Ultima Ratio erfolgen. Sie sind vielfach auch Belege für erfolgte Ausgrenzungsprozesse, häufige Beziehungsabbrüche, kurzsichtige (Fehl-) Entscheidungen verschiedener Personen und Stellen, starrer bürokratischer Strukturen und mangelnder Zusammenarbeit der Beteiligten wie Eltern, Kindertagesstätten, Schulen, Medizin, Kinder- und Jugendpsychiatrie, Polizei, Justiz, Jugendhilfe. Allerdings kann es für Helfer und Hilfesysteme schwierig sein, frühzeitig und systematisch Lösungsstrategien mit dem psychosozialen Helfernetzwerk und den Klientinnen zu erarbeiten und umzusetzen.

Unterbringungsmaßnahmen in der Jugendhilfe erfolgen i. d. R. nach vielfältigen, letztlich bis zu diesem Zeitpunkt gescheiterten ambulanten Erziehungsmaßnahmen. Diese Kinder und Jugendlichen kommen meist aus „broken homes", waren Opfer kumulativer, einschließlich sexueller Gewalt, sie sind infolge schwerer Bindungsstörungen für Erziehung und Therapie nur sehr schwer erreichbar (siehe Kap. C).

Die Problemdefinition geht zunächst i. d. R. von der Institution bzw. von den Pädagoginnen und Therapeuten aus. Die Klienten sehen das Problem meist nicht in ihrem Verhalten, sondern im Zwang des Aufenthalts und der Beschränkung ihrer Freiheit (Conen & Cecchin, 2007). Häufig wehren sie sich gegen die inneren und äußeren Einschränkungen. Die Beraterinnen müssen diesen Widerstand – wie Feindseligkeit und Abwehr gegenüber jeglichen auf Veränderung gerichteten Interventionen – in ihr Hilfekonzept mit einbeziehen. Es kann verstehbar werden, dass Klienten all ihre Ängste, Zweifel, Wut und Kritik auf die Institution und die Helfer richten.

Die Klientinnen können sogar leugnen, überhaupt ein Problem zu haben. Sich einzugestehen, dass Probleme vorliegen, kann ein zu schmerzliches Eingeständnis, „versagt zu haben", bedeuten. Jegliche „Hilfe" lehnen sie zunächst meist vehement ab. Bei traumatisierten Klienten spielen destruktive Introjekte als Traumafolge hierbei eine große Rolle. Sie sind überzeugt davon, keine Hilfe verdient zu haben, oder setzen das Hilfsangebot mit Bestrafung für eigenes Verhalten gleich. Sie fürchten, durch die Annahme von Hilfe ihre Ursprungsfamilie zu verraten, und müssen an der Loyalität ihr gegenüber festhalten. Die damit verbundene Ohnmacht erleben dann meist die Helferinnen anstelle der Klienten.

Für traumatisierte Klientinnen erfordert es eine enorme Kraft, sich aus Tätermilieus und destruktiven Bindungen herauszulösen. Innere Widersacher, die Veränderung verbieten, halten auch in Zwangskontexten viele Klienten innerlich „gefangen" (siehe Kap. B.11.2).

Zwangskontexte können auch eine Chance bedeuten, indem Traumaberatung Klienten hier Hilfe bietet, die sie sonst nie erhalten würden, weil sie diese nicht aus Eigeninitiative aufgesucht hätten. Scheitert die Hilfe, liegt dies dann aus Sicht der Klientinnen an den Helfern der Institution und nicht an ihnen selbst, was durchaus das labile Selbst und Selbstwertsystem schützen kann (ebd.).

Gerade in Zwangskontexten ist es hilfreich für Jugendliche, Erklärungen als Entlastung zu erleben und zunehmend Verantwortung zu übernehmen. Teile-Arbeit (Ego-State-Arbeit) kann zunächst über Psychoedukation Einsicht und Verständnis in ihr auch selbstdestruktives Verhalten eröffnen, entlasten und Entwicklungs- und Heilungsprozesse begünstigen.

Professionelle Helfer im justiziellen Kontext sind beauftragt, die Abweichung ihrer Klienten von Gesetzen möglichst zu verhindern, sie werden dadurch auch quasi zu „Erfüllungsgehilfen" der Justiz. Für Rückfälle und Fehlverhalten der Klienten fühlen sie sich in einem gewissen Ausmaß – vielleicht auch unausgesprochen – verantwortlich, besonders wenn sie ihren Klienten sehr empathisch begegnen.

Beispiel: Ein Jugendlicher, der aus einer geschlossenen Einrichtung entweicht und erneut Straftaten begeht.

Helfer müssen erst „einen Fuß in die Tür bekommen", um überhaupt einen Hilfeprozess in Gang setzen zu können. Sie sollten den Fokus dabei nicht nur auf das Problem der Klienten richten, sondern auch hier Ressourcen entdecken. Die Arbeit mit Metaphern und Bildern kann eine vorsichtige Korrektur der starren Überzeugungen initiieren. Auch innerhalb von Zwangskontexten können Erfahrungen von Respekt, Wohlwollen und Freundlichkeit geprägt sein.

Für manche Klientinnen sind Sprache und Ziele der Helfer zu fremd, sie möchten in ihren Alltagsproblemen konkrete Hilfen, diese können einen Einstieg in weitergehende Hilfen bedeuten. Klienten benötigen oft sehr kleine Schritte und pragmatische Anleitungen.

Das geringe Selbstwertgefühl der Klienten verbirgt sich möglicherweise hinter ihrem Verschweigen und Verheimlichen aller Schwierigkeiten und kann sich nur dadurch einigermaßen stabilisieren. Das Verweigern kann eine immense Angst vor Veränderung kaschieren. Klienten haben häufig verinnerlicht, dass Schwäche mit „Opfer werden" verbunden ist, was in der Peergroup verachtet wird, es wird deshalb vermieden, auch nur die geringste Schwäche zu zeigen.

Gefühle wie die Angst, verlassen zu werden, und die Angst, selbstständig zu werden, sollten angesprochen werden, damit die Klientin Zugang zu ihren Schutz- und Verteidigungsstrategien erhält.

Welche „guten Gründe“ gibt es für „mangelnde Motivation“?

- Festhalten am Gewohnten als Identität der Klientin
- Ausdruck von Loyalitätskonflikten gegenüber der Herkunftsfamilie
- Bedrohungsgefühl bei Veränderung des bisherigen Lebens
- Angst vor Verlust der Kontrolle, Vertrautes gibt das Gefühl von Kontrolle
- Negative Erwartungen, eingeübte machtlos-hoffnungslose Sichtweise
- Langjährige negative oder enttäuschende Erfahrungen mit Institutionen
- Identifikation mit misstrauischer Sichtweise der Eltern
- Glaube, dass Veränderungen nur negative Folgen haben können
- „Unmotiviertes“ Verhalten kann – gerade bei Jugendlichen – Ausdruck von Autonomiebestrebungen sein

Auch aufgezwungene Hilfe hat das Ziel, Autonomie und Selbsthilfepotenzial der Klienten zu stärken, kann jedoch auch Gefühle des Scheiterns, der Demütigung und Kränkung auslösen. Klientinnen verführen manchmal Helfer dazu, nicht mehr an sie zu glauben und keine Ressourcen wahrzunehmen. Damit fühlen sie sich entlastet und bestätigt, „ein hoffnungsloser Fall“ zu sein.

Manche Klienten „beschäftigen“ die Helferinnen mit Krisen und deren Bewältigung, sodass sie damit komplett ausgelastet sind. Damit gelingt es, von möglicher Veränderung abzulenken. Die Helferinnen werden damit evtl. zugleich auf ihr Durchhaltevermögen und ihren Optimismus getestet, was durchaus in Burnout enden kann, wenn sie diese Zusammenhänge nicht ausreichend reflektieren und genügend Unterstützung durch ein Team und Supervision erhalten.

Der Druck auf Helfer und die „gesellschaftliche Ungeduld“ wachsen, Armut und soziale Probleme nehmen zu. Das Scheitern von Hilfen in Zwangskontexten wird in den öffentlichen Medien wahrgenommen und bewertet. Das Versagen einzelner Mitarbeiterinnen ist immer auch ein Versagen innerhalb eines Helfersystems, das oft lange vor der Katastrophe einsetzte. Viele haben vorher schon weggeschaut, Personal wurde auf ein Minimum reduziert, auch an Austausch und Supervision wurde gespart.

Trotz schwierigen Klientenverhaltens sollten Helfer sich weiter um das Arbeitsbündnis bemühen.

Was hilft:

Empathie

- Kombination von Empathie und Entschiedenheit mit klaren Grenzen
- Über Einsicht in die Ursachen des Verhaltens hinaus ist es wichtig, der Klientin eine Entwicklung zutrauen: „Wie kann es von nun an besser gehen?“
- Neutrale Haltung, respektvolle Neugier

Transparenz
- Den Widerspruch klar benennen: Es stimmt, dass die Institution ihre Freiheit wegnimmt und Helferinnen zugleich beauftragt sind, sie dabei zu unterstützen, eine unabhängige Person zu werden.
- Klare Wertehaltung: Ablehnung von verbaler und tätlicher Gewalt und sexuellem Missbrauch
- Erklären der Aufträge, Möglichkeiten und Grenzen der Berater

Beratende Haltung
- Klienten da abholen, wo sie stehen
- Bündnis mit den Selbstheilungskräften und Ressourcen der Klientinnen
- Ein gutes Arbeitsbündnis begründet sich in der Hoffnung auf positive Veränderungen.
- Verantwortung für die eigene Rolle übernehmen.
- Die Klientin hat das Recht auf ihre eigene Sichtweise, aber die hat Konsequenzen, sie traf eine Entscheidung und trägt die Verantwortung.

(u.a. nach Conen & Cecchin, 2007)

12.5 Geschlechtsspezifische Unterschiede

Es gibt hinsichtlich Traumata deutliche Unterschiede zwischen den Geschlechtern, sowohl das Vorkommen und die Art der Traumatisierung als auch die Verarbeitung betreffend. Dies ist wichtig für Beratung und Therapie.

Mädchen werden häufiger Opfer von sexualisierter Gewalt, meist in der Familie, und haben öfter eine nahe Beziehung zum Täter. Wenn Jungen sexualisierte Gewalt erleben, dann eher außerfamiliär (eine hohe Dunkelziffer wird vermutet), z.B. im kirchlichen Kontext, in Vereinen und Freizeiteinrichtungen. Männer werden insgesamt häufiger Opfer von schweren körperlichen Gewalttaten, Frauen häufiger von sexualisierter und häuslicher Gewalt (Huber, 2003b).

Verhalten nach Traumatisierung

Mädchen werden eher zu Anpassung und passivem Ausdruck von Aggression sozialisiert, Jungen eher zu aktiver Durchsetzung und Richten der Aggression nach außen. Mädchen reagieren eher mit Depression und richten die Aggression gegen sich selbst, entwickeln somatopsychische Reaktionen, etwa gestörtes Essverhalten, selbstverletzendes Verhalten (z.B. Ritzen, operative Eingriffe) und Suizidversuche.

Jungen reagieren eher aggressiv, geben die Aggression an jüngere (Geschwister) und schwächere, wehrlose Menschen oder auch Tiere weiter, werden so von Opfern zu Tätern und/oder neigen zu Extremverhalten, auch zu extremistischen, gewaltvollen politischen und gesellschaftlichen Anschauungen und Verhalten (Rechtsextremismus, Binge-Drinking, Waffennarren, Amokläufe, vollendete Suizide mit gewaltvolleren Suizidmethoden).

Frauen entwickeln häufiger Angststörungen, depressive und dissoziative Störungen, Schmerzstörungen, Koabhängigkeit, das Vollbild einer PTBS oder einer komplexen Traumafolgestörung. Männer entwickeln eher Komorbiditäten wie Suchterkrankungen (ebd., siehe auch Kap. B.12.3).

Beziehungen

Mädchen und Frauen identifizieren sich entweder männlich mit dem Täter – wenden dann z.B. Gewalt gegen ihre Kinder an – oder weiblich (täterloyal, wie oft die Mutter) als Opfer, unterwerfen sich eher und lassen sich in der Folge auf missbräuchliche Beziehungen ein, suchen sich „Täter"-Männer – oft auch als vermeintlich starke Retter.

Jungen identifizieren sich eher mit dem Täter, die Opferseite wird als unmännlich abgewehrt. Sie versuchen in Beziehungen häufig Rache zu nehmen für das Leid, das sie erlitten haben.

Beratung – Psychotherapie

Traumaberater und -therapeutinnen in entsprechenden Einrichtungen sollten aufmerksam sein hinsichtlich genderspezifischer Aspekte.

Wichtig ist, dass die Klienten die Wahl haben, welches Geschlecht die Beraterin/der Psychotherapeut hat und diese Wahl zu Beginn der Beratung/Therapie nicht beeinflusst oder gedeutet wird (Reddemann, 2004a).

In Beratung und Therapie sollten männliche und weibliche Traumaopfer entsprechend genderspezifisch korrigierende Erfahrungen machen können. Ein Junge kann von einem warmherzigen Berater, Betreuer oder Therapeuten lernen und in der therapeutischen Beziehung erleben, dass Stärke ohne Machtausübung möglich ist. Ein Mädchen kann von einer nicht täterloyal denkenden empathischen Beraterin/Therapeutin lernen, zu sich zu stehen, sich von täteridentifizierten, selbstentwertenden Denkmustern zu lösen und autonom zu werden.

Es sollte möglichst geschlechtsspezifische Angebote geben, „Frauenräume", „Männerräume", z.B. Gruppen für Jungen und Mädchen, Antigewalttrainings, Stabilisierungsgruppen und die Möglichkeit, körpernahes Erleben mit einer Person des gleichen Geschlechts zu bearbeiten.

Achtsamkeit auch für subtile Formen der Herabsetzung des anderen Geschlechts ist wichtig. Ebenso Ressourcenaktivierung und das Finden von positiven geschlechtsspezifischen Vorbildern und Identifikationsfiguren in der Familie und der Gesellschaft (ebd.).

Aus den unterschiedlichen Traumaerfahrungen und -symptomen ergeben sich spezielle Aspekte und Ziele für die Beratung und Psychotherapie (modifiziert n. Huber, 2003b; Gahleitner & Gunderson, 2009):

Für Mädchen und Frauen
- Verlässliche, nahe Bindungserfahrung
- Traumamaterial auf Distanz bringen
- Positive Körpererfahrungen
- Wehrhaftigkeit erlernen

Für Jungen und Männer
- Selbstberuhigung
- Verantwortung für die eigene Täterschaft übernehmen, dann erst ist Opfersein integrierbar
- Sich „schwach" sein erlauben (in Spiel und Aktion, z.B. Sport, Theater)
- Empathie für Schwächere lernen, etwa für ein Tier sorgen

12.6 Interkulturelle Besonderheiten in der Traumaberatung

Medizin und Psychologie haben sich in einem engen Kontext von Kultur, Religion und Sprache entwickelt. So gibt es große Unterschiede in der Beurteilung und Bewertung von Krisen, Krankheiten und besonders „seelischen Zuständen", von Schicksal über spirituelle Erfahrungen bis zu Krankheit (Rösing, 1997).

Die westliche Medizin wird heute auch in Afrika, Asien und Lateinamerika angewandt, und ganzheitliche Heilsysteme, wie z.B. Traditionelle Chinesische Medizin (TCM), Ayurveda und schamanische Heilweisen, fanden Eingang in die westliche Medizin und Psychotherapie. Unklar bleibt jedoch, ob dies auch zu einem tieferen gegenseitigen Verständnis des jeweils anderen Welt- und Menschenbilds sowie des Gesundheits- und Krankheitsverständnisses geführt hat, denn kulturelle Wurzeln lassen sich nicht einfach in andere Kulturen übertragen, sie sind über viele Generationen historisch gewachsen.

Traditionelle Kulturen sind stark durch Religionen geprägt. So können Erkrankungen und seelische Störungen z.B. als Ergebnis von Fehlverhalten, als Dysbalance, als Besessenheit, als „Strafe Gottes“, als Fluch, als Aufgabe oder als karmisches Geschehen angesehen oder gedeutet werden. Machtfaktoren spielen dabei auch eine Rolle.

Traumata werden in ursprünglichen Kulturen oft als Seelenverlust bzw. Verlust von Seelenanteilen angesehen. Dieses Verständnis bestimmt die Vorstellung von Heilungsmöglichkeiten dann entsprechend mit.

Hauptsächliche Ursachen für Traumatisierungen von Migranten:

- Leben in einem Kriegs- oder Krisengebiet
- Verluste von nahen Angehörigen oder Freunden durch Tod oder Krieg/Flucht
- Selbst Täter, z.B. als Soldat
- Naturkatastrophen
- Angehörige von Traumatisierten
- Raub oder sexuelle Gewalt auf der Flucht
- Verlust der Heimat und Kultur, fremd sein und bleiben im Zufluchtsland/Aufnahmeland

Kulturspezifische Traumareaktionen und Diagnostik

In vielen nichtwestlichen Kulturen sind die klassischen posttraumatischen Symptome und Komorbiditäten (siehe Kap. A.4 und A.5) häufig begleitet von somatischen und dissoziativen Symptomen wie z.B. Zittern, Schütteln, Schreien bis zur Bewusstlosigkeit, Ohnmacht, Selbstgespräche, Stimmen hören, körperliche Ausfälle, Ganzkörperschmerzen und Lähmungen, automatisierten Bewegungen und Gesten (Abdallah-Steinkopff, 2002). Viele dieser kulturspezifischen Symptome nach unterschiedlichen Formen traumatischer Erfahrungen erfüllen die typischen Diagnosekriterien einer PTBS nicht oder nur zum Teil.

> Eine 40-jährige rumänische Frau, die mit ihrem Mann politisch verfolgt wurde und seit Kurzem in Deutschland war, bekam bei einer Fahrscheinkontrolle im Zug einen Schreikrampf und fiel zu Boden. Wie sie viel später im Gespräch ausdrücken konnte, waren allein durch den Anblick der Uniform Flashback-Erinnerungen an Polizeiverhöre getriggert worden.

Eine unreflektierte Anwendung der in der westlichen Welt entwickelten diagnostischen Systeme wird Migranten mit speziellen Störungsbildern nicht gerecht (Mehari, 2000). Zudem bedeutet die Anwendung der Diagnose-Manuale, wie jede Diagnosestellung überhaupt, einen eher defizitorientierten Ansatz. Die kreativen Ressourcen und die Improvisationsgabe mancher Migranten, die ein Überleben erst ermöglicht haben, werden hingegen manchmal übersehen.

Wichtig kann daher sein, das Erstgespräch oder auch weitere Beratungsgespräche mit speziell ausgebildeten Dolmetschern durchzuführen (Abdallah-Steinkopff, 1999; Hegemann, 2009).

Obwohl die Sprache das wesentliche Mittel zur Diagnostik einer PTBS oder von Komorbiditäten ist, ist im Hinblick auf die o.g. spezielle Symptomatik die Kontaktaufnahme über mimisch-gestische Äußerungen ebenso wichtig.

Zeitpunkt der Beratung oder Therapie

Schwierig ist auch die Frage des Zeitpunkts, zu dem Traumaberatung oder -therapie bei Migranten beginnen soll und kann, zumal als Grundvoraussetzung eine gewisse äußere Sicherheit zu fordern ist (siehe Kap. B.10). Diese ist jedoch bei Migranten oft nicht gegeben, sei es, weil sie einen unsicheren Aufenthaltsstatus haben, oder weil die Abschiebung droht.

> Eine 19-jährige afghanische Frau, die als unbegleiteter minderjähriger Flüchtling nach Deutschland gekommen war und zwei Jahre nach ihrer Ankunft erfuhr, dass ihre Mutter in Afghanistan gestorben war, entwickelte erneut heftige psychische Symptome angesichts des inneren Konflikts, ob sie die Sicherheit jetzt aufgeben sollte, um ihrer Pflicht als Tochter nachzukommen und die Mutter zu beerdigen.

Interkulturelle Kompetenz in Beratung und Therapie

Wir sollten uns bewusst sein, dass

- unterschiedliche Erklärungen und Bezeichnungen für Störungen und Erkrankungen zu unterschiedlichen Umgangsweisen mit diesen führen,
- alle Behandlungsmaßnahmen wie Therapie, Medikamente, Operationen, Ratschläge, Pflege und Rituale einen Einfluss auf den Verlauf dieser Probleme haben,
- die Gewichtung dieser unterschiedlichen Maßnahmen kulturspezifisch stark variiert, ebenso die Ergebnisse der Behandlung wie Heilung, Misserfolg und Rückfall,

- evtl. Chronizität der Symptomatik, Behinderung oder Beziehungsabbruch aus einer Interaktion zwischen körperlichen, sozialen und psychischen Dimensionen resultieren, die ebenfalls kulturabhängig sind.

Wichtige Aspekte in der Beratungsarbeit mit Migranten

Besonders bei Beratungsbeginn gilt: „Beziehung geht vor Inhalten." Die beratende Haltung ist gekennzeichnet durch Achtung und Respekt.

Zunächst ist wichtig, der Klientin Informationen über Berater, Einrichtung und Beratungsansatz und ggf. interkulturelle Angebote zu geben, zumal die Klientinnen unterschiedliche Vorinformationen und Meinungen über die Einrichtungen haben. Ein weiterer „heikler" Punkt kann das „Prinzip der Hilfe zur Selbsthilfe" sein, da es in vielen Kulturen weitgehend unbekannt ist. Das kann schon am Anfang der Beratung zu Konflikten führen: „Die Beraterin soll etwas für mich tun" versus „Aktivierende Beratung".

Die Klientin ist Spezialistin für ihre Kultur. Die Beraterin sollte Interesse zeigen und dieses „Fachwissen" der Klientin nutzen und nachfragen. Dies fördert eine vertrauensvolle Beziehungsbasis.

Die Beraterin sollte Tabus erfragen, z.B. mit der Frage: „Was dürfte ich in Ihrem Land auf keinen Fall tun oder sagen oder was würde es bedeuten?"

Hilfreiche Fragen zu Krankheitsmodellen und Erklärungsmustern sind:

- „Wie werden Ihre Beschwerden/Ihre Krankheit in Ihrem eigenen Land erklärt?"
- Medizinisch (Krankheit des Körpers oder des Geistes)
- Biografisch (frühere Erfahrungen)
- Religiös (Gottes Wille, Schicksal oder Karma)
- Magisch (Fluch, böser Blick, Voodoo)
- „Wie würde Ihre Krankheit in Ihrem Land behandelt?"
- „Welche Behandlungstechniken (Medikamente, Kuren, Gebräuche, Amulette, Reinigungsrituale, Formeln, Gebete, Pilgern) und Behandler (Schamane, Heiler, Arzt, Seelsorger) sind dort üblich? Was halten Sie davon, was teilen Sie, wovon distanzieren Sie sich?"
- „Gibt es jemanden aus dem Bekanntenkreis, der schon einmal ähnliche Symptome gezeigt hat, und wie ist er/sie damit fertig geworden?"

Die Beraterin sollte mit der Klientin einen festen zeitlichen Rahmen vereinbaren, bis wann welche Ziele erreicht werden sollen, dann die einzelnen Schritte der Beratung festlegen und erläutern. Der im Lauf der Beratung möglichst zu erreichende Idealzustand sollte thematisiert und ggf. visualisiert werden.

Gruppentherapie kann im Sinne von „empowerment groups" sinnvoll sein.

Durch das Trauma und als Folge wurde das Opfer oft isoliert, stigmatisiert und erniedrigt. Traumatisierte Menschen fühlen sich durch ihre Erfahrung von anderen entfremdet. Deshalb hat die Gruppentherapie im Genesungsprozess einen wichtigen Platz, nicht zur Aufarbeitung des Traumas, sondern um Solidarität, Unterstützung und Verständnis zu finden (Mehari, 2000). Die Zugehörigkeit zu einer unterstützenden „Gemeinde" kann erfragt werden und hilfreich sein. Manche Klienten wollen sich jedoch von einer solchen Gruppe distanzieren, speziell wenn sie fürchten, dort auf Angehörige einer verfeindeten Gruppe aus ihrem Heimatland zu treffen.

Wünschenswert ist eine kultursensible Supervision bei einer entsprechend spezialisierten Therapeutin oder Coach. Dabei sollte nicht nur der Fall, sondern auch das Beratungssetting reflektiert werden.

13. Transgenerationale Weitergabe traumatischer Erfahrungen und Folgen von Kriegstraumata und „Kriegskindheiten“

Zu systemischen, familiären und transgenerationalen Auswirkungen unverarbeiteter Traumata auf Familienmitglieder und Nachfolgegenerationen wurde in den letzten Jahren viel veröffentlicht. Ebenso zu den Folgen von in der Kindheit erlebten Kriegstraumata, die oft erst im Rahmen der Traumaforschung als solche erkannt wurden.

Lange verleugnete Scham- und Schuldgefühle darüber, was anderen von Deutschen als Tätern angetan wurde, erschwerten über Jahrzehnte den Beginn einer Aufarbeitung. Auch die Verleugnung einer weiter bestehenden und gelebten nationalsozialistischen Täter-Denkweise ermöglichte, dass rigide opferfeindliche Sicht- und Verhaltensweisen – z.B. in der Begutachtung (siehe Kap. A.1) und in den Heimerziehungspraktiken – beibehalten wurden. Verstellt war damit aber auch die Sicht auf eigenes Opfersein – und eine konstruktive Auseinandersetzung mit transgenerational weitergegebenen Traumata wurde behindert.

Die Folgen von Traumata für die nachfolgenden Generationen wurden insbesondere für Überlebende des Holocaust und im Zusammenhang mit Kriegstraumata beschrieben (Grubrich-Simitis, 1979; Kestenberg, 1974). Nicht selten erfüllen die Nachkommen traumatisierter Personen die diagnostischen Kriterien einer PTBS, ohne selbst direkt traumatisiert worden zu sein. Sie leiden unter Panikattacken und Holocaust-Intrusionen, obwohl sie selbst erst viele Jahre nach dem Krieg geboren wurden. Gesamte Familienleben wurden und werden bis heute davon beeinträchtigt.

Als traumatisierend wurde besonders der unbewusste Zwang gesehen, sich in nicht mitgeteilte Traumata der Eltern einzufühlen und deren abgespaltene Emotionen zu empfinden. Grubrich-Simitis beschrieb, wie die Kinder in einer besonderen Form der Rollenumkehr gewissermaßen einen Defekt der Eltern auszufüllen versuchten, indem sie ständig an die Vergangenheit der Eltern dachten, für diese die Brücke zum Leben sein und verlorene idealisierte Bezugspersonen ersetzen sollten und als Folge sich nicht als eigenständiges lebendiges Selbst fühlen konnten.

Traumatisierte junge Männer und Väter kamen mitunter völlig verändert aus Krieg und Gefangenschaft zurück, emotional wie abgeschnitten von sich und unzugänglich für ihre Frauen und Kinder. Oder ihre unbewältigten Erlebnisse brachen in Jähzorn-

und Gewaltausbrüchen durch. Nicht selten war Alkoholabusus ein Bewältigungsversuch, der zugleich neue Gewalt förderte.

Im Krieg traumatisierte Menschen haben oft im Sinne eines Bewältigungsversuchs alle psychische Kraft dazu aufgewendet, ihre schlimmen Erlebnisse in sich abzukapseln und vor sich und anderen zu verbergen. Ebenso die Frauen, die ihre Schreckenserlebnisse der Bombennächte, der Flucht und besonders der sexuellen Gewalterfahrungen – oft bis heute – in Schweigen hüllen, aus Scham und um andere nicht zu belasten. Gerade diese „Schweigemauer" aber scheint ein Grund dafür zu sein, dass Traumata mit tief greifenden Folgen an die nächsten Generationen weitergegeben werden. Zu diesen Folgen können Gefühle der Leere, des untröstlichen Schmerzes, der Isolation oder des namenlosen Schreckens ebenso gehören wie Gefühle der Verlassenheit, existenzieller Einsamkeit, von der Welt abgetrennt oder ungewollt zu sein. Aber auch das Gefühl, sich verstecken zu müssen und keine Spuren hinterlassen zu dürfen. Oder eine Mischung aus Schuldgefühlen und Wut, nicht beschützt worden zu sein (Kellermann, 2001). Häufig geraten die Betroffenen in das Dilemma, zugleich stellvertretend für die Eltern ein erfolgreiches Leben leben zu sollen – und genau das zugleich nicht zu dürfen, weil es die Eltern mit deren Schmerz und Neid konfrontieren würde.

Viele während des Kriegs geborene Kinder („child survivors", Kellermann, 2001) wurden in den prägenden frühen Entwicklungsjahren mit schrecklichen Erlebnissen und Verlusten konfrontiert, auch mit überflutender Angst und Dissoziieren der Mütter. Und viele der außergewöhnlichen Überlebensstrategien, die sie sich aneignen mussten, wirkten lebenslang weiter. Oft mussten sie kleine Erwachsene sein und viel zu früh Verantwortung übernehmen, wurden um die eigene Kindheit betrogen und mussten die eigenen kindlichen Bedürfnisse abspalten. Diese blieben als bedürftige Anteile (Innere Kinder) lebendig, die lebenslang weiter nach Versorgung und Anerkennung suchen.

Je jünger die Kinder waren, desto gravierender wirkten sich die Traumata auf ihre kognitive und emotionale Entwicklung aus. Typische Folgen sind Gefühle von Ohnmacht, Ausgeliefertsein und Erstarrung, Angst vor Unabhängigkeit, Verlustängste, Gefühl innerer Isolation, Identitätsprobleme, Gedächtnisverlust und Stagnation der Entwicklung.

Kriegskinder „lernten" somit oft früh im Leben, dass äußere Kräfte, denen sie machtlos ausgeliefert waren, ihr Schicksal bestimmten. Daraus entwickelte sich nicht selten eine ausgeprägte „erlernte Hilflosigkeit" und Opfermentalität. Fehlen von Sicherheit, Vorhersagbarkeit und Vertrauen zusammen mit überwältigender Angst, Machtlosigkeit und Kontrollverlust bestimmten das Erleben und führten zu oft lebenslang wirksamen inneren Verboten von Unabhängigkeit und Autonomie (Kellermann, 2001).

Frühe überwältigende Verluste und abrupte Trennungen konnten nicht betrauert, sondern mussten verleugnet oder dissoziiert werden. Als Folge wurden oft spätere Beziehungen oberflächlich gehalten, „das Herz verschlossen", um nie wieder einer schmerzhaften Trennung ausgeliefert zu sein.

Mitunter stagnieren Therapien an einem Punkt, wo Ängste oder depressive Gefühle nicht zu den Klienten selbst gehören, sondern von einem Eltern- oder Großelternteil übernommene sind, die sie dann auch nicht – sozusagen stellvertretend für diese – lösen können. Erst durch die Aufklärung der Traumatisierungen der Eltern und die Auseinandersetzung mit deren Geschichte wird es schrittweise möglich herauszufinden, was sich hinter den eigenen, anscheinend unlösbaren Problemen verbirgt.

Heute versucht die zweite Generation, die tabuisierten Geschichten von damals zu erzählen, die Lücken des Schweigens zu füllen (Bode, 2004, 2009). Die schützenden psychischen Barrieren der inzwischen alt gewordenen Kriegstraumatisierten bröckeln auch aufgrund des Alters, der damit oft fehlenden Struktur durch Aufgaben und der nachlassenden kognitiven Bewältigungsfunktionen. Erlebnisse von Hilflosigkeit und Ausgeliefertsein – auch durch Krankheit und Krankenhausbehandlung oder im Altenheim – triggern plötzlich bislang tief verborgene Erinnerungen an Kriegstraumata und aktivieren die alten Schreckensbilder und -gefühle. Das sollten die betreuenden Ärzte und Pflegekräfte wissen.

Aber auch familiäre Traumata wie sexuelle Gewalt haben folgenschwere Auswirkungen auf die nächste Generation. Mütter, die ihre Töchter nicht vor sexuellen Übergriffen des Vaters oder anderer Täter schützten, haben oft selbst als Kinder ähnliche Traumata erlebt. Manche sind aufgrund dissoziativen Abschaltens „blind" für das sich wiederholende Grauen oder schauen täteridentifiziert aktiv weg. So wiederholt sich das einst selbst erlittene entsetzliche Verlassenwerden am eigenen Kind.

Auch der unverarbeitete Verlust eines Kindes und die Trauer und Schuldgefühle der Eltern können gravierende Auswirkungen auf nachfolgend geborene Kinder haben. So kann die Mutter in Depression versunken und damit „abwesend" sein, sich dem neuen Kind nicht zuwenden können, die neue Schwangerschaft als Verrat an dem verstorbenen Kind erleben. All das schreiben sich die lebenden Kinder oft als ihre Schuld und Versagen zu, erleben sich wie unter einer dunklen Decke und leiden unter einem Grundgefühl, keine eigene Existenzberechtigung zu haben.

> Eine Klientin erlebte als fünfjähriges Kind auf der Flucht, dass die Mutter brutal von ihr weggerissen und abgeführt wurde, es sah sie nie wieder. Ein Teil der Klientin blieb lebenslang das in Panik erstarrte Kind, das auf die Rückkehr der Mutter wartete. Sie hatte als Erwachsene das Gefühl, nur äußerlich zu funktionieren, „ gar nicht richtig da" zu sein, litt unter Depressionen und einer generalisierten Angststörung. Sie überbehütete ihre Tochter ängstlich-einengend.

Die Tochter erlebte ihre Mutter „wie nie anwesend“ und entwickelte selbst eine Depression und Angststörung.

Eine andere Klientin, die in ihrer Kindheit über Jahre Opfer sexueller Gewalt durch den Vater war, erinnerte sich, die Mutter habe während der Vergewaltigungen oft reglos an der Tür gestanden, „wie in Trance“ geschaut und nichts unternommen.

Traumatherapie ist auch in höherem Lebensalter sehr wirksam und entlastend – und auch für uns als Therapeuten sehr berührend. Die Würdigung des Leids und der Tapferkeit, mit der schlimme, auch transgenerationale und Kriegstraumata und deren tief greifende Folgen oft jahrzehntelang getragen wurden, ermöglicht oft einen heilsamen Trauerprozess und gibt den Betroffenen auch ein Stück ihrer Würde zurück.

14. Gemeinsamkeiten, Unterschiede und Grenzen der Traumaarbeit in Psychotherapie, Beratung und pädagogischen Arbeitsfeldern

Gemeinsamkeiten und Unterschiede der Interventionen

Traumatherapie bedeutet nicht Bearbeitung von Erinnerungen der Vergangenheit, sondern bezieht sich immer auf die Traumafolgen, die Symptome und Auswirkungen im Jetzt. Traumaerinnerungen ohne Folgen sind keine Indikation für Therapie.

Die beratenden Berufsgruppen sind gewohnt und geübt, mit den Beeinträchtigungen der traumatisierten Menschen im Alltag konfrontiert zu sein und deren Verbesserung als direktes Ziel in der Beratungsplanung zu berücksichtigen. Therapeuten hingegen waren oft eher gewohnt, an den Ursprüngen der Probleme zu arbeiten, viele waren damit lange zu problem- und defizitorientiert und besonders für traumatisierte Menschen zu wenig ressourcenorientiert.

Zugleich unterscheidet sich Therapie von Beratung am stärksten da, wo es um die Verarbeitung und Integration der den aktuellen Beeinträchtigungen zugrunde liegenden traumatischen Ereignisse – sprich impliziten Erinnerungsnetzwerke – geht.

Traumaberatung, Traumapädagogik und Traumatherapie wirken heilsam. Viele Interventionstechniken können in allen drei Disziplinen angewendet werden. Im Idealfall unterstützen und verstärken sie sich in ihrer heilenden Wirkung gegenseitig. Mehr Selbstverantwortung und Autonomie der Klienten ist ein zentrales Ziel jeder Beratung und Behandlung.

Traumaberatung legt den Fokus auf Interventionen zur Stabilisierung, begleitet und unterstützt in den Phasen der Traumakonfrontation und der Reintegration. Eindeutige Grenze für traumaberatende und -pädagogische Hilfen sind Traumakonfrontation und innere Arbeit „hin zu“ den Traumata, also auch weitgehend aufdeckende Innere-Kind-Arbeit und Täterintrojekt-Arbeit. Die Richtung in Beratung und Pädagogik ist „weg von“ der Aktivierung von Traumastress, also Anleitung zu Selbstberuhigung und Stabilisierung und verbesserter Alltagsfunktionsfähigkeit.

Traumafachberatung/-pädagogik kann durch individuelle, soziale sowie psychische und körperliche Stabilisierung eine angstfreie und sozial integrierte Alltagsbewältigung erst ermöglichen. Dies schafft zugleich Grundlagen für die Traumaverarbeitung.

Ziele von Traumaberatung sind zugleich auch implizite Therapieziele: Stärkung von Selbstbewusstsein, Durchsetzungsfähigkeit, Fähigkeit zur Selbstfürsorge, Abgrenzungsfähigkeit, Fähigkeit, Bedürfnisse bewusst zu erleben und zu äußern, Distanz zu handelndem Agieren, Selbstwahrnehmung und Selbstreflexion, Selbstbemächtigung, Affektdifferenzierung und -regulierung, realistische Objektwahrnehmung, Zukunftsvisionen wagen.

Sowohl Berater wie Therapeuten werden vorhandene Ressourcen der Klienten eruieren, aktivieren und zielgerichtet neue Ressourcen aufbauen, z.B. zur Angstbewältigung oder zur Distanzierung von überflutenden Inhalten. Beide werden zum Ausprobieren neuer Schritte sowie zum Abbau von letztlich Angst verstärkenden Vermeidungsstrategien und Rückzug ermutigen.

Beide arbeiten an der Korrektur verzerrter Selbst- und Fremdwahrnehmung und regen zu Reflexion und Einnahme neuer Sichtweisen an und fördern damit die Mentalisierungsfähigkeit.

Beide würdigen die bisherigen Bewältigungsstrategien als bislang bestmögliche, aber heute oft dysfunktionale und neues Leid erzeugende Versuche, mit den Traumafolgen umzugehen und nicht ganz die Kontrolle zu verlieren.

Beide vermitteln kognitiv-psychoedukativ hilfreiches und entlastendes Wissen zu Traumafolgen und der Notwendigkeit der Ressourcenaktivierung und Stabilisierung.

Beide können die Screentechnik zum Ressourcenaufbau und zur Distanzierung nutzen, Berater eher zur Flashback-Kontrolle, Therapeuten darüber hinaus (Berater ggf. in enger Kooperation und Absprache mit Therapeut) zum Screenen von Triggersituationen und dissoziativen Übergängen und damit zum Erlernen von Kontrolle über Wechsel von dissoziativen Anteilen.

Für alle helfenden Berufsgruppen gelten die Prinzipien Halten, Innehalten und Reflektieren. Sie müssen das oft schwierige, destruktive Verhalten traumatisierter Klienten – speziell von Kindern und Jugendlichen – aushalten und verstehen können. Das setzt die Kenntnis der Schutzfunktion posttraumatischer Überlebensstrategien und die Reflexion der eigenen emotionalen Reaktionen voraus, also traumaspezifisches Wissen, Supervision, Selbsterfahrung und Selbstfürsorge.

Ebenso wichtig sind geeignete institutionelle Rahmenbedingungen, die ermöglichen, dass sich alle Bereiche und Hierarchieebenen innerhalb der Institution auf eine gemeinsame Grundhaltung verständigen, die den „Geist“ der Einrichtung trägt (siehe Kap. B.15).

Grenzen für ambulante Beratung und Therapie

Auch die Kenntnis – und das Wissen zum Erkennen – der Grenzen für ambulante Beratung und Therapie und der Indikationen zur Weiterverweisung ist essenziell wichtig: u.a. bei Suizidalität, eskalierendem selbstverletzendem oder Suchtverhalten, psychotischer Dekompensation, kritischem Untergewicht, eskalierender dissoziativer Symptomatik z.B. bei Täterkontakt oder überwältigenden Traumatriggern.

Bei akuter Selbst- oder Fremdgefährdung oder starker Intoxikation ist die Zuführung und Durchsetzung vorübergehender stationärer, ggf. intensivmedizinischer Versorgung obligat.

Zunächst sind also evtl. auch invasive Interventionen erforderlich wie vorübergehende Einweisung durch richterlichen Beschluss. Ein Abbruch der Beziehung sollte vermieden werden, stationäre und ambulante Institutionen sollten möglichst vernetzt zusammenarbeiten, etwa mit stationärer Intervalltherapie und Rückübernahme.

Die Grenzen für ambulante Therapie und Beratung unterscheiden sich. So ist manchmal Psychotherapie überhaupt noch nicht möglich, etwa wenn noch keine Reflexions- oder innere und äußere Veränderungsbereitschaft besteht, die Klientin jede Verantwortung nur delegiert und die Schuld stets bei anderen sucht. Oder wenn sie Termine noch nicht einhalten kann. Beratung kann hier bereits pragmatisch helfen mit dem Ordnen der „Baustellen“, einer Tagesstrukturierung, Psychoedukation, Reorientierungstechniken etc.

Weitere Grenzen sind speziell für Therapie:

- Trotz klarer Rahmenbedingungen und konsequent ressourcenorientiert-antiregressivem Vorgehen unkontrollierbare maligne Regression
- Ausufernd destruktives Agieren
- Fehlende Bündnisfähigkeit
- Fehlende Motivation und Behandlungsauftrag
- Wenn Täterkontakt sinnvolle Therapie verhindert
- Mangelnde Ausbildung und Erfahrung der Therapeutin mit z.B. schweren dissoziativen Störungen
- Wenn äußere soziale Probleme akut und überfordernd im Vordergrund stehen
- Großer sekundärer Krankheitsgewinn

Die Grenzen der Beratung sind hier weiter gesteckt:

- Bei maligner Regression kann Traumaberatung in geduldigen kleinen Schritten weiterhin etwas mehr Eigenkontrolle unterstützen.
- Trotz sehr destruktivem Agieren sollte der beratende Kontakt aufrechterhalten bleiben, so können sich allmählich reflektierteres Handeln und eine stabile Arbeitsbasis entwickeln.
- Bei fehlender Bündnisfähigkeit sind oft zunächst sehr niedrigschwellige oder aufsuchende Beratungsangebote als vertrauensbildende Maßnahmen sinnvoll.
- Bei fehlender Motivation und Behandlungsauftrag, die regressiv oder durch Angst motiviert sind, kann eine allgemein gehaltene psychoedukative Intervention entlastend wirken („Manchmal fürchten sich Menschen und können das nicht zeigen, um nicht verletzt zu werden, oder weil sie kaum einen Funken Hoffnung haben").
- Wenn Täterkontakt sinnvolle Therapie verhindert, kann Beratung durch Suche nach Alternativen unterstützen, z.B. in Form betreuter Wohnformen und anderer Hilfen, Distanz zu Täterkontakten ermöglichen.
- Im Vordergrund stehende soziale Probleme sind eine Indikation für Sozialarbeit, und deren Lösung ist zunächst vorrangiges Beratungsziel.

Lernbehinderte und geistig behinderte Klienten benötigen Beratungsmethoden, die ihre Fähigkeiten und ihre besondere Vulnerabilität berücksichtigen. Heil- und Sonderpädagogik sind mit traumaspezifischem Ansatz zu kombinieren. Gut sind hier integrativ spielerische, gestaltende, bewegungs-, tanz- und musikpädagogische/-therapeutische Ansätze nutzbar.

In stagnierenden, sehr chronifizierten Prozessen steht die Begleitung im Fokus (siehe Teil C).

Grenzen sind auch in problematischen Arbeitssituationen zu sehen, die eine Überlastung des Personals bedingen, und in der Angst, Klienten oder sich selbst gegenüber zu weit zu gehen und zu schaden.

Andererseits sind oft Vorurteile und Abschottung gegen traumatisierte Klienten ein Problem. Manchmal entstehen sie aufgrund mangelnder Ausbildung oder Verbindung von Traumaberatung mit nur Schwerem und Belastendem, anstatt auch Möglichkeiten der Entlastung zu sehen. Im Gegensatz dazu stehen auch die Bereicherung und Freude und menschliche Tiefe, die wir in der Arbeit gerade mit schwer traumatisierten Menschen oft berührend erleben dürfen.

Die folgende Tabelle zeigt eine Zusammenfassung der wesentlichen Interventionen in Traumaberatung und -therapie.

Interventionen	Traumaberatung	Traumatherapie
Psychoedukation	xx	xx
Stabilisieren	xx	xx
Äußere Sicherheit	xx	xx
Alltagsfunktionen stärken	xx	xx
Ich-Funktionen stärken	x	xx
Fähigkeit, sich von Belastungen zu distanzieren	xx	xx
Innere Sicherheit	xx	xx
Imaginationsübungen etc.	xx	xx
Stabilisierende Ego-State- und Innere-Kind-Arbeit Aufdeckende Ego-State- und Innere-Kind-Arbeit	xx -/x	xx xx
Täterintrojekt-Arbeit	–/x	xx
Traumakonfrontation EMDR	–	xx
Psychodynamik deuten[1]	–	x

Abbildung 11: Interventionen in Traumaberatung und -therapie (Biberacher, 2011)

1 xx = zentrale Bedeutung
x = bedeutsam
– = nicht anzuwenden
–/x = nur bedingt anzuwenden

Deuten der Psychodynamik im psychoanalytischen Sinn ist klar keine beratende Aufgabe und in der Traumatherapie – wie die direkte Arbeit in der Übertragung – generell mit Vorsicht zu handhaben. Vielmehr wird das Verstehen des psychodynamischen Hintergrunds und der Übertragungsdynamik zur Grundlage von Interventionen z.B. nach dem Ego-State-Konzept (siehe Kap. A.9 und B.11).

15. Institutionelle Voraussetzungen der Arbeit mit traumatisierten Klienten im Beratungskontext und in stationärer Traumatherapie

Viele Vereine und Einrichtungen arbeiten seit Jahren ambulant oder stationär mit traumatisierten Klienten, dazu gehören u.a. die Telefonseelsorge, Beratungsstellen zur Suizidprävention oder Flüchtlingshilfeorganisationen wie Refugio.

Im Folgenden werden Kriterien zusammengefasst, die eine solche Arbeit unterstützen.

Begünstigende Bedingungen im ambulanten Beratungskontext:

1. Leichte Erreichbarkeit der Einrichtung

- Örtlich: zentral gelegen, gute Anbindung an öffentliche Verkehrsmittel, behindertengerecht
- Zeitlich: klientenfreundliche Sprechzeiten, ggf. rund um die Uhr – kostenlos und anonym, z.B. Telefonseelsorge
- Beratungszeiten, die auch für Mütter/Eltern mit Kleinkindern geeignet sind, Kinderbetreuungsangebote, Zeiten für Berufstätige abends
- Keine/kurze Wartezeiten
- Interkulturell: mehrsprachiges Informationsmaterial, im Idealfall muttersprachliche Berater, Kontakte zu traumazentriert qualifizierten Dolmetscherinnen
- Finanziell: Kostenlose oder kostengünstige Beratung für Klienten mit geringem Einkommen, Hilfen bei Spendenakquise u.a.

2. Netzwerkarbeit

- Möglichst alle natürlichen sozialen Beziehungen berücksichtigen, unterstützende und belastende Beziehungen erfassen
- Tatsächliche und potenziell hilfreiche Akteure im Hilfesystem eruieren, kontaktieren
- Helferkonferenzen initiieren und organisieren
- Jeweilige Aufgaben und Grenzen klären, zuordnen, ggf. Hierarchien erstellen
- Fließende und oder überlappende Übergänge ermöglichen von ambulant, teilstationär, stationär
- Tagesklinische/nachtklinische Angebote je nach Problemlagen

- Plan für Krisen- und Notfallsituationen erarbeiten und transparent machen
- Informationskette erstellen, wer informiert wen

Traumaspezifische Konzeption

Institutionen, die mit traumatisierten Menschen arbeiten, benötigen ein traumaspezifisches Konzept. Dazu gehören ein angemessener Stellenplan, eine ausreichende traumaspezifische Ausbildung und Supervision aller Mitarbeiterinnen sowie resilienzfördernde und die traumabedingten Symptome und Bindungsprobleme berücksichtigende Programme.

Therapie und Beratung brauchen ein wohlwollendes Umfeld, in dem jeder Mitarbeiter sich sowohl eingebunden fühlen als auch individuell entfalten kann.

Damit belastende Hilfeprozesse innerhalb eines Teams und einer Institution konstruktiv bewältigt werden können und nicht „bis zur Erschöpfung" ausgehalten werden müssen, ist ein offenes, unterstützendes Klima innerhalb des Teams erforderlich.

Wichtig ist, dass die Leitung der Einrichtung hinter dem Konzept und dem Team steht. Alle Hierarchieebenen sollten sich mit dem Konzept identifizieren und es durch Fortbildungen weiterentwickeln. Eine einzelne Fortbildung erfüllt noch nicht die Anforderungen an ein Traumakonzept in einer Einrichtung. Eine Einzelkämpferin innerhalb einer Institution kann nur scheitern.

Zu berücksichtigen ist auch die Kooperation mit und zwischen den Fachdisziplinen im Team, wie Medizin, Psychologie, Pädagogik, Sozialpädagogik, Sonderpädagogik, Fachpflege (Kinder-, Gerontopflege), Geburtshilfe u.a. Die Aufgaben und Grenzen der jeweiligen Berufsgruppen sollten klar benannt werden. Auch die Rahmenbedingungen müssen eindeutig definiert und verbindlich sein. Struktur gibt Halt und Schutz auch für das Team (Pross, 2009). Wichtig ist die Transparenz von Planungsprozessen. Krisenpläne müssen erarbeitet und allen Teammitgliedern bekannt sein.

Die Kooperation mit anderen Einrichtungen wie Ambulanzen, Tageskliniken, stationären Einrichtungen, niedergelassenen Therapeuten, Einrichtungen wie Jugendämtern, Jugendgericht, Jugendrichter, Jugendgerichtshilfe, justiziellen Hilfen, Straffälligenhilfe, Bewährungshilfe, Einrichtungen der Jugendhilfe, ambulanter und stationärer Familienhilfe, Kinderheimen, Wohngruppen, Hebammen, Mutter-Kind-Einrichtungen u.Ä. sollte geregelt und vernetzt sein.

Stationäre Traumatherapie

Auch hier gelten die genannten Aspekte bezüglich eines klaren traumaspezifischen Konzepts sowie der Ausbildung und Supervision aller Teammitglieder. Der stationäre Rahmen muss klar strukturiert sein, das Konzept muss Sicherheit und Halt gebende Strukturen im Gruppenalltag sowie ausreichende Einzeltherapie bieten. Und die Leitung muss eindeutig hinter dem Konzept stehen.

Es gibt leider stationäre Traumatherapieangebote, deren Inhalt nicht hält, was das Etikett verspricht, weil die strukturellen und Ausbildungsvoraussetzungen nicht stimmen. Problematisch ist ebenso, wenn – aufgrund wirtschaftlichen und Belegungsdrucks – der Anspruch besteht, alle traumatisierten Klienten aufnehmen zu können, unabhängig davon, wie überfordernd der Stresspegel für komplex traumatisierte Menschen und für das Team wird. Vielfältige Triggerreize – auch durch zu instabile oder aggressive Mitpatienten – können dazu führen, dass sich die Atmosphäre für viele Klienten unerträglich und destabilisierend gestaltet. Dann wird die Station zu einem unsicheren Ort, an dem niemand mehr fruchtbar und heilsam für sich arbeiten kann. Ein solches Klima produziert Krisen und zermürbt die Mitarbeiter und führt nicht selten zur Auflösung von Teams.

Stationäre Konzepte haben ansonsten den großen Vorteil, Therapieangebote wie Kunst-, Musik- und Körpertherapie integrieren und individuell dosiert einsetzen zu können. Auch diese müssen allerdings auf fundierten traumaspezifischen Ausbildungen der Therapeutinnen basieren. Dann bieten sie für komplex traumatisierte Klienten sowohl einen heilsamen Zugang zu ihrer oft großen Kreativität und künstlerischen Begabungen als auch zu dosierter Körperwahrnehmung, Körperressourcen und einer schonenden Reorganisation auf körperlicher Ebene. Allerdings ist stets zu bedenken, dass stationäre Therapie für traumatisierte Menschen auch enormen Stress bedeuten kann. Das betrifft sowohl die Dichte des Therapieangebots wie die der Kontakte, auch mit Mitpatienten und deren Leid. Besonders für Klienten mit dissoziativen Störungen ist dieser Stress oft zu groß und kann sehr labilisierend wirken. Stationäre Kriseninterventionen und gezielte Intervalltherapie sind oft hilfreicher.

16. Traumaberatung in der stationären Traumatherapie

Im Rahmen einer stationären Traumatherapie sind ein gutes traumaspezifisches Teamkonzept und ausreichende Fortbildung aller Teammitglieder die Voraussetzung dafür, komplex traumatisierten Menschen zu helfen. Denn dazu sollten alle die gleiche Sprache sprechen und „an einem Strang ziehen", auch um sonst unvermeidlichen Spaltungsprozessen vorzubeugen (siehe Kap. B.15).

Das Pflegepersonal hat in der stationären Traumatherapie wichtige stabilisierende Funktionen sowohl im Sinne der Schaffung einer freundlichen, Halt und Sicherheit gebenden Atmosphäre als auch mit der konkreten ressourcenorientierten Arbeit an allen Problemthemen, die im Alltag der Klienten „draußen" und im Miteinander des Stationslebens auftauchen. Besonders aber auch direkt in der Therapie, indem immer wieder die Ressourcen der Klienten aufgegriffen und deren konkrete Nutzung angeregt werden. Dazu kann die freundliche Anregung gehören, bei Problemen, Übererregung oder Krisen zunächst den eigenen Notfallkoffer oder imaginative Übungen einzusetzen.

Schon in der Pflegeanamnese wird nur schonend nach Belastungen, hingegen betonter nach den Stärken und Bewältigungserfahrungen der Klientin gefragt. Und signalisiert, dass deren eigene erwachsene Verantwortung für den Therapieerfolg wesentlich ist und man ihr diese damit auch zutraut und ihre Überlebenskräfte als Ressourcen wertschätzt – statt als Helfer selbst zu viel oder gar die „Retterrolle" zu übernehmen und damit eher regressive Bedürftigkeit zu fördern. Denn das kann letztlich die Würde der Erwachsenen verletzen, die ja „trotz allem" – und das ist eine enorme Leistung – ihr Leben „leidlich, da leidvoll" meisterte – und das selbst doch oft nur schamvoll als Versagen erlebt.

Innerhalb eines multiprofessionellen Teams – direkt ins Team einbezogen und so in Rücksprache mit den Therapeuten – kann das Pflegepersonal stationär mehr wagen als allein in einer Einrichtung. So sind auch die Grenzen zu therapeutischen Interventionen fließend und nicht starr festlegbar. Inhalte aus Therapien und stabilisierende Innere-Kind-Arbeit wie Introjekt-Arbeit können eher aufgegriffen und vertieft werden. Supervision ist obligate Voraussetzung.

Einige Beispiele der stabilisierenden Arbeit pflegender/beratender Helfer im stationären traumatherapeutischen Kontext (siehe Kap. B.10):

Schon bei der Aufnahme entängstigt ein freundliches „Jetzt kommen Sie erst mal in Ruhe hier an, lassen Sie sich Zeit, sich umzuschauen". Ebenso die Bitte und damit Erlaubnis, sich in Not mitzuteilen, statt alles mit sich allein ausmachen zu müssen – wie das bisherige innere Gebot es oft verlangte.

Eine Patientin, die schon länger da ist, kann angeleitet werden, die „Patenschaft" für eine neue zu übernehmen und ihr zu helfen, sich in der noch unvertrauten Umgebung zu orientieren.

Gegen traumaassoziierte Gefühle des Gefangenseins und Nicht-weg-Könnens aktives Weggehen z.B. aus der Gruppe erlauben, später Alternativen suchen: imaginativ weggehen in die Weite des eigenen Inneren Gartens, Raum für Neues schaffen.

Die Einhaltung der Vereinbarungen und der Rahmenbedingungen anmahnen, wenn der Klient zwar Ja sagt, aber Nein in grenzüberschreitendem Agieren ausdrückt.

Stabile Bündnisfähigkeit bei Suizidalität prüfen, evtl. kurze Treffen zeitnah vereinbaren.

Wenig Extrazuwendung für Problemverhalten wie selbstverletzendes Verhalten, aber viel für das Erlernen von gesunden Alternativen.

Ermutigen, ein deutliches Signal zu geben, wenn eine destruktive Spirale oder Suchtdruck gerade wieder beginnt.

Zu „harmloser" Kontaktaufnahme unabhängig von Problemen ermutigen: mal auf einem Spaziergang über Haustiere plaudern, sich im Garten über ein Backrezept austauschen oder gemeinsam die Stationsblumen umtopfen.

Belastende Gefühle und Trauer dosieren helfen, z.B. durch ein zeitlich begrenztes Ritual.

Innere Strukturierungshilfen besprechen wie Mandala malen, Beobachter, Stoppsignale.

Alte Glaubenssätze, z.B. „Mir darf es nicht gut gehen", mit Humor entlarven: „Man soll nicht alles glauben, was man denkt."

Evtl. nur zeitlich eng begrenzt nach Hause fahren, Übergangsobjekt mitnehmen.

Malend „Monster" verkleinern, verbannen und gute Kräfte stärken.

Allzu dominanten inneren Anteilen etwas (wie eine energische Großmuttergestalt) entgegenstellen und Schutz für die „Schwächeren" klar vertreten lassen.

Statt der Bezugsschwester zunächst die Innere Ratgeberin/weise Frau fragen.

Wenn alles wieder nicht geht oder entwertet wird: die „alte" eingeengte Sicht erkennen und erweitern helfen, an bisherige Fortschritte erinnern, dem kleinen Inneren Kind zuschauen, wie es laufen lernte und trotz Stürzen nicht aufgab.

Daran erinnern, bei sich bleiben und eigene Bedürfnisse formulieren zu dürfen.

Einschlafrituale besprechen, sich sorgsam vorbereiten und mit guten Kräften umgeben zum Einschlafen.

Am „Abgrund" daran erinnern: Alles geht vorüber, zum Glück auch jede Depression und Verzweiflung, die Sonne ist immer da, gleich hinter den Wolken, sich in den Baum verkriechen, Lichtstromübung.

Grenzen setzen dürfen – auch gegen das Leid der anderen.

Die eigene Bemutterungsfähigkeit statt für andere für sich selbst einsetzen.

Immer wieder kleine konkrete Ziele erarbeiten und deren Umsetzung ausmalen.

Ein Innerer Notarzt und imaginative Pflegekräfte können heilsame (Wund-)Versorgung zu dem Kind bringen und es liebevoll trösten.

Die Vorstellung, Therapie müsse schwer und anstrengend sein, auch als Traumafolge sehen, „umso mehr Leichtes darf jetzt sein" als Botschaft an alle innen.

Gegen das traumabedingte Gefühl, innerlich wie eingefroren zu sein, kann auch gemeinsames Summen „überallhin" und imaginatives Fächeln von Wärme wohltuend sein.

Die frühe Blockade der Lebendigkeit als Traumafolge benennen und besondere Aufmerksamkeit darauf richten, dass die Inneren Kinder sich im Jetzt am Wohlfühlort ausbreiten, toben, expansiv und neugierig ausprobieren können, stets begleitet vom liebevoll-bestätigenden Lächeln der Erwachsenen oder gütiger Helferwesen.

Den täglichen Transfer von Ressourcen in den Alltag nicht vergessen: „Und wie wird es sich im Alltag und Beruf auswirken?"

Traumaauswirkungen – in selbstsabotierenden beruflichen Blockaden und dem inneren Verbot, erfolgreich zu sein und sich zu zeigen – benennen und erklären (komplex traumatisierte Menschen bleiben meist weit unter ihren Möglichkeiten), Visionen entwickeln, was noch möglich ist.

Auch bei Fortschritten in der Therapie die bremsenden inneren Kräfte vorausahnend einbeziehen und beruhigen.

Mentalisierung und Lebendigkeit anregen durch Fragen an die Klientin – statt Lösungen zu aktiv anzubieten: „Was könnte jetzt helfen? Wie könnte so ein hilfreiches Wesen aussehen? Angenommen, Sie könnten schon ..., mal ausprobieren, malen ...“

Das „Ressourcium“ von Michaela Huber einsetzen oder selbst entworfene Spiele, z.B. ein eigenes Kartenspiel mit Zauberern, Tieren, Wichteln, Elfen, Engeln und deren unterstützenden Sätzen für verschiedene Situationen, die dann bunt durcheinandergewürfelt viel Spaß bringen (und dem Gehirn leichtes Lernen ermöglichen).

Abenteuerreisen fantasieren.

In der Kunsttherapie entwickelte Problem- und Lösungsskizzen aufgreifen.

Rituale zum befreienden Abschied von alten Familienmustern, etwa aufschreiben, „was ich davon nicht mehr brauche“, und im Garten vergraben.

Ermutigen, Kritik und Irritationen auszusprechen und zu erleben, dass die befürchteten katastrophalen Folgen ausbleiben, die Ängste also „Gespenster der Vergangenheit“ sind und jetzt nicht mehr völlige Verlassenheit als Strafe droht wie einst in der Kindheit.

Vorsichtig auch Ähnlichkeiten der Klientin mit traumatisierenden Bezugspersonen aufzeigen, die das Kind per Identifikation oder Introjektion übernahm, z.B. wenn eine Klientin andere drangsaliert, sich selbst dabei aber ausschließlich als Opfer fühlt wie einst die Mutter.

Die Grenzen der Realität und anderer Menschen zu akzeptieren helfen: „Das kann sehr schmerzlich sein, weil doch die Wünsche so verständlich und groß sind.“

„Ausmisten ist schmerzlich, aber hilfreich“, sowohl in Vergangenheit wie Gegenwart, in Schränken wie in Beziehungen.

Ressourcen aus den verschiedenen Therapien aufgreifen wie Musikstücke, das Wiederentdecken von Farben und Helligkeit beim Malen eines Regenbogens.

Natürlich ist es auch eine Ressource, viele andere und Helfer für sich aktivieren zu können, aber will man so abhängig bleiben?

Welche Überschrift hatte das Leben der Klientin bisher und welche soll es zukünftig haben? Wie würde es dann ausschauen? Was würde sie tun?

Besser mal Wut rauslassen und einen Boxsack schlagen als sich selbst.

Gefühl oder Überzeugung eigener Wertlosigkeit hinterfragen, die innere Stimme per Fernbedienung leiser, verzerrt machen.

Mit Mitbewohnerin Zeiten für sich allein im Zimmer auszuhandeln hilft, den Stresslevel zu senken und Selbstwirksamkeitsgefühle zu steigern.

Vereinbaren, dass z.B. ein Innerer Beobachter/Helfer die Klientin am Arm anstupsen kann, bevor es zu viel wird.

Beim Lebenslaufschreiben unterstützen, zunächst nur Aktuelles zu schreiben, zeitlich begrenzt und dosiert durch klaren Termin/Verabredung, gute Musik dabei zu hören.

Und immer wieder Alltagsthemen und die Zukunft ansprechen: Wie geht es beruflich weiter? Was konkret aus dem eigenen Ressourcenkoffer kann wie dabei helfen?

Thema Suizidalität:

- Mit welchen Anteilen kann man sich innerlich verbünden zum Leben hin?
- Was kann im und am Leben halten? Tiere? Freundin? Kind?
- Teile-Arbeit: Nur ein Teil will sterben, diesen verzweifelten Teil liebevoll versorgen, drei Dinge ausmalen und stärken, die am Leben halten.
- Als Erwachsener kann man sich selbst einen Platz gestalten, wenn man ihn nicht vorfindet.
- Welcher Innere Helfer/Ego-State kann früh genug warnen, wenn es wieder bergab zu gehen droht?

Thema Körper:

- Fürsorglichen Umgang mit dem Körper erklären und oft daran erinnern.
- Anregung zu Barfußgehen oder Ausdauersport zur Förderung gesunden Körpererlebens und verbesserter Körperwahrnehmung.
- Wenn Entspannung ängstigt, Walken anregen als dosierte Entspannung und zugleich Aktivierung ohne die gewohnte Überforderung oder Übererregung.
- Die Körpergrenzen energetisch ausweiten und verstärken (an Erfahrungen aus der Körpertherapie erinnern).
- Hilfe bei Problemen bezüglich der Körperpflege, einen kleinen harmlosen Bereich mal eincremen, nur fünf Minuten duschen und den Wecker stellen, statt stundenlang in dissoziativen Zuständen zu versinken und Schneidedruck zu entwickeln.

Thema Kontakte:

- Dosierung von Kontaktintensität, Abgrenzung, Rückzug, Schutz besprechen.

- Gute Kontakte „draußen" müssen gepflegt werden.
- Schlechte Kontakte sollten dagegen „verdünnt" oder noch besser beendet werden, dazu darf sich die Klientin zunächst auch hinter der Bezugsschwester oder dem Team „verstecken", sich am Telefon verleugnen lassen, sagen: „Meine Therapeutin sagt, ich brauche einige Wochen Pause zwischen den Kontakten, ich darf jetzt nicht raus."
- In kleinen Schritten mit Unterstützung die Abgrenzung zunehmend eigenständig wagen.
- Frei sein und zugleich in Beziehung sein dürfen: zunächst imaginativ ausprobieren, z.B. nahm eine Klientin tanzend mit allen Wesen, Tieren, Bäumen am Wohlfühlort Kontakt auf, tanzte von einem zum anderen, genoss das Alleintanzen und den Kontakt zugleich.
- Liebevolle Beziehung zunächst zu einem Haustier wagen.

Thema Dissoziation:

- Bei Neigung zu Dissoziation in unstrukturierten (z.B. therapiefreien) Zeiten gemeinsam einen Tagesplan erstellen und anregen, immer wieder selbst aktive strukturierende Tätigkeiten einzuplanen und der Tendenz auch durch entlastende kontrollierte Imaginationen entgegenzuwirken.
- Zum Dissoziationsstopp Achtsamkeit in der Gegenwart ankern: rückwärts zählen, Gegenstände geometrisch erfassen, Tiere beobachten, konkret körperlich erdend spazieren gehen, Gartenarbeit, Finger trommeln, sich abklopfen, sich gegen die Wand lehnen.
- Auch Klavierspielen und jedes andere konkrete Tun können ins Jetzt zurückholen.
- Erinnern an Skills wie Ammoniak-Fläschchen, Eisbeutel, Chilischote, Gummi, Finalgon-Salbe.

Und immer wieder alles Positive verstärken:

- Goldgräberstimmung (Ressourcen ausgraben) verbreiten.
- Auch dass die Klientin sich erstmals nicht so tief schnitt, dass genäht werden musste, ist ein Fortschritt.
- Lob dafür, dass sie sich diesmal rechtzeitig meldete.
- Als Verstärker positiver Erlebnisse abendliche Runde, was heute gut war, für jedes ein Steinchen in eine Schatztruhe legen.
- Jeden kleinen Fortschritt würdigen, z.B. tagsüber Steinchen von der rechten in die linke Hosentasche geben, wenn man etwas schaffte – wie sich abzugrenzen –, abends noch mal die Steinchen anschauen und würdigen.

- Lichttagebuch schmücken und miteinander anschauen (auch als gute Beziehungserfahrung).
- Allen jüngeren Ichs die jeweils erreichten Erfolge mitteilen.
- Innere Belohnungs- und Geburtstagsfeste mit allen jüngeren Ichs feiern, „ich freue mich, dass du geboren bist", laut singen, Energieschub durch die Lebensfreude des Kindes.
- Auch imaginativ temperamentvoll Klavierspielen oder Tanzen hilft.
- Verankerung positiver Selbstaussagen durch „Hand aufs Herz"-Geste.
- Sich an Veränderungen im Inneren Garten freuen, die Entwicklungsfortschritte symbolisieren: z.B. jetzt scheint die Sonne, Innere Kinder, die anfangs starr waren, spielen ausgelassen mit Tieren, Schmetterlinge tanzen, die Kinder klettern fröhlich auf Bäumen herum, ein bisher erstarrtes Kind schaut erstmals aus der Hängematte zu und lächelt, ein Schmetterling kitzelt es am Zeh.

Beispiele eher therapeutischer Interventionen:

- Per Screentechnik Auslöser/Triggersituationen und dissoziative Übergänge anschauen und klären.
- Raum für wütende, enttäuschte, traurige Innere-Kind-Anteile schaffen, wo diese sich geschützt ausdrücken können, gehört und verstanden werden.
- Die Therapeutin kann parallel zu Bezugsgesprächen des Pflegepersonals Schuldgefühle, alte Verbote und erneutes selbstdestruktives Verhalten antizipieren und mit den „zuständigen" Anteilen direkt daran arbeiten.
- In der Kunsttherapie kann Struktur das Kontrollbedürfnis befriedigen, man kann Belastendes durch einen Rahmen begrenzen, sich vorsichtig an Gefühls- und Körperbereiche annähern, Gefühlen eine Farbe geben, sie von außen betrachten, schauen, welche Veränderung hilfreich wäre, und die dann malen.
- Vielleicht traut sich die Klientin erstmals, Farben mit den Fingern zu verreiben und mit verschiedenen Bewegungsabläufen zu spielen.
- Gegenbilder und Gegengewichte malen, sich an einen „Abgrund" anzunähern, ohne abzustürzen.
- Im Wechsel altes Chaos und wohltuende Struktur malen und zwischen den beiden Polen pendeln.
- In der Musiktherapie kann eine Melodie zum ersten sicheren Ort werden oder Geborgenheit in einem Ton erlebbar werden.
- Mit einem Instrument „spielerisch" mit anderen Kontakt aufnehmen, die Kontrolle abgeben.

Dieses Kapitel widme ich meinem ehemaligen Team in Dankbarkeit für die langjährige, kreative und loyale Zusammenarbeit (U. Beckrath-Wilking).

C.
TRAUMAPÄDAGOGIK

1. | Einführung in die Traumapädagogik

1.1 Geschichte, Theorie und Themenbereiche

Die Traumapädagogik entwickelte sich in den letzten Jahren zu einem neuen Fachgebiet. Sie überträgt Theorien und Forschungsergebnisse der Psychotraumatologie auf die Pädagogik. Andere bewährte Theorien, Methoden und Erfahrungen aus der Pädagogik, im Besonderen der Heilpädagogik, werden ebenfalls mit einbezogen. So nennt das Opferentschädigungsgesetz ausdrücklich die „heilpädagogische Behandlung" für den Anspruch auf Versorgung im Rahmen einer Heilbehandlung (OEG §1, 14).

Traumapädagogik und -therapie fördern die Selbstheilungskräfte, stabilisieren Entwicklungspotenziale und ergänzen sich in ihrer Wirkung. Im Mittelpunkt von Traumapädagogik steht die menschliche Begegnung zwischen dem einzelnen Kind oder Jugendlichen und der Pädagogin. Diese ist immer auch vom Geist der jeweiligen Institution geprägt. Die Traumapädagogik wird als Pädagogik des „sicheren Ortes" beschrieben (Kühn 2008, 2009). Ihr Ziel ist es, den traumatisierten Kindern und Jugendlichen positive und korrigierende Bindungsangebote in einem sicheren Lebensrahmen zu bieten. So kann neues Vertrauen entstehen, Selbstwirksamkeit gefördert, Aggression abgebaut und damit ihr Selbstwertgefühl und Entwicklungspotenzial gesteigert werden.

Traumapädagogik fördert gezielt präventive Maßnahmen zur Verhinderung zwischenmenschlicher und institutioneller Gewalt. Das bedeutet, dass die Pädagogen eine klare Haltung gegen Gewalt einnehmen, sie selbst keine ausüben und Gewalt der Kinder untereinander entschieden entgegentreten. Sie erarbeiten vielmehr bei Konfliktsituationen konstruktive Lösungen und vermeiden es, z.B. den Jugendlichen bei kleinen Regelverstößen reflexhaft mit Entlassung aus der Einrichtung zu drohen.

Traumapädagogik unterstützt auch die Wiederherstellung der Kompetenzen der Pädagoginnen nach Konflikt- und Überforderungssituationen im pädagogischen Alltag. Denn auch sie ruhen nicht immer geerdet in ihrer Mitte, sind gelegentlich unausgeschlafen und genervt. Wenn dies nicht im Übermaß „agiert" wird, die Pädagogin sich zu Fehlern bekennt, diese korrigiert und sich ggf. entschuldigt, können Kinder daran wachsen und lernen, mit Stress umzugehen. In der pädagogischen Arbeit mit traumatisierten Kindern geraten Pädagogen jedoch leicht durch Reinszenierungsdynamiken in Ausnahmesituationen. Diese Dynamik gilt es zu reflektieren (siehe Kap. B.5.3).

Traumapädagogik zielt auf interdisziplinäre Vernetzung aller am Hilfeprozess beteiligten Systeme, denn „es ist ein ganzes Dorf nötig, um ein gesundes Kind großzuziehen" – so ein afrikanisches Sprichwort.

1.2 Sozialpädagogik und Traumapädagogik

Die Sozialpädagogik spricht sich, wie die Traumapädagogik auch, gegen eine Pathologisierung ihrer Klienten aus. Ihre Aufmerksamkeit richtet sie besonders auf die sozialen Ursachen der entstandenen Probleme, die Unterstützung bei der Überwindung desolater sozialer Situationen und die Integration in die Gemeinschaft. Traumapädagogik kann Klientinnen dabei helfen, ihre oft rigiden Verhaltensmuster zu erweitern und besser zu steuern. Denn diese wirken sich im sozialen Kontakt belastend aus und führen im helfenden Kontext häufig zu Beziehungs- und Betreuungsabbrüchen.

Werden Erkenntnisse der Traumaforschung in die Traumapädagogik einbezogen, kann die Symptomatik und mangelnde Steuerungsfähigkeit als – wenn auch inadäquater – Heilungsversuch unter enorm belastenden sozialen Bedingungen verstanden werden.

Traumapädagogik richtet sich als pädagogisches Handeln an Kinder und Jugendliche, Traumaberatung an erwachsene Klienten. Erwachsene sollten eigentlich nicht mehr erzogen werden.

Es gibt aber eine Altersspanne, in der sich pädagogische und sozialpädagogische Interventionen überschneiden: Im Bereich der Jugendhilfe, der sich an sogenannte Junge Volljährige im Alter von 18 bis 20 Jahren richtet, die juristisch als Erwachsene gelten. Hier werden sowohl pädagogische Maßnahmen – also auch Traumapädagogik – als auch traumaberatende Interventionen angeboten, da der hilfeauslösende Bedarf eine nicht altersgemäß entwickelte Persönlichkeitsstruktur ist. (Im Strafrecht kann in dieser Alterspanne ebenfalls noch das Jugendstrafrecht angewendet werden.)

In der sozialen Arbeit können Traumapädagogik und -beratung dazu genutzt werden, mit Klienten realistischere Ziele zu erarbeiten. Es geht darum, tatsächlich umsetzbare Zukunftsperspektiven in Bezug auf Schulabschlüsse, Berufsausbildung, Studium oder Berufstätigkeit zu erarbeiten sowie die gesamte Lebenssituation zu stabilisieren und alle vorhandenen Ressourcen zu nutzen. Denn psychische Stabilisierung gelingt nur, wenn auch die ökonomischen Grundlagen dafür zumindest ansatzweise gesichert werden können. Die äußere Sicherheit ist die Voraussetzung für psychische Stabilisierung. Soziale Arbeit in der Traumaberatung kann dafür Möglichkeiten mit

Klienten erarbeiten. Die Begrenzung der Möglichkeiten – etwa durch nicht beeinflussbare Umstände wie das Scheitern der Kostenübernahme einer Maßnahme, die Gefahr der Abschiebung von Klientinnen etc. – müssen zuletzt mit größtmöglicher Unterstützung und Schutz der Würde der Klientin hingenommen werden. Zuvor gilt es jedoch, alle Möglichkeiten auszuschöpfen, und manchmal ergeben sich erst während des gemeinsamen Arbeitsprozesses Chancen, die zunächst unerreichbar schienen. Zwischenschritte und Teilerfolge sollten angemessen gewürdigt werden. Berater sind oft die einzige Lobby sozial ausgegrenzter Klienten (Biberacher, 2011).

1.3 Psychotherapie versus Traumapädagogik

Zwischen spezifischer Psychotherapie und Traumapädagogik sollte unterschieden werden. Im pädagogischen Alltagssetting findet keine Traumakonfrontationsbehandlung statt. Aber das traumapädagogische Vorgehen und die Haltung des gesamten Teams ermöglichen sehr wohl eine partiell integrative Traumaarbeit. Im Idealfall unterstützen und verstärken sich Psychotherapie und Traumapädagogik in ihrer heilenden Wirkung gegenseitig.

Diese wird gefördert durch Stabilisierung, Ressourcenaktivierung und -stärkung, verstehenden Umgang mit den Traumafolgen, Selbstermächtigung, Relativierung und Umstrukturierung destruktiver Glaubenssätze und allgemein Förderung des kognitiven und emotionalen Persönlichkeitswachstums. Destruktive Glaubenssätze wie „Ich kann nichts, aus mir wird nichts, das schaffe ich niemals" sind meist sehr tief verankert.

Wichtig sind ein positives Selbstverständnis der Pädagoginnen – als gleichwertig zur Therapie statt in Konkurrenz – und eine wertschätzende Teamkultur. Multiprofessionalität kann Lasten auf mehrere Schultern verteilen, aus dem fachspezifischen Wissen können sich Ressourcen für Klienten entwickeln. Ebenfalls wichtig für Traumapädagogen sind die Reflexion der eigenen beruflichen Rolle und die Bereitschaft zu Selbsterfahrung. Dazu gehört die Reflexion der Bedeutung eigener Traumata, deren Auswirkungen sowie das Erkennen und die Bearbeitung eigener Trigger. Dies dient nicht zuletzt der Burnout-Prophylaxe.

1.4 Institutionen, in denen Traumapädagogik angewendet werden kann

Traumapädagogik kann im Bereich der stationären, teilstationären und ambulanten Jugendhilfe stattfinden. Abgesehen von stationären psychiatrischen Settings gibt es keinen anderen Bereich, der eine vergleichbare Anzahl traumatisierter Menschen betreut wie die stationäre (Schmid & Fegert, 2008) und teilstationäre Hilfe für junge Erwachsene im Alter zwischen 18 und 21 Jahren der Jugendhilfe (z.B. Evangelischer Beratungsdienst für Frauen, München).

Traumapädagogische Konzepte entstanden zunächst in der stationären Jugendhilfe und werden inzwischen zunehmend auch in unterschiedlichen Bildungs- und Betreuungseinrichtungen wie Kindertagesstätten und Schulen sowie in der Kinder-, Jugend- und Behindertenhilfe implementiert.

1.5 Schule als sicherer Ort zur Prävention und Integration

Die Schule als sicherer Ort für Lernen, Bildung und Integration, zur Prävention von Fehlentwicklungen und Ausgrenzungstendenzen nimmt einen zentralen Stellenwert für alle Kinder ein. Die Förderung und Unterstützung im Bereich Bildung und Lernen ist eine wesentliche pädagogische Aufgabe. Traumapädagogisches Wissen kann dazu beitragen, Kindern und Jugendlichen zu helfen, Hemmungen zu überwinden, die ihnen das Lernen schwer oder unmöglich machen. Dies beinhaltet die Prävention von Gewalt in Schulen, Bullying (Mobbing an Schulen) und Cyber-Mobbing (Mobbing im Internet), deren Opfer häufig mit Schulphobie, Schulverweigerung und anderen schweren Symptomen reagieren. Die Integration traumapädagogischer Beratung an Schulen kann in erster Linie präventiv erfolgen, aber auch bei Konflikten und traumatischen Ereignissen wie einem Suizid(versuch) von Schüler oder Lehrer, Gewaltsituationen an der Schule oder im familiären Umfeld der Schüler eingesetzt werden. Die Vernetzung mit der Jugendhilfe ist dafür hilfreich. Die Auswirkungen der Gewalt, die Schüler zu Hause erleben, sind für Lehrerinnen jedoch oft nicht erkennbar und können im Rahmen der Schule deshalb auch nicht behandelt werden.

Lehrer sind tagtäglich mit einer großen Anzahl sehr belasteter Schüler im Kontakt, ihre Aufgaben werden immer vielfältiger und sind ohne zusätzliche Unterstützung und Erweiterung des Schulkonzepts sicher nicht zu leisten. Zum zehnten Jahrestag des Attentats in Erfurt forderte die dortige Direktorin mehr präventive Schulpsychologie und Schulsozialarbeit.

Die Zunahme von Gewalt an Schulen, die traumatisierenden Ereignisse der letzen Jahre – wie das Attentat in Winnenden – bringen Schulen auch in den Fokus von Traumaberatung. Besonders die Versuche, Schüler, die zu Tätern wurden, in ihre ehemalige Klasse oder Schule zu reintegrieren, können zu kaum auflösbaren Konflikten führen. Es stellen sich Fragen wie: „Kann das Opfer einer Attacke dem Täter an der Schule wiederbegegnen? Wie kann mit den Tätern verfahren werden, die wieder integriert werden könnten, aber ein Restrisiko für die Mitschülerinnen bedeuten?" Hilfe durch traumapädagogisch geschulte Schulsozialarbeit könnte auch erfolgen bei einem Jugendlichen, der falsch verdächtigt wurde, wie seinerzeit April 2012 in Emden geschehen.

Kinder brauchen sichere Orte in ihrem realen Leben, also Sicherheit in der Schule, in institutionellen Förder- und Hausaufgabenhilfen freier Träger, in Schülertreffs u.a. Sicherheit entsteht, wenn mit Konflikten konstruktiv umgegangen wird. Wenn Kinder unterstützt und befähigt werden zu mentalisieren, wenn ihnen soziale Kompetenzen durch gezielte Programme wie z.B. „Fair von Anfang an" vermittelt werden (von Bleichert, 2012). Förderschulen unterstützen Kinder mit hohem Förderbedarf in ihrer psychosozialen Entwicklung, damit sie die Möglichkeit erhalten, später einen Beruf zu erlernen und damit selbstbestimmt im Alltag an der Gemeinschaft teilzuhaben. Kumulative Belastungen dieser Kinder durch traumatisierende Erlebnisse sollten ausreichend Berücksichtigung und traumapädagogische Hilfen erhalten. Sie sind in hohem Maße vulnerabel, da sie sich oft verbal kaum äußern können und dies das Traumatisierungsrisiko zusätzlich verstärkt.

2. Was macht Traumapädagogik aus?

2.1 Traumapädagogische Grundhaltung

Ein wesentlicher Wirkfaktor traumapädagogischer Methoden ist die Grundhaltung der Pädagoginnen: Sie verstehen die Verhaltensweisen der Mädchen und Jungen vor dem Hintergrund ihrer Vorgeschichte und bewerten sie als Überlebensstrategie. Eine wertschätzende und positive Grundhaltung sowie das verstehende fachkompetente Handeln bilden das Fundament der pädagogischen Arbeit. Erziehung erstreckt sich über den gesamten Lebensabschnitt von Kindheit und Jugend und gehört zum Sozialisationsprozess. Die spezifisch traumapädagogischen Interventionen sind mit einem zusätzlichen professionellen Heilauftrag verknüpft.

Dieser kann entweder begleitend, d.h. in Kooperation mit den Eltern, oder durch familienunterstützende oder familienersetzende Hilfe gestaltet werden.

Begleitend können z.B. konkrete traumaspezifische Interventionen im Rahmen einer Erziehungsberatung sein. Besteht wenig Hoffnung oder ein verzerrtes, unrealistisches Wunschdenken seitens der Eltern, was eine Therapie bewirken kann, dann sind vorbereitende Maßnahmen durch Traumaberatung sinnvoll, um realistischere Ziele anzustreben. Dies erhöht die Chancen für eine gelingende Traumatherapie erheblich. Die behutsame Desillusionierung bezüglich dessen, was erreicht werden kann, benötigt großes Einfühlungsvermögen und Fingerspitzengefühl, um nicht durch unbedachte Äußerungen oder Prognosen zusätzlich Leid zu verursachen.

Sind Familien, in denen ein großes Gewalt- oder Konfliktpotenzial vorliegt, bereit, unterstützende Maßnahmen anzunehmen, können diese in Form ergänzender Hilfen durch gemeinsame Wohnformen für Mütter, Väter und Kinder, wie beispielsweise das „Rote Haus" im Kinderhilfezentrum Düsseldorf, umgesetzt werden. Dabei werden in stationärer Familienarbeit ganze Familien aufgenommen. In Tagesgruppen erfolgt die Beratung und Betreuung der Familie ausschließlich während des Tages.

Den intensivsten Eingriff in einen Familienverband bedeuten familienersetzende Hilfen. Dabei werden Kinder in Vollzeitpflege untergebracht, ihre Erziehung erfolgt in Heimen bzw. in intensiver sozialpädagogischer Einzelbetreuung oder betreuten Wohngruppen, wie sie beispielsweise der Evangelische Beratungsdienst für Frauen in München anbietet. Bei den ersetzenden Hilfen übernehmen weitestgehend Pädagogen und Traumapädagogen für Kinder und Jugendliche die Familienfunktion. Die Traumapädagogen sorgen (kooperierend, ergänzend oder ersetzend) für real sichere Orte für Kinder und Jugendliche, an denen sie neue Bindungserfahrungen erleben können und ihre eigenen Ressourcen entdecken und nutzen dürfen. Dabei wirken Qualität und Quantität der unterstützenden und positiven Beziehungen, die Pädagogen anbieten, im Alltagsleben entwicklungsfördernd. Die stärksten, wirksamsten und nachhaltigsten heilsamen Erfahrungen finden in gesunden Beziehungen statt.

Ausreichend positive Beziehungserfahrungen außerhalb der Ursprungsfamilie ermöglichen es traumatisierten Kindern, Unterstützung und Hilfe zu holen, wenn sie in Konflikte und Überforderungssituationen geraten. Diese Kinder und Jugendlichen brauchen Hilfen, um ihre „störenden" Verhaltensweisen ändern zu können. So können sie begreifen, dass und wie ihre Symptome mit der Entstehungsgeschichte zusammenhängen.

Durch traumapädagogische Interventionen lernen diese Kinder, ihre Verhaltensweisen als Bewältigungs- und Selbstschutzstrategien wertschätzen und verstehen zu können und dann zu überprüfen, ob das Verhalten weiter notwendig ist und welche negativen Auswirkungen es jetzt hat. Danach können sie gemeinsam mit den Pädagoginnen alternative und erweiternde Handlungsmöglichkeiten erarbeiten.

2.2 Traumapädagogische Ausbildung

Einrichtungen, die mit traumapädagogischen Konzepten arbeiten wollen, müssen für die spezifische Ausbildung ihrer Mitarbeiter sorgen. Weiter- und Zusatzausbildungen sowie Klausurtage sollten fortlaufend eingeplant und umgesetzt werden, damit Pädagoginnen auf die Besonderheiten und Schwierigkeiten in der Erziehung und Betreuung von Kindern und Jugendlichen nach sequenziell belastenden Ereignissen und mit pathologischen Bindungsstilen angemessen reagieren können.

Traumapädagogik sollte im Fundament einer Einrichtung verankert sein und nicht als Modebezeichnung und Etikett ohne wirklichen Inhalt verwendet werden. Viele gut geführte Einrichtungen arbeiten bereits nach heilpädagogischen Konzepten, traumapädagogisches Wissen zu implementieren dient hier als Differenzierung und Ergänzung.

Bisher liegen noch keine empirischen Untersuchen zur Wirksamkeit von Traumapädagogik vor. Dies könnte eine lohnenswerte Aufgabe zukünftiger Master- und Promotionsarbeiten sein. Die Diskussion der letzten Jahre hat das Wissen konkretisiert und fokussiert und geholfen, spezifische Methoden zu entwickeln.

Traumapädagogische Konzepte müssen auf die Symptomatik der Kinder und Jugendlichen abgestimmt sein und für den pädagogischen Alltag zur Verfügung stehen.

Denn die Konfrontation mit herausfordernden Verhaltensweisen der Kinder bedeutet für psychosoziale Helfer, oft bis an die Grenzen ihrer fachlichen und emotionalen Möglichkeiten zu gelangen. Traumapädagogik hilft, immer wieder nach konstruktiven Lösungen zu suchen und sich als Helfer nicht zu überfordern.

2.3 Bindungsaspekte bei traumatisierten Kindern und Jugendlichen

Traumapädagogische Bindungsarbeit fördert Sicherheit durch sichere Bindung und regulierbare Beziehungsangebote. Das ermöglicht korrektive Erfahrungen (Grawe, 2004) und die Entwicklung neuer selbstschützender Bindungsmodelle.

Um den Kindern in Einrichtungen der Jugendhilfe eine adäquate Förderung ihrer Bindungsfähigkeiten bieten zu können, müssen die Mitarbeiterinnen mit dem Thema Bindung und Bindungsstörungen vertraut sein (siehe Kap. A.10). In der täglichen Arbeit sollen die Bindungssignale und -bedürfnisse der Kinder entwicklungsfördernd beantwortet werden. Entsprechende pädagogische Interventionen helfen bindungsgestörten Kindern dabei, Ängste abzubauen, sich auf Erwachsene wieder verlassen zu können und deren Hilfe und Schutz in Stresssituationen einzufordern. Oft zeigt sich die Bandbreite der Problematik erst nach einem längeren Prozess. Erst wenn gute Bindung und Sicherheit aufgebaut werden konnten, zeigen sich dissoziative und auch destruktive, aggressive Teile, davor versuchen Kinder manchmal, die „angepassten, angenehmen und vorzeigbaren" Teile im Vordergrund zu halten.

Grundsätzlich benötigen alle Kinder Schutz vor Bedrohung, Verlässlichkeit in Beziehungen, das Recht auf ein offenes Äußern ihrer Emotionen, das Gefühl, akzeptiert und anerkannt zu werden, sowie Zuwendung und konsistente Fürsorge. Diese Haltung muss in der stationären Jugendhilfe gelebt und in der ambulanten Arbeit mit Familien verdeutlicht werden.

Abschiede sind für alle Kinder schwierig, für traumatisierte und bindungsgestörte Kinder jedoch in besonderem Maße belastend. Urlaub und die Kündigung von Pädagoginnen benötigen deshalb besonders sensible Vorbereitung und Abschiedsrituale, beispielsweise in Form eines Abschiedsfestes, bei dem gemeinsam wertschätzende Abschiedsbriefe ausgetauscht, Abschiedslieder gesungen oder Geschichten vorgelesen werden. Wie die des kleinen rosa Elefanten, dem die Eule Heureka riet:

„Drei Dinge kannst du tun. Erstens, wenn du traurig bist, dann weine, egal, was die anderen dazu sagen. Mit dem Weinen ist es nämlich wie bei einer dunklen, dicken Regenwolke. Wenn sie sich ausgeregnet hat, ist sie wieder leicht und weiß. Zweitens: Erzähle jemandem, den du lieb hast, deinen großen Kummer. Und drittens, gib deinem Freund einen Platz in deinem Herzen, so wird er in deiner Erinnerung immer bei dir sein. Und dann", fügte Heureka hinzu, „ist da noch die Zeit, die dir helfen wird. Sie wird etwas von deinem Kummer mit sich nehmen, während sie vergeht." „Danke", sagte Benno. Dann machte er sich auf den Heimweg und fühlte sich schon ein wenig besser (Weitze & Battut, 2008).

Das Angebot, sich gut zu verabschieden, kann Kindern auch helfen, Kompetenzen für zukünftige Abschiede in ihrem Leben zu entwickeln.

Scheinbindung

Für Pädagoginnen in Einrichtungen der Jugendhilfe und für Pflege- und Adoptiveltern gestaltet sich der Kontakt zu den Kindern oft sehr schwierig, da diese sich aufgrund ihrer traumatischen Vorerfahrungen abweisend, distanzlos oder promiskuitiv verhalten können oder eine „Scheinbindung" eingehen. Kurzzeitpflege ist aus bindungsdynamischen Gesichtspunkten für das Kind extrem belastend, da nach einer Eingewöhnungszeit eine erneute Trennung folgt. Adoptiv- oder Pflegeeltern brauchen traumazentrierte Unterstützung, um Traumareinszenierungen ihrer Kinder zu verstehen, mehr Handlungskompetenz zu erwerben – und vor allem, um nicht in die Rolle von Tätern gedrängt zu werden.

2.4 Übertragung – Gegenübertragung

Wie bereits beschrieben (siehe Kap. B.5.3), wirken auch in allen pädagogischen Beziehungen die Phänomene von Übertragung und Gegenübertragung. Für Traumapädagogen sind Wissen und Reflexion über die aktuelle Beziehungsdynamik sowie ein reflektierter Umgang mit den Gegenübertragungsgefühlen unerlässlich für eine hilfreiche Beziehungsgestaltung. Dazu gehört die Betrachtung der belastenden Situation verbunden mit der Suche nach konstruktiven Lösungen im Alltag.

Ein 14-jähriges Mädchen kann nach einer stationären Therapie, in der sie aufgrund einer Bulimie behandelt wurde, das Erbrechen nicht steuern. Die Pädagogin bemerkt, dass es im Zimmer wieder nach Erbrochenem riecht.

Im Team werden zunächst die Gegenübertragungsgefühle reflektiert und besprochen, z.B. Ohnmachtsgefühle versus heftige Wut und Schuldzuweisungen. „Wir haben das Gefühl, versagt zu haben, eigentlich müsste es der Klientin doch besser gehen, warum schaffen wir es nicht, das Erbrechen zu stoppen?“ etc. Im Verlauf kann eine angemessene Lösung erarbeitet werden: Das Mädchen erhält Unterstützung bei einem Aufenthalt in einer Kriseneinrichtung mit anschließender Behandlung in einer Tagesklinik.

Die Pädagogin kann nun das Mädchen mit dem Rückfall angemessen konfrontieren und das Hilfeangebot anpassen, statt hilflos, wütend oder tadelnd zu reagieren. Alle Hilfestrategien werden mit dem Mädchen besprochen, es finden Helferkonferenzen in verschiedenen Konstellationen statt, in denen die weiteren Schritte gemeinsam abgesprochen werden.

Ein Mädchen führt in der Gemeinschaftsdusche Rektalspülungen durch. Der verunreinigte Duschschlauch führt zu Konflikten in der Gruppe. Die Gegenübertragungsgefühle im Team sind zunächst geprägt von Ekel: „Wie kann sie nur so schamlos sein, uns das zuzumuten? Kein Wunder, dass die anderen Mädchen sie nicht mögen.“ Erst nachdem der Zusammenhang zwischen einer Vergewaltigung, dem Ekel und der Waschhandlung verstanden wurde, kann die Pädagogin empathisch mit der Klientin sein und sie weiter unterstützen. Sie konfrontiert das Mädchen ohne Vorwürfe, reflektiert das Verhalten in Zusammenhang mit der vorangegangenen Vergewaltigung und erarbeitet mit ihr gemeinsam weniger konfliktträchtige Lösungsstrategien.

Helfer sollten ihre aggressiven Gegenübertragungsreaktionen nicht als falsch verbergen müssen, sondern als Verstehenshilfe nutzen lernen.

Traumapädagogen sollten mit traumatischen Übertragungen und Gegenübertragungen umzugehen lernen und diese aufzulösen versuchen, das schafft Distanz zur Vergangenheit, klärt, entlastet und stärkt die gegenwärtigen Beziehungen. Sie können eine neue Tradition einführen: „Bei uns ist das nicht gepetzt, sondern es ist erlaubt, sich Hilfe zu holen.“

So weit wie möglich sollten Pädagoginnen Kindern Partizipation/Teilhabe durch Mit- und Selbstbestimmung anbieten. Dazu gehören Wahlmöglichkeiten und Einbezug beim Erstellen von Regeln sowie Transparenz bezogen auf das strukturelle Machtgefälle innerhalb der Institution.

„Narzissmusfalle“

Traumatisierte Kinder versuchen häufig, eine exklusive, idealisierende Beziehung zu ihrer Betreuerin aufzubauen, die scheinbar all ihre Bedürfnisse erfüllen kann: „Nur du verstehst mich.“ Dies ist in der Regel nicht lange aufrechtzuerhalten.

Ist die Betreuungsperson nicht achtsam und tappt so in die „Narzissmusfalle“, kommt es früher oder später zum Bruch. Das kann in der Folge zu heftigen emotionalen Anspannungszuständen und zu einem erneuten Ausbruch der Symptomatik bei den Kindern führen – wie Aggression, Weglaufen, Selbstverletzung – und ihre Bindungsproblematik verschärfen (Lohmer, 2005). Klienten können auf Enttäuschungen auch dergestalt aggressiv reagieren, dass sie z.B. Pädagoginnen ungerechtfertigt sexueller Übergriffe beschuldigen.

Eine ähnliche Dynamik kann sich in Bereichen zeigen, in denen ehrenamtliche Helfer ohne ausreichende Ausbildung und Begleitung eingesetzt werden.

Gastfamilien, Paten und ehrenamtliche Helfer brauchen neben ihrem Engagement professionelle Unterstützung, ausreichende Einführung, traumaspezifische Weiterbildung und Supervision.

2.5 Adoptions- und Pflegeeltern

Die Begleitung von Adoptions- und Pflegeeltern durch Fachkräfte mit traumapädagogischen Konzepten mildert die zu erwartenden Belastungen der Pflegeeltern und Pädagoginnen in den Erziehungs- und Bildungseinrichtungen und erhält die Handlungsfähigkeit der professionellen Fachkräfte und Teams aufrecht. Damit bekommen traumatisierte Kinder und Jugendliche Entwicklungs- und Heilungschancen. Sie können ihr Potenzial entdecken und entfalten und damit am sozialen Leben in der Gesellschaft teilhaben. Und sie können Vertrauen in eine Zukunft entwickeln, die mehr als nur Überleben bedeutet. Die Früchte dieser belastenden, herausfordernden Arbeit und ihr Erfolg können sich erst viele Jahre später offenbaren, aber es lohnt sich, sie werden sich zeigen!

2.6 Inobhutnahme

Der besondere Schutzauftrag für Säuglinge und Kinder wird in § 8a SGB VIII bei Kindeswohlgefährdung, dem sogenannten Gewährleistungs-Paragrafen, konkretisiert. Die Nachrichten über gequälte Säuglinge und Kleinkinder haben den Schutzauftrag der Jugendhilfe in den Mittelpunkt der Öffentlichkeit gerückt. Durch eine verbesserte Kooperation und Vernetzung zwischen Kindertagesstätten, Kindergärten, Schule, Medizin, Polizei und Jugendhilfe sollen unterschiedliche Wahrnehmungen und Einschätzungen von Kindesmisshandlung und Vernachlässigung zum Schutz der Kinder zusammengeführt werden.

§ 8a SGB VIII definiert den Schutzauftrag der Kinder- und Jugendhilfe basierend auf dem staatlichen Wächteramt. Werden dem Jugendamt Anhaltspunkte für eine Kindeswohlgefährdung bekannt, muss es weitere Informationen einholen und das Gefährdungsrisiko einschätzen. Nach der Risikoabwägung ist dann zu entscheiden, ob dem gefährdeten Kind besser durch Hilfen für die Familie oder durch die Einschaltung des Jugendgerichts geholfen werden kann. Bei Bedarf muss das Jugendamt auf die Personensorgeberechtigten einwirken. Im Gesetzestext werden ausdrücklich Einrichtungen der Gesundheitshilfe und der Polizei erwähnt.

In einer dringenden Gefahrensituation dient als Ultima Ratio die Inobhutnahme zur Gefahrenabwehr. Unterbringungsentscheidungen sollten neben der Sicherung des Kindeswohls auch das Bedürfnis der Kinder nach lang dauernden Bindungen berücksichtigen. Die Inobhutnahme sollte so schonend wie möglich und nicht zusätzlich traumatisierend für die Kinder sein, was sich sicher in der Praxis nicht immer umsetzen lässt, jedoch als Maxime gelten soll. Betroffene berichten manchmal noch Jahre später, dass sie die Inobhutnahme wie einen Überfall oder eine Entführung erlebten.

Ein sechsjähriges Mädchen fand seinen Vater, nachdem dieser sich suizidiert hatte. Die asiatischstämmige Mutter sprach bis zu diesem Zeitpunkt nur ihre Muttersprache mit dem Kind und dieses hatte keine sozialen Kontakte außer zu den völlig isoliert lebenden Eltern. Nach dem Tod des Vaters wurde die Mutter schwer depressiv. Nachdem sie der Aufforderung zur Schulanmeldung nicht nachkam und Nachbarn besorgt um das Kind die Behörden informierten, wurde das Mädchen mit Einsatz der Polizei von der Mutter weggebracht. In der Situation der Inobhutnahme konnte das Mädchen weder sprachlich noch emotional das Vorgehen verstehen und fühlte sich völlig hilflos. Sie wurde als schwer lernbehindert und körperbehindert gesehen, konnte psychogen bedingt weder sitzen noch gehen. Sie lernte dies erst wieder, nachdem die Mutter wieder Kontakt zu ihr aufnehmen konnte. Dabei wurde auch festgestellt, dass sich beide in einem asiatischen Dialekt unterhielten. Das Mädchen wurde in eine Pflegefamilie vermittelt, mit der auch die leibliche Mutter gut kooperierte. Dadurch konnte auch die Traumatisierung der Inobhutnahme bei Tochter und Mutter bearbeitet werden, sodass diese letztlich von beiden als Wendung zum Positiven gesehen wurde.

Viele gut gelungene Entwicklungen, die durch die Jugendhilfe initiiert und begleitet wurden, geraten im weiteren Verlauf aus dem Blick, denn Beratung und Therapie der Jugendhilfe sind alltäglich eher mit problematischen Entwicklungen befasst.

Kinder und Jugendliche können zur Gefahrenabwehr auch in geschlossenen Einrichtungen untergebracht werden. Pädagogische Erfolge werden auch hier nicht durch

„institutionalisiertes Wegschließen" erreicht, sie stellen sich nur durch einen Minimalkonsens zur Zusammenarbeit zwischen den jungen Menschen und den pädagogischen und therapeutischen Fachkräften ein. (Wolffersdorff et al., 1996, S. 305; siehe auch Kap. B.12.4).

3. Themenbereiche der Traumapädagogik

3.1 Kommunikation und Angebote

Pädagogen sollen mit Kindern fair kommunizieren, dies beinhaltet sowohl die wechselseitige Achtung voreinander als auch, den unterschiedlichen Vorstellungen und Wünschen Respekt entgegenzubringen, nach Gemeinsamkeiten zu suchen und bei Konflikten Kompromisslösungen zu finden.

Kinder müssen erleben und erlernen können, dass Konflikte weder aktiv gesucht noch zwanghaft vermieden werden sollten, sie konstruktiv lösbar sind und dies zu Klärung und Versöhnung führen kann. Denn zu erfahren, dass man sich nach einem Streit wieder zusammensetzen, die eigene Position erklären und die des anderen anhören kann, gehört zu den wichtigsten Kompetenzen im sozialen Kontakt. Missverständnisse können ausgeräumt werden, wenn sie erkannt werden. Eigene Fehler dürfen eingeräumt und können auch verziehen werden. Kinder sollen erleben, dass Streit nicht zwangsläufig massive Gewalt nach sich zieht, dass er mit angemessenen Worten und auch mit Rückzug beendet werden kann. Streitregeln sollten mit den Kindern und Jugendlichen gemeinsam erarbeitet und als Konfliktkultur festgelegt werden.

Die Eigensinnigkeit der Kinder ist als sinnhaft wertzuschätzen, denn sie hat ihnen geholfen, angesichts der traumaspezifischen Erfahrungen und Erwartungen zu überleben, ihre Identität zu entwickeln und zu wahren. Auch selbstschädigendes Verhalten – wie Drogenabhängigkeit, Essstörungen – oder selbstverletzendes Verhalten – wie selbstgestochenes Piercing oder gegenseitiges Tätowieren – ist zunächst als Bewältigungsstrategie zu würdigen. Dann aber muss die Vermittlung neuer, gesünderer Coping-Strategien Ziel sein.

Stabilisierung und Entwicklungsförderung geschehen auch durch unterstützende Interventionen und Angebote, z.B. im Umgang mit Medien. Ebenso durch Musik-, Erlebnis- oder Sportpädagogik, tiergestützte Pädagogik, themenspezifische Kindergruppen, etwa für Kinder psychisch kranker Eltern, Mädchen- und Jungengruppen, ein Selbstbehauptungstraining. Heilpädagogische und sonderpädagogische Methoden ergänzen sich mit denen der Traumapädagogik.

3.2 Das therapeutische Milieu in der Traumapädagogik

Kinder können in der Bewältigung traumatischer Ereignisse noch nicht auf gefestigte innere Strukturen ihrer Persönlichkeit und auf reifere kognitive Fähigkeiten zurückgreifen. Wenn sie innerhalb der Familie traumatisiert werden, müssen sie dies als „normal" erleben. Sie „lernen" so, dass es normal ist, keine Hilfe zu bekommen, entwickeln die fatale Überzeugung, dass sie es nicht wert sind, weil sie böse und selbst schuld sind. Diese destruktiven Überzeugungen prägen das gesamte weitere Leben, die schulische und Berufsausbildung, die Beziehungen und die Erwartungen. So leben die Kinder, als hätten sie nichts Gutes verdient, sabotieren sich selbst und müssen sich zugleich endlos anstrengen, weil sie ja „nie gut genug" sein können.

Traumapädagogische Angebote sollen Kindern helfen zu lernen, sich zu verstehen, sich selbstfürsorglich und selbstverantwortlich zu verhalten, wieder Selbstwirksamkeit zu spüren, die „alten Gespenster als ungebetene Gäste aus der Vergangenheit" einzuordnen und damit entmachten zu können (Fraiberg et al., 1975).

Dazu brauchen Kinder „heilende Gemeinschaften" (Perry & Szalavitz, 2008, S. 291), die ihnen helfen, ihre Opferrolle zu überwinden. Diese heilenden Gemeinschaften sind die Grundlage für das „therapeutische Milieu".

Nach dessen Kernthese haben alle Faktoren in der Umwelt des Kindes auch therapeutische Auswirkungen (Bettelheim, 2007; Gahleitner, 2011). Das Konzept des therapeutischen Milieus muss im Gesamtkonzept einer Einrichtung verankert sein, damit Traumapädagogik umgesetzt werden kann. Die Atmosphäre wirkt neben der therapeutischen Beziehungsqualität als schützender und Halt gebender Rahmen.

Sind Einrichtungen der Kinder- und Jugendhilfe in diesem Sinne strukturiert, kann traumatisierten Kindern und Jugendlichen durch gezielte Interventionen effizient geholfen werden, ihre emotionale Stabilität sowie innere und äußere Sicherheit wiederherzustellen. Was ihnen dabei hilft, im „wirklichen Leben" adäquat zu funktionieren und ihre Potenziale zu entfalten. Im Alltag bestehen zu können ist der Prüfstein der Wirkung von Traumapädagogik und -therapie. Manche Kinder und Jugendliche erfahren in Pflegefamilien oder Jugendhilfeeinrichtungen erstmalig Trost, Geborgenheit, Ermutigung und Anregung durch Erwachsene.

3.3 Psychoedukation in der Traumapädagogik

Psychoedukation hilft traumatisierten Kindern, sich selbst und ihre schwer verstehbaren Gefühle und Reaktionen nach einer Traumatisierung besser einordnen und verstehen zu können. Dabei sollten sich die sprachlichen Formulierungen nach Alter und kognitivem Entwicklungsstand des Kindes richten (vgl. Huber, 2011; Allen et. al., 2011):

Was passiert im Gehirn bei Traumatisierung? Sehr hilfreich ist dafür „Gehirnforschung für Kinder", das Modell einer Zwiebel, anhand dessen Kindern das Gehirn erklärt werden kann (Hüther & Michels, 2009).

- Was ist das Lernfenster? (anhand von Zeichnungen)
- Wie kann man die Symptome als Hilfen zur Selbstheilung verstehen?
- Wie wirken Trigger?
- Welche Trigger kennt das Kind?
- Wie kann sich es selbst helfen und beruhigen?
- Was ist der Sinn davon, dass das Kind sich durch Dissoziieren „abschalten" kann?
- Wie kann es mit Schmerz, Schuld, Depression, Trauer, Angst, Aggression, Albträumen und Schlafstörungen umgehen?
- Wie kann die Fähigkeit zu beobachtendem Abstand gefördert werden?
- Wie kann das Kind das Verhalten anderer Menschen, ihre Emotionen und Absichten verstehen und darauf angemessen reagieren? (Mentalisieren)
- Welche Unterstützung könnte spielerisch trainiert werden?

Generell sind kindgerechte Formulierungen zu wählen wie: „Das war deine normale Reaktion auf eine unnormale Situation", „Du tust das, weil du das ... erlebt hast", „Du spürst da noch die alte Angst im Bauch", „Schau mal, welche Bewegung deinem Körper jetzt guttut" (vgl. Krüger, 2008, S. 145–152).

Kinder brauchen dazu Geschichten und Spiele in bildhafter Sprache, die sich an ihrer Entwicklung orientieren und sie nicht überfordern, z.B. *Wie Pippa wieder lachen lernte* (Lueger-Schuster & Pal-Handl, 2004).

3.4 Ziele der Traumapädagogik

Die Ziele von Traumapädagogik sind:

- Angebot positiver, korrigierender, vertrauens- und bindungsfördernder Beziehungserfahrungen in einem sicheren Rahmen (siehe Kap. A.10), damit sich Kinder in ihren Familien oder Lebensgemeinschaften geliebt, integriert, anerkannt, unterstützt und getröstet fühlen können.
- Stärkung der Selbstwahrnehmung für Empfindungen und Gefühle (siehe Kap. B.10). „Die eigenen Gefühle wahrnehmen, sie zeigen und benennen, dem eige-

nen Gefühl trauen – jede Intuition überprüfen und mit einbeziehen" (Braun & Schmitz, 2007).
- Hilfen zur Emotions- und Impulsregulierung (siehe Kap. 10.3.1)
- Förderung der Mentalisierungsfähigkeit. Unsicher gebundene Kinder mentalisieren auch bewusst nicht. Dies schützt sie vor der Erkenntnis, dass ihre Eltern – wenn diese Täter sind – es nicht gut mit ihnen meinen, das Kind aber gleichzeitig auf sie als Bindungsperson angewiesen ist (Wöller, 2006, S. 327).
- Psychoedukation und Unterstützung zur kognitiven Einordnung der Ereignisse (siehe Kap. B.8).
- Aktivierung der Bewältigungsfähigkeiten, Selbstermächtigung (Empowerment) durch Biografiearbeit und Erlernen von Selbsthilfe, die dem Abgeben der Verantwortung an Experten weitestgehend entgegenwirkt, regressive Tendenzen nicht unterstützt, die Bedürftigkeit des Kindes jedoch wahrnimmt und wertschätzt.
- Unterstützung des Selbstausdrucks und der Gestaltungskraft besonders durch Theater-Film-Zirkus-Projekte (z.B. Filmprojekte, in denen Jugendliche sämtliche Arbeitsschritte selbst entwickeln). Sie können gleichsam an und mit ihren Figuren und Handlungssträngen wachsen (Kistler, 2012).
- Die Kinder sollen zum „Bestimmer", also zum Subjekt ihres Tuns werden, statt dem „Eigenleben der Traumanetzwerke im Gehirn" – nicht selbst steuerbar – ausgeliefert zu sein (Weiß, 2008b).
- Beenden von Reinszenierungen des Traumas, etwa wenn Kinder, die Opfer sexueller Gewalt wurden, sexualisiertes Verhalten zeigen und gegenüber anderen, meist schwächeren Kindern übergriffig werden.
- Hilfen zur Überwindung von Loyalitätskonflikten gegenüber der Ursprungsfamilie: *Beim Turnunterricht bemerkt der Lehrer Spuren massiver Gewalt bei einem Mädchen. Er informiert die Mitarbeiterin des Jugendamts. Das Kind bestreitet vehement, geschlagen worden zu sein.*

3.5 Resilienzförderung in der Traumapädagogik

Resilienz, also die Fähigkeit, sich zu biegen statt zu brechen, bringen Kinder in unterschiedlichem Ausmaß von Geburt an mit. Sie kann gefördert und weiterentwickelt werden. Die Förderung von Resilenzfaktoren wirkt in hohem Maße präventiv gegen Traumafolgen. Was hilft Kindern trotz Belastungen in Multiproblemmilieus, nach Trennung und Wiederheirat der Eltern, nach traumatischen Erlebnissen wie Tod eines Elternteils oder Gewalterfahrungen, sich gesund zu entwickeln und ihre altersspezifischen Entwicklungsaufgaben zu bewältigen? Denn die positive Bewältigung einer Entwicklungsaufgabe ist eine entscheidende Basis dafür, wie spätere Lebensaufgaben gemeistert werden. Resilienz entwickelt sich in einem komplexen Zusammenspiel von Merkmalen des Kindes und seiner Lebensumwelt und kann erlernt werden. Kinder, die aus traumatisierenden familiären Bezügen kommen, sind in der Regel „Überlebenskünstler". Sie haben es geschafft, unter massiv vernachlässigenden Bedingungen eine oft beeindruckende Entwicklungsleistung zu vollbringen. Vor diesem Hintergrund erscheint es sinnvoll, die vorhandenen Ressourcen zu aktivieren, zu nutzen und zu stärken sowie neue Ressourcen und Potenziale zu entwickeln.

Resilienz wird in der Traumapädagogik durch folgende Haltungen und Maßnahmen der Pädagoginnen gefördert:

Stabilisierung *ist* Resilienzförderung. Die Orientierung ist auf Lösungen, Erfolge und Positives gerichtet. Humor, Leichtigkeit und Unbeschwertheit erleichtern die Arbeit mit traumatisierten Kindern. Es ist wichtig, sich nicht von den Lebensgeschichten demoralisieren und im negativen Sinne anstecken zu lassen. Der reflektierte Einsatz der Mitarbeiter von Humor und Kreativität im Umgang miteinander und mit den Kindern führt in der Regel zu einer emotionalen Entlastung und Entspannung.

Bezüglich aktivierter belastender Traumaerinnerungen sind Stabilisierungstechniken wichtige Hilfen zur Distanzierung, zum Flashbackstopp und damit zur Selbstermächtigung.

Die Kinder können lernen, Emotionen als Reaktionen auf äußere und innere Reize (Trigger) und als Auslöser für Körperreaktionen und Handlungsimpulse zu verstehen. Verbesserte Selbst- und Körperwahrnehmung tragen zur Verbesserung der Selbst- und Affektregulation bei.

Der sichere Ausdruck von Gefühlen und Bedürfnissen sollte gefördert und ermutigt werden. Die eigenen Bedürfnisse verbal zu äußern und zu erleben, dass diese wahrgenommen und respektiert werden, baut das Selbstwertgefühl und Vertrauen in sich und andere auf.

Regelmäßige Sitzungen eines „Resilienzteams" – bestehend aus Kindern und Pädagogen –, das ausschließlich Hilfreiches, Unterstützendes sammelt, sorgen dafür, dass die Kinder/Jugendlichen den eigenen Notfallkoffer gut gefüllt haben und einen sicheren Umgang mit Krisensituationen entwickeln. Kinder, die in diesem Sinne an ihrer Imaginationskraft gearbeitet haben, können sich frei, frech und stark fühlen wie Pippi Langstrumpf, sie können imaginativ geborgen und sicher in Bullerbü leben und zaubern wie Harry Potter.

Selbstkontrolle wird gefördert durch Einüben von Disziplin, Respekt und Pünktlichkeit sowie dem Abbau von Aggressionen. Wichtige Voraussetzung dafür ist die Entwicklung eines Gespürs für Wut und Ärger und für den adäquaten Umgang damit.

Das bedeutet, dass sich die Jugendlichen z.B. keine selbstzerstörerischen Verletzungen zufügen, andere nicht verletzen, keine Gegenstände zerstören (etwa keine Türen eintreten) u.a.

Erfahrungen von Selbstwirksamkeit können durch Erfolgserlebnisse in Schule und Freizeit ermöglicht werden. Dies kann durch Einbeziehen von Selbstbestimmung als Unterrichtsmethode und bei Freizeitangeboten unterstützt werden (z. B. Wahl von Jugendräten in Freizeitzentren, Tutorenprojekte an Schulen etc.).

Das Erstellen eines sogenannten Lebensbuches unterstützt Kinder und Jugendliche, ihre individuelle Lebensgeschichte als Gesamtheit zu begreifen (Krautkrämper-Oberhoff, 2009, S. 76). Dies hilft besonders nach Trennung von der Ursprungsfamilie und Aufnahme in einer Pflegefamilie, die Gefühle, entwurzelt und „abgeschnitten" zu sein, zu bearbeiten.

Weitere Maßnahmen und Ziele:

- Förderung von Vertrauen in Erwachsene, die Elternfunktionen übernehmen, und in Lehrer, die die Fähigkeiten der Kinder fördern und ihre Schwächen tolerieren.
- Förderung von Vertrauen in Freunde aus Peer-Gruppen, mit denen die Kinder Freizeit verbringen und legale Abenteuer erleben können.
- Innere und äußere Spiel-Räume, in denen die Kinder ihre individuellen Sehnsüchte und Träume ausleben können.
- Erlebnispädagogische, ressourcenfördernde Freizeitangebote im Umfeld, Jahresfeste.
- Begleitung bei religiösen Festen wie Kommunion/Konfirmation, Anwesenheit bei wichtigen Ereignissen wie Theateraufführungen, der Zeugnisübergabe beim Schulabschluss u.a.

3.6 Zentrale Aspekte traumapädagogischer Interventionen

Leben die Pädagogen einen fürsorglichen, empathischen, autoritativen (nicht autoritären) Erziehungsstil und kommunizieren sie konstruktiv mit den Kindern, indem sie z.B. aktiv zuhören, Du-Botschaften vermeiden, konstruktiv loben, kritisieren und ermutigen, können sie zu positiven Rollenmodellen für die Kinder werden.

Traumapädagoginnen sollten die Besonderheiten traumazentrierter Gesprächsführung beachten, dabei eine altersentsprechende Sprache, Spiele und Materialien einbeziehen (etwa Handpuppen). Ressourcenreiche Momente, Stärken, bisherige Bewältigungsstrategien und hilfreiche Beziehungen sollten exploriert werden, etwa: „Wie war das, als du Radfahren gelernt hast? Wie hast du es geschafft, es immer wieder zu versuchen? Wer hat dir dabei geholfen?"

Erst nach Aufbau einer guten Beziehung sollten traumatische Ereignisse exploriert werden, dabei sind das Schicksal und Leiden des Kindes unbedingt zu würdigen.

Die Pädagogin sollte sich mit uneingeschränkter Akzeptanz als Verbündete des Kindes zeigen, ihm Sicherheit, Kontinuität, Verlässlichkeit und Berechenbarkeit vermitteln. Ebenso wichtig ist Transparenz in Entscheidungen und Handeln. Durch Psychoedukation wird nicht nur Wissen gefördert, sondern auch Hoffnung, Entlastung und Sicherheit.

Klare und schützende Regeln müssen aufgestellt und durchgesetzt und das Kind vor weiteren Übergriffen geschützt werden.

Traumabedingte störende Verhaltensweisen und Reinszenierungen sollten erkannt und darauf verständnisvoll reagiert werden. Sie müssen aber auch gestoppt oder begrenzt werden, die Pädagogin sollte sie jedoch nicht persönlich nehmen. Erforderlich ist auch ein aktives Krisenmanagement, um Eskalationen möglichst zu verhindern.

3.6.1 *Rituale und Kreativität als heilsame Alltagserfahrungen*

Kinder brauchen Rituale in ihrem Alltag und die Besonderheit von Festtagen. Alltagsrituale, wie sich einen guten Morgen zu wünschen und mit einem gemeinsamen Frühstück den Tag zu beginnen, sind für viele Kinder nicht selbstverständlich. Sie beinhalten weiter die Strukturierung des Tages, der Woche, Monate und der Jahreszeiten. Die Kinder sollten Gelegenheit bekommen, dabei ihre Kreativität zu entfalten, wie z.B. bei der Wahl ihrer Kleidung, beim persönlichen Gestalten ihrer Kinderzimmer, bei Vorbereitungen von Geburtstagsfeiern, beim Schmücken des Weihnachtsbaums, Basteln von Faschings- bzw. Karnevalskostümen, Bemalen von Ostereiern.

Alltagsverrichtungen wie Tisch decken, Schuhe putzen, aber auch die Vorbereitungen zu Festtagen haben viele Kinder und Jugendlichen kaum erfahren. Sie kennen die knisternde Stimmung der Vorfreude nicht oder die verschiedenen Düfte beim Plätzchenbacken vor Weihnachten. Elementare Basiskompetenzen wurden nicht gefördert, weder im kognitiven Bereich, sich Wissen anzueignen, noch im Bereich allgemeiner Fertigkeiten, z.B. sich beim Fahrradreifenwechsel handwerklich auszuprobieren. Die

Kinder wurden oft in allen Bereichen nicht ausreichend gefördert, lesen keine Bücher, kennen kaum Naturerleben.

Hier können traumapädagogische Konzepte und die Nutzung des therapeutischen Milieus nachholend heilsames Erleben fördern.

Traumapädagogische Konzepte in der Kinder- und Jugendhilfe müssen sich am Alltag der Kinder orientieren. „Das therapeutische Milieu findet hauptsächlich in Situationen des wirklichen Lebens statt“ (Redl 1971, S. 42). Dazu gehören das gemeinsame Essen, die Unterstützung beim Aufstehen am Morgen, das Vorlesen von Gutenachtgeschichten zum Einschlafen, Spiele und Abenteuer im Freien und die Übernahme von altersgemäßen Arbeiten im Haushalt.

Das therapeutische Milieu ermöglicht neue entwicklungsfördernde und heilsame Alltagserfahrungen. Denn Leben und Lernen der Kinder und Jugendlichen findet wesentlich außerhalb der Therapiestunden statt. Die Kooperation von Therapeuten mit Pädagogen und Fachpersonal einer Einrichtung begünstigt eine heilende Entwicklung der Kinder und Jugendlichen.

3.6.2 Umgang mit destruktiven Verhaltensweisen

Zu den Faktoren, die Fachkräfte im Umgang mit traumatisierten Kindern und Jugendlichen oft überfordern, gehört besonders die Konfrontation mit ungewohnten und destruktiven Verhaltensweisen. Reinszenierungen als Opfer oder Täter machen die Helfer hilflos, massiv provokatives Verhalten der Kinder und Jugendlichen löst heftige negative Gegenübertragungen aus. Das Wissen um die schlimmen Traumata im Hintergrund der Kinder, um die Verleugnung in Familien und Gesellschaft, um weiterbestehende Täterstrukturen und Geheimnisse etc. belastet enorm. Ebenso bedrückend ist das Miterleben von Flashbacks und traumabezogenem Verhalten, das auch in den Helferinnen extreme Gefühle wie Angst und Ekel, sexuelle Erregung, Hass oder Gewaltfantasien hervorrufen kann, die sie oft nicht mitzuteilen wagen (z.B. Kinder, die Kot in Räumen verschmieren, Tiere quälen, bizarre Rituale vollziehen u.a.).

Das Wissen um Traumafolgen erleichtert es Pädagoginnen auch, schambesetzte und heikle Themen Klienten gegenüber klar anzusprechen und sie bei der Suche nach neuen Lösungen verständnisvoll zu unterstützen.

Die Reaktion der Pädagogen auf aggressives Verhalten sollte nicht nur in Begrenzung, kontrollierender Einengung oder Androhungen bestehen. Das würde nämlich ein Gefühl, nicht verstanden zu werden, und eher eine Zunahme des Problemverhaltens bewirken und damit den Teufelskreis von Aggression, Kontrolle und Gewalt auf beiden Seiten verstärken. Tabuisierung ist auch hier schädlich. Manchmal werden Kinder als un-tragbar, un-beschulbar, un-therapierbar empfunden, aus Überforderung und Hilflosigkeit der Pädagoginnen abgelehnt und in Form einer „Eskalation der Hilfe" in eine andere Einrichtung oder Hilfemaßnahme weitervermittelt (Kühn, 2009). Pädagogik des „sicheren Ortes" entsteht neben der äußeren Sicherheit auch durch Enttabuisierung und Ansprechen von Gewalt, Trauma und Geheimhaltungssystemen.

3.6.3 *Körper und Sexualität*

„Ein Trauma schreibt sich in unsere Biologie und nicht *nur* [kursiv, M. B.] in unsere Psyche ein. Die Kernsymptome eines Traumas sind physiologischer Natur und müssen durch den Körper gelöst werden" (Levine & Kline, 2007).

Sensibilität ist geboten bei der Beurteilung von Körperidealen. Es ist in unserer Zeit schon für nicht traumatisierte Kinder schwierig, eine gesunde Körperwahrnehmung zu entwickeln. Das Diktat der Mode und der Schönheitsideale nimmt einen großen Platz im Leben vieler junger Menschen ein. Tätowierungen und Piercings sind ebenfalls eine Zeit- und Modeerscheinung und drücken damit ein persönliches Lebensgefühl aus. Sie können jedoch auch Ausdruck eines selbstverletzenden Verhaltens sein, wenn sie in großem Ausmaß und an sehr sensiblen Körperregionen angebracht sind.

Kinder müssen ihren eigenen Körper entdecken und spielerisch mit anderen Kindern explorieren dürfen. Der Grat, bis zu welchem das alles als angemessenes Spiel zu interpretieren ist und ab wann Grenzen überschritten werden, ist nicht generell festzulegen. Im Bereich der Sexualität kommt es i. d. R. in Kinder- und Jugendgruppen zu Reinszenierungen der erlebten sexuellen Übergriffe- bzw. Missbrauchssituationen. Sexualisiertes Verhalten wird von diesen Kindern wie zum normalen sozialen Kontakt gehörend empfunden und gelebt. Dies zeigt sich darin, dass sie sich entweder anderen Kindern oder Erwachsenen aktiv sexuell anbieten oder sich übergriffig gegenüber anderen – meist schwächeren – Kindern und Jugendlichen verhalten.

In traumapädagogischen Kontexten können die Kinder in empathischen wertschätzenden Beziehungen und über Psychoedukation und Rollenspiele lernen, sich in andere einzufühlen und Grenzen zu wahren. Empathie zu lernen wirkt höchst präventiv gegen destruktives Verhalten Schwächeren gegenüber.

Ein achtjähriges Mädchen nimmt die Hand der neben ihr sitzenden Pädagogin, führt sie zu ihrem Genitale. Die irritierte Pädagogin zieht ihre Hand zurück, ist verunsichert und weiß nicht, ob sie mit dem Mädchen darüber sprechen oder darüber hinweggehen soll.

Ein sechsjähriger Junge setzt sich auf den Schoß eines Pädagogen, bewegt sich rhythmisch hin und her und versucht, ihm die Hose zu öffnen. Der Pädagoge schiebt ihn entschieden vom Schoß, worauf der Junge zu weinen beginnt und seine Hände schützend vor den Kopf hält, offenbar in Erwartung, geschlagen zu werden. Der Pädagoge erklärt dem Kind, dass er von ihm „da" (am Genitale) nicht angefasst werden möchte, dass Erwachsene so etwas nicht mit Kindern machen und nicht von ihnen verlangen dürfen, auch wenn es der Onkel von ihm verlangt hatte. Dass es nicht richtig ist, wenn Erwachsene das mit Kindern machen, er „das" bei ihm nicht machen müsse, und dass kein Erwachsener ihn hier in der Einrichtung schlagen werde. Schließlich bietet der Pädagoge dem Jungen an, gemeinsam Fußball zu spielen und sich gegenseitig Fußballtricks beizubringen.

Pädagoginnen müssen sich über diese Dynamik in ihren Teams verständigen, eine gemeinsame Haltung dazu entwickeln und durchsetzen. Wenn sie darüber hinwegsehen, kann das eine Wiederholung des Wegschauens und ungeschützten Gewährenlassens bedeuten, dem das Kind im Trauma ausgeliefert war.

Pädagogen können nicht verhindern, dass Gruppendynamiken heftige Konflikte beinhalten, sie müssen aber offen über diese Probleme sprechen. Supervision kann sie dabei unterstützen, eigene Haltungen zu reflektieren und angemessen und entwicklungsfördernd zu reagieren (siehe Kap. F.3).

D.
TRAUMASPEZIFISCHE BEHANDLUNGSVERFAHREN

1. Verhaltenstherapeutische Ansätze

Die meisten Autoren verhaltenstherapeutischer Therapieprogramme für traumatisierte Patienten gehen davon aus, dass der Vermeidung von traumabezogenen Reizen eine zentrale Rolle bei der Aufrechterhaltung der posttraumatischen Belastungsstörung zukommt. Die Vermeidung verhindert eine angemessene emotionale Verarbeitung der traumatischen Erlebnisse. Die Überprüfung oder Veränderung kritischer Kognitionen in Bezug auf das Trauma wird dadurch erschwert oder auch unmöglich gemacht. Die Vermeidung kann sowohl auf der Ebene der Kognitionen als auch des Verhaltens beobachtet werden. Die vermutlich häufigste Form kognitiver Vermeidung bei der posttraumatischen Belastungsstörung ist die Unterdrückung von unangenehm erlebten Gedanken oder Erinnerungen, häufig durch Ablenkung. Auch Sicherheitsverhalten wird als Vermeidungsverhalten interpretiert.

Die Wahrnehmung der weiterbestehenden Bedrohung wird nach dem kognitiven Modell der chronischen PTBS nach Ehlers und Clark (2000) von drei Komponenten beeinflusst:

- **Bestimmte Merkmale des Traumagedächtnisses:** Die Erinnerung ist nicht im autobiografischen Kontext verankert, sondern zusammen mit intensiven Gefühlen und Gedanken der traumatischen Situation abgespeichert.
- **Dysfunktionale Interpretationen des Traumas und seiner Konsequenzen** führen zu einer wahrgenommenen gegenwärtigen Bedrohung ohne tatsächlichen Anlass.
- **Dysfunktionales Sicherheits- und Vermeidungsverhalten** verhindert eine Modifikation dieser Prozesse und hält die Symptomatik der PTBS aufrecht.

Entsprechend dieser theoretischen Modellvorstellungen liegen die Ziele traumafokussierter kognitiver Verhaltenstherapie in der Veränderung der Speicherung des Traumas, von Gedanken und Kognitionen über die erlebte Traumatisierung und die eigenen Einflussmöglichkeiten sowie von Vermeidungs- und Sicherheitsverhalten. Bausteine einer wirksamen kognitiven Verhaltenstherapie sind Psychoedukation über die Störung und Vermittlung eines Erklärungs- und Veränderungsmodells, Konfrontation mit den traumatischen Erinnerungen (Exposition) sowie kognitive Neubewertung posttraumatischer automatischer Gedanken und dysfunktionaler Überzeugungen (kognitive Verfahren). Diese Kernelemente haben die Veränderung dysfunktionaler Gedanken und Interpretationen des Traumas und seiner Folgen zum Ziel, die ihrerseits wiederum das Gefühl von Bedrohung oder wahrgenommener Unsicherheit aufrechterhalten. Weitere Bausteine sind das Diskriminationstraining bezüglich Auslösern (Triggern) von Intrusionen sowie das Erlernen von Techniken zur Emotionsregulation, wie sie auch in der DBT geübt werden. Zusätzlich ist die Modifikation von weiteren dysfunktionalen Interpretationen wie Schuld, Scham und Ekel bedeutsam. Schließlich lernen die Patientinnen im Angstbewältigungstraining Fertigkeiten zur Bewältigung posttraumatischer körperlicher Übererregung und Angst. Die erlernten Fertigkeiten werden dann während der anschließenden Konfrontation in sensu eingesetzt.

Expositionsbehandlung

In den meisten verhaltenstherapeutischen Therapieprogrammen wird als Hauptbestandteil erfolgreicher Traumatherapie die Exposition, also eine Konfrontation mit traumarelevanten Inhalten, beschrieben. Dies kann sowohl in sensu, d.h. durch mehrmaliges Wiederholen der traumatischen Ereignisse in der Imagination, oder in vivo, d.h. durch eine wiederholte Exposition mit sicheren, gleichwohl vom Patienten bisher vermiedenen Situationen, durch die Erinnerungen an das Trauma ausgelöst wurden, geschehen.

Exposition in sensu

Die Exposition in sensu wird auch imaginative Exposition genannt und beinhaltet das bewusste Wiedererleben des traumatischen Ereignisses in der Vorstellung. Das Traumaereignis soll dabei so lebhaft und intensiv wie möglich auf allen Sinneskanälen vergegenwärtigt werden, so als ob es gerade im Moment von Neuem geschähe. Dazu wird die Patientin gebeten, mit geschlossenen Augen das Ereignis im Präsens laut und langsam zu schildern, einschließlich aller Gedanken, Gefühle und Körperzustände, die während des Ereignisses erlebt wurden. Zentraler Wirkmechanismus der In-sensu-Exposition ist die Habituation. Patienten können lernen, dass sich übersteigerte Befürchtungen nicht bewahrheiten und ihre Angst daher unbegründet ist. Durch das häufige Nacherzählen der traumatischen Situation wird auch Einfluss auf das Traumagedächtnis genommen, da so eine Rekonstruktion des Traumas und des bisher noch Ungesagten ermöglicht wird. Bei hoher Belastung des Patienten sind Varianten der Exposition in sensu möglich. Er kann das Ereignis in der Vergangenheitsform anstelle der Gegenwartsform berichten oder aus der Distanz, als ob es einer anderen Person widerfahren wäre. Auch das Schreiben über das Trauma kann eine weniger belastende Form der Exposition darstellen.

Exposition in vivo
Nachdem in der Exposition in sensu erfolgreich trainiert wurde, die traumatische Situation zu beschreiben, gewinnt die Exposition in vivo im Verlauf der Behandlung an Bedeutung. Bei ihr werden wiederholt ungefährliche, jedoch von Patientinnen bisher vermiedene Situationen, Plätze oder Objekte aufgesucht oder Tätigkeiten ausgeübt, die mit den traumatischen Erinnerungen assoziiert sind und deshalb starke Ängste erzeugten. Ziel der Exposition in vivo ist, situationsspezifische Ängste zu bewältigen und den Handlungsspielraum zu erweitern. Sinnvoll ist ein abgestuftes Vorgehen von weniger stark Angst auslösenden Reizen hin zu stark belastenden Reizen.

Prolongierte Exposition
Eine besondere Therapieform ist die prolongierte Exposition nach Foa et al. (2007). Sie stellt eine Imagination der ängstigenden Situation in sensu dar, wobei die Patienten angeleitet werden, diese Exposition circa 30 bis 45 Minuten lang auszuhalten. Zusätzlich wird ihr Bericht auf einer Tonbandkassette aufgenommen, und sie erhalten die Aufgabe, sich diese Kassette zu Hause mehrmals täglich anzuhören. Gleichzeitig sollen die Patienten bereits erlernte Entspannungstechniken und Gedankenstopptechniken einsetzen, um auftretende Ängste erfolgreich zu bewältigen. Eine weitere Aufgabe besteht darin, sich von ihnen gefürchteten und gemiedenen Situationen oder Objekten zu nähern, die realistisch betrachtet gefahrlos sind. Bei komplex traumatisierten Patienten wird die prolongierte Exposition selten verwendet.

Diskriminationstraining/Triggerdiskrimination

Im Diskriminationstraining schließlich lernen die Patientinnen durch systematische Beobachtung ihrer Intrusionen und deren Auslöser, wie sich die Gegenwart von der in der Vergangenheit liegenden traumatischen Situation unterscheidet. Für die Triggerdiskrimination wird eine Liste mit Reizen, die Intrusionen auslösen, zusammengestellt. Die Patienten werden angeleitet, sich mit den Auslösern auseinanderzusetzen und dabei zwischen der Bedrohlichkeit dieser Reize während der Traumatisierung damals und der Ungefährlichkeit der Reize heute unterscheiden zu lernen.

Kognitionsfokussierte Behandlungselemente

Kognitive Methoden werden eingesetzt, um die persönlichen negativen Bedeutungen (Interpretationen) zu verändern sowie die aufrechterhaltenden Verhaltensweisen zu reduzieren. Mithilfe verschiedener kognitiver Methoden lernen Patienten, wie die traumatische Erfahrung ihr Überzeugungssystem und die Gedanken beeinträchtigt hat. Basis der kognitiven Interventionen ist der „sokratische Dialog" im Gespräch (siehe Kap. B.10.4.3). Die Therapeutin lässt den Patienten prüfen, inwieweit seine Einstellungen, Überzeugungen und Interpretationen über das Trauma angemessen und hilfreich oder dysfunktional und problematisch sind. Ziel ist, gemeinsam mit dem Patienten das Für und Wider seiner Argumente abzuwägen, damit er so zu eigenen angemessenen Schlussfolgerungen und entsprechenden Veränderungen im Denken, Fühlen und Handeln kommen kann.

Narrative Expositionstherapie

Die narrative Expositionstherapie (NET) ist ein neuerer kognitiv-behavioraler Behandlungsansatz, der ursprünglich für den Einsatz in Krisengebieten entwickelt wurde (Schauer et al., 2005). Die Behandlung beinhaltet eine emotionale Exposition bezüglich der traumatischen Erinnerungen sowie eine Integration traumatischer Erfahrungen in das Gedächtnis, indem die Patientin zusammen mit dem Therapeuten ihre chronologische Lebensgeschichte von der Geburt bis zur Gegenwart konstruiert. Diese Lebensgeschichte wird vom Therapeuten schriftlich festgehalten, wobei der Fokus nicht auf der Erfassung von Fakten liegt, sondern auf einem emotionalen und erlebnisnahen Bericht. Inzwischen wird die narrative Expositionstherapie nicht nur in Krisengebieten angewendet, sondern auch mit traumatisierten Flüchtlingen in europäischen Ländern.

Albtraumbehandlung durch Imagery Rehearsal Therapy

Viele Traumapatienten leiden unter starken Albträumen. Als ein auch bereits empirisch gut überprüftes Verfahren hat sich die Imagery Rehearsal Therapy (IRT) (Krakow & Zadra, 2006) bewährt. Zunächst erhalten die Patienten Informationen über das Verfahren sowie zum Auftreten von Albträumen, danach üben sie im Wachzustand an einem neutralen Beispiel die Veränderung von Vorstellungsbildern. Der Kern der IRT besteht darin, dass der Patient einerseits lernt, den Ablauf eines Albtraums zu verändern, indem er Elemente aus ihm entfernt oder ersetzt, so wie er es wünscht, und andererseits das neue Traumskript in seiner Vorstellung mehrmals am Tag einübt. Der Patient imaginiert einen häufig auftretenden Albtraum mit Unterstützung seiner Therapeutin und entwickelt aus dieser Vorstellung heraus ein positives oder weniger belastendes Gegenbild einer Situation, in der er sich geborgen und sicher fühlt. Da der Ansatz von Krakow & Zadra nicht in einer deutschen Version zur Verfügung stand, entwickelten Thünker & Pietrowsky (2011) eine deutschsprachige manualisierte Form der Imagery Rehearsal Therapy. In insgesamt acht Sitzungen lernen die Patienten die Veränderung belastender Träume. Nach einer Einführung in die Methode, dem Einüben eines Entspannungsverfahrens wie der progressiven Muskelentspannung und der Einführung in die Imaginationstechniken erfolgt die Albtraummodifikation. Zunächst werden die negativ besetzten und charakteristischen Elemente des belastenden Albtraums identifiziert, dann alternative Traumelemente und ein alternativer Traumhergang erarbeitet und schließlich der alternative Traum im Rahmen einer Imaginationsübung erprobt. Bei der Veränderung des Albtraums ist wichtig, dass das neue Albtraumskript nicht allzu sehr von dem ursprünglichen Albtraum abweicht, sodass nach wie vor eine große assoziative Nähe zu diesem erhalten bleibt und nur besonders bedrohliche Szenen oder Konsequenzen abgeändert werden. Nach jeder Modifikation soll der neue Traum nun regelmäßig, nach Möglichkeit täglich, für einen Zeitraum von mindestens vier Wochen imaginiert werden. Die Abschlusssitzung findet schließlich etwa zwei bis vier Wochen nach der letzten Sitzung statt. Hat der Patient einmal das System der Albtraumveränderung erfasst und geübt, kann er im weiteren Verlauf die Methode selbstständig auf weitere oder neu auftretende Albträume anwenden.

Imagery Rescripting

Das von Smucker 1995 entwickelte Imagery Rescripting wurde für erwachsene Opfer von sexuellem oder körperlichem Missbrauch in der Kindheit entwickelt, die aktuell unter immer wiederkehrenden Intrusionen oder Flashbacks leiden. Vetter und Smucker (1997) schreiben in ihrem Manual zur Behandlung von posttraumatischen Belastungsstörungen nach sexuellem Missbrauch: „Imagery Rescripting ist eine imaginativ ausgerichtete Behandlungsmethode mit dem Ziel, (...) missbrauchsbezogene Überzeugungen und traumatische Schemata (z.B. Ohnmachtsgefühl, Liebensunwürdigkeit, angeborene Schlechtigkeit, Verlassenheit) von Menschen, die während ihrer Kindheit sexuell missbraucht wurden, umzustrukturieren. Die Therapie kombiniert imaginative (In-sensu)-Exposition (visuelles Wiederhervorrufen und Wiedererleben der traumatischen Bilder, Gedanken und damit verbundenen Gefühle), imaginative Restrukturierung (Ersatz der Missbrauchsimagination durch Imaginationen von Stärke) und Imagination von Selbsthilfe und Unterstützung. Durch den Reskriptionsprozess werden die Missbrauchsvorstellungen verändert“ (S. 21).

Zunächst kommt es zu einer imaginierten Exposition mit dem traumatischen Erlebnis. Danach wird die Patientin angeleitet, die Erinnerungen zu verändern, indem sie den Täter imaginativ konfrontiert, dann das Kind aus der Missbrauchssituation befreit und schließlich liebevoll unterstützt und tröstet. Zusätzlich werden die traumatischen Kernüberzeugungen und Schemata identifiziert und angehbar. Durch den eigenständigen Aufbau von Bewältigungsbildern verändert die Patientin schließlich die traumatischen Bilder und damit auch die entsprechenden kognitiv-affektiven Reaktionen.

2. Die Dialektisch-Behaviorale Therapie traumatisierter Klienten (DBT-PTSD)

Die DBT wurde in den 80er-Jahren von Marsha Linehan als eine der ersten störungsspezifischen ambulanten Therapien für chronisch suizidale Patienten mit Borderline-Persönlichkeitsstörungen entwickelt (Linehan 1996a, 1996b). DBT integriert ein weites Spektrum verschiedener therapeutischer Methoden aus dem Bereich der Verhaltenstherapie, der kognitiven Therapie, der Gestalttherapie, der Hypnotherapie sowie der Zen-Meditation. DBT besteht aus vier Modulen: Einzeltherapie, Telefonberatung, Skills-Training in der Gruppe und Supervision.

Von der therapeutischen Grundhaltung her versteht sich der Therapeut als Trainer ähnlich einem Bergführer, der hilft, einen oft hohen und massiven Berg zu überwinden, wobei er die Verantwortung für das Erreichen des Ziels übernimmt. Es liegt in seinem Aufgabenbereich, die Sportlerin/die Patientin so weit zu motivieren, dass diese die Trainingsmethoden umsetzt und ein Maximum an Energie und Anstrengung dazu aktiviert. Der Ablauf der Therapie und die Behandlungsstruktur sind klar geregelt. Eine Vorbereitungsphase dient der Aufklärung über die Behandlung sowie der Zustimmung zu den Behandlungszielen. Es wird ein Behandlungsvertrag sowie ein Non-Suizid-Vertrag abgeschlossen und die Verhaltensanalyse des letzten Suizidversuchs und des letzten Therapieabbruchs erarbeitet.

Die erste Therapiephase hat das Ziel der Kontrolle und Stabilität von schweren Problemen auf der Verhaltensebene. Es geht um die Verringerung von suizidalem und parasuizidalem Verhalten, von therapiegefährdendem Verhalten und von Verhalten, das die Lebensqualität beeinträchtigt, sowie um die Verbesserung von Verhaltensfertigkeiten (Skills).

In der zweiten Therapiephase schließlich geht es um die Bearbeitung dysfunktionalen emotionalen Erlebens. Die Therapeutin orientiert sich in dieser Phase an den emotionalen Schlüsselproblemen der jeweiligen Patientin. Die Reihenfolge der Therapiephasen sollte unbedingt berücksichtigt werden, innerhalb diesen sind die zu bearbeitenden Problembereiche bzw. Therapieziele hierarchisch geordnet. Wann immer ein höher geordneter Problembereich erneut auftritt, z.B. Suizidalität oder Parasuizidalität, muss dieser zuerst bearbeitet werden.

2.1 Das Skills-Training

Im Skills-Training werden Fertigkeiten (Skills) als kognitive, emotionale und handlungsbezogene Reaktionen definiert, die sowohl kurz- als auch langfristig zu einem Maximum an positiven und einem Minimum an negativen Ergebnissen führen. Der Begriff Fertigkeiten wird in der DBT als Synonym für Fähigkeiten gebraucht. Die zu erlernenden Verhaltensfertigkeiten gliedern sich im ursprünglichen Ansatz von Linehan in vier Module, in der erweiterten Fassung von Bohus & Wolf (2009) in fünf Module.

1. **Achtsamkeit:** Die Fertigkeiten zur Verbesserung der inneren Achtsamkeit basieren auf der Praxis der Zen-Meditation und sollen dem Patienten die Relativierung von Emotionen und Kognitionen ermöglichen. Ziel ist das Erlernen von Kontrolle über sich selbst. Die Schulung der Wahrnehmung und die bewertungsfreie Beobachtung äußerer und innerer Prozesse sind wesentliche Voraussetzungen für die Anwendung aller anderen Fertigkeiten. Daher steht die Vermittlung von Achtsamkeit nicht nur am Anfang der Skills-Gruppe, sondern soll zu Beginn jedes Moduls für mehrere Stunden wiederholt werden.

2. **Stresstoleranz:** Diese Fertigkeiten dienen dem Ertragen und Überleben von Krisen und dem Annehmen des Lebens, so wie es sich im Augenblick darstellt. Hochstressphasen sollen bewältigt und die Wahrscheinlichkeit, dass entsprechende Hochstressphasen auftreten, deutlich vermindert werden.

3. **Umgang mit Gefühlen:** Dies stellt das zentrale Modul dar, das die tief greifenden Veränderungen der DBT ermöglicht. Die Patientinnen lernen sowohl theoretische Aspekte der Emotionsregulation als auch Fertigkeiten, um die wichtigsten Emotionen zu identifizieren und zu regulieren. Eigene Gefühle sollen verstanden, neu bewertet und willentlich beeinflusst werden können.

4. **Zwischenmenschliche Fertigkeiten:** Das Training zwischenmenschlicher Fertigkeiten bezieht sich auf die Verbesserung der sozialen Kompetenzen unter besonderer Berücksichtigung der Planbarkeit und Bewertung sozialer Situationen. Da sehr viele Borderline-Patienten unter einer mehr oder weniger ausgeprägten sozialen Phobie leiden, hat dieses Modul einen hohen Stellenwert für die Alltagsbewältigung.

5. **Selbstwert:** Dieses zuletzt angefügte fünfte Modul verfolgt das Ziel, die Wahrnehmung der Teilnehmerinnen für dysfunktionale Einstellungen sich selbst gegenüber zu schärfen, diese zu relativieren und durch sinnvollere Einstellungen zu ergänzen sowie auf der Verhaltensebene zu erproben.

2.2 DBT-PTSD

DBT-PTSD hat den Anspruch, das erste wissenschaftlich nachweislich wirksame Behandlungsprogramm für Patienten mit chronischer posttraumatischer Belastungsstörung nach sexualisierter Gewalterfahrung in Kindheit oder Jugend und schweren Störungen der Emotionsregulation, wie z.B. bei der Borderline-Persönlichkeitsstörung, zu sein. Es handelt sich um ein multimodales stationäres Therapieprogramm, das auf Behandlungsmodulen aus der Dialektisch-Behavioralen Therapie nach Marsha Linehan basiert sowie Methoden der traumafokussierten Kognitiv-Behavioralen Therapie nach Ehlers (1999) integriert.

„Die DBT-PTSD zielt so rasch als möglich auf eine Akzeptanz des Erlebten mit allen seinen Folgen ab. Im Zentrum steht dabei die Reexposition mit dem als maximal aversiv erlebten Ereignis und den damit verbundenen primären Emotionen (wie vollständige Hilflosigkeit, Erniedrigung, Ohnmacht, Ekel). Der Patient erlebt, dass diese Emotionen unter klar strukturierten therapeutischen Bedingungen reaktiviert werden können, ohne dass die befürchteten Konsequenzen (wie Tod oder Verlassenheit) eintreten. Diese Erfahrung ermöglicht das Aufgeben von ungünstigen Strategien zur Meidung und die Reduktion der traumaassoziierten belastenden Emotionen. Diese Strategien können gegliedert werden in emotionale Strategien (z.B. Entwicklung von Schuld, Scham und Selbsthass), kognitive Strategien (z.B. Gedankenunterdrückung) oder behaviorale Strategien (z.B. Selbstschädigungen, Drogenintoxikation). Hinzu kommen Reaktionen auf akuten starken Stress (Dissoziation und Albträume)“ (Steil et al., 2010, S. 108). Im Vordergrund steht die Bearbeitung der wichtigsten Vermeidungsstrategien, um so eine Traumaexposition vorzubereiten.

DBT-PTSD erhebt den Anspruch, Methoden zur Verfügung zu stellen, mit denen auch unter starkem Stress Traumaexposition durchgeführt werden kann, ohne dass die Betroffenen eine dissoziative Symptomatik entwickeln. Eingangsvoraussetzungen für die Teilnahme am Therapieprogramm sind, dass in den letzten vier Monaten kein medizinisch gefährlicher Suizidversuch, keine schwerwiegenden hochfrequenten Selbstverletzungen und kein lebensgefährliches Hochrisikoverhalten stattgefunden haben. Die DBT-PTSD ist als zwölfwöchige voll- oder teilstationäre Behandlung konzipiert. Eine Modifikation für das ambulante Setting befindet sich in Arbeit. Entsprechend der Tradition der DBT wird zu Beginn ein Behandlungsvertrag geschlossen, der die gegenseitigen Verpflichtungen von Patient und Behandlungsteam regelt. Im weiteren Verlauf wird erwünschtes Verhalten, z.B. die Bewältigung einer schwierigen Situation mithilfe von Skills aus dem Skills-Training, gezielt verstärkt und Problemverhalten wie Selbstverletzung so wenig wie möglich mit sozialer Aufmerksamkeit belegt. Der Einsatz der Verhaltensanalyse während einer Time-Out-Phase nach Verletzung des Behandlungsvertrags ist klar definiert und geregelt. Die Behandlungsmethoden sind Psychoedukation und Skills-Training mit spezieller Klärung der Fragestellung, wann Ablenkung von traumabezogenen Erinnerungen sinnvoll ist und wann nicht. Auch ein individueller Notfallkoffer mit Belastungstoleranz-Skills wird im Rahmen der Therapie erstellt. Von besonderer Bedeutung sind Skills zur Emotionsregulation bezogen auf häufige traumabezogene Gefühle wie Schuld, Scham, Ekel oder Selbsthass, wie sie auch im Skills-Training von Bohus & Wolf (2009) beschrieben sind.

Im Achtsamkeitstraining wird gezielt geübt, belastende und auch traumabezogene Gefühle wahrzunehmen, ohne diese und die dazugehörigen Kognitionen bekämpfen zu müssen. Ziel ist ein wertungsfreies Wahrnehmen und Beschreiben von Bildern, Gefühlen und Körpersensationen. Kognitive Interventionen sollen die dysfunktionalen Kognitionen zum Trauma und seinen Folgen sowie zur Selbstwertproblematik verändern.

Im Diskriminationstraining lernen die Patienten, die Belastung durch Triggerreize wie z.B. Gerüche oder Personen zu senken. Sie lernen, bei Konfrontation mit diesen Auslösern ihre Aufmerksamkeit nicht auf die Gemeinsamkeiten mit der traumatischen Situation, sondern in allen sensorischen Ebenen auf die Unterschiede zur damaligen Situation zu fokussieren.

Traumaexposition schließlich soll eine Veränderung des Traumagedächtnisses sowie eine weitere Reduktion traumabezogener belastender Gefühle bewirken. Verwendet werden sowohl informelle Traumaexpositionen, wie etwa das Beschreiben von Intrusionen, und formale Traumaexpositionen, die auf die Aktivierung traumabezogener Gedanken und Gefühle abzielen. Die wichtigste Form ist das imaginative Nacherleben aus der kognitiven Therapie nach Ehlers (1999). Auch In-vivo-Expositionen mit Situationen oder Gegenständen, die an das Trauma erinnern, sind von großer Bedeutung. Schließlich wird auf den Einsatz von Tonbandaufnahmen Wert gelegt. Dabei sollen die Patienten die aktuelle Sitzung der Traumaexposition einmal täglich anhören (Steil et al., 2010, S. 111).

Grundprinzip ist, dass nur diejenigen Probleme vor der Behandlung der Hauptsymptomatik der PTBS behandelt werden, die entweder das Leben oder die Gesundheit des Patienten oder die Durchführbarkeit der Therapie gefährden oder die die Wirksamkeit der Interventionen beeinträchtigen würden (wie z.B. Drogenkonsum oder dissoziative Zustände). So soll auch bei schwerkranken Patienten möglichst bald mit dem Einsatz der Standardinterventionen für die posttraumatische Belastungsstörung und damit auch der formalen Exposition begonnen werden können.

Inwieweit sich dieses Behandlungsprogramm durchsetzen wird, bleibt offen, vor allem aufgrund der insgesamt sehr hohen Anforderungen an komplex traumatisierte und dissoziative Klienten.

Sowohl die deutschen Leitlinien in der Psychotraumatologie (Flatten et al., 2011) wie auch die NICE-Guidelines (National Institute for Clinical Excellence, 2005) und die Australian Guidelines (Forbes et al., 2007) raten von einer traumakonfrontativen Behandlung ab, wenn Patientinnen noch über unzureichende oder maladaptive Coping-Strategien verfügen. Gerade schwer traumatisierte Klientinnen, auf deren Grenzen seit Kindheit keine Rücksicht genommen wurde, werden leicht auch hier „alles durchhalten", sich einer Autorität unterordnen und es sich als eigenes Versagen zuschreiben, wenn sie „nicht gut genug mitmachen". Unserer Meinung nach ist es auch eine ethische Frage, ob es vertretbar ist, eine Klientin mit allen Mitteln daran zu hindern, zu dissoziieren, um eine Exposition frühestmöglich durchführen zu können. Wir halten die Botschaft – und damit auch die Beziehungserfahrung – einer schützenden und behutsamen Vorgehensweise für heilsamer und der Würde der Klienten für angemessener.

Speziell für komplex traumatisierte und dissoziative Menschen entwickelten Boon, Steele & van der Hart (2012), die in der Behandlung dieser Patientengruppe seit Jahrzehnten erfahren und führend sind, eine Variante des Skills-Trainings, die auf der Basis der Theorie der Strukturellen Dissoziation der Persönlichkeit beruht. Bei diesen Patientinnen erreichen übliche Skills-Trainings oft nur die funktionierende Alltagspersönlichkeit (ANP, siehe Kap. A.8.3), die Dynamik der EPs bleibt unverändert und bestimmt weiter das Erleben und Verhalten (Huber, 2011).

3. Psychodynamische Ansätze: Die Psychodynamisch-Imaginative Traumatherapie

Obgleich dieses Kapitel viele Überschneidungen mit anderen enthält, ist uns ein Anliegen, ihm hier als unabhängig lesbare Einheit einen Platz zu geben und es Luise Reddemann zu widmen, die gewissermaßen die „Keimzelle" für unser Interesse und unsere Begeisterung für die Traumatherapie legte.

3.1 PITT

Die von Luise Reddemann entwickelte Psychodynamisch-Imaginative Traumatherapie (PITT) fand als eines der ersten traumaspezifischen Konzepte zunehmende Verbreitung im deutschsprachigen Raum (Reddemann, 2004a). Sie trug damit neben anderen sehr erfahrenen Traumatherapeuten und -therapeutinnen wie Michaela Huber und Ulrich Sachsse grundlegend zu den modernen stationären und ambulanten traumatherapeutischen Konzepten bei. Der Ansatz ist sehr praxisnah und hilfreich in beratenden wie therapeutischen Kontexten.

PITT umfasst die typischen drei Phasen der Traumatherapie, wobei der Schwerpunkt klar auf der Stabilisierungsphase liegt. Dies war in den Anfängen der Traumatherapie besonders wichtig, weil der inzwischen selbstverständlich gewordene Schwerpunkt auf Ressourcenorientierung, Achtsamkeit und antiregressiver Arbeit noch wenig bekannt war. So betonte Reddemann die Gefahr, besonders Klienten mit komplexen posttraumatischen und dissoziativen Störungen durch vorschnelles traumakonfrontatives oder regressionsförderndes Vorgehen anhaltend und schwerwiegend zu destabilisieren.

Zentrale Bestandteile des Konzepts sind die Arbeit auf der imaginativen Inneren Bühne und das Teile-Modell der Persönlichkeit im Sinne des Ego-State-Konzepts (nach Watkins & Watkins, 2008; siehe Kap. A.9).

Vorrangig sind die Etablierung einer stabilen Arbeitsbeziehung zwischen der Therapeutin und dem „erwachsenen Ich" der Klientin sowie ein klarer Rahmen und Arbeitsauftrag. Die Ziele der Beratung oder Therapie sollen gemeinsam erarbeitet werden, realistisch sein und sich an den Lebenszielen der Klientin orientieren.

Die Klienten werden jeweils als erwachsene, verantwortliche Personen wahrgenommen, die potenziell alle zur Heilung notwendigen Ressourcen in sich tragen und deren Einverständnis zu jedem Schritt einzuholen ist.

Ein vorrangiges Prinzip ist in PITT stets Sicherheit – Sicherheit in der therapeutischen Beziehung sowie äußere und innere Sicherheit. Der Klient soll stets die Kontrolle behalten. Zusätzlicher Stress durch Interventionen soll vermieden werden, da Ohnmacht und Stress Trigger für traumaassoziierten Stress sind und damit retraumatisierend wirken können.

Die beratende/therapeutische Haltung ist von aktivem Bemühen um die Beziehung, Respekt, warmherziger Empathie und Würdigung aller Ressourcen der Klientin getragen – und damit zugleich eine wichtige neue Beziehungserfahrung.

In der Stabilisierungsphase kommt eine Vielzahl kreativer imaginativer Übungen zur Anwendung. Klienten erschaffen sich z.B. fantasiereich ihre eigenen Inneren Helfer, beraten sich mit ihrem Inneren Team oder ihrer Inneren Weisheit. Die Themen dieser Übungen können oft auch gut oder sogar besser in einem beratenden Gespräch erarbeitet werden.

Eine depressive Klientin schildert in der Beratung spontan immer wieder nur ihre hoffnungslose, ganz im depressiven Denken gefangene Sicht. Die Beraterin erinnert sie daran, dass sie ihr einmal von ihrer früheren Lebensfreude und Liebe zur Natur erzählte, und fragt sie, ob sie bereit sei, sich einmal vorzustellen, wie sie in der Natur spazieren geht und was sie dabei mit ihren Sinnen wahrnimmt. Die Klientin erzählt von ihrer Liebe zu Bäumen und Tieren, daraus entsteht der Vorschlag, ob sie sich einmal vorstellen mag, wie so ein Baum ganz selbstverständlich von der Erde, aus der Luft und dem Sonnenlicht die Nahrung bekommt, die er braucht. Die Klientin geht gleich wieder in ihre depressive Wahrnehmung, der Baum habe es gut, aber für sie sei einfach nie etwas übrig gewesen, schon in der Kindheit, und das bestätige sich ja jetzt in ihrem Leben. Sie lässt sich aber darauf ein auszuprobieren, wie es sich anfühlen könnte, wenn sie sich einmal vorstellt, sie sei ein gesunder starker Baum und spüre, wie sie die Nahrung in sich aufnehme und diese wirke. Dieses „hautnahe“ sinnliche Erleben ermöglicht ihr, sich „wie in einem anderen Zustand“ und wesentlich entlastet zu fühlen. Auf Erklärung der Beraterin, dass sie mit regelmäßigem Üben diesen guten Zustand immer wieder selbst aktivieren und so innerlich bahnen könne, beschließt die Klientin, dies aktiv zu tun. Die Erfahrung, dass sie ihr inneres Erleben so aktiv selbst beeinflussen kann und der Depression nicht nur ohnmächtig ausgeliefert ist, gibt ihr neue Hoffnung, die sie als „Licht am Ende des Tunnels“ beschreibt.

Die Klienten lernen so durch „Hilfe zur Selbsthilfe“, etwas Belastendes oder Überflutendes (z.B. einen Flashback) in einen imaginativen Tresor zu packen und so wieder auf hilfreiche Distanz zu bringen. Der eigenen beobachtenden Fähigkeit kann imaginativ eine Gestalt gegeben werden, die dann als Innerer Beobachter die distanzierende Funktion übernehmen kann. Bei dissoziativen Klienten ist dieser Innere Beobachter oft als innerer Anteil eruierbar. Zur Distanzierung wie zur schonenden Traumakonfrontation kann eine imaginative Leinwand mit Fernbedienung dienen (siehe Kap. B.10.4.2 und D.6). Diese Techniken werden jeweils anhand eines positiven „Films“ vertraut gemacht. Imaginative Selbstberuhigungs- und Distanzierungstechniken sollen von den Klienten selbstständig geübt und eingesetzt werden. Hierbei wird die Fähigkeit zur Dissoziation als Ressource genutzt, Negatives wird aktiv von Positivem getrennt.

In der Ego-State-Arbeit auf der imaginativen Inneren Bühne geht es darum, dass sich das erwachsene Ich der Klientin und die Therapeutin gemeinsam empathisch um die verletzten jüngeren Ich-Anteile kümmern. Diese drücken sich in den Symptomen und Ängsten sowie regressiven Übertragungsmustern aus und sollten in der Berechtigung dieser alten Gefühle und Ängste und deren Bewältigungsstrategien wahrgenommen und wertgeschätzt werden. Dies ist als Innere-Kind-Arbeit bekannt geworden (siehe Kap. B.11.1). Angst oder hilfloses Verhalten kann so jüngeren Ich-Zuständen zugeordnet werden: „Wer meldet sich da, ist das wirklich die Erwachsene, die sich so hilflos und allein gelassen fühlt?“ Die Not des jüngeren Ichs wird so oft erstmals gesehen und gewürdigt und bekommt eine Antwort und Hilfe.

Regressive Bedürfnisse werden auf der Inneren Bühne bearbeitet, die Regression soll sich nicht in der beratenden/therapeutischen Beziehung und der aktuellen Realität ausbreiten in Form einer Ich-Regression, in der die erwachsenen Ich-Fähigkeiten geschwächt und das Arbeitsbündnis gefährdet wären.

Die Bedürfnisse der jüngeren Ichs werden psychodynamisch verstanden und in ihrer Berechtigung gewürdigt – das verletzte Kind blieb sozusagen in der Vergangenheit stecken und ruft in seiner Bedürftigkeit zu Recht um Hilfe. Dann wird auf der Inneren Bühne für Beruhigung und Befriedigung dieser Bedürfnisse gesorgt, und zwar durch die erwachsene Klientin oder deren imaginative Helferwesen, nicht durch die Beraterin.

L. Reddemann nennt diese jüngeren Ich-Anteile nicht mehr Innere Kinder, weil der Begriff inzwischen recht plakativ und inflationär benutzt wird, sondern „verletzte“ und „verletzende“ jüngere Ego-States. Es geht um jeweils spezifische, in Alter und Reifegrad in der Zeit des Traumas stecken gebliebene und so durch Triggerreize wieder aktivierte, jüngere Anteile. Diese haben spezifische Bedürfnisse, die den entwicklungspsychologischen Bedürfnissen der jeweiligen Altersphase entsprechen und aus der spezifischen Traumatisierung resultieren. Sie haben auch nur Zugang zu den Fähigkeiten, die dem Kind damals zur Verfügung standen, nicht zu denen der inzwischen erwachsenen Klientin.

Zentrale Berücksichtigung findet also die frühe Beziehungstraumatisierung. Die jüngeren Ichs bekommen imaginativ, was sie damals so sehr gebraucht hätten und noch heute brauchen, da sie wie eingefroren immer noch im Damals feststecken. Der empathische Kontakt zum eigenen Inneren Kind und damit zum Selbst ermöglicht erst, dass alter Schmerz verkraftbar und vor allem innerer Trost möglich wird.

Dies entspricht der Theorie der dissoziierten neuronalen Netzwerke. Die traumatisierten Ego-States fanden keinen Anschluss an die weitere Entwicklung, werden in ihrem ursprünglichen Leid getriggert und machen sich im Jetzt als Symptome, Ängste oder ähnliche „Hilferufe" bemerkbar. Auch „Widerstände" werden als Ressource gewürdigt, ebenso die ursprünglich überlebensnotwendige Schutzfunktion „verletzender innerer Anteile" (siehe Kap. B.11.2). Bei anhaltendem „Widerstand" ist zu prüfen, ob das Arbeitsbündnis und der Auftrag stimmen – und ob doch noch Täterkontakt besteht.

In der PITT wird mit Täterintrojekten nur gearbeitet, wenn sie sich störend bemerkbar machen (Reddemann, 2011).

Die jüngeren Ichs beruhigen und imaginativ in die Gegenwart holen zu können ist Voraussetzung dafür, sich in der Traumakonfrontationsphase den traumatischen Erinnerungen gezielt annähern und diese integrieren zu können – aus sicherem Abstand und ohne erneut davon überflutet zu werden. Sonst käme es zu einer Retraumatisierung statt zu einer Verarbeitung. Die Klientin müsste erneut dissoziieren, um sich zu schützen. Traumakonfrontation ist nicht unbedingt Ziel der Therapie. Die liebevolle Arbeit mit den verletzten jüngeren Ichs ist bezüglich der frühen Bindungstraumata eine wirksame Form der Bearbeitung und Integration.

Auch in der Traumabegegnung sollten möglichst schonende Techniken wie die imaginative Beobachtertechnik von L. Reddemann oder die hypnotherapeutische Leinwandtechnik eingesetzt werden (siehe Kap. D.6). Der Fokus der Arbeit liegt auf achtsamem Beobachten statt Erleben. In der Traumabegegnungsphase werden aus dieser beobachtenden Distanz die Traumafragmente im Sinne des BASK-Modells (Verhalten, Affekt, Kognitionen, Körpersensationen) zusammengefügt und integriert.

Speziell bei Täterkontakt ist Traumakonfrontation kontraindiziert.

L. Reddemann betont auch die Wichtigkeit der dritten Phase – der Integration und Trauer. Erst nach der Phase der Traumasynthese seien Patienten im üblichen Sinne psychotherapiefähig, wodurch tiefere Trauerarbeit und auch konfliktzentriertes Vorgehen in tiefenpsychologischer und analytischer Psychotherapie ermöglicht werden.

3.2 PITT-KID

Andreas Krüger und Luise Reddemann beschreiben in Manualform anschaulich die Anwendung der Prinzipien der Psychodynamisch-Imaginativen Traumatherapie für die Behandlung traumatisierter Kinder und Jugendlicher (PITT-KID). In Beratung wie Therapie sind hier die Berücksichtigung der speziellen kindlichen Entwicklungsphasen und -bedürfnisse sowie der altersspezifischen Ressourcen und die notwendige Einbeziehung des sozialen Umfelds besonders bedeutsam. Die reale äußere und innere Sicherheit des Kindes sind Kernziele von Beratung wie Therapie. Die Unterstützung der Eltern oder wichtigen Bezugspersonen des Kindes ist dabei essenziell – und dazu wiederum ist ein wertschätzender und nicht besserwisserischer oder gar von Rettungsimpulsen bestimmter Umgang mit ihnen Voraussetzung.

Zu Beginn der Behandlung sollte die Therapeutin/Beraterin dem Kind in einer ihm angemessenen Sprache vermitteln, dass eine Konfrontation mit schmerzhaften Erinnerungen ihm zunächst eher Schaden zufügen kann. Das Auseinanderhalten des Früher und Damals mit dem Hier und Heute ist vor allem für kleinere Kinder eine große Herausforderung, da Zeitbegriff, Fantasiewelt und Realität immer wieder miteinander verschwimmen. So ist es Aufgabe der Beraterin/Therapeutin, die Realitätskontrolle durch beharrlich wiederholte Korrekturen immer wieder herzustellen, wie mit folgendem Satz: „Ein Teil von dir denkt immer noch, das Schlimme passiert weiter, und kann nicht glauben, dass es vorbei ist. Dieser Teil hat einmal eine wichtige Rolle gespielt, hat aufgepasst und dich beschützt vor noch mehr Verletzungen. Jetzt brauchst du seine Hilfe aber nicht mehr, weil die Gefahr vorbei ist. Vielleicht können wir ja diesem Teil durch etwas Schönes danken. Er hat viel für dich getan“ (Krüger & Reddemann, 2008, S. 123).

Wie bei den erwachsenen steht auch bei kindlichen Traumaopfern die Stabilisierungsphase mit allen heilsamen Elementen im Vordergrund. Psychoedukative Gespräche mit den nahen Bezugspersonen und dem Kind zum Verständnis der Traumafolgen und jeglicher zu planender Schritte helfen ebenso wie distanzierende und affektregulierende Übungen. Sie vermitteln Sicherheit, entlasten auch von Schuldgefühlen und mindern den Symptomdruck oft bereits erheblich. Achtsamkeitsübungen werden von Kindern vom späten Grundschulalter an und von jugendlichen Patienten sehr gut aufgenommen. Auch andere Imaginationsübungen wie die Baumübung, Gepäck ablegen sowie die Glücksübung oder die Übung „Frieden schließen mit sich selbst“ sind gute Möglichkeiten für die Arbeit mit Kindern und Jugendlichen. Bilder für Schutz (Schutzmantel, Schutzpanzer oder Lichthülle) und Bilder für Reinigung (Bad im Meer, in einem Wasserfall, Bad aus Licht) sind ebenfalls hervorragende Hilfen zur Distanzierung von belastenden Erinnerungen. Bei Kindern mit Ein- und Durchschlafstörungen haben sich Traumfänger bewährt, die die bösen Träume auffangen.

Sehr bedeutsam ist, in das therapeutische Vorgehen möglichst alle Elternpersonen und gelegentlich auch Geschwister mit einzubeziehen und diese auch zur Unterstützung anzuregen.

Das klar formulierte und ausgesprochene Anliegen, dass Eltern, Kind und Berater/Therapeutin gemeinsam dafür sorgen werden, die kindlichen Seelenwunden gut zu versorgen, hat bereits heilsame Wirkung. Besonders nützlich ist auch hier die Versorgung der verletzten jüngeren Ichs am imaginativen sicheren Ort mithilfe des inzwischen älteren Kindes und seiner Ressourcen, idealen Helferwesen und Krafttieren. Schon ein dreijähriges Kind kann sich mitunter – mit den einfühlsamen Inneren Helfern gemeinsam – um das verletzte kleinere Kind oder Baby in sich fürsorglich kümmern, es ist ja bereits „viel größer und stärker, das ist ja schon lange her".

Die Schutzmechanismen der Kinder wie z.B. Rückzug, aggressive Ausbrüche oder selbstverletzendes Verhalten dürfen – wie bei Erwachsenen – nicht zu früh hinterfragt oder gar nur abgelehnt werden. Sie sollten vielmehr als traumakompensatorisches Schema gewürdigt und allmählich durch jetzt angemessenere ersetzt werden. Dabei unterstützen wiederum Innere Helfer und Ressourcenteams mit Löwen, Drachen oder Superman, ein Notfallkoffer etc.

Voraussetzung der Traumakonfrontation ist auch bei Kindern und Jugendlichen eine ausreichende Stabilisierung und – bei Kindern besonders wichtig – dass verletzte jüngere Innere Kinder immer wieder und im Jetzt dauernd zuverlässig am guten Ort liebevoll versorgt sind. Eine stabile soziale Situation und die gute Vorbereitung und Kooperation der wichtigen Bezugsperson sind ebenso von besonderer Bedeutung. Denn das Kind braucht einen sicheren emotionalen Halt auch vor und nach der Traumakonfrontation. Und selbstverständlich darf kein Täterkontakt bestehen.

Die Arbeit mit Täterintrojekten ist bei Kindern bis zum Jugendalter umso schwieriger, je jünger sie sind – und wenn sie mit Eltern leben, die in früherer Zeit tatsächlich Täter im weiteren Sinne waren, wenn sie ihr Kind in Phasen starker eigener Belastung oder psychischer Krankheit durch Vernachlässigung, Schlagen, massive Abwertung o. a. traumatisiert haben. Um den Heilungsprozess erfolgreich voranbringen zu können, kann ein Ritual sinnvoll sein mit Entschuldigung der Eltern, authentischer Anerkennung des Leids des Kindes, Versprechen der Verhaltensveränderung durch die Eltern sowie voller Unterstützung des Kindes im Heilungsprozess (Krüger & Reddemann, 2008).

Die Traumakonfrontation kann dann mittels der Bildschirm-Beobachtertechnik (ebd.) sowie mittels verschiedener Ausdrucksformen wie szenisch-bildnerischer Gestaltung oder Imagination erfolgen. Bei kleineren Kindern stellen sich gelegentlich in der Therapiesituation spontan Reinszenierungen traumatischer Erfahrungen ein. Mitunter stellen diese Therapieszenen eine unbewusste Aufforderung an den Therapeuten dar, das Kind bei den integrativen Prozessen zu unterstützen. In diesem Fall wäre eine Unterbindung oder negative Bewertung der Szene durch die Beraterin nicht hilfreich, vielmehr ist eine konstruktive Begleitung im Sinne eines Rekonstruktionsprozesses zu empfehlen.

Nach einer Traumakonfrontationssituation soll man dem Kind zunächst keine Kommentare abverlangen, denn das wäre meist eine Überforderung. Es ist von der ganzen Situation extrem erschöpft. Auch in der Arbeit mit Kindern ist es wichtig, dem belasteten jüngeren Inneren Kind in der Trostphase ausreichend Unterstützung und Trost zukommen zu lassen. Die Zeit danach kann dann zum Gespräch genutzt werden, wenn es für das Kind in Ordnung ist. Trauer und Trost brauchen Zeit in allen Phasen, besonders aber erneut nach jeder Traumakonfrontation.

Bei Kindern, die die Entwicklungsvoraussetzungen für eine gezielte Traumakonfrontation nicht mitbringen, werden im Therapieverlauf verschiedene Materialien und Medien zum Einsatz kommen. Schon zu Behandlungsbeginn sollten dem Kind verschiedene Ausdrucksmöglichkeiten gezeigt werden, sodass es seine Vorlieben entsprechend seinen Neigungen und Wünschen entwickeln kann. Es sollte sich die Möglichkeit ergeben, Rituale in Verbindung mit Lieblingsmaterial und Handlungssequenzen zu entwickeln. So wird ein Kind eher mit Puppen spielen wollen, das andere mit Figuren, wieder andere malen lieber oder nutzen den Sceno-Kasten oder Bausteine.

Trotz grausamer Traumata und unüberwindbar scheinender seelischer Verletzungen können Kinder und Jugendliche zum Glück – dank jetzt heilsamer sicherer Beziehungsangebote und des uns innewohnenden Resilienzprinzips, von der Zeugung an ständig über sich selbst hinauswachsen zu können – auch Entwicklungsschritte nachholen und wachsen, „wie der Löwenzahn sich seinen Weg durch den harten Beton sucht und dann am Licht zart und kraftvoll blüht“. Vor allem die Beschäftigung mit den inneren Schätzen und deren Verwendung im Alltag kann in der Integrationsphase sehr wertvoll sein.

Leider leben viele Kinder in chronisch traumatisierenden und transgenerational belasteten familiären Lebensumständen. Wenn Eltern selbst traumatisiert sind, haben sie oft ihre elterlichen Kompetenzen nicht ausreichend entwickeln können. Oder sie sind nicht verfügbar, wenn sie z.B. durch Weinen ihres Kindes getriggert werden und in ihrer eigenen dissoziativen Innenwelt landen und damit für ihr Kind „verschwinden“.

Hier sind weitere Entwicklungen und Kooperationsmodelle in traumazentrierter familientherapeutischer Arbeit, Traumapädagogik in der stationären Jugendhilfe, Kooperation mit Jugendämtern und Familiengerichten und eine engere Zusammenarbeit zwischen Pädagoginnen und Therapeuten zu wünschen und bereits „zart wachsend“.

4. Körperorientierte Traumatherapie-Ansätze

Es gibt verschiedene spezielle Ansätze der Körpertherapie von Traumata, u.a. Somatic Experiencing (Levine, 1998), die Sensumotorische Psychotherapie (Ogden et al., 2010) oder die Körperorientierte Traumatherapie nach Babette Rothschild (2002).

Nachfolgend werden einige Ansätze etwas näher beschrieben.

4.1 Somatic Experiencing (nach Peter Levine)

Somatic Experiencing (SE) wurde durch Peter Levine in den 1970er-Jahren begründet und ist ein körpertherapeutischer Ansatz der Traumatherapie. SE arbeitet am Prozess, nicht am traumatischen Ereignis, das ist von Vorteil, wenn Klienten das traumatische Ereignis nicht schildern können oder wollen. Außerdem können durch die Lösung von Traumareaktionen unterschiedliche, aber im Unbewussten zusammenhängende Ereignisse gleichzeitig bearbeitet werden.

Biologische Basis

Da während eines traumatischen Ereignisses aktivierte Reaktionen wesentlich von subcorticalen Strukturen und vom „Reptiliengehirn" gesteuert werden, sind diese durch Willensentscheidung und Intellekt letztlich nicht beeinflussbar. Das erklärt, dass kognitive Ansätze und auch Arbeit mit Emotionen bei Traumatisierten zwar eine Symptomverbesserung und eine bessere Kontrolle der Traumareaktionen ermöglichen, aber keine Auflösung der somatischen Traumareaktionen bewirken. Die basalen biologischen Reaktionen in lebensbedrohlich oder ausweglos erlebten Situationen sind Kampf, Flucht und Erstarrung (Totstellreflex) und können vom Betroffenen nicht verhindert werden.

Peter Levines Thesen sind:

- Trauma entsteht nicht durch das Ereignis selbst, es steckt vielmehr im Nervensystem, etwas geschieht zu viel, zu plötzlich und zu heftig, die biologische Selbstregulation ist überfordert, die für Flucht/Kampf vorbereitete Aktion ist erfolglos oder wird durch den Totstellreflex unterbrochen und kann nicht vollendet werden, bleibt im Nervensystem stecken.

- Durch dieses „Steckenbleiben“ kann es fortan immer wieder auftauchen, mitunter die weitere Lebensführung bestimmen (Angst, wieder Auto zu fahren; Gefühl der Ohnmacht, wenn etwas Unerwartetes im Leben oder etwas Plötzliches geschieht; Wut, wenn einem jemand (z.B. beim Einkauf) zu nahe kommt).
- Das bedeutet, dass ein Teil des betroffenen Menschen sich weiterhin wie in der Traumasituation befindet und aus dieser Perspektive heraus auf das weitere Leben reagiert.

Prinzipien der SE-Traumatherapie

Wie auch bei anderen Methoden der Traumatherapie wird zentral auf den Aufbau von unterstützenden Ressourcen geachtet, die Traumaexposition (die Arbeit am eigentlichen traumatischen Ereignis) so vorbereitet (siehe Kap. B.9 und B.10).

SE sucht dabei nach spezifisch auf die Traumaelemente zugeschnittenen Ressourcen, z.B. Einsatz korrigierender Erfahrungen: „Was hätten Menschen, die Sie als Ressourcen ansehen, zum Zeitpunkt des Ereignisses zu Ihnen gesagt? Was hätten sie für Sie getan? Was könnten Sie selbst aufgrund Ihres jetzigen Wissens zu Ihrem traumatisierten Teil sagen?“

In der SE-Traumatherapie wird versucht aufzuspüren, welche Reaktionen wie und wo im Körper sozusagen stecken geblieben sind, und diese zu lösen, wieder in Gang zu bringen, sodass die vom Körper in der traumatischen Situation vorbereitete Notfallreaktion zu einem Ende kommen kann und das Nervensystem wieder in der Lage ist, sich selbst zu regulieren.

Um die Spuren im Körper aufzufinden, verwendet Peter Levine den „felt sense“ von Eugene Gendlin, womit nicht ein mentales, sondern ein körperliches Bewusstsein gemeint ist: „ein gefühlter, gespürter Sinn“. Mit seiner Hilfe können Fragen an den Körper gerichtet werden, und es gilt zu erspüren, wie sich das Körpergefühl dabei verändert. Es entsteht ein innerer Raum, in dem Antworten erscheinen. So kann z.B. bei Gedanken an ein Ereignis ein dünner, warmer Strom in den rechten Arm steigen, der sich windet, langsamer wird und in der Hand sammelt, dort zu erhöhter Spannung und einer Krümmung der Finger und schließlich einem Gefühl von Auf-den-Tisch-schlagen-Wollen führt. Und mit der Achtsamkeit für diesen Prozess kann eine Erkenntnis aufsteigen, wie wütend man über das Ereignis ist. Wenn man sich auf die körperlichen Empfindungen konzentriert, bewegt man sich auch auf der Ebene des Stammhirns, das für die reflexhaften Notfallreaktionen zuständig ist.

Die weitere Verarbeitung kann in Gang gebracht werden durch ein zeitlupenartiges Ausführen des damals blockierten Bewegungsimpulses (z.B. die Hände schützend vorstrecken oder weglaufen wollen) oder durch das Aufsuchen von positiven Gegenvorstellungen.

Wenn sich eine Muskelgruppe gespannt anfühlt „wie ein Stahlseil", könnte die Vorstellung „wärmende Sonne" geeignet sein, die Anspannung zu lösen. Wenn ein Knall bei einem Autounfall eine Geräuschüberempfindlichkeit im Ohr hinterlassen hat, könnte die Vorstellung eines „Kopfhörers zum Schallschutz" Entspannung bringen.

Durch Hin-und-her-Pendeln zwischen der Empfindung und der positiven Gegenvorstellung der genau passenden Ressource kann die Entladung der im Moment des traumatischen Ereignisses hochgefahrenen und stecken gebliebenen Energie möglich werden. Allerdings muss man dabei sehr vorsichtig („titrierend") vorgehen, um eine kathartische und zu Retraumatisierung führende Reaktion zu vermeiden.

Traumatische Ereignisse bilden unbewusst gespeicherte Traumasysteme, deren Zusammenhang über Ähnlichkeiten der traumatischen Erfahrungen hergestellt wird. Beim SE macht man sich diese Verbindungen zunutze. Durch Arbeit am Prozess der Traumatisierung statt am Ereignis können durch Lösung von Traumareaktionen unterschiedliche, aber unbewusst zusammenhängende Ereignisse gleichzeitig bearbeitet werden.

Ziel der SE-Traumatherapie

Ziel ist die Auflösung der verschiedenen Traumasymptome. Sowohl die Affektreaktionen auf bestimmte Reize als auch die überschießenden und der Gegenwart nicht angemessenen Reaktionen des Nervensystems werden abgebaut. Kognitive Bewertungen, die nicht mehr angemessen sind, werden „umstrukturiert". Ein Gefühl der Befreiung ist typisch, oft äußern die Klienten spontan, ihnen sei erst jetzt tiefer bewusst, dass sie das Trauma überlebt haben. Dieses Bewusstsein setzt sich auf allen Ebenen des Organismus durch, die positiven Seiten des Lebens können wiederentdeckt und zugelassen werden. Idealerweise lebt der Mensch in jeder Hinsicht wieder in der Gegenwart.

4.2 Sensumotorische Therapie (nach Pat Ogden)

Die Sensumotorische Psychotherapie als eine umfassende Körper- und Gesprächspsychotherapie wurde 1980 von Pat Ogden entwickelt und integriert die aktuellsten

Erkenntnisse zu Traumafolgen aus Neurowissenschaften und Bindungstheorie. Traumatisierte sind Gefangene ihrer Vergangenheit und ihrer automatisierten dysfunktionalen Handlungstendenzen. Sie müssen lernen, diese Impulse zu hemmen, sowie erstarrte Handlungsversuche (z.B. Anspannung der Muskulatur wie zu Kampf oder Flucht), die sich in der traumatischen Situation als nutzlos erwiesen, zum Abschluss zu bringen und Alternativen effektiverer Handlungen zu erproben. Sensumotorische Reaktionen wie körperliche Schmerzen, Konstriktionen und Taubheitsgefühle sind typische Traumafolgen. In den herkömmlichen Therapiemodellen war jedoch der Körper meist nicht mit einbezogen.

Eine Grundannahme der Sensumotorischen Psychotherapie (Ogden et al., 2010) ist, dass die habituell unterbrochenen und ineffektiven defensiven körperlichen Bewegungsabläufe stark zur Aufrechterhaltung der Traumafolgesymptome beitragen und deren Auflösung verhindern, zumal sie durch Dissoziation von anderen Selbstaspekten getrennt sind.

Traumatisierte, die nur mit Erstarrung reagieren konnten, fühlen sich auch später bei potenzieller Bedrohung leicht gefangen und handlungsunfähig, unterwerfen sich, schämen und beschuldigen sich dafür. Sie verstehen nicht, was mit ihnen los ist, zumal sie oft vor dem Trauma deutlich selbstsicherer und wehrhafter waren. Die Immobilisierungsreaktionen lähmen also die adaptive Funktionsfähigkeit. Klienten, die in mobilisierenden hyperaktiven Verteidigungsreaktionen – wie unaufgelösten Kampfreaktionen – stecken geblieben sind, reagieren evtl. mit unkontrollierter Wut, schlagen zu, brüllen. Dieses „Angriff ist die beste Verteidigung" bringt viele Beratungen und Therapien zum Scheitern. Ebenso können die Klientinnen im Fluchtmodus stecken geblieben sein, was sich in einer anhaltenden Tendenz zu Vermeiden oder Weglaufen zeigen kann.

Ein ehemaliger Soldat sucht bei einem plötzlichen Geräusch Deckung vor imaginären Angreifern, springt unter einen Tisch.

Eine Auflösung der automatisierten defensiven Körpermuster ist vermutlich nur über eine direkte korrigierende Erfahrung auf Körperebene möglich. Im Unterschied zu kognitiv oder imaginativ orientierten Therapien arbeitet die Sensumotorische Therapie nicht nur von oben (Großhirn, Top-down) nach unten (Stammhirn), sondern besonders von unten nach oben (Bottom-up): Es wird mit den unterbrochenen körperlichen Reaktionen begonnen, diese werden aufgegriffen, möglichst vervollständigt und integriert.

Klienten lernen in der Therapie, ihre defensiven Handlungstendenzen aufmerksam zu beobachten und damit einen „Puffer" zwischen Trigger und bislang automatisierter Verteidigungsreaktion einzubauen. So lernen sie, immer klarer die Körperempfindungen ihrer Defensivreaktionen zu beobachten und als Überlebensressourcen zu erkennen (Kurtz, 1994), z.B.: „Meine Beine sind angespannt" – „Welche Impulse sind dort spürbar?" – „Die wollen weglaufen". Einst unabgeschlossene Handlungen können jetzt vervollständigt werden. Körpertraining mit Verteidigungsbewegungen ermöglicht gerade nach Ausgeliefertsein und körperlicher Erstarrung im Trauma und anschließender Fixierung in diesem Defensivmuster, wieder Selbstvertrauen und ein Gefühl des Wiedererstarkens zu erleben. Mitunter wird auch erst jetzt erlebbar, dass man doch alles Mögliche zur Veränderung der Situation versuchte, was gar nicht mehr erinnerlich war. Die ständige Wachsamkeit auf potenzielle Gefahren erschöpfte und behinderte zuvor die Ausschöpfung der eigenen Möglichkeiten.

4.3 Körperorientierte Traumaverarbeitung (nach Rudolf Müller-Schwefe)

In der Körperorientierten Traumaverarbeitung werden wie im Somatic Experiencing oder der Sensumotorischen Therapie die körperlichen Reflexe, Reaktionen und Impulse aufgegriffen und sollen erlebt, vollendet und integriert werden. Einbezogen werden aber zudem „unbewegliche" Symptome wie Verhärtungen, die aufgeweicht und so lebendig werden können. Auch Emotionen aus und nach der traumatischen Situation gehören zur Verarbeitung, und ihr Ausdruck wird ermutigt, allerdings emotional organisiert, um Überflutung zu vermeiden.

Bei manchen Klienten, bei denen Symptome der Erschöpfung, Überforderung, depressiver Rückzug und Dissoziation im Vordergrund stehen, scheinen weder Stabilisierung noch Verarbeitungsversuche zu gelingen, die Klienten finden nicht wieder ins Leben, und Beraterinnen wie Therapeuten resignieren ebenfalls erschöpft. Meist handelt es sich um schwer traumatisierte Klientinnen, die häufig zum Zeitpunkt des Traumas sehr klein und hilflos waren oder die sehr überraschende und schlimme Unfälle oder Überfälle erleben mussten.

Die traumabedingte Erschöpfungssymptomatik ist am besten mithilfe der Polyvagalen Theorie (Porges, 2010; siehe auch Kap. A.6) als Dominanz des dorsalen vagalen Systems zu verstehen, mit einem durch das Trauma ausgelösten primären Rückzugsreflex (frühester Bedrohungsreflex noch vor dem Moro-Reflex). Statt einem nach außen gerichteten (Kampf oder Flucht) ist hier ein nach innen gerichteter Impuls gemeint, ein organismischer Rückzug, der häufig von Furcht begleitet ist. Eine Beraterin: „Diese Klientinnen kriegt man nicht aus dem Bett, sie haben keinen Lebensantrieb, erschöpfen die resignierenden Helfer, nichts geht vorwärts, sie vegetieren allein vor sich hin."

Nach erfolglosem Steckenbleiben in aktiven Verteidigungsreaktionen wie Kampf-Flucht mit sympathikotoner Übererregung und Freezing, das mit erhöhtem Muskeltonus und kontrahiertem Bindegewebe einhergeht, hilft oft körpertherapeutisch die Vollendung der durch Freezing unterbrochenen Handlungsimpulse, wie Kampf- und Fluchtreaktionen (Levine, 2011).

Beim „dorso-vagalen Rückzug" hingegen muss die Vollendung unterbrochener Handlungsimpulse in die entgegengesetzte Richtung unterstützt werden, um die nach innen gerichteten unterbrochenen Impulse zu befriedigen. Das ist in der Regel sehr angstbesetzt, weil der primäre vagale Rückzug in die Todesnähe (wie z.B. im Koma) oder sogar in die Aufgabe des Lebens führen kann. Wenn dieser Prozess aber im primären Rückzug begleitet wird und sicher gestaltet werden kann – eine Besonderheit der Körperorientierten Traumaverarbeitung –, kommt aus dem Erleben (und dem Erfolg) eines „Fast-Todes" die Energie zurück, die Lebensenergie kann wieder nach außen in das Leben fließen, die dorsal-vagale Dominanz lässt nach, die tiefe Depression kann sich lösen. Die Klienten können sich wieder dem Leben zuwenden (Müller-Schwefe, 2012).

Ein Klient, der selbst als Junge Gewaltopfer sowie Zeuge von Gewalt gegen seine Mutter war, wird als Wachmann eines Sicherheitsdienstes überraschend niedergeschlagen. Er entwickelt eine PTBS vom Vermeidungs- und Dissoziationstyp, die in schwere depressive Erschöpfungszustände führt. Alle üblichen traumatherapeutischen Bemühungen verbessern nichts, sondern beschämen ihn eher noch mehr, weil „nichts hilft". Die Erklärung des primären Rückzugs leuchtet ihm aber sofort ein und erleichtert ihn, das Verfahren des begleiteten primären Rückzugs führt ihn zu der vagalen „Beinahe-Aufgabe", und er kommt gestärkt zurück. Nach drei derartigen Sitzungen ist seine Kraft wieder da und der Rückzug überwunden.

5. Therapie komplexer dissoziativer Störungen

Wesentliches zum theoretischen Hintergrund der Themen Dissoziation, dissoziative Störungen und Strukturelle Dissoziation der Persönlichkeit wurde in Kap. A.8.1–3 beschrieben. Hier soll es nun um mehr praxisnahes Wissen gehen.

Zum sicheren Rahmen einer Beratung oder Therapie von Klienten mit dissoziativen Störungen gehören Verträge und Sicherheitsvereinbarungen, auf die man bei Problemen und zu erwartenden Übertragungsverstrickungen zurückkommen kann. Bei Selbstverletzungs- oder Suizidtendenzen muss Ziel sein, dass die Klientin diese unter Kontrolle bekommt und Alternativen entwickelt. Dazu können die Auslöser der Impulse mit der Screentechnik genauer angeschaut und an diesen kritischen Punkten Ressourcen eingeführt werden. So kann erarbeitet werden, wie die Klientin sich wieder beruhigen, Abstand nehmen und besser für sich – oder für aktivierte dissoziative Anteile – sorgen kann. Sie kann sich verpflichten, eine Notfall-Liste zu befolgen, sich mit Dissoziationsstopp oder Achtsamkeitsübungen aus ihrem Notfallkoffer wieder in einen anderen inneren Zustand zu bringen, sich Hilfe zu holen, schädigende oder triggernde Personen zu meiden, eine Nacht stationär zu gehen.

Wenn die eigenen Kinder durch die Klientin gefährdet sein können, muss der Vertrag auch deren Schutz umfassen, inklusive der Vereinbarung, dass die Beraterin ggf. das Jugendamt informiert.

Im Rahmen von Überlebensvereinbarungen bei noch bestehendem Täterkontakt ist das Hinterlegen einer schriftlichen Dokumentation von Namen und Tatbeständen beim Amtsgericht oder Notar zu empfehlen.

Der Ausstieg aus Täterkontakt ist ein besonders wichtiges Thema, denn viele dissoziative Klientinnen haben noch Kontakt mit den Tätern – und halten ihn selbst. Meist streben einige Anteile den Ausstieg ernsthaft an, während andere noch intensiv an den oder die Täter gebunden sind. Kind-Anteile sind überzeugt, dass sie gehorchen müssen, da sonst die Drohungen wahr werden, dass sie oder ihnen wichtige Menschen sterben müssen. Oder Anteile sind sicher, Strafe und nichts Gutes zu verdienen. Introjekt-Anteile sind vielleicht noch ganz auf der Seite der Täter und sabotieren alle Versuche, in der Beratung/Therapie überhaupt etwas an Veränderung zu bewirken.

Dissoziationen werden von Klienten in der Regel nicht bewusst und gezielt eingesetzt, um sich mit anderen Forderungen nicht auseinandersetzen zu müssen. Dies wird speziell bei mangelnder Kenntnis dissoziativer Störungen häufig missverstanden und führt zu negativen Gegenübertragungsreaktionen und Spaltungen in Teams. Dissoziative Zustände bedeuten nicht „Widerstand", sondern waren einmal zum Überleben notwendig und „geschehen" meist zunächst unkontrollierbar, oft bei anscheinend kleinsten Stressreizen. Klienten brauchen beratende Unterstützung, um dies zu erkennen und um mehr beobachtende Distanz dazu zu erlangen.

Für den beratenden und therapeutischen Umgang mit einfachen dissoziativen Störungen und Symptomen gilt: Die Klientin soll durch ressourcenorientierte Arbeit Affektdifferenzierung und -kontrolle erlernen. Gewohnheitsmäßig gewordenes dissoziatives und Vermeidungsverhalten verhindert eine angemessene Bewältigung aktueller Situationen. Daher muss die Klientin neue Bewältigungs- und Lösungsstrategien lernen, zunächst vor allem, die Auslöser zu beobachten sowie Dissoziationen zu stoppen. Achtsame Wahrnehmung des Jetzt ist Realitätsreorientierung und zugleich die wichtigste Ressource. Zuerst aber muss sie – z.B. durch Psychoedukation – erkennen, dass sie in einer automatisierten, dissoziierten Verteidigungsreaktion feststeckt. Vermeiden entspricht einem anhaltenden Fluchtreflex. Damit reagiert sie, als sei jetzt ständig Bedrohliches zu erwarten. Sie kann lernen, allmählich die Körperempfindungen, die mit dem Vermeiden und dissoziativen „Weggehen" verbunden sind, wahrzunehmen und so einen beobachtenden Abstand zu diesem „alten Muster" zu entwickeln. Ein weiterer Lernschritt ist, sie mit Ressourcen zu verknüpfen, etwa indem die Klientin die Sicherheit in der Gegenwart und die hiermit assoziierten Körperempfindungen wahrnimmt. So entsteht ein nicht nur kognitives Umlernen, sondern allmählich eine strukturelle Veränderung der neuronalen Netzwerke, die der automatisierten Verteidigungsreaktion „Vermeidung" zugrunde liegen (Ogden et al., 2010).

Bei komplexen dissoziativen Störungen, die das Selbst-Erleben betreffen und damit eine tiefere Desintegration der Persönlichkeit im Sinne teil-abgespaltener oder voll abgespaltener Anteile darstellen, können drastische Wechsel in Funktionsniveau, Gedächtnis und Beziehungsgestaltung auftreten. Daher reicht die Arbeit an den Auslösern nicht aus, die abgespaltenen Teile müssen aktiv mit in die Beratung und Therapie einbezogen werden mit dem Ziel, die innere Kommunikation und Annäherung zu fördern und damit die Selbstkohärenz zu steigern.

Die Alltagsfunktionsfähigkeit einer DIS-Klientin war krisenhaft stark beeinträchtigt, sie fühlte sich stationär zunehmend von unkontrollierbarem innerem Chaos und Angst okkupiert. Ein innerer Beobachter-State konnte sehen und mitteilen, dass traumatisierte Kind-States in Not und Panik waren, weil sie von einem „Monster" bedroht wurden. Auslöser war die „Gefahr", dass ein kindlicher Ego-State/EP der Therapeutin „Verbotenes" anvertrauen wollte und damit ein Introjekt-Anteil meinte eingreifen zu müssen – letztlich um nicht den Zusammenbruch des wackeligen Gleichgewichts im System zu riskieren.

Das Drei-Phasen-Modell der Traumatherapie mit Betonung der Stabilisierungsphase und des Aufbaus einer sicheren Arbeitsbeziehung ist eine wichtige Basis, die den Klienten ermöglicht, allmählich Selbstberuhigung, Dissoziationsstopp und Kontrolle des Wechsels der dissoziativen Anteile zu erlernen und bei Stress nicht mehr automatisch in traumatisierte EP-Zustände zu „kippen". Dazu wird auch mit den einzelnen Persönlichkeitsanteilen stabilisierend nach dem Ego-State-Konzept (siehe Kap. B.9. und B.11) bzw. der Theorie der Strukturellen Dissoziation gearbeitet. Die erwachsene Klientin (ANP) soll die Kontrolle behalten und lernen, mehr innere Kommunikation zwischen den Anteilen zuzulassen und zu regulieren.

Das kann nur eingebettet in eine sichere therapeutische Beziehung gelingen. Denn der Kern jeder Traumatisierung ist extreme Einsamkeit. Gewalttraumata bedeuten immer eine Traumatisierung der Beziehungen und der Beziehungsfähigkeit. Deshalb ist eine liebevolle, sichere Beziehung unerlässlich, um genesen zu können. Das Leben gequälter Kinder ist voll namenlosen Entsetzens. Der Therapeut als Zeuge ist emotional wichtig, damit der Klient erstmals Gefühle und EPs selbst kennenlernen und aushalten kann. Der ANP hat bei früh komplex traumatisierten Menschen Entwicklungslöcher, ist geschwächt, braucht Vorbilder an Erwachsensein. Die gemeinsame Arbeit in einer haltenden beratenden/therapeutischen Beziehung fördert auch durch Modell-Lernen die weitere Entwicklung (Huber, 2007a).

EPs und deren traumatische Erfahrungen können von einem ANP nicht ohne therapeutische Hilfe integriert werden. Die sichere therapeutische Bindungserfahrung beruhigt zudem direkt neurobiologisch und trägt dazu bei, aus der Übererregung zurück ins Toleranzfenster der Integrations- und Lernfähigkeit zu gelangen. Die Verbesserung der Integrationskapazität ist Voraussetzung der Integration und damit der Verarbeitung der Traumata.

Die Therapeutin ist dabei die Vermittlerin zwischen den Anteilen, ermöglicht ein erstes gegenseitiges Wahrnehmen, „wer sich noch dazu meldet", und allmählich innere Verhandlungen. Dies fördert zugleich eine Meta-Ebene der Reflektion und Mentalisierung (siehe Kap. B.5.1) und Verständnis der Anteile füreinander statt phobische Ablehnung. Täterloyale Anteile können zu selbstfürsorglichen Helfern werden, ihre ursprüngliche Funktion als „Retter in höchster Not" kann von anderen Anteilen erstmals gesehen werden. Das kann allmählich innere Beruhigung und Entängstigung bewirken.

Der ANP soll Verständnis dafür entwickeln, dass die in der Vergangenheit festhängenden EPs befreit werden müssen aus ihrer Aufgabe, Schlimmes fernzuhalten, damit endlich wieder die natürliche Tendenz zur Integration, Heilung und Entwicklung weitergehen kann. Eines der Ziele ist, von reflexhaften Handlungen zu reflexiven Prozessen zu kommen: „Ist das wirklich so?“ (EP: „Ich bin in Gefahr, es ist mein Fehler“) (ebd.).

Allgemeine Grundlagen der Beratung und Therapie bei komplexen dissoziativen Störungen:

- Aufbau von Vertrauen und Sicherheit in der beratenden Beziehung
- Abklärung und Stabilisierung der aktuellen Lebenssituation (äußere Sicherheit) inkl. klassischer Aufgaben der Sozialarbeit zur Unterstützung der Teilhabe am Leben in der Gemeinschaft
- Eruieren aller persönlichen Ressourcen
- Stress reduzieren, da sonst auch in Beratung/Therapie die Inhalte nicht verarbeitet und gespeichert werden können, die Integration ins Gedächtnis blockiert wird (Lernfenster)
- Respektvoll-wertschätzender Umgang mit allen Anteilen
- Alltags-Ich stärken, Ziel ist Selbstermächtigung: „Raus aus der Opferrolle“
- Ausbau von Ressourcen zur Selbstberuhigung und Distanzierung (innere Sicherheit)
- Ziele in realistische kleine Schritte einteilen
- Geduld und Zeit, neue Verhaltensweisen und Erfahrungen zu vertiefen

Einige hilfreiche Techniken speziell im Beratungskontext:

- Alltags-Ich mit Innerem Ressourcenteam stärken
- „Nur sagen, was jetzt in Ordnung ist“
- Innere Weisheit, Ratgeber, Beobachter zurate ziehen
- Screentechnik zur Ressourcenverstärkung

Therapeutische Aufgaben bei komplexen dissoziativen Störungen

Diagnostik, Arbeitsbündnis, Alltag, Ressourcen

- Exakte Diagnostik sichern
- Das Arbeitsbündnis hat erste Priorität: Sicherheit in der beratenden/therapeutischen Beziehung; Arbeitsbeziehung vorrangig zu ANP, aber möglichst zu allen Anteilen
- Erstes Ziel ist besseres Funktionieren im Alltag
- Klärung und Stabilisierung der aktuellen Lebenssituation und des Alltagsfunktionsniveaus des ANP
- Ressourcenaktivierung, -ausbau und -verankerung (auch vorsichtig mit EMDR)

Stressreduktion, Struktur, kleinschrittiges Vorgehen

- Klare Absprachen und Grenzen einhalten, auch Zeitgrenzen
- Struktur (auch Struktur der Persönlichkeit) geht vor Inhalten
- Raum zu reflektierender Distanz ist nur im optimalen Erregungsfenster möglich! Also immer beachten: „Nur so viel, wie jetzt o.k. ist.“ Bei Stresszeichen Stopp und erst wieder Beruhigung, achtsames Wahrnehmen des Jetzt als Ressource.
- Motivation durch Erfolge stärken, deshalb kleine Schritte! Prinzip der minimalen Veränderung anwenden. Kleine Schritte gut ausgeführt und abgeschlossen sind enorm wichtige Erfolgserlebnisse gegen die nur negativen alten Überzeugungen.
- Verträge über Ziele vereinbaren, z.B. traumatische Erinnerungen in einen Tresor einzuschließen, statt sich selbst zu verletzen, den Umgang mit Triggern zu verändern, sich zu entspannen durch Naturerleben, Sport oder Musik, ängstlichen Kind-Anteilen Geschichten vorzulesen etc.
- Jeweils die konkrete Umsetzung auswerten
- Unterscheiden helfen: Was ist real bedrohlich und was innere alte Bedrohung?
- Screentechnik zur Distanzierung sowie zur Exploration von Triggersituationen und dissoziativen Übergängen (siehe Kap. B.10.4.2 und D.6.2)
- Erlernen, traumatische Erfahrungen kontrolliert zu stoppen und wegzupacken

Arbeit auf der Inneren Bühne
Therapeuten/Beraterinnen sollten dabei generell beachten:

- Immer das ganze System im Blick haben, Arbeit mit Teilen fördert mehr Ganzheit
- Alle Anteile als gleich wichtig behandeln, keine bevorzugen, keine verbannen
- Neutralen Standpunkt bewahren: Sich nicht in innere Konflikte verwickeln lassen, sondern zum inneren Dialog ermutigen
- Anteile nicht wie einzelne Personen behandeln, sich stets vorstellen, alle hören zu und können gemeinsam angesprochen werden
- Nicht dulden, dass Anteile andere beschuldigen und entwerten
- „Anscheinend destruktive Anteile“, Täterintrojekte müssen aktiv einbezogen werden. Integration ist erst möglich, wenn sich die Anteile mit Respekt begegnen und ihre unterschiedlichen Perspektiven tolerieren

Hinweise zum speziellen Vorgehen:

- Zunächst immer den ANP stärken, dies kann mit einem Innerem Team von Helfern, Beschützern, Krafttieren geschehen
- Beobachtende Anteile mit hilfreicher Distanz können im System vermitteln
- Erkunden des individuellen Persönlichkeitssystems (Innere Landkarte) mit
  - Umfang von Bewusstheit und Gedächtnis der Ego-States
  - speziellen Fähigkeiten und Problemen der Persönlichkeitsanteile
  - deren Funktionen im Gesamtsystem

- Dabei vorsichtiges Vorgehen, um den ANP nicht zu destabilisieren, etwa durch zu frühe Arbeit mit traumatisierten kindlichen Anteilen
- Verletztes, Zartes innerlich in Sicherheit bringen (sichere Orte, Helfer, „Welche eigenen Anteile können sich schützend und versorgend kümmern?“)
- Innere Arbeitsteams, ein Notfallteam und einen inneren Arbeitsraum schaffen
- Förderung der Kooperation der Persönlichkeitsanteile miteinander, innere Kommunikation so früh wie möglich anregen und strukturieren (z.B. innere Konferenzen, Protokolle, Austausch durch Schreiben, Tagebuch)
- Versicherung, dass die Ego-States/EPs nicht aufgelöst oder vertrieben werden sollen, sondern alle als wertvoll anerkannt werden und willkommen sind
- Orientierung aller Ego-States/EPs in der gegenwärtigen Realität und Vermittlung von Distanzierungs- und Selbstberuhigungstechniken
- Dem ANP helfen, die EPs besser zu verstehen, zu unterstützen und die Sicht auf die EPs zu verändern, statt sie abzulehnen: EP-Flucht war tapfer, EP-Unterwerfung handelte klug, EP-Kampf war stark etc.
- Der ANP soll also lernen, sich um die EPs zu kümmern, statt vor ihnen zu fliehen und sie phobisch zu meiden. Dazu müssen alle gegenseitiges Verständnis entwickeln und begreifen, dass sie alle zusammengehören und sich einen Körper teilen. Und dass der ANP nur so gut funktionieren konnte, weil die EPs die Traumalast trugen und von ihm fernhielten. Sie sind also eigentlich bereits seit Langem eine Mannschaft (Huber, 2007a).

Traumaverarbeitung: Voraussetzungen und Vorgehen

- Verletzliche Teile sollten gut versorgt und in Sicherheit sein, Innere Helfer, Wächter verfügbar sein.
- Die betroffenen Anteile müssen ausreichend miteinander kooperieren und ihr Einverständnis gegeben haben. Möglichst Zustimmung des gesamten Systems.
- Mit den anscheinend destruktiven Anteilen sollte bereits ein Kontakt hergestellt sein, der sie die Arbeit zumindest tolerieren lässt.
- Gezielte Traumabearbeitung in kleinen, bewältigbaren Schritten mit den jeweils betroffenen Persönlichkeitsanteilen, vorher Klärung, welche Teile aus mehr oder weniger großem Abstand zuschauen und eventuell unterstützen wollen und welche Teile an einem sicheren Ort geschützt sein sollten, z.B. dort derweil „tief und traumlos“ schlafen. Der ANP muss in der sicheren Gegenwart und im Kontakt mit dem Therapeuten verankert bleiben, während er die Elemente der traumatischen Situation noch einmal wahrnimmt. Nicht beteiligte EPs gehen an den sicheren Ort, die an der ausgewählten Traumasequenz beteiligten EPs müssen die traumatischen Erlebnisse mit dem ANP und untereinander (mit)teilen, und zwar in kleinen Portionen („Sind 2 % des Schmerzes o.k.?“), sodass der Stress das Tole-

ranzfenster und damit die Integrationskapazität nicht übersteigt. Dazu kann auch vorsichtig mit EMDR gearbeitet werden. Zugleich können die EPs dank der Verankerung des ANP in der sicheren Gegenwart zum ersten Mal realisieren, dass das Trauma wirklich aufgehört hat (ebd.).

(modifiziert nach van der Hart et al., 2008, und Seminaren von M. Huber, E. Nijenhuis, S. Boon, H. Mattheß)

Eine Fundgrube weiterer konkreter hilfreicher Anregungen und Beispiele bieten Michaela Hubers Bücher inkl. *Viele Sein – Ein Handbuch* (2011), ein „Muss“ für alle Beraterinnen und Therapeuten von Klienten mit dissoziativen Störungen.

Die Arbeit nach der Theorie der Strukturellen Dissoziation ist den Prinzipien des Ego-State-Konzepts für die Arbeit mit dissoziativen Klienten sehr ähnlich, vieles identisch (siehe Kap. A.9 und B.11). Von verschiedenen Autoren entwickelte weitgehend ähnliche Konzepte haben oft den Nachteil einer gewissen „Sprachverwirrung“, zumal bestimmte sprachliche Begriffe auch „Markenzeichen“ der Autoren sind.

EPs entsprechen letztlich Ego-States, ein dauerndes Nebeneinanderstellen der Bezeichnungen und Unterschiede wäre uns jedoch für die Leser eher komplizierend erschienen.

6. Prinzipien und Methoden der Traumaverarbeitung

Nach dem Phasenmodell der Traumatherapie findet die Traumabearbeitung in der Phase 2 statt, die nachfolgend – inklusive wichtiger Traumakonfrontationsmethoden – beschrieben wird.

Bearbeitung von Traumata im Sinne der Traumakonfrontation und Integration ist eindeutig eine therapeutische Aufgabe und sollte bei komplex traumatisierten Klienten von erfahrenen Traumatherapeuten durchgeführt werden. Beraterinnen können ihre Klienten auch während einer parallelen Traumatherapie begleiten – oder sind stationär als Pflegepersonal, Sozialpädagoginnen etc. direkt im Behandlungsteam. Sie können mit traumaspezifisch stabilisierenden Kompetenzen die therapeutische Arbeit sehr hilfreich vorbereiten und durchgehend unterstützen oder überhaupt die Motivation dazu schaffen und Mut machen. Stationär können sie für eine Halt gebende nährende Atmosphäre und Umgebung sorgen, in der die Klientin sich in dieser anstrengenden Zeit und ihrem Bemühen wahrgenommen und wertgeschätzt fühlt, Mitgefühl erlebt und auftanken kann.

Trotz eines inzwischen reichhaltigen Angebots an traumaspezifischen Fortbildungen und Supervisionen für approbierte Psychotherapeuten arbeiten immer noch – auch in den Großstädten – viel zu wenige traumatherapeutisch mit komplex traumatisierten und dissoziativen Klienten. Das gibt der traumaspezifischen Kompetenz der beratenden Berufsgruppen noch mehr Bedeutung, denn sie müssen oft notgedrungen fast die gesamte stabilisierende Arbeit übernehmen. Sinnvoll ist, Hand in Hand zu arbeiten, die knappen Stundenkontingente, die für Psychotherapie von den Krankenkassen bewilligt werden, sind sonst oft mit ersten Schritten der Stabilisierung und Ego-State-Arbeit verbraucht. Und auf sich allein gestellt können viele Klienten die innere Arbeit noch nicht aufrecht und lebendig erhalten, z.B. nach einer ersten stationären Traumatherapie. Ambulante Stabilisierungsgruppen können hier hilfreich sein, auch zur Überbrückung von Wartezeiten auf einen Therapieplatz. Viele hilfreiche erlernte Übungen und Fürsorge für die Inneren Kinder versinken sonst wieder.

Auch nach anscheinend gut verlaufenen Traumakonfrontationssitzungen können innere anscheinend destruktive Kräfte auftauchen, die jeden Fortschritt Richtung Autonomie als „Gefahr" erleben und mit selbstsabotierenden, aber vertrauten alten Mustern gegensteuern. Besonders jedoch, wenn noch kein ausreichendes Kobewusstsein und Kooperation von dissoziativen inneren Anteilen bestehen, denn dann ist es noch zu früh für traumaprozessierende Arbeit. Ebenso bei weiterhin bestehenden traumatischen Bindungen oder heftigen Beziehungskonflikten. Sonst taucht z.B. plötzlich wieder Schneidedruck oder eine Selbstbestrafung fordernde innere Stimme auf. Stabilisierung wird dann eine endlose Krisenintervention – für letztlich durch das therapeutische Vorgehen selbst mitverursachte Krisen. Das sollte nicht geschehen, also muss die Therapieplanung so gestaltet werden, dass möglichst jeweils nur minimale Belastungsportionen mit passenden Ressourcen verknüpft und so „entschärft“ werden (siehe Kap. B.3). Die Beraterin sollte diese mögliche Dynamik kennen und einordnen können, um der Klientin zu helfen, dies nicht als eigenes Versagen zu erleben.

Auch wenn das klassische traumatherapeutische Phasenmodell in den letzten Jahren relativiert wurde, bleiben die wichtigsten Voraussetzungen für eine Traumaverarbeitung die ausreichende Verfügbarkeit von Ressourcen und die Arbeit im Bereich des optimalen Erregungsfensters. Dann kann mit Traumabearbeitung in kleinen Portionen sehr früh begonnen werden. Das kann z.B. bedeuten, einzelne belastende Bilder, Gefühle oder Körperempfindungen, die im Alltag ja meist ohne geplante Aktivierung auftauchen, mit Ressourcen zu verknüpfen, etwa mit dem Sicherheitserleben in der Gegenwart, mit ruhigem Atmen oder der Fokussierung einer positiven Körperempfindung. Dieses gute Körpergefühl kann die Klientin dann intensivieren und zu dem belastenden Körpergefühl hin sich ausbreiten lassen und pendeln (Ogden et al., 2010; Levine, 2011; siehe auch Kap. D.4.1–2).

Bei schweren dissoziativen Störungen wird es meist lange vorrangig um Stabilisierung und Ego-State-Arbeit auf der Inneren Bühne gehen, um Kobewusstsein und Kooperation zwischen den durch dissoziative Barrieren getrennten Teil-Persönlichkeiten zu erreichen. Die Beruhigung innerer Anteile, die in den Verteidigungsreaktionen Kampf, Flucht, Erstarren oder Unterwerfung stecken geblieben sind, entspricht auch einer Verknüpfung mit Ressourcen. Hilfreiche innere Anteile können mit ihren Fähigkeiten die belasteten Anteile unterstützen und ihnen auch beim Prozessieren traumatischen Materials direkt zur Seite stehen (van der Hart et al., 2008).

Auch wenn direkte traumakonfrontative Arbeit eindeutig die Aufgabe von Traumatherapeuten ist, sollten Beraterinnen einen Überblick haben, wann diese indiziert ist, welche Methoden es gibt und was die möglichen „Nebenwirkungen“ sind.

Wann ist ausreichend Stabilität für traumakonfrontative Arbeit erreicht?

- Wenn ein klarer Auftrag, ein stabiles Arbeitsbündnis, gemeinsam und transparent erarbeitete Ziele und Behandlungsplanung sowie „informiertes Einverständnis“ der Klientin vorliegen und Sicherheit geben.

- Wenn normale Alltagsbelastungen toleriert werden können und der Alltag einigermaßen stabil ist.
- Wenn aktuell keine Sicherheitsrisiken durch selbstdestruktives Agieren bestehen (Selbstschutz-Verträge).
- Wenn die äußere Situation sicher genug ist – vor allem kein Täterkontakt!
- Wenn mindestens eine unterstützende wichtige Bezugsperson verfügbar ist.
- Wenn ein sicherer innerer Ort stabil etabliert ist und Selbstberuhigung und Distanzierung von belastenden Erinnerungen möglich sind, also die Affekttoleranz ausreicht (Gefühle auszuhalten, ohne zu dissoziieren), denn die Belastung kann nach der Aktivierung des Traumanetzwerks vorübergehend erheblich ansteigen.
- Wenn belastende Erinnerungen zumindest teilweise berichtet werden können, also die Gestalt des Traumas sichtbar ist (Amnesie hat Sinn!).
- Wenn die Bereitschaft besteht, sich auf kurzfristige Verschlechterungen einzulassen, um langfristig zu einer Verbesserung zu gelangen.

(modifiziert u.a. nach Hofmann, 1999)

Michaela Huber nennt als Voraussetzungen der Traumaverarbeitung bei dissoziativen Klienten (Huber, 2012):

- Keine aktuellen Traumatisierungen mehr; das bedeutet, dass die Patientin sich ausreichend vor den Tätern in Sicherheit gebracht hat.
- Etwas Verletzliches und Zartes innerlich in Sicherheit bringen können, d.h.: sichere Orte für traumatisierte Innenanteile errichtet haben und diese Anteile dort auch verlässlich versorgen können.
- Die Klientin kann sich von sich aus und auf Aufforderung durch die Therapeutin hin jederzeit in Raum und Zeit orientieren.
- Nichts in der Persönlichkeit arbeitet mehr aktiv gegen die konkrete Bearbeitung traumatischer Erfahrungen an, dies bedeutet: Täteridentifizierte und täterloyale, süchtige bzw. selbst- oder fremdverletzende Anteile der Persönlichkeit konnten beruhigt, gesichert und für die Aufarbeitung und Integration der traumatischen Erfahrungen gewonnen werden.

Indikationen und Methoden traumakonfrontativer Behandlung

Indikation für traumakonfrontative Behandlung sind besonders die spezifischen Traumafolgesymptome, die als Ausdruck der blockierten Verarbeitung implizit gespeicherter Traumanetzwerke verstehbar sind. Ziel der Verarbeitung sollte nur sein, was in der Gegenwart noch als Traumafolgen Probleme bereitet, um die Symptome zu reduzieren und die Belastung dauerhaft aufzulösen. Der Fokus liegt somit vorrangig auf Alltagsproblemen, z.B. durch Trigger bedingte intrusive oder Vermeidungssymptome einer PTBS oder eine durch traumaassoziierte Angst bedingte Blockade in einem Bewerbungsgespräch, traumabedingte Körpersymptome etc.

Dazu können die Alltagssituationen direkt und ausschließlich oder – bei ausreichender Belastbarkeit – zusätzlich die auslösende traumatische Ursprungserinnerung verarbeitet werden. Gerade die Arbeit an den Folgen von Beziehungstraumata im Alltag – z.B. Probleme mit Kollegen am Arbeitsplatz, eskalierende Streits mit dem Partner oder Kind – wirkt sehr entlastend. Dies kann aber nicht allein durch die klassischen Traumakonfrontationstechniken geschehen, sondern oft ebenso wirksam und mitunter schonender durch die Ego-State-Arbeit (siehe Kap. B.11). Zunächst kann jedoch auch die wiederholte gezielte Verbindung der „Trauma-Ausläufer"/Symptome im Alltag mit aktuellen problemspezifischen Ressourcen des erwachsenen Ichs der Klientin sinnvoller sein und zugleich stabilisierend und integrativ wirken. So wird in kleinen Schritten durch die Verknüpfung von Trauma- und Ressourcennetzwerken ständig ein wenig Geröll vom Berg des Traumas abgetragen, dies ist bereits Integration – in kleinen, wohldosierten Portionen und ohne Risiko einer Dekompensation. Dadurch werden die Traumanetzwerke „geschrumpft", und das klassische Durcharbeiten ist nur noch in geringerem Umfang und mit geringerer Belastung erforderlich. Stabilisierung kann somit zugleich als partielles Prozessieren verstanden werden.

Eine 35-jährige Patientin, die im Berufsleben zunehmend in Konflikte mit Mitarbeitern geriet, ihren Chef als verbal gewalttätig und übergriffig erlebte und in anhaltende regressive traumaassoziierte Zustände getriggert wurde, kam in desolatem Zustand zur stationären Aufnahme. Von einer anderen Klinik war sie als nicht behandelbar beurteilt und wegen Suizidalität und „maligner Regression" in die Psychiatrie verlegt worden. Sie erlebte sich wie gelähmt und völlig handlungsunfähig, voller Angst, war schlaflos, sehr klagsam und überzeugt, sie müsse wohl dauerhaft auf einer Pflegestation untergebracht werden. Sie hatte also keinen reflexiven Abstand mehr zu ihrem Erleben. Durch Psychoedukation und Erkennen des Ursprungs ihres aktuellen Zustands in den jahrelangen sexuellen Übergriffen des Vaters in der Kindheit und dem Verlassensein durch die sie nicht schützende Mutter gewann sie rasch wieder Hoffnung. Ein klar strukturiertes und Eigenverantwortung förderndes Vorgehen im Sinne ressourcenaktivierender und Ego-State-Arbeit (Innere-Kind-Arbeit) half ihr, aktiv an ihrer Genesung mitzuwirken und sich voller Mitgefühl erwachsen um ihre verletzten kindlichen Anteile zu kümmern. Das Pflegepersonal unterstützte den Transfer von gezielt aufgebauten Ressourcen in zuvor angstbesetzte Alltagssituationen.

Da die Klientin weiter getriggert wurde und Flashbacks erlebte, wurden zudem traumakonfrontativ zunächst mit der schonenden Beobachtertechnik und später mit EMDR die wesentlichen Traumaerinnerungen der Kindheit durchgearbeitet und integriert. Die Patientin war und blieb danach symptomfrei, konnte ihren Haushalt und die kleine Tochter versorgen und ihrer beruflichen Tätigkeit wieder – und zunehmend erfolgreich – nachgehen. Und sie war zu Recht stolz auf sich und ihre tapferen jüngeren Ichs.

Wann ist Traumabearbeitung durch Traumakonfrontation kontraindiziert?

Relative Kontraindikationen sind:
- Instabile psychosoziale und körperliche Situation
- Mangelnde Affekttoleranz (ohne ausreichende Stabilisierung)
- Anhaltende schwere Dissoziationsneigung
- Unkontrolliert autoaggressives Verhalten
- Mangelnde Distanzierungsfähigkeit zum traumatischen Ereignis

Absolute Kontraindikationen sind:
- Psychotisches Erleben
- Akute Suizidalität
- Anhaltender Täterkontakt

Auch über „Risiken und Nebenwirkungen“ einer Traumabearbeitung sollte die Klientin zuvor aufgeklärt worden sein, besonders darüber, dass es zu einer vorübergehenden Verschlechterung der Traumafolgesymptome sowie zum Auftauchen bisher nicht erinnerter Traumaerinnerungen kommen kann.

Ziel der Traumabearbeitung ist die Traumasynthese und damit Integration. Die damit verbundene Veränderung der traumatischen Erinnerungen kann nur gelingen, wenn diese zuvor gezielt und fokussiert – im jetzt sicheren Rahmen der therapeutischen Beziehung statt im Alltag ungezielt und überwältigend – aktiviert wurden. Die Belastung muss stets so dosiert werden, dass das Stressverarbeitungssystem nicht überfordert wird.

Für die Integration wichtig scheint neurobiologisch eine Balance zwischen der Aktivierung von aktuell verfügbaren Ressourcennetzwerken und von Traumanetzwerken zu sein, die miteinander zu neuen synaptischen Netzwerken verknüpft werden (siehe Kap. A.6). In jeder Traumaverarbeitungsmethode geht es also symbolisch darum, ein Bein in der sicheren Gegenwart zu behalten und nicht ganz in alten Traumanetzwerken zu versinken. Dies kann auch über die Nutzung des Inneren Beobachters als Garant des nötigen beobachtenden Abstands geschehen oder über die Vorstellung einer Leinwand, auf die der „alte Film“ projiziert und damit externalisiert wird. Aus sicherer beobachtender Distanz werden dann die BASK-Elemente der traumatischen Situation aktiviert.

Der wichtigste Leitsatz lautet also: „So schonend und so wirksam wie möglich.“

Michaela Huber beschreibt schonende Prozesstechniken – wie die Affektkettentechnik – und empfiehlt bei heftigen Affekten und Körpersymptomen die Frage an die Klientin, ob bzw. „wie viel Prozent“ von „heute“ oder „von früher“ ist (Huber, 2010b).

Zu den speziellen Bedingungen der Traumaverarbeitung bei komplexen dissoziativen Störungen siehe Kap. D.5.

Elemente der Traumakonfrontation

- Geplantes und gezieltes Aufsuchen der traumaassoziierten Alltagssituation oder der traumatischen Ursprungserinnerung in einem klar strukturierten und geschützten Setting zur Traumasynthese
- Einsatz von gezielten Dissoziationstechniken in der Traumabegegnung, z.B. Screen- oder Beobachtertechnik
- Schonende, dosierte Verarbeitung durch gleichzeitige Ressourcenaktivierung und Pendeln zwischen Ressourcen- und Belastungspol
- Nicht verarbeitbares traumatisches Material wegpacken
- Inneren Trost anregen
- Nach jeder Traumakonfrontation Stabilisierung sichern
- Bei Indikation Täterintrojekt-Arbeit

Bei Techniken, die die ursprüngliche Traumaszene oder einen Flashback/Albtraum imaginativ verändern, ist zu würdigen, dass das ursprüngliche Leid damit nicht bagatellisiert werden soll und ja nicht zu ändern ist. Vielmehr sollen die noch heute quälenden Folgen durch imaginative Veränderung wirksam gemildert und integriert werden, damit die Klienten nicht weiterhin darin gefangen bleiben. Es geht also wiederum um eine Verknüpfung von Ressourcen und Gegenwartsperspektive mit dem Traumanetzwerk: Jetzt kann z.B. die Erwachsene in die Szene eingreifen und das Kind herausholen – und wo im Körper spürt die Klientin, dass sie zugleich jetzt sicher ist und etwas bewirken kann, was verändert sich bei dem kindlichen State?

Traumaexpositionsmethoden sind (u.a.):

- Beobachtertechnik (PITT)
- Screen- oder Bildschirmtechnik
- Verhaltenstherapeutische Methoden wie Exposition oder Prolongierte Exposition
- EMDR

6.1 Die Beobachtertechnik

Die schonendste konfrontative Technik der Traumabearbeitung ist wohl die nachfolgend beschriebene Beobachtertechnik (Reddemann, 2004a, und 6. Auflage 2011).

Voraussetzungen:
- Die Patientin muss ihren Beobachter-Anteil oder ihre beobachtende Fähigkeit bereits gut kennen, geübt und somit als Ressource zur Verfügung haben.
- Imaginativer sicherer Ort, Tresor, Innere Helfer sind ebenfalls bereits gut geübt.
- Die Technik wurde an einem positiven Erlebnis erklärt und vertraut gemacht.

Das Trauma wird als „alter Film" – mit festgelegtem Anfang und Ende („Wo war es vorher *noch* gut und wo war es danach *wieder* gut?") – Szene für Szene nach dem BASK-Modell (jeweils Verhalten, Affekte, Körperempfindungen und Kognitionen des jüngeren Ichs) nur vom Inneren Beobachter geschildert („Das Kind damals dachte ..., fühlte ..."). Das verletzte jüngere Ich und das erlebende Jetzt-Ich sollen zugleich am sicheren Ort gut versorgt sein, es findet also keine Assoziation mit traumatischen Inhalten statt. Auch weitere jüngere Ichs, die von dem „Film" getriggert werden könnten oder Ähnliches erlebten, sollen am sicheren Ort gut versorgt sein. Der Therapeut achtet während des Ablaufs darauf, dass alle erlebenden Teile am sicheren Ort bleiben. Diese Nutzung der dissoziativen Fähigkeit als Ressource bietet die Gewähr, dass die traumatische Szene in allen Details angeschaut werden kann, ohne dass es zu emotionaler Überflutung oder Übererregung kommt. Die Distanz ermöglicht also gerade, die alten Szenen genau anzuschauen.

Wenn dissoziatives Verhalten während des Traumas erkennbar wird, muss geklärt werden, vor welchen Gefühlen/Körperempfindungen die Dissoziation schützte, sonst ist keine Integration möglich. Ein Pendeln zwischen Jetzt und Damals erhöht die Kontrolle. Nach Ende des „alten Films" kommt die für Integration und Heilung wichtige Phase des inneren Trosts und der Würdigung: Was hätte das traumatisierte jüngere Ich damals gebraucht und braucht es heute noch? Die Klientin soll als Erwachsene oder mit Inneren Helfern dem jüngeren Ich all das wirklich geben. Damit wird die damals unterbrochene Handlung zu einem guten Ende gebracht, die Gestalt geschlossen, das ist wichtig für die Heilung. Neurobiologisch gesehen wird die traumatische Erinnerung so durch Verknüpfung mit heilsamen Ressourcen modifiziert. Die Klientin soll auch an Fürsorge für das erwachsene Ich denken, sich und das jüngere Ich für die geleistete Anstrengung belohnen. Nach der Sitzung auftauchendes belastendes Material wird in den imaginativen Tresor gepackt.

6.2 Die hypnotherapeutische Screen- oder Bildschirmtechnik

Die Screen- oder Bildschirmtechnik ist eine weitere bewährte, gut steuerbare und schonende Methode der Traumaverarbeitung. Auch hier wird aus sicherer beobachtender Distanz der „alte Film" auf einer imaginativen Leinwand angeschaut und

BASK-Elemente der traumatischen Situation mit der Wahrnehmung der sicheren Gegenwart als Ressource und einer Neubewertung verknüpft. Auch der Bericht in der dritten Person trägt dazu bei, das Toleranzfenster und damit die Integrationskapazität nicht zu überschreiten.

Ablauf:

- Mit positivem Erlebnis einführen (siehe Kap. B.10.4.2)
- Sicherer Ort, Tresor, Selbstfürsorge sollten geübt sein
- Das traumatische Ereignis wird wie ein Film auf einem Bildschirm angeschaut, mit klarem Anfang und Ende
- Eine imaginative Fernbedienung regelt die Distanz, muss vorher geübt sein
- Den Film in der dritten Person erzählen lassen
- BASK-Elemente zu jeder Szene

Schon die Vorstellung, das belastende Erlebnis auf einem Bildschirm wie einen alten Film zu betrachten, stellt eine Distanzierung dar. Mithilfe einer imaginären Fernbedienung können die belastenden Bilder vielfältig verändert und in ihrer Wirksamkeit entschärft werden. Sie ermöglicht es, Bilder zu vergrößern oder zu verkleinern, sie schärfer oder unschärfer einzustellen, die Farbe zu reduzieren oder auf schwarz-weiß zu schalten. Durch einen Aus-Knopf auf der Fernbedienung kann der Film sofort beendet oder durch eine Standbildschaltung angehalten werden. In wiederholten Durchgängen lässt sich die Größe und Schärfe des Films so anpassen, dass er erträglich bleibt und eine Überflutung mit traumatischen Affekten verhindert wird. Durch die Sicherheit gebende Atmosphäre kann aus der Beobachterposition heraus gezielt und gesteuert die alte Erfahrung detailreich auf allen Sinneskanälen – nach dem BASK-Schema (Braun, 1988) – wahrgenommen und nun als etwas Vergangenes ins erwachsene Bewusstsein integriert werden.

Die Bildschirmtechnik ist besonders gut geeignet, wenn klare Bilder oder Bildsequenzen der traumatischen Erfahrung gespeichert sind oder sich in Form von Flashbacks immer wieder aufdrängen. Aufgrund der guten Steuerbarkeit der Methode durch den Patienten können auch nur einzelne Abschnitte des Ereignisses oder einzelne Sinneserfahrungen behandelt und später integriert werden.

Viele verschiedene Varianten der Screentechnik sind möglich. Nach einem distanzierten „Schnelldurchlauf des alten Films" können fraktioniert einzelne Traumaabschnitte, Affekte, Standbilder etc. verarbeitet werden. So sind verdaubare kleine Schritte möglich. Die Screentechnik kann gut auch zur Erkundung von Triggersituationen genutzt werden, z.B. welche Auslöser direkt vor einem plötzlichen Selbstverletzungsimpuls wirkten. Michaela Huber beschreibt anschaulich mögliche Vorgehensweisen (Huber,

2007b, 2010b). Von L. Besser wurde die Screentechnik als KReST-Modell weiterentwickelt, in dem Erdungs- und Atemtechniken integriert werden.

Die Screentechnik zum Ressourcenaufbau ist auch von Beraterinnen gut nutzbar und wird in Kap. B.10.4.2 beschrieben.

Bei den verschiedenen Traumakonfrontationstechniken wird meist eine aus dem EMDR bekannte Bewertungsphase einbezogen, in der u.a. der subjektive Belastungsgrad vor und nach der Integrationsarbeit gemessen wird. Dies verdeutlicht der Klientin den Erfolg der geleisteten Arbeit (siehe EMDR).

6.3 EMDR (Eye Movement Desensitization and Reprocessing)

Diese manualisierte Therapiemethode wurde Ende der 80er-Jahre von Francine Shapiro entwickelt (Shapiro, 1999, 2003; Hofmann, 2006) und seither ausdifferenziert und in vielen Studien in ihrer Wirksamkeit zur Behandlung der PTBS belegt. Seit 2006 ist sie in Deutschland vom Wissenschaftlichen Beirat anerkannt.

EMDR ist ein hoch wirksames therapeutisches Werkzeug, das in einen Gesamtbehandlungsplan integriert werden muss. Es sollte nur von speziell darin ausgebildeten Therapeuten, die auch in anderen Psychotherapieverfahren ausgebildet und erfahren sind, angewendet werden. Der Wirkmechanismus ist noch nicht genau geklärt, scheint aber ähnlich der Verarbeitungsfunktion des REM-Schlafes zu sein. Kern der Methode scheint die Wiederaktivierung eines spontanen, sich selbst organisierenden adaptiven Informationsverarbeitungsprozesses zu sein, eine Aktivierung des Parasympathikus spielt eine Rolle.

Bilaterale Stimulation durch Augenbewegungen, auditive oder taktile Reize scheint die blockierte Informationsverarbeitung (der als dissoziierte Traumafragmente gespeicherten impliziten Traumaerinnerungen) wieder in Gang zu bringen und deren Abschluss zu ermöglichen. Mit erfolgreicher Verarbeitung wird die Erinnerung quasi in das explizite Gedächtnis „umsortiert" und so zu einer erzählbaren und der Vergangenheit angehörigen Erinnerung, die nicht mehr weiter belastende Symptome in der Gegenwart auslöst. Zudem verändern sich typische posttraumatische negative Überzeugungen zum Selbstbild („Ich bin schlecht", „Ich bin selbst schuld"), diese werden im Sinne einer kognitiven Umstrukturierung neu bewertet.

Zur Behandlungsplanung gehören neben Diagnostik, Beziehungsaufbau, Erarbeitung der Ziele und Aufklärung über die Methode die Erstellung einer Trauma- und Ressourcenlandkarte und eine je nach Indikation ausgiebige Vorbereitung analog der

Stabilisierungsphase. Zur Verarbeitung mit dem sogenannten EMDR-Standardprotokoll wird eine Alltagsproblem- oder Traumaerinnerung fokussiert, indem visuelle, kognitive, emotionale Anteile und Körpersensationen (BASK-Elemente) sowie die zugehörige negative Kognition geklärt werden und damit das Traumanetzwerk aktiviert – sozusagen gezielt getriggert – wird. Durch gleichzeitige Aufmerksamkeit auf den Fokus (der ausgewählten traumaassoziierten Alltagssituation oder Traumaerinnerung) und die bilaterale Stimulation wird der Verarbeitungsprozess gewissermaßen katalysiert. EMDR scheint den Informationsverarbeitungsprozess auf hirnphysiologischer Ebene zu beschleunigen, die unverbundenen Traumafragmente miteinander und mit Ressourcennetzwerken zu verbinden. Der Ablauf ähnelt oft psychoanalytischen Assoziationsketten.

Mögliche „Zielknoten" sind ursprüngliche Traumaerinnerungen der Vergangenheit, Trigger und traumabedingte Verhaltensprobleme (inklusive Vermeidungsverhalten) in der Gegenwart, Albträume sowie traumabezogene Zukunftsängste, verzerrte Erwartungen und negative Kognitionen. Von Clustern ähnlicher Erinnerungen werden einzelne verarbeitet, i. d. R. generalisiert der Effekt. Bei komplex traumatisierten Klienten beginnt man mit Ressourcentechniken und weniger belastenden traumaassoziierten Gegenwartsthemen. Erst später werden die primären Traumaerinnerungen der Vergangenheit verarbeitet.

Nach einem Akuttrauma sollte EMDR bei Dauerintrusionen sehr früh eingesetzt werden. Neben den bereits früher beschriebenen bewährten ressourcenorientierten Techniken (siehe Kap. B.10) gibt es auch mit EMDR vielfältige Möglichkeiten, Ressourcen zu stärken, aufzubauen und zu verankern. In der Traumakonfrontation mit EMDR gibt es sehr gute Techniken, gezielte Ressourcen durch Pendeln zwischen Ressourcen- und Traumabildern in kleinen dosierten Schritten oder direkt „einwebend" in die Konfrontation einzubringen und diese so sehr schonend und steuerbarer zu gestalten. Auch Ego-State-Arbeit ist gut integrierbar.

Ausreichend Ressourcen müssen jeweils aktuell verfügbar sein. Als Kern einer Ressource wird das Erinnerungsbild der Ressourcensituation mit dem zugehörigen Körpergefühl und mit positiver Emotion im Jetzt – durch langsame bilaterale Stimulation – verankert, z.B. eine Erinnerung an Freude, Ruhe, Kompetenz, Sicherheit, Akzeptanz, Geborgenheit, Stolz, Mut etc. So können allgemeine Ressourcen wie positive Erfahrungen, Vorbilder, Krafttiere, Symbole, imaginative Helfer, Kraftorte etc. verankert werden oder spezifische problembezogene Ressourcen.

Eine sehr wirksame und vielfältig einsetzbare Ressourcentechnik ist die **Absorptionstechnik.** Hier werden für eine zu bearbeitende Problemsituation spezifisch notwendige Ressourcen erarbeitet und verankert, dann mit dem Bild der Problemsituation verknüpft und so die Belastung des Fokus bereits gesenkt. Dieser kann dann – bei

Bedarf und mit nun bereits geringerer Ausgangsbelastung – mit dem sogenannten Standardprotokoll weiterverarbeitet werden (Rost, 2008).

In der **Pendeltechnik CIPOS** (Constant Installation of Present Orientation and Safety, Forgash & Knipe 2001) wird zwischen kurzem Kontakt mit der vollen Belastung des Traumanetzwerks – oder eines fraktionierten Aspekts davon wie z.B. Panik oder Körperschmerz – und Rückkehr in das Sicherheitsgefühl in der Gegenwart gependelt und Letzteres verankert, so werden beide Pole bereits belastungssenkend verbunden.

Das sogenannte EMDR-Standard-Protokoll umfasst acht Phasen:

1. Anamnese und Behandlungsplanung
2. Vorbereitung der Patientin, Aufbau einer therapeutischen Beziehung, Stabilisierungsphase
3. Bewertung des Traumas. Hier wird der Fokus (die ausgewählte Alltags- oder Traumaerinnerung) in allen Facetten erarbeitet: Ein repräsentatives Bild der traumatischen Szene, eine noch heute gültige negative Kognition dazu (z.B. „Ich bin selbst schuld“), die dazugehörige erwünschte positive Zielkognition, deren gefühlte heutige Stimmigkeit auf einer Skala eingeschätzt wird, dann der Grad der Belastung, den die traumaassoziierten Gefühle noch heute haben, und das Körperempfinden. Mit der Aktivierung dieser bisher partiell getrennt gespeicherten Fragmente ist das Netzwerk der Traumaerinnerung „getriggert“.
4. Desensibilisierung und Reprozessieren: Das aktivierte Traumanetzwerk wird unter Einsatz bilateraler Stimulation durchgearbeitet, der reaktivierte Verarbeitungsprozess läuft über Assoziationskanäle, in die spontan Ressourcen einfließen. Bei Blockaden können unterstützende Interventionen oder Ressourcen durch den Therapeuten „eingewebt“ werden. Die Belastung sollte am „Knoten“ (der Traumaerinnerung) auf null sinken. Nach komplexer Traumatisierung ist dies oft länger nicht erreichbar.
5. Verankerung der positiven Kognition: Die positive Zielkognition wird mit dem ursprünglichen Traumanetzwerk verknüpft und verankert und steht in Zukunft – als Ergebnis der bewirkten kognitiven Umstrukturierung – im Vordergrund.
6. Im Körpertest werden mögliche Reste sensorischer Belastung erfasst und verarbeitet.
7. Abschluss mit Nachbesprechung: Die erreichten Erfolge werden validiert, auf eine mögliche Nachverarbeitung in Träumen und das Auftauchen neuer Erinnerungen hingewiesen. Belastungen sollen „weggepackt“ und in der nächsten Sitzung verarbeitet werden. Ggf. kann ein Tagebuch über die auftauchenden Erinnerungen oder Gedanken geführt werden.

8. Nachevaluation: In der nächsten Sitzung wird der Fokus erneut überprüft, die Belastung kann weiter abgenommen haben oder aber erneut angestiegen sein, dann wird der Fokus weiter bearbeitet, sonst ein neuer gewählt, dessen Bearbeitung indiziert ist.

EMDR ist kein Allheilmittel, kann aber bei Erwachsenen und Kindern bei inzwischen vielfältigen Indikationen mit Erfolg angewendet werden, so – außer bei der PTBS nach akuter und komplexer Traumatisierung – bei traumabedingten Depressionen, Anpassungsstörungen wie traumatischer Trauer, bei Angst- und Panikstörungen, Phobien, Phantomschmerzen, negativen Überzeugungssystemen sowie stoffgebundenen Suchterkrankungen. Die Wirksamkeit ist bislang meist nur klinisch belegt, Studien laufen oder stehen noch aus.

Risiken von EMDR, besonders bei nicht fachgerechter Anwendung:

- Affektbrücken zu weiteren Traumata
- Auftauchen bisher unbekannter Erinnerungen
- Affektüberflutung
- Auflösung dissoziativer Barrieren
- Sucht-Rückfall
- Kumulation der Belastung im Verlauf längerer Behandlung, besonders wenn komplexe, vielfältig vernetzte Traumanetzwerke zu schnell aktiviert und nur konfrontativ – statt mit aktiver Ressourcenverknüpfung vor und während des Prozessierens – bearbeitet werden.

Eine präzise Indikation und Behandlungsplanung, eine tragfähige therapeutische Beziehung und ausreichende Stabilisierung sind – wie bei jeglicher Traumakonfrontation – Voraussetzungen auch der Anwendung von EMDR. Studien zufolge ist der Erfolg wesentlich mit abhängig von der Erfahrung des Therapeuten, der Qualität seiner Ausbildung (Standards der Fachgesellschaft EMDRIA, www.emdria.de) und der korrekten Anwendung der Methode.

E.

NACH DER TRAUMABEARBEITUNG: TRAUER UND NEUORIENTIERUNG

1. Jenseits der Opferrolle, Trauern und Annahme des eigenen Schicksals

Auch wenn die Traumatherapie nicht in klar voneinander trennbaren Phasen abläuft, gilt doch, dass es eine Abschlussphase jeder Traumaberatung und -therapie geben wird. Bei komplex traumatisierten und dissoziativen Klienten kann allerdings jahrelang Stabilisierung vorrangig und einzig möglich und sinnvoll sein. Manchmal steht immer nur wieder ein Abschied aufgrund des Endes eines bewilligten Therapiestundenkontingents an. Die hier gemeinte Phase 3 wird dann ein Fernziel bleiben. Traumaberatung kann hier eine hilfreiche Begleitung sein, die Kontinuität und die Aufrechterhaltung und Fortführung des Erreichten ermöglicht. Angeleitete ambulante Stabilisierungsgruppen oder Gruppenangebote in einer Tagesklinik können weitere wichtige Hilfen sein.

Schon während der Stabilisierung kann immer wieder Trauer um das einst Vermisste und um das Schicksal der jüngeren Ichs spürbar werden. Besonders bei parentifizierten Klientinnen, die viel zu früh erwachsen sein mussten und Belastungen schulterten, für die ihre kindlichen Schultern noch viel zu zart waren. Ebenso kann während der Zeit der Traumakonfrontation immer wieder Stabilisierung notwendig und intensive Trauer erlebbar werden.

Nach Stabilisierung und geglückter Traumaintegration fühlen sich die Klienten oft wesentlich stärker und lebendiger, auch durch das Freiwerden der Energien, die zuvor in „Abwehr" oder in dem aufwändigen Ringen um die Balance eines dissoziativen „Gleichgewichts" gebunden waren. Nun kann in der Phase der Trauerarbeit und Reintegration auch konflikt- und übertragungszentrierte Arbeit – wie in herkömmlicher tiefenpsychologischer Psychotherapie – sinnvoll sein, wenn noch erforderlich und gewünscht (Reddemann, 2004b).

Zuvor war der Alltag von den Traumafolgen bestimmt, jetzt beginnt das Leben danach. In dieser Phase geht es auch um die Integration des neuen veränderten Selbst- und Lebensgefühls jenseits der „Nur-Opfer-Identität" und um die Annahme und das Betrauern des eigenen Schicksals. Es geht um die Einordnung des Erlebten, welche Bedeutung und Auswirkungen es für das eigene Leben hatte. Und um eine Bilanz, was „trotz allem" und durch die Therapie erreicht werden konnte. Nachdem viel vergangenes Leid endlich erlebbar der Vergangenheit angehört und viel Dissoziiertes hoffentlich näher zusammenwachsen konnte, die Klientin auch ihre Stärken und ihren Lebenswillen schätzen lernte, kann nun der Schmerz eher ertragen werden, ohne darin zu versinken. Beraterinnen wie Therapeuten sollten die Trauer der Klienten um das eigene Schicksal und das verpasste Stück Leben begleiten, ohne zu beschönigen. Trauer über die vermisste Liebe, Zuwendung, Geborgenheit, nicht gewährte Chancen und darüber, dass die schlimmen Erfahrungen wirklich zum eigenen Leben gehörten und wie viele Einschränkungen und anhaltende Schädigung sie bewirkten, ist ein wesentlicher und notwendiger Teil der Genesung. Dazu gehört auch, nicht mehr zu verleugnen, wie sehr man von nahen Menschen verraten und verletzt wurde. Oft auch, sich selbst zu vergeben, dass man als Kind nicht anders konnte, als sich an die Täter loyal zu binden und „mitzumachen". Nur dann wird man sich jetzt und in Zukunft nicht mehr auf schädigende Beziehungen einlassen und wirklich unterscheiden dürfen, was guttut und was nicht. Auch weil man innerhalb der beratenden und therapeutischen Beziehungen Halt und Vertrauen in sich selbst aufbauen konnte (Huber, 2003b).

Ein Netz gesünderer unterstützender Beziehungen sollten Klienten schon während einer Therapie/Beratung aufbauen, sodass keinesfalls die Beziehung zur Therapeutin oder Beraterin die einzige nicht schädigende ist. Im Rahmen der Sozialarbeit ist die Unterstützung beim Aufbau sozialer Beziehungen zentral. Auch soziale Kontakte durch sozialpädagogisch geleitete Gruppen wie Frühstücktreffs, tiergestützte Angebote, Tanzgruppen etc. können eine wichtige Chance sein.

Ein tiefer, untröstlicher und mitunter als „grundlos" erlebter Schmerz war zuvor häufig durch das Abgeschnittensein von den eigenen Inneren Kindern oder durch deren Ablehnung bedingt (Reddemann, 2004a, 6. Auflage 2011). Die Öffnung des eigenen Herzens für die verlassenen jüngeren Ichs bewirkt Kontakt mit dem „herzzerreißenden" Schmerz und oft zugleich ein Gefühl von Befreiung, lebendiger Verbundenheit, Dankbarkeit und Heilung. Solche Momente sind auch für die Berater/Therapeutinnen tief berührend und bereichernd.

Neue Ziele, Veränderungen im Alltag und eine Zukunftsperspektive können und müssen immer wieder geplant werden, wozu oft neue Bewältigungsstrategien zu lernen sind. Denn vieles konnte man sich nicht aneignen, weil es keine Förderung und keinen eigenen Entwicklungsraum gab. Wenn man lernte, alle Gefühle als bedrohlich wegzudissoziieren, konnte der Umgang mit Gefühlen nicht erlernt werden. Wenn bisher die Erledigung aller Behördenangelegenheiten vernachlässigt wurde, ist nun mit Anleitung der Beraterin mehr Selbstständigkeit zu üben. Oder wenn bisher Beziehungen panisch gemieden wurden oder man sich in Kontakten nur abweisend verhielt, sind vorsichtige Lernschritte nötig. Und oft gibt es ja noch dissoziative Teile, die das alles ganz anders oder gar nicht wollen ...

Welche neuen Ressourcen also braucht die Klientin jenseits der Nur-Opferrolle für den Alltag? Auch das Lernen am Modell der Beraterin spielt hier eine wichtige Rolle. Wie grenzt man sich angemessen und ohne Schuldgefühle ab? Wie kann man auf gesunde Weise wehrhaft sein? Welche Beziehungen tun gut? Welche Visionen – z.B. eine Ausbildung – sind noch realisierbar, und was braucht die Klientin dazu?

Zu dieser Abschlussphase gehört aber auch, sich nochmals klarzumachen, welche enormen Ressourcen das Überleben dieses Schicksals erforderte und damit förderte, wie tapfer und kreativ dieses Kind war und wie „alles innen" zusammenhalf, jeder dissoziierte Anteil auf seine Art lebenslang versuchte, die Gesamtperson vor Bedrohung zu schützen, auch wenn diese Art des Schutzes inzwischen längst nicht mehr angemessen war und selbst Leid verursachte.

All dies geschieht immer wieder in kleinen Dosen durch alle Phasen des Prozesses hindurch, gut ist, wenn jeder auch kleine Schritt der Konfrontation mit altem Leid stets begleitet war von Selbstempathie, Berührtsein und Realisierung, im Sinne von Michaela Huber mit der Hand auf dem Herzen: „Ich erkenne an, wie schlimm das für mich war." Das ermöglicht jeweils etwas mehr Abstand und eine Neubewertung jenseits der alten selbstbeschuldigenden Überzeugungen.

Gegen Ende ist auch nochmals gezielt „Erntezeit", ein Rückblick auf alles, was durchlitten wurde, und auf alles, was fruchtbar und entwicklungsfördernd war. Oft tauchten zuvor verschüttete positive Erinnerungen auf, die bislang vom Leidvollen überwuchert waren, vielleicht auch kleine Inseln und Schätze an guten Erfahrungen mit den traumatisierenden nahen Bezugspersonen. Eine Versöhnung mit sich selbst kann sich vertiefen, manchmal auch mit den Schädigern, dies sollte aber nie forciert werden.

Klienten können zwar meist inzwischen ihre Bedürfnisse besser wahrnehmen und besser für sich sorgen, haben mehr Vertrauen in ihre eigene Wahrnehmung und ihre Fähigkeiten, können sich besser schützen und abgrenzen. Gleichwohl macht alles Neue jedoch auch Angst. Gerade in der „Lücke", wo Altes nicht mehr gültig ist und Neues und eine neue Werteorientierung noch nicht stabil entwickelt sind, kann sich eine Depression mit Leere- und Sinnlosigkeitsgefühlen oder gar noch mal eine suizidale Krise entwickeln. Ressourcenorientiert formuliert: Dieses Vakuum bietet die Chance, es mit eigenen Wünschen und Zielen zu füllen und sich zu entfalten und zu reifen.

Das Thema Abschied kann zudem erneut alte Ängste vor Verlassenwerden aktualisieren. Gut ist, dies zuvor mit der Klientin zu antizipieren, damit sie es als normal statt als Versagen erleben kann.

Vor Abschieden, die erneut vergangene schwierige Abschiede zu reinszenieren drohen, sollte diese Möglichkeit von der Beraterin aktiv angesprochen werden, hilfreich kann dann eine schriftliche Vereinbarung sein wie: „Auch wenn ich beim Abschied erneut alles zunichte machen möchte, so erkenne ich doch an, dass ich Folgendes erreicht habe ... Sollte ich dadurch in eine ernsthafte Krise geraten, werde ich auf folgende

Ressourcen zurückgreifen …" Diese sollten dann möglichst konkret benannt werden. Mögliche Scham darüber, sich doch wieder so verhalten zu haben, sollte ebenfalls benannt werden. Auch wenn am Ende der „Abschiedsschrecken" nur durch Entwertung der gesamten Beratung aushaltbar war, hilft oft, der Klientin zu vermitteln – und es ggf. schriftlich „verankert" mitzugeben –, dass manchmal statt Abschiedsschmerz nur Wut da sein konnte. Dass es sein kann, dass man sich hinterher dafür schämt, wie man sich verhalten hat, man sich aber trauen darf, sich zu entschuldigen, auf jeden Fall erneut Kontakt aufzunehmen. So bleibt die Beraterin in einem positiven Beziehungsangebot, die Beziehung wird nicht – der vertrauten Erwartung der Klientin gemäß – zerstört. Sich im Guten verabschieden zu können ist eine enorme Leistung.

> Eine in der Kindheit komplex traumatisierte Klientin entwickelte nach erfolgreicher Integration sexueller Gewalttraumata mit EMDR gegen Ende der stationären Therapie erneut Selbstverletzungsdruck. Sie konnte verstehen, dass dies angesichts des bevorstehenden Abschieds wie Zuflucht zu einem Ego-State/Anteil war, der sie früher durch Selbstverletzung vor unerträglichen Verlassenheitsgefühlen und Schmerz geschützt hatte. Sie wurde sehr traurig, tröstete erwachsen diesen Anteil, weinte lange und meinte: „Ich kann mein Kind gar nicht mehr so im Stich lassen und mich selbst verletzen." Ihre Worte beim Abschied waren: „Ich würde gern im Alter mal mit Ihnen auf einer Parkbank sitzen und zurückblicken und sagen: So ist das Leben."

Vielleicht ist jetzt auch die Zeit für eine (straf-)rechtliche Verfolgung und Anklage der Täter gekommen. Die öffentliche Anerkennung des Unrechts kann als Wiederherstellung von Gerechtigkeit und Würde erfahren werden und damit für das Opfer zusätzlich stärkend sein. Traumaberater können einen solchen Prozess begleiten, alle Schritte möglichst transparent mit allen Folgen benennen, erklären und darauf vorbereiten, dass das Opfer in einem Prozess Zeuge ist und evtl. von Anwälten der Gegenseite heftig attackiert wird. Vielleicht ist die Klientin nun stark genug, sich dieser Situation stellen zu können (siehe Kap. G).

Hier ist jedoch vielleicht auch die abgelaufene Verjährungsfrist und damit verbunden die Unmöglichkeit einer Strafverfolgung anzuerkennen und zu betrauern. Mitunter kann trotzdem eine Strafanzeige im Sinne des Schutzes für andere potenzielle Opfer gewagt und durchgestanden werden.

Zu betrauern könnte auch eigenes Täterverhalten sein. Kinder werden dazu gezwungen oder entwickeln aus dem eigenen Erleben Täterverhalten, dies einzugestehen, sich dafür ehrlich bei den Opfern zu entschuldigen, etwas wiedergutzumachen oder es zumindest zu versuchen ist vielleicht die größte Herausforderung und menschliche Leistung.

Eine Klientin berichtete, wie sehr sie darunter leide und sich dafür schäme, dass sie das, was ihr zugefügt wurde, später selbst einem jüngeren Kind antat, wie sehr sie diese Schuld quäle.

Auch Sinnfragen haben in dieser letzten Phase der Beratung/Therapie oft nochmals eine große Bedeutung. Sinn- und spirituelle Fragen können als wichtige Reifungsfortschritte gewürdigt werden im Sinne von Resilienz. Schon die ressourcenorientierte imaginative Stabilisierungsarbeit würdigte die unglaubliche Kreativität des Kindes, die es einst zum Überleben brauchte, und bot oft auch Zugang zu archetypischen Weisheiten und spirituellen Kräften, die nun erneut als sinnstiftende und besonders heilsame Ebene wirken können.

Eine in der Kindheit schwer traumatisierte Klientin berichtete, sie habe sich als Kind ausgemalt, dass die Engel vom Himmel auf sie schauten, ihr zulächelten – und wenn es regnete, um sie weinten.

Viele Menschen wachsen letztlich an traumatischen Erfahrungen, dieser Vorgang wird „posttraumatic growth" genannt (Tedeschi & Calhoun, 2004). Sie entdecken neue Möglichkeiten und Perspektiven im Leben, die Fülle und Kostbarkeit des Lebens und was ihnen wirklich wichtig ist. Sie erleben dankbar die vertiefte Beziehung zu ihren eigenen jüngeren Ichs und zu den Mitmenschen, ihre gewachsene persönliche Stärke und Reifung und mitunter tiefe spirituelle Veränderungen.

Mit ihrer Stärke, ihrem Überlebenswillen, ihrer menschlichen Tiefe und bewundernswerten Tapferkeit berühren uns schwer traumatisierte Klienten oft tief und bereichern uns – und sind uns nicht selten voraus.

„Mitten im Winter habe ich entdeckt,
dass es in mir einen unbesiegbaren Sommer gibt" (Albert Camus).

„Es ist, was es ist" (E. Fried).

2. Wenn es nicht besser wird

In Therapie und Beratung traumatisierter Menschen können Entwicklungen immer wieder auch stagnieren oder für eine Zeit ganz stehen bleiben.

Dafür gibt es zahlreiche mögliche Gründe, einige davon sind:

- Täteridentifizierte/täterloyale Anteile können jeden Fortschritt verhindern.
- Oder die Klienten bleiben bei den Tätern.
- Eine Besserung und Weiterentwicklung kann für Betroffene wie Verrat erlebt werden, so als würde das Geschehene nicht gesehen oder nicht entsprechend gewürdigt.
- Oder als ließe die Erwachsene das verletzte jüngere Ich nun endgültig im Stich.
- Klienten können strukturell so geschädigt sein, dass sie aus selbstdestruktiven Teufelskreisen nicht aussteigen können, z.B. nach langjähriger Heroinsucht oder bei Deprivation (Verwahrlosung).

Mitunter sind oder scheinen Prozesse – momentan – nicht therapierbar. Dann ist Begleitung besonders wichtig und bedeutet, ohne Bedingungen akzeptierend an der Seite dieses Menschen zu bleiben. Angesichts mancher chronifizierter Prozesse und Lebensbilanzen können Beraterinnen nur anerkennen, dass es schon eine enorme Leistung für die Betroffenen bedeutet, „gerade noch überleben zu können“. Manchmal ist Begleitung in Form von stationär betreuten Lebensplätzen oder Betreutem Wohnen in der eigenen Wohnung die angemessenste Hilfe.

> „Ich weiß, dass mich verstehen wird, wer so etwas erlebt hat. Alle anderen müssen es sich gesagt sein lassen. Es gibt Gefühle – und sie haben eine unmittelbare seelische wie auch körperliche Repräsentanz –, die man nicht über den Vergleich mit dem, was der Alltag an Unangenehmem mit sich bringt, schildern kann. Es ist nicht ‚das und das, bloß schlimmer‘. Es ist ganz anders“ (Reemtsma, 1997, S. 196).

Hilfreich kann die Frage sein: „Stellen Sie sich vor, jemand anderer steht am Anfang dessen, was Sie erlebt haben, was würden Sie aus Ihrer Erfahrung raten?“ Mit einer solchen Fragestellung wird ein Perspektivenwechsel angeregt, Klienten werden als Experten statt als Betroffene gefragt. Das fördert sowohl Ressourcen als auch die Mentalisierungsfähigkeit.

Scheinbares Scheitern, frustrierende Ergebnisse, erlahmende oder festgefahrene Prozesse, nur millimeterweises Vorwärtskommen und immer wiederkehrende Rückschläge können oft nicht durch mehr Aktivität seitens der Helfer verhindert werden.

„Das Gras wächst nicht schneller, wenn man daran zieht." Es kann dann nur akzeptiert werden, dass die Ziele – momentan – noch nicht umsetzbar sind. Eine Übung in Demut für Helfer: Es geht um die Würde und den Umgang mit der Situation. Es geht darum anzuerkennen, dass Heilung manchmal nicht möglich, aber Begleitung sinnvoll und angemessen ist. Manchmal ist Jahre später ein Entwicklungsschritt möglich.

Bei chronifizierten Prozessen sind folgende Ziele zentral:

- Absicherung existenzieller Grundlagen
- Verbleib und Partizipation im Gemeinwesen
- Unterstützung bei Aufbau und Erhalt des sozialen Umfelds
- Förderung der Lebensqualität
- Unterstützung – auch langfristig – hin zu adäquaten Bewältigungsmustern

Entlastend für Beraterinnen kann der Gedanke sein, dass Gesundheit und Krankheit ein Kontinuum zwischen zwei Polen darstellen und nicht dichotom als Entweder-Oder zu begreifen sind (Antonovsky, 1997). Und hilfreich – auch für die Klienten – kann sein, statt des Täter-Opfer-Retter-Dreiecks eines aus Berater/Therapeutin, Klient und einer höheren Macht zu imaginieren.

3. Trauma und Spiritualität

Wenn es um Schicksalsschläge und traumatische Erfahrungen, „um Leben und Tod" geht, stellt sich häufig für die Betroffenen und nahe Menschen aus ihrer Umgebung die Frage nach dem Wesentlichen, nach dem Sinn des Lebens, der oft als infrage gestellt erlebt wird und neu gefunden werden muss. Dabei spielt die spirituelle Orientierung eine wichtige Rolle, manche Personen finden „den Glauben an Gott, andere verlieren ihn" durch eine Traumatisierung. Ursula Wirtz formuliert es als das Herausfallen aus dem Körper, aus der Sprache, aus dem Sein (Wirtz, 2003).

Menschen, die nach Möglichkeiten der Bewusstseinserweiterung suchen, tun dies freiwillig und selbst gewählt. Traumatisierte Menschen hingegen werden brutal in andere Bewusstseinszustände „geworfen", erleben sich in einer anderen „Dimension" mit verändertem Zeitempfinden, mitunter in Verbindung mit dem „Seinsgrund", todesnah, mit Out-of-body-Erfahrungen als Extremform der Dissoziation (Wirtz, 2003; Levine, 2011).

Für viele durch Traumatisierung in ihrer spirituellen Haltung und ihren religiösen Vorstellungen zutiefst erschütterte Klientinnen stellen sich auch in der Traumaberatung und -therapie spirituelle Fragen, für die wir als Berater/Therapeuten offen sein müssen. Oft äußern sie ihre spirituelle Haltung, ihre religiösen Vorstellungen und Praktiken nur vorsichtig und auf Nachfrage.

„In der Traumatherapie lernen wir, uns mit den Tatsachen der Welt, wie sie ist, auszusöhnen, lernen mit uns selbst Frieden zu schließen, Unsicherheiten und Widersprüche auszuhalten, um die eigenen Grenzen und die Bedingtheit und Gebrochenheit menschlichen Lebens zu wissen. In diesem Sinne fördert Traumatherapie Einsichten in Sinn und Unsinn menschlichen Lebensvollzugs und kann damit zu Weisheit und Lebenskunst verhelfen ... Aus der traumatischen Not kann Weisheit, existenzielles Expertentum erwachsen, aus Grenzerfahrungen eine Quelle der Kraft werden" (Wirtz, 2002).

Unter Spiritualität verstehen viele Menschen ein Gefühl der Einheit und das Erleben des Verbundenseins, mit sich selbst, allen Aspekten der Persönlichkeit, mit dem eigenen Körper, mit dem tiefsten Wesenskern, mit anderen Lebewesen, der Natur, der Erde, dem Universum und mit dem Höheren, Umfassenden, Gott.

> Eine in der Kindheit sehr gequälte Frau fühlte bei all ihrem Schmerz, immer wenn sie ihre Hand auf ihr Herz legte, bei jedem Herzschlag klopfe Gott in ihr an, um ihr zu sagen: „Ich bin da."

Spirituelle Begleitung und Orientierung allein ohne fundierte traumaspezifische Ausbildung und ohne Erkennen von Übertragungsmustern und -verstrickungen ist jedoch keine ausreichende Basis für die Behandlung komplex traumatisierter Menschen.

Größte Vorsicht ist gegenüber esoterischen Heilsversprechungen selbst ernannter „Heiler" angebracht, denn traumatisierte Menschen sind erneutem Machtmissbrauch oft schutzlos ausgeliefert, dann drohen eine retraumatisierende Abhängigkeit und die Wiederholung destruktiver Beziehungsmuster wie zum Täter. (Pseudo-)Spiritualität kann von Tätern – und völlig unreflexiert von (Pseudo-)Heilern – eingesetzt werden, Traumaopfer werden in ihrer Suche nach Gutem, Heilung, Heimat und Zugehörigkeit so erneut zu Opfern und besonders perfide ausgenutzt und verraten.

Die extremste Form von Machtmissbrauch geschieht in Strukturen ritueller Gewalt. Opfer solch extremer Gewalt werden häufig eingebunden in pseudospirituelle Rituale gequält. Alles Spirituelle kann dann „vergiftet" sein, vermeintlich harmlose Vorschläge wie ein Licht als Ressource können massiv triggernd wirken. Alles Gute ist oft sofort negativ kontaminiert. Das Finden einer echten eigenen spirituellen Kraft und Zuflucht durch die Klientin selbst kann hingegen auch rettend erlebt werden.

Wie können Spiritualität und transpersonales Bewusstsein, d.h. Bewusstseinszustände, die über die eigene Person hinausgehen (Wehr, 2009), in gutem und heilsamem Sinn in die Beratung und Psychotherapie mit Traumatisierten einbezogen werden? Voraussetzung ist, dass dies ein klares Anliegen der Klientin ist.

Wichtige Aspekte sind:

Ganzheitlichkeit: Ein ganzheitliches Arbeiten wird neben der verbal-kognitiven, der emotionalen und körperlich-energetischen Ebene auch die spirituelle Ebene mit einbeziehen (Reddemann & Dehner-Rau, 2010; Galuska, 2003).

Die Beraterin/Therapeutin sollte sich der eigenen spirituellen Ausrichtung bewusst sein und selbstverständlich der Klientin keine eigenen spirituellen oder religiösen Vorstellungen aufdrängen.

Im Kontakt mit schwer traumatisierten Menschen kann eine sichere Verankerung in einer eigenen spirituellen Orientierung hilfreich sein. Ursula Wirtz geht davon aus, dass Heilung nach schweren Traumatisierungen nur im transpersonalen Raum geschehen kann (Wirtz, 2003).

Achtsamkeit: Das Prinzip Achtsamkeit wurde in den letzten Jahren zu einem neuen Paradigma in der Psychotherapie, besonders über die Traumatherapie und die neurowissenschaftlichen Forschungsergebnisse (Siegel, 2007; Levine, 2011).

Es gibt zahlreiche Beschreibungen von Therapien, die Achtsamkeit mit einbeziehen (Galuska, 2003; Reddemann & Wetzel, 2011; Levine, 2011). So basiert die in der Behandlung von Borderline-Patienten effektive Dialektisch-Behaviorale Therapie DBT wesentlich darauf (Linehan, 1996a).

Achtsamkeit bedeutet auch, dass der Therapeut in den Sitzungen wachsam und präsent ist für subtile Regungen beim Patienten und bei sich selbst. Achtsamkeit kann durch eine meditative Praxis vertieft werden.

Ressourcen: Spiritualität und Glaube gehören für viele traumatisierte Menschen zu ihren heilsamsten und kraftvollsten Ressourcen und können eine tragende Säule ihrer Resilienz sein (siehe Kap. B.7). Jede ressourcenorientierte Arbeit sollte auch nach spirituellen Ressourcen fragen und sie ggf. einbeziehen, z.B. Innehalten, Besinnung, Meditation, Kontemplation, Gebet (Galuska, 2003; Beaumont, 2008; Reddemann & Wetzel, 2011; Levine 2011).

Hoffnung, Zuversicht: In Beratung und Krisenintervention müssen wir oft zunächst stellvertretend Hoffnung für die Klienten übernehmen, die sie verloren haben. Das aber können auch wir nur, wenn wir selbst Hoffnung haben. Und die haben wir umso eher, je weiter unser „Blick“ ist. Dabei kann auch eine transpersonale Sicht helfen – oder auch die Vorstellung, dass es einen unverletzten Wesenskern in der Patientin gibt, mit dem wir als Therapeuten und Beraterinnen in Verbindung treten.

Demut und Gelassenheit: Das Einbeziehen von „etwas Größerem“ kann auch ein wichtiger Faktor für die Psychohygiene der Beraterin/Therapeutin sein. Wenn sie zu einer inneren Kraftquelle Zugang hat, wird sie weniger abhängig sein von äußerer Zustimmung oder vom Therapieerfolg. Das bedeutet nicht, dass es ihr egal sein sollte, wie es dem Klienten in und nach der Beratung/Therapie geht, sondern dass sie zu einer Haltung fähig ist, die eher von Bescheidenheit und Demut bezüglich der eigenen Wichtigkeit geprägt ist und damit das Heilungspotenzial in der Klientin sieht und deren Würde wahrt oder wiederherstellt. Hinsichtlich des Therapieerfolgs kann das „Lassen-Können“ ein entscheidender Faktor sein, und zwar aufseiten der Therapeuten wie der Patienten (Hundt, 2007; Beaumont, 2008).

F.
EIGENE BELASTUNGEN DURCH DIE ARBEIT MIT TRAUMATISIERTEN KLIENTEN

1. Burnout und sekundäre Traumatisierung

Ein sehr wichtiges Thema, das inzwischen zunehmend Beachtung findet, sind Belastungsfolgen bei den Helfern – und deren Selbstfürsorge. Lange sah es so aus, als müssten Helfer seelisch und körperlich alles verkraften können. So erlebten viele die Anzeichen eigener Belastbarkeitsgrenzen eher als beschämende Schwäche und hielten länger durch, als ihnen zuträglich war, oder spülten die Alarmzeichen mit Alkohol weg, besonders in den Berufen der „starken Männer". Heute ist das Thema Burnout längst kein Tabu mehr, aber es löst sehr widersprüchliche Bewertungen aus. Gibt es das überhaupt, oder ist es nur eine inflationäre Modediagnose? Ein kaschierender Begriff für eine Depression? Ein Sammelbegriff für alle möglichen Klagen, Befindlichkeitsstörungen, Überforderung und Unzufriedenheit in der hektischen modernen (Arbeits-)Welt? Die Lindauer Psychotherapiewochen widmeten 2012 gar eine ganze Woche dem Leitthema „Alles Burnout – oder was?".

Ausgeprägte Erschöpfungszustände führen immer mehr Menschen – aus allen Berufen, also keineswegs nur helfenden – in ärztliche und psychotherapeutische Behandlung. Als häufigste Ursache gilt eine Störung des Stressverarbeitungssystems aufgrund anhaltender Dauerbelastungen. Das Risiko steigt mit einer Neigung zu Perfektionismus. Ungünstige Umweltbedingungen in der Kindheit erhöhen das lebenslange Burnout-Risiko erheblich.

Der Begriff Burnout wurde erstmals 1974 von dem amerikanischen Psychotherapeuten Herbert J. Freudenberger definiert. Vor allem Menschen aus helfenden Berufen, die sich besonders für ihre Arbeit engagierten, seien gefährdet, im Lauf der Zeit ein Burnout-Syndrom mit Gefühlen von Resignation, Leere, Erschöpfung sowie psychischen und psychosomatischen Beschwerden zu entwickeln. „Wer ausbrennt, muss einmal gebrannt haben."

In aktuellen Verlaufsmodellen wird zwischen Burnout-Prozess und manifestem Burnout-Syndrom unterschieden. Wir beschreiben nachfolgend ein Phasenmodell in Anlehnung an Fengler (2008).

Zeitlicher Ablauf der Entwicklung eines Burnout-Syndroms:

1. Phase: Überengagement

- Der Beruf wird zum wichtigsten Lebensinhalt, Urlaub „nicht nötig", Verzicht auf Erholungsphasen

- Begeisterung, Überstunden, heldenhafte Aufopferung
- Anfangs oft Freundlichkeit und Idealismus
- Später Überforderung und Schuldgefühle mit vermehrter Anstrengung

2. Phase: Nichtbeachten eigener Bedürfnisse, Verleugnung von Problemen

- Missachten von Erschöpfungssignalen, Konzentrationsschwäche, Fehler häufen sich
- Nicht mehr abschalten und entspannen können
- Vernachlässigung von Beziehungen, Partnern und Familie
- Statt gesunder Aktivität wie Sport vermehrt Konsum von Alkohol und Schmerzmitteln
- Widerstand und Widerwillen gegen die Arbeit
- Entmutigung, Gleichgültigkeit, Negativismus
- Zynisch-abweisende Grundstimmung
- Depressionen, Erschöpfung, chronische Müdigkeit
- Unfähigkeit, sich zu konzentrieren und zuzuhören

3. Phase: Chronische Müdigkeit und Zunahme von Beschwerden

- Anhaltende physische und psychische Leistungs- und Antriebsschwäche
- Verlust der Fähigkeit, sich zu erholen
- Psychosomatische Symptome wie Schweißausbrüche, Schwindel, Kopfschmerzen, Rückenschmerzen und muskuläre Verspannungen, Magen-Darm- und Herz-Kreislauf-Beschwerden, häufige Erkältungen und andere Krankheiten
- Alkohol-/Schmerzmittelabusus, Tranquilizer- und Stimulantienabusus, Suchtgefahr
- Vermeidung von Kontakten, Rückzug, ohne Hilfe nahestehender Menschen anzunehmen
- Versagens- und Schuldgefühle, Depression
- Apathie und Wut
- Sinnlosigkeitsgefühle und Suizidalität

Dysfunktionale Bewältigungsstrategien wie Workoholismus u.a. Suchtverhalten sind bei Helfern verbreitet, oft nur tabuisierter oder – wie „grenzenlos arbeiten" – sozial besonders anerkannt (Huber, 2003b).

Risikofaktoren und Ursachen:

1. Berufliche Ursachen:

- Belastungen im Team: Konkurrenz, Neid, Vorurteile, Bürokratie, die Beziehungen und Probleme im Team werden oft belastender erlebt als die Arbeit mit den Klienten.

- Fehlen von klaren Strukturen und Verantwortungen
- Erleben mangelnder Unterstützung in Team/Institution
- Unklare finanzielle Absicherung der Stelle/Institution
- Mangelnde Achtung der Arbeit im Umfeld
- Kein Gestaltungs- und Entscheidungsspielraum
- Mangelnde Berufserfahrung und Ausbildung

Auch gesellschaftliche Ursachen spielen eine Rolle: Angst vor dem Verlust der Arbeitsstelle, Zunahme von Bürokratisierung, Komplexität und Anonymität etc.

Der Druck durch Kostenträger, der rasche Erfolge sehen möchte, bedeutet ebenfalls oft erheblichen Stress.

Ebenso Klientenmerkmale: Als besonders anstrengend werden oft depressive, süchtige, aggressive, uneinsichtige oder fordernd-vorwurfsvolle Klienten erlebt oder solche, an denen jedes Angebot abprallt.

2. Persönliche Ursachen und Risikofaktoren:

- Zu idealistische Motive können zu Enttäuschung und Desillusionierung führen, unkritischer Idealismus ist ein frühes Warnsignal für später drohendes Burnout.
- Ehrgeiz, Perfektionismus und zu hohe Erfolgserwartungen führen zu Pessimismus und Hilflosigkeit.
- Eigene Biografie: Helfer waren oft schon als Kinder „kleine Familienhelfer", sorgten früh für jüngere oder behinderte Geschwister oder für alkoholkranke Elternteile.
- Eigene unverarbeitete Traumata
- Persönlichkeitszüge wie Depressivität und Bereitschaft zu Schuldübernahme, Neigung zu Zwanghaftigkeit
- „Helfersyndrom": Das eigene labile Selbstwertgefühl wird durch Aufopferung und die dadurch erwartete Dankbarkeit zu stabilisieren versucht.
- Mangelnde Selbstabgrenzung: Übernahme zu großer Verpflichtungen, Unersetzlichkeitsfantasien, nicht Nein sagen können
- Belastungen in Partnerschaft, Familie und Freundeskreis
- Öffentlicher Erwartungsdruck: Eigene Probleme werden leicht als Versagen oder Niederlage erlebt, aus Scham oder Stolz keine Hilfe gesucht.

Zusätzliche Risiken speziell der Traumaarbeit in Beratung und Therapie:

Die Gefahr des Ausbrennens hat direkt mit der Einfühlung als Voraussetzung jeder Beratung oder Therapie zu tun. Zu helfen erschöpft die Seele. In der Traumaberatung und -therapie kann zusätzlich die dauernde Konfrontation mit Angst, Bildern des

Schreckens und der Hoffnungslosigkeit als sekundärer traumatischer Stress auf uns Helfer wirken, wie eine Art emotionale und körperliche Ansteckung (Stamm, 2002).

Schwierige Gegenübertragungsreaktionen laugen aus. Gerade im Umgang mit traumatisierten und persönlichkeitsgestörten Menschen erleben Helfer heftige Wechselbäder von Affekten und Handlungsimpulsen, die sich nur schwer regulieren lassen. Auch der nötige Abstand ist oft nur schwer zu wahren.

Häufig entsteht ein Sog zur Überidentifikation: Intensive regressive Übertragungsangebote wie fordernde Bedürftigkeit oder entwertende Anklagen verführen uns, zu viel zu übernehmen, uns schuldig zu fühlen, den Rahmen und die Grenzen der beratenden Rolle und Abstinenz zu verlassen, eine bessere Elternfigur sein zu müssen etc.

Oder das traumatypische Übertragungs-Dreieck „Opfer, Retter, Verfolger" (siehe Kap. B.5.3) führt in schwer lösbare emotionale Verstrickungen.

Das Mitempfinden mit den radikalen inneren Brüchen, dramatischen Affekten und plötzlichen Wechseln von dissoziativen Ich-Zuständen der Klienten stresst extrem. Noch bestehender Täterkontakt der Klientin kann das Bedrohungsgefühl natürlich noch verstärken.

> Ein Therapeut ging im Verlauf einer mehrjährigen Traumatherapie, in der die Klientin mit starkem Leidensdruck ihre Bedürfnisse nach Zuwendung und Schutz äußerte, real auf die ihm angetragene Retterrolle ein, indem er ihr erlaubte, ihn täglich an allen Tagen des Jahres anzurufen. Er fühlte sich zunehmend ausgelaugt, seine Partnerin reagierte genervt.

Über Spiegelneuronen vermitteln sich der chronische traumanahe (Körper-)Stress und die Schockphysiologie der Klienten zudem direkt als körperliche Gegenübertragung in den Körper des Therapeuten. Diese Körperresonanz wird oft nicht bewusst, wirkt aber. So kann der Therapeut etwa selbst konkordant in eine Art Schockzustand (siehe sekundäre Traumatisierung unten) geraten, in seiner Lebendigkeit erstarren, sich überwältigt fühlen, der Atem stockt etc. (Madert, 2007). In ihm können dann leicht gegenaggressive Impulse entstehen, sich zu wehren, als Kampf- oder Flucht-Verteidigungsreaktionen gegen die Starre der Unlebendigkeit. Damit ist der Klient jedoch in seiner Not erneut allein gelassen.

Traumaberaterinnen/-therapeuten müssen also die fast unmögliche Aufgabe erfüllen, „zugleich nah genug dran und weit genug weg" zu bleiben, um stets noch beobachtend reflektieren zu können (Huber, 2003b).

Sekundäre Traumatisierung

Durch ungelöste Traumata der Klienten und deren Aktivierung durch Trigger kann in Helfern mehr als ein „nur“ durch zu viel Arbeiten bedingtes Burnout-Syndrom entstehen. Durch den Stress des Mitfühlens und durch intensive traumatische Übertragungen können eigene biografische Belastungen der Helfer wieder aktualisiert werden. Man wird mit der eigenen Verletzlichkeit, Hilflosigkeit und Ohnmacht konfrontiert (Huber, 2003b; Stamm, 2002).

Es kann zu einer sekundären Traumatisierung der Berater/Therapeuten kommen mit Folgesymptomen, die denen einer posttraumatischen Belastungsstörung entsprechen und im Gegensatz zum Burnout-Syndrom auch plötzlich auftreten können. Im Organismus wirkt diese chronische Stressreaktion wie eine abgeschwächte Trauma-Schock-Physiologie, geht oft mit Gefühlen von Hilflosigkeit, Verwirrung und mangelnder Unterstützung einher.

Zu einer solchen indirekten oder stellvertretenden Traumatisierung kann gerade die mitfühlende Haltung beitragen. Einfühlung in Traumainhalte, -affekte und -körperempfindungen ist sozusagen „ansteckend“, egal ob die Einfühlung gezielt oder „unbeabsichtigt“ über die Spiegelneuronen geschieht. Dafür wurde auch der Begriff der Mitgefühlserschöpfung („compassion fatigue“) geprägt, der die emotionale Auslaugung und die reaktive Abstumpfung der Gefühlswelt als Selbstschutz beschreibt.

Eine stellvertretende Traumatisierung („vicarious traumatization“) kann ohne eigene Traumaerfahrung der Helferin dazu führen, dass sie die Traumasymptome der Klientin sozusagen aufnimmt und selbst erlebt.

Eine sekundäre Traumatisierung kann einerseits bei zu großer Nähe und Überidentifikation eintreten, genauso aber bei zu großer Distanz und vermeintlichem Schutz. Dieser kognitive Schutzwall wird – gewissermaßen subcortikal – emotional durch die Wucht traumatischer Gefühle, Bilder und Körpersensationen unterlaufen.

Eine persönliche Vorgeschichte von Traumata der Helferin erhöht das Risiko einer sekundären Traumatisierung erheblich, macht vulnerabler, zumal oft bereits ein durch eigene Traumatisierung bedingter Dauerstress besteht und leicht durch Triggerung eskalieren kann. Einerseits besteht also die Gefahr, dass eigene Traumata reaktiviert werden, und andererseits die, eigene Bewältigungsversuche in unangemessener Weise zu verallgemeinern und den Klienten aufzudrängen.

Von Kindern erlebte Traumata können bei Traumahelfern besonders starke Reaktionen hervorrufen (Figley, 2002).

Zusammenfassung wichtiger Risiken für Burnout und sekundäre Traumatisierung (Huber, 2003b):

- Überidentifikation und Mitleiden statt Mitgefühl
- Zu viel übernehmen, was die Klientin selbst könnte, mangelnde Abgrenzung
- Viel negative Übertragung und Entwertung aushalten müssen
- Misserfolge, Rückschläge
- Spiegelneuronen: Traumaaffekte und Körperempfindungen, Hoffnungslosigkeit, selbstdestruktive Impulse der Klienten wirken sich auch in Seele und Körper der Helfer aus.
- Bereitschaft zu Schuldübernahme, „nie genug"
- Eigene Traumata werden reaktiviert
- Gift ist auch Unverständnis, Entwertung oder Pathologisierung durch Kollegen.

Ein ressourcenorientierter Lichtblick

Die Macht des Traumas verändert uns, doch ist die Auseinandersetzung damit und mit den Untiefen des Menschseins auch eine Chance zum Wachsen, zu einem tieferen Zugang zu Spiritualität und mitmenschlicher Verbundenheit und Engagement. Viele Helfer erleben als positive Auswirkung gerade der Arbeit mit schwer traumatisierten Klienten eine Weiterentwicklung der eigenen Persönlichkeit, mehr Dankbarkeit für Gutes im eigenen Leben, Gefühle spiritueller Verbundenheit und Tiefe, Hoffnung und Respekt vor den Ressourcen, der Überlebenskraft und Kreativität ihrer Klienten. Und sie erleben die Ressourcensicht, imaginative Übungen und die Innere-Kind-Arbeit für sich selbst als bereichernd und heilsam (Reddemann, 2004a; Huber, 2003b).

Was kann Helfern helfen?

Für Beratung und Therapie gilt: nicht nur komplex traumatisierte Klienten behandeln. Das ist je nach Einrichtung für Sozialarbeiterinnen oft kaum umsetzbar. Regelmäßige Super- und Intervision ist obligat. Eine Intervisionsgruppe sollte möglichst aus vertrauten, ähnlich arbeitenden Kolleginnen bestehen, denen man sich auch in der eigenen inneren Not, Verstrickung, Ohnmacht, Trauer und Schwäche, den Gefühlen von Versagen und Inkompetenz und der eigenen Bedürftigkeit nach Trost und Zuspruch zeigen kann, ohne entwertet oder rivalisierend infrage gestellt zu werden (Huber, 2003b).

Wichtig sind zudem eine gute Ausbildung und hilfreiche Theorien sowie regelmäßige weitere Fortbildungen zur Stärkung der beruflichen Kompetenz. Sowohl für Teams wie für jede einzelne Beraterin wirken Struktur, ein klarer Rahmen und die Wahrung von Grenzen hilfreich. Ein gutes Teamklima, Kontakt und Unterstützung im Kollegenkreis sind Gold wert. Dazu gehören eine aktive Gestaltung des Betriebsklimas und besonders eine Haltung gegenseitiger Wertschätzung auch bei Misserfolgen. Diese erlaubt auch, die Grenzen der eigenen Belastbarkeit rechtzeitig zu signalisieren.

Und: Therapeuten/Beraterinnen sollten eigene Traumata verarbeiten.

Sehr entlastend und burnout-prophylaktisch wirkt zudem eine durchgehend ressourcenorientierte Sicht – und von den Klienten so viel Eigenverantwortung wie möglich einzufordern. Und den Grundsatz zu befolgen: Die Beraterin sollte nicht mehr arbeiten als die Klientin!

Berater/Therapeuten sollten zudem nicht auf rasche Erfolge angewiesen sein und deren Ausbleiben nicht als persönliches Versagen und narzisstische Kränkung erleben.

2. Selbstfürsorge und Psychohygiene der Helfer

Psychohygiene soll der Erhaltung der eigenen seelischen Gesundheit und Zufriedenheit sowie der Persönlichkeitsreifung dienen und das Selbstvertrauen stärken. Gerade in der Traumaarbeit sollten Helferinnen auch in emotional hochbelasteten Situationen noch gut für sich sorgen können. Was also hilft, gesund zu bleiben?

Durch die ressourcenorientierte Traumatherapie sind wir Berater und Therapeutinnen zum Glück auch sensibler für uns selbst und unsere Bedürfnisse geworden. Gerade die Verinnerlichung einer durchgehend ressourcenorientierten Haltung eröffnet für den eigenen Lebens- und Berufsalltag eine neue oder erweiterte Sicht.

Letztlich dienen alle psychohygienischen Maßnahmen der Prophylaxe von Burnout und Sekundär-Traumatisierung.

Wir alle haben individuelle Strategien, mit Stress umzugehen und uns zu erholen. Ressourcenorientierte und Ego-State-Arbeit mit uns selbst hilft zusätzlich und ist zugleich Voraussetzung, sie den Klienten glaubwürdig zu vermitteln. Achtsamkeitsübungen im Team können das Teamklima und das „Miteinander tragen" stärken.

Zum Thema Psychohygiene wurde viel veröffentlicht (u.a. Huber, 2003b, 2011; Reddemann, 2002), deshalb hier nur eine Auswahl wichtiger Punkte:

Psychohygiene: Was hilft Helfern persönlich und für die Arbeit?

- Überhöhte Erwartungen an sich selbst relativieren
- In der Freizeit nicht oder kaum über Dienstliches reden
- Wissen weitergeben, reflektierender Abstand
- Hilfe annehmen gegen eigene dysfunktionale Bewältigungsstrategien wie emotionale Betäubung durch Alkohol, zu viel arbeiten, sozialen Rückzug
- Auf Warnsignale achten: Welcher mir wichtige Mensch darf mich warnen?
- Das eigene Pendel in Schwung halten: Bewegung, Schönes verankern
- Freudebiografie und Freudetagebuch
- Achtsamkeit (achtsam wahrnehmen, was ist)
- Selbstfürsorge, auch mit imaginativen Übungen und eigener Ego-State-/Innerer-Kind-Arbeit
- Hilfreiche imaginative Übungen für Helfer sind u.a.: Tresor, Wohlfühlort, Innere Helfer, Gepäck ablegen, Reinigungsbad, Inneres Team, Innerer Garten

- Inneren Beobachter als Supervisor nutzen
- Rituale, u.a. Abschiedsrituale am Ende des Arbeitstages, z.B. die Klienten gehen durch eine Tür rechts hinaus in einen schönen Garten, die Helferin durch eine Tür links auf einem wunderschönen Weg zu sich nach Hause.
- Gut für den Körper sorgen, sinnliche Genüsse, kreative Pausen, Spaziergänge, Sport, Bewegung, Tanzen, Schwimmen, Singen etc.
- Sich „entspiegeln“: bewusst eine andere Körperhaltung als die Klientin einnehmen
- Yoga, Meditation, Entspannung, Qigong, Feldenkrais
- Zapchen-Übungen (Henderson, 2010)
- Natur und Tiere, Kunst, Musik
- Flow (Csikszentmihalyi, 2004): sich vertiefen in etwas, im Einklang mit sich und der Welt sein
- Phasen der Stille, Auszeiten, Urlaube
- In Gemeinschaft sein, gute Beziehungen pflegen, Glück teilen
- Zeit für Trauer, Tränen und Trost, Humor und Lachen – auch über sich selbst
- Sich auf die eigenen Stärken statt Schwächen besinnen und sie fördern
- Dankbarkeit für das Bereichernde an der Arbeit mit traumatisierten Klientinnen
- Akzeptieren, was nicht zu ändern ist, sich klarmachen, was man ändern kann und will
- Wichtig: Sich selbst gestatten, Hilfe in einer Therapie zu suchen.
- Bearbeitung eigener Traumata

3. Supervision und Selbsterfahrung

Supervision dient allgemein der Reflexion der Dynamik zwischen Berater/Therapeutin/Team und Klienten und damit einer Verbesserung der professionellen Kompetenz. Generell ist sie auch in der Sozialarbeit obligat und gehört zum Standard. Für Beraterinnen und Therapeuten, die mit komplex traumatisierten Klienten arbeiten, sollte Supervision – und auch Selbsterfahrung – selbstverständlich sein.

Mitunter sind jedoch viele verständliche innere Widerstände und Ängste vor Supervision zu überwinden. Man zeigt etwas von sich, wo man sich unsicher fühlt und nicht nur glänzt, auch die Bewertung anderer fürchtet. Real wird jedenfalls der Ruf nach Supervision oft erst laut, „wenn es brennt oder gar nichts mehr geht" (Huber, 2003b).

Supervision und Selbsterfahrung gehören zu jeder Psychotherapieausbildung und kosten Zeit und Geld. Aber sie sind notwendig, da wir – außer mit unserem fachspezifischen Wissen – mit unserer Persönlichkeit, unserer emotionalen Resonanz- und Bindungsfähigkeit gewissermaßen das Instrument der therapeutischen Arbeit sind. Vom Gelingen der sensiblen gemeinsamen Arbeit hängt wesentlich ab, ob das seelische Leid, in dem unsere Klienten wie gefangen sind, gemildert und heilsam verändert werden kann. Wir müssen oft viel Leid, Entsetzen, Angst, Verzweiflung aufnehmen, allem Raum geben, es aushalten, verstehen und in Worte fassen. Und wir sollen den Klienten hilfreiche neue Wege aufzeigen, sie wieder mit ihren Selbstheilungskräften verbinden und mit neuen Bewältigungsstrategien ausrüsten, ihnen so wieder Hoffnung geben und – oft erstmals im Leben – ermöglichen, eine vertrauensvolle Beziehung zu erleben.

Theoriewissen zum Einordnen des Geschehens und eine gute eigene „Verankerung im präfrontalen Cortex" – durch eine gute eigene Bindungsbasis aus der Kindheit und/oder durch Bearbeitung der eigenen Themen in Selbsterfahrung/Therapie – wirken wie Stützpfeiler gegen die Wucht der traumanahen Affekte und Übertragungen.

Eine eigene Traumavorgeschichte macht uns Helfer vulnerabler und erhöht das Risiko von Burnout oder sekundärer Traumatisierung erheblich. Selbsterfahrung und Verarbeitung eigener Traumata gehören daher zur Selbstfürsorge.

Die Arbeit mit komplex traumatisierten Menschen ist eine besondere Herausforderung an unsere Persönlichkeit, an unsere moralische Integrität, Bindungs- und zugleich Abgrenzungsfähigkeit. Wir sollen den Überblick in heftigen „Stürmen" behalten, auch um nicht eigene unverarbeitete Themen mit denen der Klienten zu vermischen.

Zum Glück erkennen viele Beraterinnen die Notwendigkeit und Chance, etwas für sich und ihre eigene Persönlichkeitsentwicklung zu tun und ihre „Altlasten" und Traumata in Therapien zu bearbeiten – zum eigenen wie zum Wohle ihrer Klienten.

Psychodynamisch ausgebildete Psycho-/Traumatherapeuten sind durch ihre Ausbildung im Erkennen und Umgang mit Übertragung und Gegenübertragung geschult – und haben meist in langer Selbsterfahrung oder Lehrtherapie ihre eigenen Belastungen und Konflikte zu verarbeiten versucht. Diese zu erkennen hilft, immer wieder zu reflektierendem Abstand zu finden und eigene Übertragungsthemen nicht den Klienten „zuzuschieben". Beraterinnen haben diesen „Schutz" meist nicht. Gerade Klienten mit Persönlichkeitsstörungen und komplexen posttraumatischen und dissoziativen Störungen finden unsere Schwachstellen – auch im Umgang mit Grenzen – mit Sicherheit. Supervision kann verhindern, dass eine Dynamik eskaliert, die zum Abbruch der Beratung, einer stationären Maßnahme oder Therapie führt.

Beraterinnen haben es zudem häufig schwerer als Therapeuten, weil sie der Dynamik und dem Handlungsdruck, der von Klienten ausgehen kann, zeitlich viel länger und unmittelbarer ausgesetzt sind als Therapeuten mit ihren festen Therapiezeiten. Und sie betreuen oft schwierigere Klienten, die von Therapeutinnen noch nicht oder nicht mehr therapiert werden. Oft müssen sie allein in komplexen Situationen den beobachtenden Abstand wahren oder wieder gewinnen und schwierige Entscheidungen treffen.

Deshalb waren uns in diesem Buch der umfangreiche Theorieteil und umfassende Erklärungen zum Verstehen von Beziehungsdynamiken und Hintergründen dysfunktionaler Verhaltensweisen so wichtig.

Denn in Traumaberatung geht es eben nicht um ein harmloses Vermitteln einiger imaginativer Übungen. Natürlich sollten auch diese Übungen in Selbsterfahrung erlebt worden sein, um sie authentisch vermitteln zu können und zu wissen, was sie auslösen können. Es geht vielmehr um oft schwer zu begreifende komplexe seelische Prozesse und Beziehungsdynamiken, die Berater verstehen sollten, um angemessen reagieren zu können. Verstehen heißt aber nicht psychodynamisch deuten, sondern aus dem Verstehen sollen für die Klienten individuell passende und zielgerichtete Strategien zur Selbsthilfe abgeleitet werden.

Gerade weil Berater mit Traumaklienten sehr nah am therapeutischen Bereich arbeiten, sollte Supervision selbstverständlich sein und in den traumazentrierten Konzepten von Einrichtungen obligat enthalten sein und finanziert werden.

Und weil die Grenzen zwischen Beratung und Therapie nicht eindeutig klar sind, ist das Verantwortungsgefühl jedes Einzelnen besonders zu betonen. Im Grenzbereich spielen sich oft Dynamiken von Rivalität und Neid – auch zwischen Berufsgruppen

– ab. Selbstüberschätzung und Entwertung anderer als Bewältigungsstrategien zur Regulation eines labilen Selbstwertgefühls sind auch unter Helfern nicht unbekannt. Manche Helferinnen hoffen auf Lösung ihrer eigenen unbewältigten Themen über die Arbeit mit den Klienten. So wie parentifizierte Klienten als Kinder die Probleme ihrer Eltern zu lösen versuchten, aber damit emotional missbraucht wurden und scheitern mussten, dürfen wir unsere Probleme nicht an Klienten „delegieren", sondern müssen sie selbst lösen. Auch hier sind Selbsterfahrung und Supervision nötig.

Regelmäßige Teamsupervision hat schon manches Team in Zeiten schwieriger Teamdynamiken und Verstrickungen vor dem Auseinanderfallen gerettet. Ein gutes Teamklima und klare Strukturen ebenso.

Regelmäßige Super- und Intervision ist also in der Arbeit mit traumatisierten Menschen obligat und erfüllt auch eine wichtige psychohygienische Funktion.

G.
JURISTISCHE ASPEKTE IN TRAUMABERATUNG UND -THERAPIE

Parteilichkeit in der Traumaberatung und Aussagen als Zeuge vor Gericht

In der Traumaberatung und -therapie von Opfern einer Straftat kommen Beraterinnen auch mit juristischen Denk- und Handlungsweisen in Kontakt, die sich von ihrer psychosozialen Arbeit unterscheiden. Denn darin nehmen Beraterinnen und Therapeuten bewusst eine parteiliche Haltung bezogen auf ihre Klienten ein, d.h. sie stellen sich „hinter“ sie. Im juristischen Kontext hingegen steht die Beweisbarkeit im Fokus, dies impliziert, dass alle beweisbaren Fakten, die für oder gegen die Tat sprechen, eruiert werden. Für Beraterinnen bedeutet dies, dass sie, wenn sie als Zeugen vor Gericht aussagen, alle entlastenden, aber auch alle belastenden Fragen wahrheitsgemäß beantworten müssen. Da Berater/Therapeutinnen meist nicht unmittelbar bei einer Straftat zugegen sind, können sie den Zustand ihrer Klientin während der Beratung/Therapie beschreiben – sofern sie von ihr von der Schweigepflicht befreit wurden. Eine Aussage von Beratern/Therapeuten als Zeugen vor Gericht ist sehr sorgfältig abzuwägen, da dies die Beziehung enorm beeinflussen kann.

Zeugnisverweigerungsrecht

Sozialpädagogen haben vor Gericht kein Zeugnisverweigerungsrecht, als Ausnahme wird es nur Sozialarbeiterinnen zugebilligt, die in anerkannten Beratungsstellen nach § 3 des Schwangerschaftskonfliktgesetzes und der Drogenberatung tätig sind.

Sofern Sozialarbeiter Beschäftigte des öffentlichen Dienstes sind, dürfen sie als Zeugen über Umstände, die sich auf ihre Pflicht zur Amtsverschwiegenheit beziehen, nur aussagen, wenn der Dienstvorgesetzte eine Aussagegenehmigung erteilt hat. Darauf sollten Klientinnen immer aus Gründen der Transparenz und Klarheit aufmerksam gemacht werden.

Beratung als Übersetzungshilfe

In der sozialpädagogischen Ausbildung nehmen juristische Aspekte – besonders das Sozialrecht – großen Raum ein. Sozialpädagogen sind daher in diesem Bereich mit den Besonderheiten der juristischen Sprache vertraut und können diese für Klientinnen übersetzen. Juristische Beratung im Rahmen der interdisziplinären Vernetzung anzuregen und zu begleiten ist Bestandteil beratenden Handelns.

Juristisches Denken und Psychotherapie

Warum ist es sinnvoll, dass sich auch Psychotherapeutinnen mit juristischem Denken befassen? Weil viele, die traumatisierte Patienten behandeln, über kurz oder lang mit der Frage konfrontiert werden: „Soll das Opfer den Täter anzeigen oder nicht?" (Stang & Sachsse, 2007).

Berater müssen ihren Klientinnen die Rolle, die sie in einem Prozess einnehmen werden, erklären. Denn falls ein Angeklagter nicht geständig ist, müssen Opfer als Zeuge aussagen. Diese Aufgabe und was sie ihnen während eines Prozesses oft noch abverlangt wird, ist Opfern häufig nicht bekannt.

Der Verteidiger des Angeklagten wird daran interessiert sein, entlastendes Material für seinen Mandanten zu finden. Die Zeugenaussage des Opfers wird mit allen zur Verfügung stehenden Mitteln entkräftet und hinterfragt werden. Für das Opfer kann sich das so anfühlen, als würde es sich als Angeklagter wiederfinden.

Begleitung bei Anzeige von Sexualdelikten und anderen Gewaltdelikten

Berichtet eine Klientin von sexuellen Übergriffen oder anderen Straftaten, so hat die Beraterin nicht die Aufgabe, die Wahrheit im juristischen Sinn herauszufinden. Aufgabe der Beratung und Therapie ist die Unterstützung und Stärkung der Ressourcen des Opfers, nicht die Strafverfolgung eines Beschuldigten. Das Für und Wider einer Anzeige ist gemeinsam mit der Klientin sehr gründlich abzuwägen. Dringend sind Klienten darüber zu informieren, was bei der Anzeige auf sie zukommen wird, welche detaillierten Befragungen dazu von der Polizei erfolgen werden und wie eine Gerichtsverhandlung ablaufen wird. Es geht dabei selbstverständlich nicht darum, eine Klientin von ihrem Entschluss abzubringen oder sie zu beeinflussen, sondern um gründliche, wohlüberlegte Aufklärung. Dazu gehört zentral, ihr den rechtlichen Status des Opfers während eines Prozesses als Zeugin zu erklären und ihr ggf. dringend eine Opferanwältin (Nebenklageanwältin) zu empfehlen.

Opferschutzgesetz

Das Opferschutzgesetz regelt seit 1986 die Stellung des Opfers im Strafverfahren. Seither ist es dem Opfer möglich, sich durch einen Rechtsbeistand im Gerichtsverfahren vertreten und beraten zu lassen. Die Finanzierung dieses Opferanwalts ist auch über Prozesskostenhilfe möglich. Diese Informationen sollten dem Opfer vermittelt werden. Der Rechtsbeistand kann Akteneinsicht erhalten und auch bei Ausschluss der Öffentlichkeit in der Hauptverhandlung anwesend sein, was für das Opfer eine immense Unterstützung bedeutet.

Während der Vernehmung als Zeuge kann das Opfer zusätzlich eine Person seines Vertrauens mitnehmen. Diese Unterstützung und Begleitung der Opfer bei Gerichtsverhandlungen ist eine wesentliche Aufgabe in der Traumaberatung – in der Vorbereitung, während der Verhandlung und nach einem Strafprozess. Die Begleitung sollte unabhängig vom Ausgang für den Beschuldigten erfolgen, denn für das Opfer ist der Prozess – unabhängig vom Urteil – meist eine große Belastung. Opferzeugen sollte ein geschützter Zeugenraum zur Verfügung stehen, um sie vor Blicken und Gesprächen der Täterzeugen vor dem Gerichtssaal zu schützen.

Bisher liegt die Übernahme der Finanzierung einer Begleitung durch Traumaberatung entweder bei Opferhilfevereinen oder muss vom Opfer selbst getragen werden und ist deshalb für viele nicht bezahlbar.

Offizialdelikte, Strafverfolgung, Strafverfahren

Der Staat verfolgt sogenannte Offizialdelikte generell, sobald er davon Kenntnis erlangt. Delikte, die das sexuelle Selbstbestimmungsrecht verletzen, können dazugehören. Bis heute ist unser Rechtssystem so aufgebaut, dass nach der Perspektive „Rechtsstaat" und der Perspektive „Gerechtigkeit für den mutmaßlichen Täter" erst an dritter Stelle die Perspektive des Opfers kommt. Ein Strafverfahren und ein Urteil sind keine Wiedergutmachung. Manchmal gleicht ein Prozess mit seiner genauen, detaillierten Fragestellung sogar innerseelisch einer Wiederholung des Tatablaufs. Der Prozess kann so für das Opfer erheblich retraumatisierend wirken.

Andererseits kann das Opfer auch erleben, dass der Staat dafür sorgt, dass das Recht des Opfers wieder in Kraft tritt, dass der Rechtsstaat stärker als der Täter ist. Das Opfer kann die Bestätigung erhalten, dass seine Wahrnehmung richtig war, dass es Unrecht war, was geschehen ist, und dies von der Gesellschaft nicht geduldet, sondern der Täter bestraft wird (Reemtsma, 1998).

Vergewaltigung in der Ehe, Gewaltschutz

Beim Straftatbestand der Vergewaltigung in der Ehe hat sich ein Wandel in der Gesetzgebung vollzogen. Vergewaltigung in der Ehe ist nicht mehr unter dem Begriff der „Inanspruchnahme ehelichen Rechts" geschützt, sondern wird seit 1996 strafrechtlich wie eine Vergewaltigung außerhalb der Ehe geahndet.

Es gilt auch nicht mehr der Grundsatz: „Was hinter geschlossenen Türen vor sich geht, ist Privatsache, und wenn es nicht angezeigt wird, geht es die Polizei und die Öffentlichkeit nichts an." Wenn in einer Familie geprügelt oder vergewaltigt wird, greift das Gewaltschutzgesetz.

Auch das Thema Zwangsverheiratung bleibt für Beraterinnen immer wieder ein Dilemma in der Beratung betroffener Mädchen und junger Frauen. Vielfach berichten Klientinnen vom Druck, der bezüglich einer Heirat ausgeübt wird. Einerseits brauchen und lieben sie den Familienverband, andererseits wollen sie sich dem Diktat, das meist von den Müttern ausgeht, nicht beugen. In den Beratungen wird von nicht gerichtsrelevanten Drucksituationen berichtet. Die Entwicklung zu wirklichen Zwangssituationen kann oft in der Beratung nicht abgesehen werden, Wachsamkeit und Sensibilität der Berater sind erforderlich, um nicht ihrerseits eine Drucksituation für die Klientin zu erzeugen: Wie sich diese als „emanzipierte" Frau zu verhalten hat. Interkulturelle Sensibilität und Kooperation mit muttersprachlichen Fachfrauen und akzeptierten Fachmännern können gerade in patriarchalisch geprägten Familienverbänden Entlastung für alle Beteiligten bedeuten.

Strafrechtliche Verjährung

Liegt eine Tat schon lange zurück und ist bereits verjährt, ist eine Verurteilung des Täters nicht mehr möglich. Besteht jedoch der Verdacht, dass der Täter weiterhin aktiv ist, sollte eine Anzeige dennoch in Erwägung gezogen werden, um die Fortführung der Straftaten zu beenden. In einem solchen Abwägungsprozess sollen Klienten nicht zu einer Entscheidung gedrängt werden. Zu vermeiden ist, ihnen das Gefühl der Verantwortung für einen eventuell noch aktiven Straftäter – und damit Schuldgefühle – zu vermitteln. Die Verantwortung liegt immer beim Täter.

Literatur

ABDALLAH-STEINKOPFF, B. (1999): Psychotherapie bei Posttraumatischer Belastungsstörung unter Mitwirkung von Dolmetschern, in: *Verhaltenstherapie*, Nr. 9.

ABDALLAH-STEINKOPFF, B. (2002): Arbeit mit traumatisierten Migrantinnen und Migranten. In: Heise, T. & Schuler, J. (Hrsg.): *Transkulturelle Beratung, Psychotherapie und Psychiatrie in Deutschland*. Berlin: VWB.

ABRAHAM, K. (1907): *Das Erleiden sexueller Traumen als Form infantiler Sexualbetätigung. Gesammelte Schriften I.* Frankfurt/M.: Fischer, S. 165–179.

ALLEN, J. & FONAGY, P. (HRSG.) (2009): *Mentalisierungsgestütze Therapie*. Stuttgart: Klett-Cotta.

ALLEN, J., FONAGY, P. & BATEMAN, A. (2011): *Mentalisieren in der psychotherapeutischen Praxis*. Stuttgart: Klett-Cotta.

AMERICAN PSYCHIATRIC ASSOCIATION (2000): *Diagnostic and statistical manual of mental disorders (4th ed.). Text revision (DSM-IV-TR).* Washington: American Psychiatric Press.

ANTONOVSKY, A. (1987): *Unraveling the mystery of health.* San Francisco: Jossey-Bass.

ANTONOVSKY, A. (1997): *Salutogenese.* Zur Entmystifizierung der Gesundheit. Tübingen: DGVT-Verlag.

BAER, U. & FRICK-BAER, G. (2010): *Wie Traumata in die nächste Generation wirken.* Neukirchen-Vluyn: Affenkönig.

BÄUML, J. & PITSCHL-WALZ, G. (2003): *Psychoedukation bei schizophrenen Erkrankungen.* Stuttgart: Schattauer.

BARWINSKI, R. (2005): *Traumabearbeitung in psychoanalytischen Langzeitbehandlungen.* Kröning: Asanger.

BARWINSKI, R. (2010): *Die erinnerte Wirklichkeit. Zur Bedeutung von Erinnerungen im Prozess der Traumaverarbeitung.* Kröning: Asanger.

BAUSUM, J., BESSER, L., KÜHN, M. & WEISS, W. (2009): *Traumapädagogik.* Weinheim: Juventa.

BEAUMONT, J. (2008): *Auf die Seele schauen – Spirituelle Psychotherapie.* München: Kösel.

BECK, A. T., WARD, C. H., MENDELSON, M., MOCK, J. & ERBAUGH, J. (1961): An inventory for measuring depression, in: *Arch Gen Psychiatry*, Nr. 4, S. 561–571.

BECKER-FISCHER, M. & FISCHER, G. (1996): *Sexueller Missbrauch in der Psychotherapie – was tun?* Kröning: Asanger.

BERCELI, D. (2005): *Trauma Releasing Exercises, A Revolutionary Method For Stress/Trauma Recovery.* www.booksurge.com.

BERING, R., FISCHER, G. & FLEMMING, F. J. (2005): Neurobiologie der PTBS im Vier-Ebenen-Modell, in: *Zeitschrift für Psychotraumatologie und Psychol. Medizin*, Nr. 2.

BETTELHEIM, B. (2007): *Liebe allein genügt nicht.* Stuttgart: Klett-Cotta.

BIBERACHER, M. (2011): Traumaberatung in der Sozialarbeit. In: Huber, M. (Hrsg.): *Viele Sein. Ein Handbuch.* Paderborn: Junfermann.

BODE, S. (2004): *Die vergessene Generation. Die Kriegskinder brechen ihr Schweigen.* Stuttgart: Klett-Cotta.

BODE, S. (2009): *Kriegsenkel. Die Erben einer vergessenen Generation.* Stuttgart: Klett-Cotta.

BOHUS, M. & WOLF, M. (2009): *Interaktives SkillsTraining für Borderline-Patienten.* Stuttgart: Schattauer.

Boon, S., Steele, K. & van der Hart, O. (2012, in Vorber.): *Traumabedingte Dissoziation bewältigen. Ein Skills-Training für Klienten und ihre Therapeuten.* Paderborn: Junfermann.

Boroske-Leiner, K., Hofmann, A. & Sack, M. (2008): Ergebnisse zur internen und externen Validität des Interviews zur komplexen Posttraumatischen Belastungsstörung (I-kPTBS), in: *Psychoth Psychosom Med Psychol*, Nr. 58, S. 192–199.

Bowlby, J. (1995): *Elternbindung und Persönlichkeitsentwicklung.* Heidelberg: Dexter.

Bowlby, J. (2006a): *Bindung.* München: Ernst Reinhardt.

Bowlby, J. (2006b): *Trennung.* München: Ernst Reinhardt.

Bowlby, J. (2006c): *Verlust.* München: Ernst Reinhardt.

Bradshaw, J. (2000): *Das Kind in uns.* München: Droemer.

Braun, B. (1988): The BASK model of dissociation, in: *Dissociation,* Nr. 1, S. 4–23.

Braun, B. & Bogerts, B. (2001): Erfahrungsgesteuerte neuronale Plastizität, in: *Nervenarzt,* Nr. 72, S. 3–10.

Braun, B. & Schmitz, K. (2007): *Jule und Marie.* Köln: Mebes & Noack.

Breslau, N., Peterson, E. L., Kessler, R. C. & Schultz, L. R. (1999): Short Screening Scale for DSM-IV Posttraumatic Stress Disorder, in: *Am J Psychiatry*, Nr. 156, S. 908–911.

Brisch, K. H. (1999, 9. Auflage 2009): *Bindungsstörungen. Von der Bindungstheorie zur Therapie.* Stuttgart: Klett-Cotta.

Brisch, K. H. (2006): Bindung und Trauma. Schutzfaktoren und Risiken für die Entwicklung von Kindern, in: *Psychotherapie im Dialog. Psychoanalyse, Systemische Therapie, Verhaltenstherapie, Humanistische Therapien,* Nr. 4, S. 382–386.

Brisch, K. H. (2009): Schütze mich, damit ich mich finde. In: Bausum, J., Besser, L., Kühn, M. & Weiß, W. (Hrsg.): *Traumapädagogik.* Weinheim: Juventa, S. 145–162.

Brisch, K. H.: Posttraumatische Belastungsstörung und Störungen der Aufmerksamkeit und Hyperaktivität, www.khbrisch.de [abgerufen 23.03.12].

Brisch, K. H., Grossmann, K. E., Grossmann, K. & Köhler, L. (Hrsg.) (2002, 2. Auflage 2006): *Bindung und seelische Entwicklungswege.* Stuttgart: Klett-Cotta.

Buchheim, A., Brisch, K. H. & Kächele, H. (1998): Einführung in die Bindungstheorie und ihre Bedeutung für die Psychotherapie, in: *Psychother Psychosom med Psychol*, Nr. 48, S. 128–138.

Burisch, M. (2010): *Das Burnout-Syndrom.* Berlin: Springer

Caby, F. & A. (2009): *Die kleine Psychotherapeutische Schatzkiste.* Basel: SolArgent Media.

Calhoun, L. & Tedeschi, R. (2006): *Handbook of posttraumatic growth: Research and practice.* New York: Erlbaum.

Cardena, E. (1994): The domain of dissociation. In: Lynn, S. J. & Rhue, R. W. (Hrsg.): *Dissociation: Theoretical, clinical and research perspectives.* New York: Guilford Press, S. 15–31.

Chopich, E. & Paul, M. (1996): *Aussöhnung mit dem inneren Kind.* Berlin: Ullstein.

Cierpka, M. & Schick, A. (Hrsg.) (2011): *Faustlose Sekundarstufe. Ein Curriculum zur Förderung sozial-emotionaler Kompetenzen und zur Gewaltprävention.* Göttingen: Hogrefe.

Clarkin, J., Yeomans, F. & Kernberg, O. (2001): *Psychotherapie der Borderline-Persönlichkeit.* Stuttgart: Schattauer.

Conen, M. L. & Cecchin, G. (2007): *Wie kann ich Ihnen helfen, mich wieder loszuwerden? Therapie und Beratung mit unmotivierten Klienten in Zwangskontexten.* Heidelberg: Carl Auer.

Courtois, C. A. & Ford, J. D. (Hrsg.) (2011): *Komplexe traumatische Belastungsstörungen und ihre Behandlung.* Paderborn: Junfermann

Csikszentmihalyi, M. (2004): *Flow im Beruf.* Stuttgart: Klett-Cotta.

Cullberg, J. (2008): *Krise als Entwicklungschance.* Gießen: Psychosozial-Verlag.

Dell, P. (2001): Why the diagnostic criteria for dissociative identity disorder should be changed, in: *Journal of Trauma and Dissociation*, Nr. 2, S. 7–37.

Domin, H. (1959): *Nur eine Rose als Stütze. Gedichte*. Frankfurt/M.: Fischer.

Ebner, F. & Rost, C. (2006): EMDR und Ressourcen. In: Lamprecht, F. (Hrsg.): *Praxisbuch EMDR – Modifizierungen für spezielle Anwendungsgebiete*. Stuttgart: Klett-Cotta, S. 195–222.

Eckhardt-Henn, A. & Hoffmann, S. O. (2004): *Dissoziative Bewusstseinsstörungen*. Stuttgart: Schattauer.

Egle, U. T., Hoffmann, S. O. & Steffen, M. (1993): Mißbrauch und emotionale Deprivation bei psychogenen Schmerzpatienten, in: *Fundam Psychiatr*, Nr. 7, S. 92–99.

Egle, U. T., Hardt, N., Nickel, R., Kappis, B. & Hoffmann, S. O. (2002): Früher Stress und Langzeitfolgen für die Gesundheit, in: *Psychosom Med Psychother*, Nr. 48, S. 359–369.

Egle, U. T., Hoffmann, S. O. & Joraschky, P. (Hrsg.) (2004): *Sexueller Missbrauch, Misshandlung, Vernachlässigung*. Stuttgart: Schattauer.

Ehlers, A. (1999): *Posttraumatische Belastungsstörung*. Göttingen: Hogrefe.

Ehlers, A., Steil, R., Winter, H., Foa, E. B. (1996): *Deutsche Übersetzung der Posttraumatic Stress Diagnostic Scale (PDS)*. Oxford: University, Warneford Hospital, Department of Psychiatry

Ehlers, A. & Clark, D. M. (2000): A cognitive model of posttraumatic stress disorder, in: *Behavior Research and Therapy*, Nr. 38, S. 319–345.

Eissler, K. (1964): Die Ermordung von wie vielen seiner Kinder muss ein Mensch symptomfrei ertragen können, um eine normale Konstitution zu haben?, in: *Psyche*, Nr. 17, S. 241–291.

Ellenberger, H. (2005): *Die Entdeckung des Unbewussten*. Zürich: Diogenes.

Erhardt, I. & Brisch, K. H. (2010): SAFE – Sichere Ausbildung für Eltern. Ein bindungstheoretisch basiertes Präventionsprogramm für werdende Eltern, in: *Familiendynamik*, Nr. 35, S. 84–85.

Erichsen, J. E. (1867): *On Railway and Other Injuries of the Nervous System*. Philadelphia, PA: Henry C. Lea.

Erikson, E. H. (1973): *Identität und Lebenszyklus*. Frankfurt/M.: Suhrkamp.

Esslinger, K. (2004): Die Aussöhnung mit dem Inneren Kind. In: Sachsse, U.: *Traumazentrierte Psychotherapie*. Stuttgart: Schattauer, S. 201–207.

Felitti, V. J., Chapman, D. P. & Croft, J. B. (1998): The Adverse Childhood Experiences (ACE) Study, in: *Am. J. Prev. Med.*, Nr. 14, S. 356–360.

Felitti, V. J. (2002): Belastungen in der Kindheit und Gesundheit im Erwachsenenalter. Die Verwandlung von Gold in Blei, in: *Psychosom Med Psychother*, Nr. 48, S. 359–369.

Fengler, J. (2008): *Helfen macht müde*. Stuttgart: Klett-Cotta.

Figley, C. (2002): Mitgefühlserschöpfung – der Preis des Helfens. In: Stamm, B. H. (Hrsg.): *Sekundäre Traumastörungen*. Paderborn: Junfermann.

Fischer, G. & Riedesser, P. (1999): *Lehrbuch der Psychotraumatologie*. München: Ernst Reinhardt.

Fischer, G. (2003): *Neue Wege aus dem Trauma*. Düsseldorf: Walter.

Flatten, G., Gast, U., Hofmann, A., Liebermann, P., Reddemann, L., Siol, T., Wöller, W. & Petzold, E. (2004): *Posttraumatische Belastungsstörung – Leitlinie und Quellentext*. Stuttgart: Schattauer

Flatten, G. (2011a): 150 Jahre Psychotraumatologie, in: *Trauma & Gewalt*, Nr. 3, S. 190–199.

Flatten, G. (2011b): Neuropsychotherapie der Posttraumatischen Belastungsstörung, in: *Trauma & Gewalt*, Nr. 3, S. 264–275.

Flatten, G., Gast, U., Hofmann, A., Knaevelsrud, C., Lampe, A., Liebermann, P., Maercker, A., Reddemann, L. & Wöller, W. (2011): S3-Leitlinie Posttraumatische Belastungsstörung, in: *Trauma & Gewalt*, Nr. 3, S. 202–210.

Fliss, C. & Igney, C. (Hrsg.) (2008): *Handbuch Trauma und Dissoziation*. Lengerich: Pabst Science Publishers.

Foa, E. B., Rothbaum, B. O. & Steketee, G. S. (1993): Treatment of rape victims. Special Section Rape, in: *Journal of Interpersonal Violence*, Nr. 8, S. 256–276.

Foa, E. B., Hembree, E. A. & Rothbaum, B. O. (2007): *Prolonged exposure therapy for PTSD: Emotional processing of traumatic experiences*. New York: Oxford University Press.

Fonagy, P. (2004, 2. Auflage 2008): Psychoanalyse und Bindungstrauma unter neurobiologischen Aspekten. In: Leuzinger-Bohleber, M., Roth, G. & Buchheim, A. (Hrsg.): *Psychoanalyse – Neurobiologie – Trauma*. Stuttgart: Schattauer.

Fonagy, P., Gergely, G., Jurist, E. L. & Target, M. (2004): *Affektregulierung, Mentalisierung und die Entwicklung des Selbst*. Stuttgart: Klett-Cotta.

Forbes, D., Creamer, M., Phelps, A., Bryant, R., McFarlane, A., Devilly, G. J., Matthews, L., Raphael, B., Doran, C., Merlin, T. & Newton, S. (2007): Australian guidelines for the treatment of adults with acute stress disorder and posttraumatic stress disorder, in: *Australian and New Zealand Journal of Psychiatry*, Nr. 41 (8), S. 637–648.

Forgash, C. & Knipe, J. (2001): „Safety-focused EMDR/ego state treatment of dissociative disorders", Vortrag bei der EMDRIA Conference, Texas, Austin.

Forgash, C. & Copeley, M. (2008): *Healing the heart of trauma and dissociation with EMDR and Ego-State-Therapy*. New York: Springer.

Fraiberg, S., Adelson, E. & Shapiro, V. (1975): Ghosts in the nursery: a psychoanalytic approach to the problem of impaired infant mother-relationships, in: *J Am Acad Child Psychiatry*, Nr. 14, S. 387–422.

Frankl, V. (1973): *Der Mensch auf der Suche nach Sinn*. Freiburg: Herder.

Fraser, G. (1991): The Dissociative Table Technique – a Strategy for working with Ego States in Dissociative Disorders and Ego-State Therapy, in: *Dissociation*, Vol. 4, Nr. 1, S. 205–213.

Freud, S. (1952): *Zur Ätiologie der Hysterie*. G.W. I. London: Imago (Original: 1896), S. 426–459.

Freudenberger, H. J. (1974): Staff burnout, in: *Journal of Social Issues*, Nr. 30, S. 159–165.

Freyberger, H. J., Spitzer, C. & Stieglitz, R. D. (1998): Fragebogen zu dissoziativen Symptomen (FDS). Deutsche Adaption, Reliabilität und Validität der deutschen Dissociative Experiences Scale (DES), in: *Psychotherapie, Psychosomatik, Medizinische Psychologie*, Nr. 48, S. 223–229.

Freyberger, H. J., Spitzer, C. & Stieglitz, R. D. (1999). *Fragebogen zu dissoziativen Symptomen FDS*. Bern: Huber.

Frick, E. & Roser, T. (2009): *Spiritualität und Medizin*. Stuttgart: Kohlhammer.

Fritzsche, K. & Hartman, W. (2010): *Einführung in die Ego-State-Therapie*. Heidelberg: Carl Auer.

Fujiwara, E. & Markowitsch, H. J. (2003): Durch Stress und Trauma bedingte Gedächtnisstörungen. In: Schiepek, G. (Hrsg.): *Neurobiologie der Psychotherapie*. Stuttgart: Schattauer.

Gahleitner, S. (2005): *Neue Bindungen wagen*. München: Ernst Reinhardt.

Gahleitner, S. (2010a): Psychosoziale Traumaarbeit, Traumaberatung und Traumapädagogik. Eine kritische Bestandsaufnahme. In: Fegert, J. M., Ziegenhain, U. & Goldbeck, L. (Hrsg.): *Traumatisierte Kinder und Jugendliche in Deutschland. Analysen und Empfehlungen zu Versorgung und Betreuung*. Weinheim: Juventa, S. 228–245.

Gahleitner, S. (2010b): Auswirkungen früher Bindungsstörungen auf den gesamten Lebensverlauf, in: Runder Tisch „Heimerziehung in den 50er und 60er Jahren" (Hrsg.): *Wenn ehemalige Heimkinder heute zu uns in die Beratung kommen. Was müssen oder sollten wir wissen?* Berlin: Runder Tisch Heimerziehung, S. 42–57.

Gahleitner, S. (2011): *Das Therapeutische Milieu in der Arbeit mit Kindern und Jugendlichen.* Bonn: Psychiatrie-Verlag.

Gahleitner, S. & Gunderson, C. (Hrsg.) (2009): *Gender – Trauma – Sucht. Neues aus Forschung, Diagnostik und Praxis.* Kröning: Asanger.

Galuska, J. (2003): *Den Horizont erweitern.* Berlin: Leutner.

Gast, U., Oswald, T., Zündorf, F. & Hofmann, A. (2000): *Strukturiertes Klinisches Interview für DSM-IV Dissoziative Störungen (SKID-D).* Göttingen: Hogrefe.

Gebauer, K. & Hüther, G. (2003): *Kinder brauchen Wurzeln.* Düsseldorf: Walter.

Gendlin, E. (1998): *Focusing. Technik der Selbsthilfe bei der Lösung persönlicher Probleme.* Reinbek: Rowohlt.

Gerstberger, B. (2003): *Keine Zeit zum Abschiednehmen.* München: Marion von Schröder.

Grawe, K. (2004): *Neuropsychotherapie.* Göttingen: Hogrefe.

Grawe, K. & Grawe-Gerber, M. (1999): Ressourcenaktivierung – Ein wichtiges Wirkprinzip in der Psychotherapie, in: *Psychotherapeut*, Nr. 44, S. 63–73.

Grossmann, K. & Grossmann, K. E. (2004): *Bindungen – das Gefüge psychischer Sicherheit.* Stuttgart: Klett-Cotta.

Grubrich-Simitis, I. (1979): Extremtraumatisierung als kumulatives Trauma, in: *Psyche*, Nr. 33, S. 991–1038.

Hanswille, R. & Kissenbeck, A. (2010): *Systemische Traumatherapie.* Heidelberg: Carl Auer.

Hassemer, W. & Reemtsma, J. P. (2002): *Verbrechensopfer: Gesetz und Gerechtigkeit.* München: Beck.

Hegemann, T. & Oestereich, C. (2009): *Einführung in die interkulturelle systemische Beratung und Therapie.* Heidelberg: Carl Auer.

Heller, D. & Heller, L. (2003): *Crash Kurs zur Selbsthilfe nach Verkehrsunfällen: Vermeidung und Auflösung traumatischer Erlebnisse.* Essen: Synthesis.

Henderson, J. (2010): *Embodying Well-Being.* Bielefeld: AJZ-Verlag.

Herman, J. (1992): Complex PTB: A syndrom in survivers of prolonged and repeated trauma, in: *Journal of Traumatic Stress*, Nr. 5, S. 377–391.

Herman, J. (1993/2003): *Die Narben der Gewalt.* München: Kindler.

Herman, J. & van der Kolk, B. (1987): Childhood trauma in borderline personality disorder, in: *Am J Psychiatry*, Nr. 146, S. 490–495.

Herriger, N. (2006): *Empowerment in der sozialen Arbeit.* Stuttgart: Kohlhammer.

Heyden, S. & Jarosch, K. (2010): *Missbrauchstäter.* Stuttgart: Schattauer.

Hirsch, M. (2004): *Psychoanalytische Traumatologie – Das Trauma in der Familie.* Stuttgart: Schattauer.

Hochauf, R. (2007): *Frühes Trauma und Strukturdefizit.* Kröning: Asanger.

Hoffmann, N. & Hofmann, B. (2008): *Selbstfürsorge für Therapeuten und Berater.* Weinheim: Beltz Psychologie.

Hofmann, A. (1999, 2006): *EMDR in der Therapie psychotraumatischer Belastungssyndrome.* Stuttgart: Thieme.

Horowitz, M. J. (1976): *Stress Response Syndromes.* New York: Aronson.

Huber, G. (1979): *Psychiatrie.* Stuttgart: Schattauer.

Huber, M. (2003a, 4. Auflage 2009): *Trauma und die Folgen. Trauma und Traumabehandlung Teil 1.* Paderborn: Junfermann.

Huber, M. (2003b, 4. Auflage 2009): *Wege der Trauma-Behandlung. Trauma und Traumabehandlung Teil 2.* Paderborn: Junfermann.

Huber, M. (2005, 4. Auflage 2010): *Der innere Garten. Ein achtsamer Weg zur persönlichen Veränderung.* Paderborn: Junfermann.

Huber, M. (2007a): Interview mit Onno van der Hart: Die Phobie vor dem Trauma überwinden, in: *Trauma & Gewalt*, Nr. 1, S. 58–61.

Huber, M. (2007b): „Die Screentechnik", Vortrag.

Huber, M. (2010a): „Trauma, Trauer und Veränderung", Seminar.

Huber, M. (2010b): „Prozessieren von Traumamaterial", Vortrag.

Huber, M. (Hrsg.) (2011): *Viele sein. Ein Handbuch.* Paderborn: Junfermann.

Huber, M. (2012): „Herausforderungen in der Behandlung komplexer dissoziativer Störungen" (Challenges in the Treatment of Complex Dissociative Disorders), Keynote-Speech, ESTD-Tagung in Berlin.

Huber, M. & Frei, P. (2006): *Leiden hängt von der Entscheidung ab.* Paderborn: Junfermann.

Hüther, G. (1997): *Biologie der Angst.* Göttingen: Vandenhoeck & Ruprecht.

Hüther, G. (2001): Die Auswirkungen von Angst und Stress und die Verarbeitung traumatischer Erfahrungen. In: Streeck-Fischer, A., Sachsse, U. & Özkan, I. (Hrsg.): *Körper, Seele, Trauma.* Göttingen: Vandenhoeck & Ruprecht.

Hüther, G. (2010): *Bedienungsanleitung für ein menschliches Gehirn.* Göttingen: Vandenhoeck & Ruprecht.

Hüther, G. & Krens, I. (2005): *Das Geheimnis der ersten neun Monate.* Düsseldorf: Walter.

Hüther, G. & Michels, I. (2009): *Gehirnforschung für Kinder.* München: Kösel.

Hüther, G., Besser, L., Korritko, A. & Wolfrum, G. (2010): Neurobiologische Grundlagen der Herausbildung psychotraumabedingter Symptome, in: *Trauma & Gewalt*, Nr. 1, S.18–31.

Hundt, U. (2007): *Spirituelle Wirkprinzipien in der Psychotherapie.* Berlin: LIT.

Janet, P. (1889): *L´automatisme psychologique.* Paris: Alcan.

Joergensen, S. (1994): Charakterstruktur und Schock. In: Hofmann-Axthelm, D. (Hrsg.): *Schock und Berührung.* Oldenburg: Transform, S. 160–191.

Kabat-Zinn, J. (1998): *Im Alltag Ruhe finden.* Freiburg: Herder.

Kachler, R. (2010): *Hypnosystemische Trauerbegleitung.* Heidelberg: Carl Auer.

Kahn, G. (2010): *Das Innere-Kinder-Retten. Sanfte Traumaverarbeitung bei Komplextraumatisierung.* Gießen: Psychosozial-Verlag.

Kähler, H. (2005): *Soziale Arbeit in Zwangskontexten.* München: Ernst Reinhardt.

Kardiner, A. (1941): *The Traumatic Neurosis of War.* New York: Hoeber.

Kast, V. (1984): *Trauern – Phasen und Chancen des psychischen Prozesses.* Stuttgart: Kreuz.

Kellermann, N. (2001): Transmission of Holocaust Trauma – an integrative View, in: *Psychiatry – Interpersonal and Biological Processes*, Nr. 64, S. 256–267.

Kessler, R. C., Sonnega, A., Bromet, E., Hughes, M. & Nelson, C. B. (1995): Posttraumatic stress disorder in the national comorbidity survey, in: *Archives of General Psychiatry*, Nr. 52, S. 1048–1060.

Kestenberg, J. S. (1974): Kinder von Überlebenden der Naziverfolgung, in: *Psyche*, Nr. 18, S. 249–265.

Khan, M. M. R. (1963): The concept of cumulative trauma, in: *Psychoanal Study Child*, Nr. 18, S. 286–306.

KIBBS (2012): „Wenn das Unvorstellbare passiert ...“: Zur Psychologie des Krisenmanagements, www.schulberatung.bayern.de [abgerufen 18.08.2012].

KIND, J. (1992): *Suizidal.* Göttingen: Vandenhoeck & Ruprecht.

KISTLER, S. (2012): Spielfilm-Produktion „Street, Drugs and Love“, www.sabinekistler.com [abgerufen 16.04.2012].

KLUFT, R. (1994): Treatment Trajectories in Multiple Personality Disorder, in: *Dissociation*, Nr. 7, S. 63–76.

KLUWE-SCHLEBERGER, G. & BIERBRAUER, Y. (2009): Zur Integration von Psychotherapie und Traumatisiertenpädagogik – Aspekte eines salutogenetischen Konzepts in der stationären wie ambulanten Jugendhilfe, in: Natho, F. (Hrsg.): *Hinter dem Horizont geht´s weiter. Systemische Wege in Beratung und Erziehung.* Dessau: Gamus, www.fst-halberstadt.de/pdf/FB_Traumapaedagogik_Natho_2009.pdf.

KÖLLNER, V. & MAERCKER, A. (2011): Das diagnostische Spektrum der Traumafolgestörungen, in: *Trauma & Gewalt*, Nr. 3, S. 236–247.

KRAKOW, B. & ZADRA, A. (2006): Clinical management of chronical nightmares: Imagery Rehearsal Therapy, in: *Behavioural Sleep Medicine*, Nr. 4, S. 45–70.

KRAUTKRÄMER-OBERHOFF, M. (2009): Traumapädagogik in der Heimerziehung. In: Bausum, J., Besser, L., Kühn, M. & Weiß, W. (Hrsg.): *Traumapädagogik.* Weinheim: Juventa, S. 121–132.

KRÜGER, A. (2008): *Akute psychische Traumatisierung bei Kindern und Jugendlichen. Ein Manual zur ambulanten Versorgung.* Stuttgart: Klett-Cotta.

KRÜGER, A. (2010): *Erste Hilfe für traumatisierte Kinder.* Mannheim: Walter.

KRÜGER, A. & REDDEMANN, L. (2008): *Psychodynamisch-Imaginative Traumatherapie für Kinder und Jugendliche. PITT-KID. Das Manual.* Stuttgart: Klett-Cotta.

KÜHN, M. (2008): Wieso brauchen wir eine Traumapädagogik?, in: *Trauma & Gewalt*, Nr. 4, S. 318–326.

KÜHN, M. (2009): Macht eure Welt endlich wieder zu meiner! Anmerkungen zum Begriff der Traumapädagogik. In: Bausum, J., Besser, L., Kühn, M. & Weiß, W. (Hrsg.): *Traumapädagogik.* Weinheim: Juventa, S. 25–37.

KURTZ, R. (1994): *Hakomi – Eine körperorientierte Psychotherapie.* München: Kösel.

LANDOLT, M. (2004): *Psychotraumatologie des Kindesalters.* Göttingen: Hogrefe.

LEAHY, R. L. (2007): *Techniken kognitiver Therapie.* Paderborn: Junfermann.

LEOPOLD, K., PRIEBE, S. & BAUER, M. (2009): Psychopharmakotherapie der posttraumatischen Belastungsstörung. In: Maercker, A. (Hrsg.): *Posttraumatische Belastungsstörungen.* Heidelberg: Springer, S. 275–284.

LEVINE, P. (1998): *Trauma-Heilung. Das Erwachen des Tigers.* Essen: Synthesis.

LEVINE, P. (2011): *Sprache ohne Worte.* München: Kösel.

LEVINE, P. & KLINE, M. (2007): *Verwundete Kinderseelen heilen.* München: Kösel.

LICHTENBERG, J. (1989): *Psychoanalysis and Motivation.* Hillsdale, N. J.: Analytic Press.

LINDEN, M. (2003): The posttraumatic embitterment disorder, in: *Psychotherapy and Psychosomatics*, Nr. 72, S. 195–202.

LIEDL, A., SCHÄFER, U. & KNAEVELSRUD, C. (2010): *Psychoedukation bei posttraumatischen Störungen.* Göttingen: Schattauer.

LINEHAN, M. M. (1996a): *Dialektisch-Behaviorale Therapie der Borderline-Persönlichkeitsstörung.* München: CIP-Medien.

LINEHAN, M .M. (1996b): *Trainingsmanual zur Dialektisch-Behavioralen Therapie der Borderline-Persönlichkeitsstörung.* München: CIP-Medien.

LOHMER, M. (2005): *Borderline-Therapie*. Stuttgart: Schattauer.
LÜDECKE, C., SACHSSE, U. & FAURE, H. (2010): *Sucht – Bindung – Trauma*. Stuttgart: Schattauer.
LUEGER-SCHUSTER, B. & PAL-HANDL, K. (2004): *Wie Pippa wieder lachen lernte*. Wien: Springer.
LYONS-RUTH, K. (2003): Dissociation and the parent-infant dialogue: a longitudinal perspective from attachment research, in: *Journal of the American Psychoanalytic Association.*, Nr. 51, S. 883–911.
LYONS-RUTH, K., MELNICK, S. & BRONFMA, E. (2002): Desorganisierte Kinder und ihre Mütter – Modelle feindselig-hilfloser Beziehungen. In: Brisch, K. H., Grossmann, K., Grossmann, K. E. & Köhler, L. (Hrsg.): *Bindung und seelische Entwicklungswege – Grundlagen, Prävention und klinische Praxis*. Stuttgart: Klett-Cotta.
MADERT, K. (2007): *Trauma und Spiritualität*. München: Kösel.
MAERCKER, A. (2009): *Posttraumatische Belastungsstörungen*. Heidelberg: Springer.
MAERCKER, A. & SCHÜTZWOHL, M. (1998): Erfassung von psychischen Belastungsfolgen: Die Impact of Event Skala-revidierte Version, in: *Diagnostica*, Nr. 44, S. 130–141.
MAERCKER, A., FORSTMEIER, S., WAGNER, B., GLAESMER, H. & BRÄHLER, E. (2008): Posttraumatische Belastungsstörungen in Deutschland: Ergebnisse einer gesamtdeutschen epidemiologischen Untersuchung, in: *Nervenarzt*, Nr. 5, S. 577–586.
MAIER, T. & MÜLLER, J. (2009): Andauernde Persönlichkeitsänderung nach Extrembelastung. Sinnvolle und nützliche Diagnose, in: *Trauma & Gewalt*, Nr. 1, S. 50–60.
MAIN, M. & SOLOMON, J. (1986): Discovery of an insecure-disorganized/disoriented pattern. In: Brazelton, T. B. & Yogman, M. (Hrsg.): *Affective Development in Infancy*. Norwood, N. J.: Ablex Publishing.
MARKOWITSCH, H.-J., MATURA, S. & WELZER, H. (2004): *Die Entstehung des menschlichen Gedächtnisses*. Stuttgart: Klett-Cotta.
MATTHESS, H. & NIJENHUIS, E. (2006): Wie behandeln wir Patienten mit schwerer struktureller Dissoziation der Persönlichkeit? In: Wöller, W. (Hrsg.): *Trauma und Persönlichkeitsstörungen*. Stuttgart: Schattauer, S. 465–482.
MEANEY, M., MCGOWAN, P. O., SASAKI, A., D'ALESSIO, A. C., DYMOV, S., LABONTE, B., SZYF, M. & TURECKI G. (2009): Epigenetic regulation of the glucocorticoid receptor in human brain associates with childhood abuse, in: *Nature Neuroscience*, Nr. 12, S. 342–348.
MEHARI, F. (2000): Ethnokulturelle Aspekte von Posttraumatischer Belastungsstörung. In: BAFF: *Richtlinien für die psychologische und medizinische Untersuchung von traumatisierten Flüchtlingen und Folteropfern*. Berlin: Deutscher Psychologen Verlag.
MIDDENDORF, I. (1984): *Der Erfahrbare Atem – Eine Atemlehre*. Paderborn: Junfermann.
MÜLLER-SCHWEFE, R. (2007): EMDR und Körper-Psychotherapie – ein neuer Zugang zum salutogenen Prozess, in: *Psychoanalyse & Körper*, Nr. 10, S. 49–72.
MÜLLER-SCHWEFE, R. (2010): „Zurück aus dem Leben – Der primäre Rückzugsreflex im Trauma“, Vortrag DeGPT-Kongress 2010.
MÜLLER-SCHWEFE, R. (2012): *Der Primäre Rückzug*. [in Druck].
MYERS, C. (1940): *Shell Shock in France 1914–1918*. Cambridge: Cambridge University Press.
NAJAVITS, L. M. (2009): *Posttraumatische Belastungsstörung und Substanzmissbrauch. Das Therapieprogramm „Sicherheit finden“*. Göttingen: Hogrefe.
NATIONAL INSTITUTE FOR CLINICAL EXCELLENCE (NICE) (2005): *Post-traumatic Stress Disorder*. London: Gaskell & British Psychological Society.
NEUNER, F. (2008): Stabilisierung vor Konfrontation in der Traumatherapie – Grundregel oder Mythos?, in: *Verhaltenstherapie*, Nr. 18, S. 109–118.
NIJENHUIS, E. (2006): *Somatoforme Dissoziation*. Paderborn: Junfermann.

NIJENHUIS, E., SPINHOVEN, P., VAN DYCK, R., VAN DER HART, O. & VANDERLINDEN, J. (1996): The Development and Psychometric Characteristics of the Somatoform Dissociation Questionnaire (SDQ-20), in: *J Nerv Ment Dis*, Nr. 184, S. 688–694.

NIJENHUIS, E., VAN DER HART, O. & STEELE, K. (2004): Strukturelle Dissoziation der Persönlichkeit, traumatischer Ursprung, phobische Residuen. In: Reddemann, L., Hofmann, A. & Gast, U. (Hrsg.): *Psychotherapie der dissoziativen Störungen*. Stuttgart: Thieme, S. 47–72.

OGDEN, P., MINTON, K. & PAIN, C. (2010): *Trauma und Körper. Ein sensumotorisch orientierter psychotherapeutischer Ansatz*. Paderborn: Junfermann.

O'LEARY, A., PURCELL, D., REMIEN, R. H. & GOMEZ, C. (2003): Childhood sexual abuse and sexual transmission risk behaviour among HIV-positive men who have sex with men, in: *AIDS Care*, Nr. 15, S. 17–26.

OLSCHEWSKI, A. (1995): *Atementspannung. Abbau emotionaler und körperlicher Anspannung durch Atemtherapie*. Heidelberg: Karl F. Haug.

OPPENHEIM, H. (1889): Die traumatische Neurose, in: *Berliner klinische Wochenschrift*, Nr. 26, S. 48.

PANKSEPP, J. (1998): *Affective Neuroscience: The foundations of human and animal emotions*. New York: Oxford University Press.

PAPOUŠEK, M. & WOLLWERTH DE CHUQUISENGO, R. (2003): Auswirkungen mütterlicher Traumatisierungen auf die Kommunikation und Beziehung in der frühen Kindheit. In: Brisch, K. H. & Hellbrügge, T. (Hrsg.): *Bindung und Trauma*. Stuttgart: Klett-Cotta, S. 136–159.

PAPOUŠEK, M., SCHIECHE, M. & WURMSER, H. (HRSG.) (2004): *Regulationsstörungen in der frühen Kindheit*. Bern: Huber.

PEICHL, J. (2006): *Die inneren Traumalandschaften*. Stuttgart: Schattauer.

PEICHL, J. (2007): *Innere Kinder, Täter, Helfer & Co*. Stuttgart: Klett-Cotta.

PEICHL, J. (2009): Neurogene Reaktion auf Bedrohung, Liebesbindung und traumatische Opfer-Täter-Bindung, in: *Trauma & Gewalt*, Nr. 1, S. 18–32.

PEICHL, J. (2010a): Innerer Kritiker, Innerer Verfolger und Täterintrojekt, in: *Trauma & Gewalt*, Nr. 4, S. 304–314.

PEICHL, J. (2010b): *Jedes Ich ist viele Teile – Die inneren Selbst-Anteile als Ressource nutzen*. München: Kösel.

PERRY, B. & SZALAVITZ, M. (2008): *Der Junge, der wie ein Hund gehalten wurde*. München: Kösel.

PHILLIPS, M. & FREDERICK, C. (2003): *Handbuch der Hypnotherapie bei posttraumatischen und dissoziativen Störungen*. Heidelberg: Carl Auer.

PLASSMANN, R. (2007): *Die Kunst des Lassens*. Gießen: Psychosozial-Verlag.

PLESSE-ST. CLAIR, G. (2011): *Orgodynamik. Menschen multidimensional begleiten*. Bad Heilbrunn: Julius Klinkhardt.

PORGES, S. W. (2001): The Polyvagal Theory. Phylogenetic substrates of a social nervous system, in: *Internat. Journal of Psychophysiology*, Nr. 42, S. 123–146.

PORGES, S. W. (2010): *Die Polyvagal-Theorie*. Paderborn: Junfermann.

PUTNAM, F. W. (2003): *Diagnose und Behandlung der Dissoziativen Identitätsstörung*. Paderborn: Junfermann.

PROSS, C. (2009): *Verletzte Helfer*. Stuttgart: Klett-Cotta.

RADEBOLD, H., BOHLEBER, W. & ZINNECKER, J. (HRSG.) (2008): *Transgenerationale Weitergabe kriegsbelasteter Kindheiten*. Weinheim: Juventa.

REDDEMANN, L. (2002): *Imagination als heilsame Kraft*. Stuttgart: Klett-Cotta.

Reddemann, L. (2004a, 6. Auflage 2011): *Psychodynamisch-Imaginative Traumatherapie, PITT, Das Manual.* Stuttgart: Klett-Cotta.

Reddemann, L. (2004b): Trauer und Neuorientierung. In: Sachsse, U.: *Traumazentrierte Psychotherapie.* Stuttgart: Schattauer, S. 311–321.

Reddemann, L. (2008): *Würde – Annäherung an einen vergessenen Wert in der Psychotherapie.* Stuttgart: Klett-Cotta.

Reddemann, L. & Dehner-Rau, C. (2004): *Trauma. Folgen erkennen, überwinden und an ihnen wachsen.* Stuttgart: Trias.

Reddemann, L., Hofmann, A. & Gast, U. (2004): *Psychotherapie der dissoziativen Störungen.* Stuttgart: Thieme.

Reddemann, L. & Wetzel, S. (2011): *Der Weg entsteht unter deinen Füßen.* Freiburg: Kreuz.

Redl, F. (1971): *Erziehungsprobleme – Erziehungsberatung.* München: Piper.

Reemtsma, J. P. (1997): *Im Keller.* Reinbek: Rowohlt.

Reemtsma, J. P. (1999): Das Recht des Opfers auf die Bestrafung des Täters – ein Problem, in: *Schriften der Juristischen Studiengesellschaft Regensburg e.V.*, Heft 21, S. 9.

Rodewald, F. (2011): Diagnostik dissoziativer Störungen. In: Huber, M. (Hrsg.): *Viele sein. Ein Handbuch.* Paderborn: Junfermann, S. 351–367.

Rösing, I. (1997): *Jeder Ort ein heiliger Ort.* Einsiedeln: Benzinger.

Rost, C. (Hrsg.) (2008): *Ressourcenarbeit mit EMDR.* Paderborn: Junfermann.

Rothschild, B. (2002): *Der Körper erinnert sich.* Essen: Synthesis.

Rudolf, G. (2004): *Strukturbezogene Psychotherapie. Leitfaden zur psychodynamischen Therapie struktureller Störungen.* Stuttgart: Schattauer.

Ruegg, J. (2010): *Mind and Body. Wie unser Gehirn die Gesundheit beeinflusst.* Stuttgart: Schattauer.

Rutter, P. (2002): *Sex in der verbotenen Zone – wie Männer mit Macht das Vertrauen von Frauen missbrauchen.* Freiburg: Arbor.

Sachse, R. (2002): *Histrionische und Narzisstische Persönlichkeitsstörungen.* Göttingen: Hogrefe.

Sachsse, U. (1996): *Selbstverletzendes Verhalten. Psychodynamik – Psychotherapie.* Göttingen: Vandenhoeck & Ruprecht.

Sachsse, U. (2003): Disstress-Systeme des Menschen, in: *PTT – Persönlichkeitsstörungen, Theorie und Therapie*, Nr. 7, S. 4–13.

Sachsse, U. (2004): *Traumazentrierte Psychotherapie.* Stuttgart: Schattauer.

Sack, M. (2010): *Schonende Traumatherapie. Ressourcenorientierte Behandlung von Traumafolgestörungen.* Stuttgart: Schattauer.

Schäfer, I., Schultz, M., Verthein, U. & Krausz, M. (2004): Traumatisierungen bei Suchtpatienten – Relevanz und spezifische Behandlung in der ambulanten Suchttherapie, in: *Suchttherapie*, Nr. 5, S. 118–123.

Schäfer, I. & Krausz, M. (2006): *Trauma und Sucht.* Stuttgart: Klett-Cotta.

Schauer, M., Neuner, F. & Elbert, T. (2005): *Narrative Exposure Therapy.* Cambridge, MA: Hogrefe & Huber.

Schemmel, H. & Schaller, J. (2003): *Ressourcen.* Tübingen: DGVT-Verlag.

Schiffer, E. (2001): *Wie Gesundheit entsteht.* Weinheim: Beltz.

Schmid, M. (2008): Entwicklungspsychopathologische Grundlagen einer Traumapädagogik, in: *Trauma & Gewalt*, Nr. 4, S. 288–309.

Schmid, M. & Fegert, J. M. (2008): Editorial, in: *Trauma & Gewalt*, Nr. 4, S. 257.

Schmid, M., Lang, B., Jaskowic, K., Fegert, J. M. & Wiesinger, D. (2007): Brauchen wir eine Traumapädagogik? Ein Plädoyer für die Entwicklung und Evaluation von traumapädagogischen Handlungskonzepten in der stationären Jugendhilfe, in: *Kontext,* Nr. 4, S. 330–357.

Schmid, M., Wiesinger, D., Keller F. & Fegert J. (2009): Individuumsbezogene Evaluation eines traumapädagogischen Konzeptes in einer stationären Wohngruppe, in: *Trauma & Gewalt*, Nr. 2, S. 118–133.

Schmid, M., Lang, B., Gahleitner, S., Weiss, W. & Kühn, M. (2010): Trauma – ein psychosoziales Geschehen: Die Bedeutung traumapädagogischer Konzepte in der stationären Kinder- und Jugendhilfe. In: Gahleitner, S. & Hahn, G. (Hrsg.): *Klinische Sozialarbeit. Gefährdete Kindheit – Risiko, Resilienz und Hilfen*. Bonn: Psychiatrie-Verlag, S. 238–249.

Schore, A. (1994): *Affect regulation and the origin of the self: The neurobiology of emotional development.* Hillsdale: Erlbaum.

Schore, A. (2003): *Affektregulation und die Reorganisation des Selbst.* Stuttgart: Klett-Cotta.

Schultz v. Thun, F. (1998): *Miteinander reden 3. Das „Innere Team“ und situationsgerechte Kommunikation.* Reinbek: Rowohlt.

Schwartz, R. C. (1997): *Systemische Therapie mit der inneren Familie.* München: Pfeiffer.

Seligman, M. (1999): *Kinder brauchen Optimismus.* Reinbek: Rowohlt.

Seligman, M. (2003): *Der Glücksfaktor.* München: Ehrenwirth.

Sendera, A. & Sendera, M. (2007): *Skills-Training bei Borderline- und Posttraumatischer Belastungsstörung.* Wien: Springer.

Servan-Schreiber, D. (2006): *Die neue Medizin der Emotionen.* München: Wilhelm Goldmann.

Shapiro, F. (1999): *EMDR. Grundlagen & Praxis. Handbuch zur Behandlung traumatisierter Menschen.* Paderborn: Junfermann.

Shapiro, F. (Hrsg.) (2003): *EMDR als integrativer psychotherapeutischer Ansatz.* Paderborn: Junfermann.

Shapiro, F. & Forrest, M. (2007): *EMDR in Aktion. Die neue Kurzzeittherapie in der Praxis.* Paderborn: Junfermann.

Shengold, L. (1979): Child abuse and deprivation: soul murder, in: *J Am Psychoanal Assoc*, Nr. 27, S. 533–559.

Siegel, D. (1999): *The developing mind.* New York: Guilford Press.

Siegel, D. (2006): *Wie wir werden, die wir sind.* Paderborn: Junfermann.

Siegel, D. (2007): *Das achtsame Gehirn.* Freiburg: Arbor.

Siegrist, P. & Maercker, A. (2010): Deutsche Fassung der Short Screening Scale for DSM-IV Posttraumatic Stress Disorder, in: *Trauma & Gewalt*, Nr. 4, S. 208–213.

Singer, W. & Ricard, M. (2008): *Hirnforschung und Mediation. Ein Dialog.* Frankfurt: Suhrkamp.

Smucker, M. R., Dancu, C., Foa, E. B. & Niederee, J. L. (1995): Imagery Rescripting: A new treatment for survivors of childhood sexual abuse suffering from post-traumatic stress, in: *Journal of Cognitive Psychotherapy*, Nr. 9, S. 3–17.

Sonneck, G. (2000): *Krisenintervention und Suizidverhütung.* Wien: Facultas.

Spierings, J. & HAP Europe (2004): EMDR und Trauer, Seminar in Köln, Kursskript.

Spitz, R. (1996): *Vom Säugling zum Kleinkind.* Stuttgart: Klett-Cotta.

Stamm, B. H. (2002): *Sekundäre Traumastörungen.* Paderborn: Junfermann.

Stang, K. & Sachsse, U. (2007): *Trauma und Justiz.* Stuttgart: Schattauer.

Stavemann, H. (2008): *KVT-Praxis. Strategien und Leitfäden für die kognitive Verhaltenstherapie.* Weinheim: Beltz.

Steil, R. & Rosner, R. (2009): *Posttraumatische Belastungsstörung*. Göttingen: Hogrefe.

Steil, R., Krüger, A., Dyer, A., Priebe, K., Feldmann, R. E. jr. & Bohus, M. (2010): DBT-PTSD. Dialektisch-Behaviorale Therapie zur Behandlung der Posttraumatischen Belastungsstörung mit schwerer Störung der Emotionsregulation nach sexualisierter Gewalt in der Kindheit und Jugend, in: *Trauma & Gewalt*, Nr. 2, S. 106–117.

Steinberg, M. (1993): *Structured Clinical Interview for DSM-IV Dissociative Disorders (SCID-D)*. Washington: American Psychiatric Press.

Steinberg, M., Rounsaville, B., Buchanan, J. & Chicchetti, D. (1992): The Mini-Structured Clinical Interview for DSM-IV Dissociative Disorders. Yale University School of Medicine [nicht veröffentlichtes Manuskript].

Stern, D. (1992): *Die Lebenserfahrung des Säuglings*. Stuttgart: Klett-Cotta.

Sweatt, J. D. (2009): Experience dependent epigenetic modifications in the central nervous system, in: *Biological Psychiatry*, Nr. 65, S. 191–197.

Tardieu, A. A. (1878): Étude médico-légale sur les sérvices et mauvais traitements exerces sur des enfants, in: *Anales d´hygiène publique et de médecine légale*, 2. Ser., 13, S. 361–398.

Tedeschi, R. G. & Calhoun, L. G. (2004): *Posttraumatic Growth: Conceptual Foundation and Empirical Evidence*. Philadelphia, PA: Lawrence Erlbaum Associates.

Teicher, M. H., Glod, C. A., Surrey, J. & Swett, C. (1993): Early childhood abuse and limbic system ratings in adult psychiatric outpatients, in: *Journal of Neuropsychiatry and Clinical Neurosciences*, Nr. 5, S. 301–306.

Terr, L. C. (1989): Treating psychic trauma in children, in: *Journal of Traumatic Stress*, Nr. 2, S. 3–20.

Thünker, J. & Pietrowsky, R. (2011): *Alpträume. Ein Therapiemanual*. Göttingen: Hogrefe.

Tolle, E. (2004): *Jetzt*. Bielefeld: Kamphausen.

Tschan, W. (2001): *Missbrauchtes Vertrauen – Grenzverletzungen in professionellen Beziehungen*. Basel: Karger.

Van der Hart, O., Nijenhuis, E. & Steele, K. (2008): *Das verfolgte Selbst, Strukturelle Dissoziation und die Behandlung chronischer Traumatisierung*. Paderborn: Junfermann.

Van der Kolk, B. (2005): Developmental Trauma Disorder. Towards a rational diagnosis for children with complex trauma histories, in: *Psychiatric Annals*, Nr. 35, S. 979–987.

Van der Kolk, B., Pelcovitz, D., Roth, S., Mandel, F. S., McFarlane, A. & Herman, J. L. (1996): Dissociation, somatization and affect dysregulation: The complexity of adaptation of trauma, in: *American Journal of Psychiatry*, Nr. 153 (Suppl.), S. 83–93.

Van der Kolk, B., Mc Farlane, A. C. & Weisaeth, L. (2000): *Traumatic Stress*. Paderborn: Junfermann.

Venzlaff, U. (1958): *Die psychoreaktiven Störungen nach entschädigungspflichtigen Ereignissen*. Berlin: Springer.

Vetter, S. & Smucker, M. R. (1997): *Imagery Rescripting*. Thun: Vetter.

Von Bleichert, S. (2012): Fair von Anfang an, www.echtstark.net/projekte/grundschule/fair-von-anfang-an/ [abgerufen 18.08.2012].

Von Rohr, W. (2005): *Meditation*. Stuttgart: Lüchow.

Waller, N. & Ross, C. (1997): The prevalence and biometric structure of pathological dissociation in the general population, in: *J. Abnorm. Psychol.*, Nr. 106, S. 499–510.

Watkins, J. & Watkins, H. (2008): *Ego States – Theorie und Therapie*. Heidelberg: Carl Auer.

Wehr, G. (2009): *Das Lexikon der Spiritualität*. Köln: Anaconda.

Weinberg, D. (2005): *Traumatherapie mit Kindern. Strukturierte Trauma-Intervention und traumabezogene Spieltherapie*. Stuttgart: Klett-Cotta.

Weiß, W. (2005): Was hilft? Pädagogische Möglichkeiten zur Korrektur traumatischer Erfahrungen nutzen, in: *Forum Erziehungshilfen*, Nr. 1, S. 42–47.
Weiß, W. (2008a): *Philipp sucht sein Ich. Zum pädagogischen Umgang mit Traumata in den Erziehungshilfen*. Weinheim: Juventa.
Weiß, W. (2008b): Wie kann man Philipp beim Suchen helfen? in: *Trauma & Gewalt*, Nr. 4, S.328–335.
Weitze, M. & Battut, E. (2008): *Der kleine rosa Elefant*. Zürich: Bohem Press.
Weltgesundheitsorganisation (1994): *Internationale Klassifikation psychischer Störungen. ICD-10*, Kapitel V. Bern: Huber.
Wetzel, S. (2002): *Leichter leben*. Berlin: Theseus.
Wienberg, G. & Sibum, B. (2003): Psychoedukative Therapie schizophren Erkrankter – Einordnung und Überblick. In: Wienberg, G. (Hrsg.): *Schizophrenie zum Thema machen*. Bonn: Psychiatrie-Verlag, S. 131–212.
Wirtz, U. (2002): „Weiser werden nach dem Trauma?", Weltkongress für Psychotherapie Wien, Vortrag, www.wirtz.ch/texte/Celan,Wien.pdf.
Wirtz, U. (2003): Die spirituelle Dimension der Traumatherapie. In: *Transpersonale Psychologie und Psychotherapie, 1*. Petersberg: Vianova.
Wittchen, H., Zaudig, M. & Fydrich, T. (1997): *SKID – Strukturiertes Klinisches Interview für DSM-IV*. Göttingen: Hogrefe.
Wittchen, H. & Pfister, H. (1997): *DIA-X-Interviews: Manual für Screening Verfahren und Interview; Interviewheft Längsschnittuntersuchung (DIA-X-Lifetime); Ergänzungsheft (DIA-X-Lifetime); Interviewheft Querschnittsuntersuchung (DIA-X-12 Monate); Ergänzungsheft (DIA-X-12 Monate); PC-Programm zur Durchführung des Interviews (Längs- und Querschnittsuntersuchung); Auswertungsprogramm*. Frankfurt: Swets und Zeitlinger.
Wöller, W. (2006): *Trauma und Persönlichkeitsstörungen*. Stuttgart: Schattauer.
Wöller, W. (2012): Trauma und Persönlichkeitsstörungen, Seminar TIS München.
Wolffersdorff-Ehlert, C., Sprau-Kuhlen, V. & Kersten, J. (1996): *Geschlossene Unterbringung in Heimen – Kapitulation der Jugendhilfe?* München: DJI Verlag Deutsches Jugendinstitut.
Wolinsky, S. (1995): *Die dunkle Seite des Inneren Kindes*. Bielefeld: Lüchow.
Worden, J. (2004): *Beratung und Therapie in Trauerfällen*. Bern: Hans Huber.
Wustmann, C. (2004): Von den Stärken der Kinder ausgehen. Das Konzept der Resilienz und seine Bedeutung für das pädagogische Handeln, in: *Unsere Jugend*, Nr. 10, S. 404–412.
Wustmann, C. (2005): Die Blickrichtung der neueren Resilienzforschung. Wie Kinder Lebensbelastungen bewältigen, in: *Zeitschrift für Pädagogik*, Nr. 2, S. 192–206.
Zerres, K. (2010): Epigenetik, Resilienz und Vulnerabilität, Kongress: Resilienz und Vulnerabilität – 7. Int. Kongress über Theorie und Therapie von Persönlichkeitsstörungen, München, 09. bis 11. Juli 2010, Vortrag.
Znoj, H. (2004): *Komplizierte Trauer*. Göttingen: Hogrefe.
Znoj, H. (2012): *Trauer und Trauerbewältigung*. Stuttgart: Kohlhammer.

Über die Autorinnen und den Autor

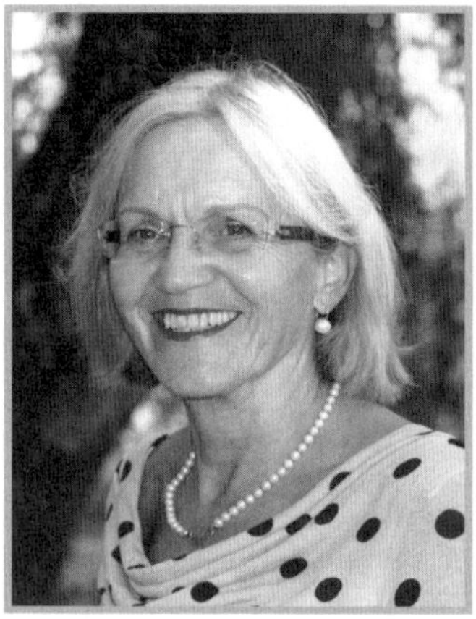

Dr. Ulrike Beckrath-Wilking

Nervenärztin, Fachärztin für Psychosomatische Medizin, Psychotherapeutin und Psychoanalytikerin, Spezielle Psychotraumatherapie (DeGPT), EMDR-Therapeutin, Supervisorin für Traumatherapie, PITT und EMDR (EMDRIA), Dozentin, langjährige Leitung einer Psycho-/Traumatherapiestation; jetzt in eigener Praxis in München tätig.

Tel. (Praxis): 089-33039707
E-Mail: info@trauma-institut.net

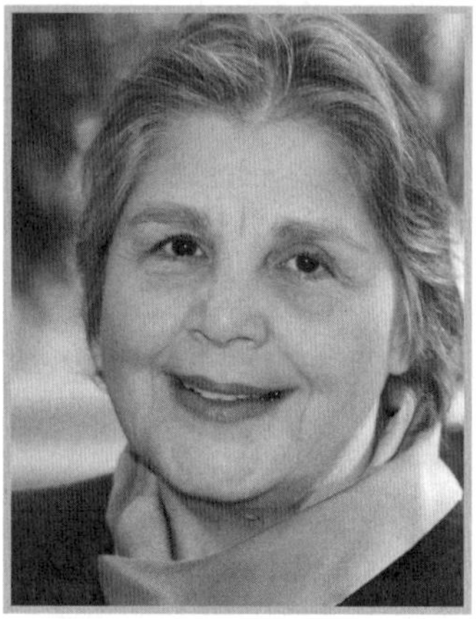

Marlene Biberacher

Langjährig als Sozialpädagogin beim Evangelischen Beratungsdienst für Frauen im Bereich für junge Volljährige tätig; Traumafachberaterin, Dozentin an verschiedenen Akademien, Seminare, Vorträge und Supervision, eigene Beratungspraxis in Eching, Künstlerin.

Tel. + Fax: 089-45237806
E-Mail: info@trauma-institut.net

Volker Dittmar

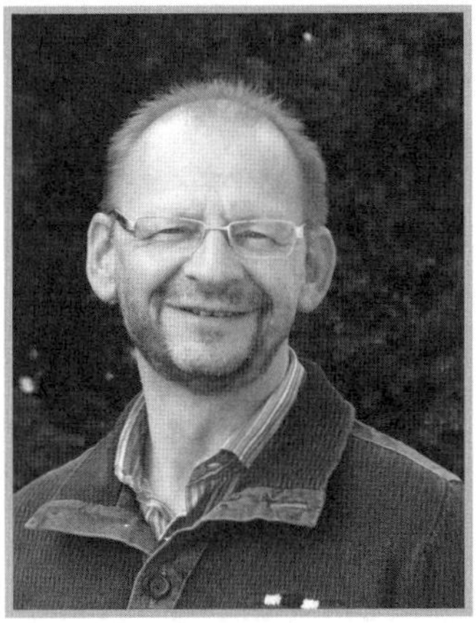

Als Diplom-Psychologe und Psychologischer Psychotherapeut tätig in der Psychiatrischen Tagesklinik der Klinik und Poliklinik für Psychiatrie und Psychotherapie der Universität Regensburg am Bezirksklinikum Regensburg.

Aufbau und Leitung eines spezialisierten Angebotes für Patienten mit Traumafolgestörungen. Ausbildungen in Verhaltenstherapie und Psychodrama. Traumatherapeut mit vielfältigen Ausbildungen, u.a. in EMDR und PITT, Supervisior und NLP-Lehrtrainer, Dozent seit vielen Jahren im Bereich Traumatherapie (u.a. Curriculum Traumafachberatung), Gruppentherapie und Gesprächsführung

E-Mail: volker.dittmar@medbo.de

Dr. Regina Wolf-Schmid

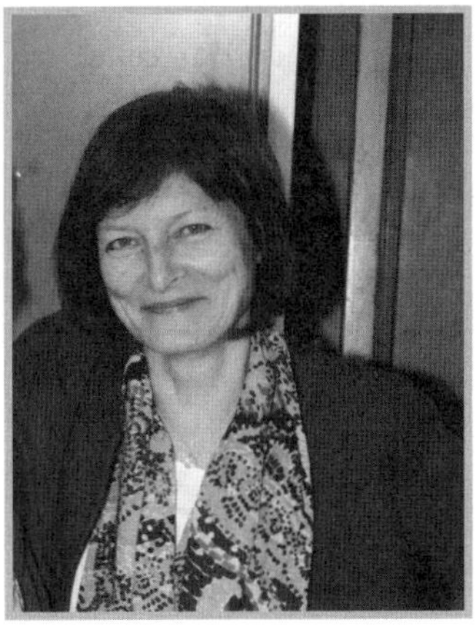

Fachärztin für Nervenheilkunde, Fachärztin für Psychosomatische Medizin, Ärztliche Psychotherapeutin, Spezielle Traumatherapie (DeGPT). Weiterbildungen in Traumatherapie u.a. Fischer & Hofmann und PITT, zertifizierte EMDR-Therapeutin, Weiterbildungen in transpersonaler Psychologie und Trauerbegleitung. Nach langjähriger Tätigkeit in einer psychotherapeutischen Krisenstation, einer psychosozialen Beratungsstelle und in eigener Praxis in München jetzt als Oberärztin in der Psychosomatischen Clinica Holistica Engiadina in Susch (Schweiz) tätig.

E-Mail: regina.wolf-schmid@bluewin.ch